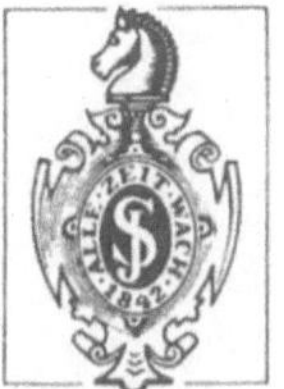

H.-C. Deter, W. Schüffel (Hrsg.)

Gruppen mit körperlich Kranken

Eine Therapie auf verschiedenen Ebenen

Geleitwort von Annelise Heigl-Evers

Mit Beiträgen von
H.D. Basler, H.-C. Deter, H. Friedrich, P. Hahn, A. Heigl-Evers,
U. Koch, H. Pelser, G.C. Schauwecker, W. Schüffel
sowie:
R. Brinkmann, J. Brohl, L. Drach, K. J. Ebschner, H. Eisele,
M. Ehl, C. Froehlich, L. Gerich, U. Göbel-Bohrn, B. Gromus,
T. Habermas, W. Herzog, F. Kröger, A. Kuhn-Prinz,
B. Müller-Wittig, M. Muthny, U. Neureither, E. Petzold,
J. Ponesicky, G. Sterzer-Breitenbücher, D. Stielke, G. Titscher,
O. Ullrich, J. Zuber

Springer Verlag
Berlin Heidelberg New York
London Paris Tokyo

Privatdozent Dr. Hans-Christian Deter
Psychosomatische Klinik
im Zentralinstitut für Seelische Gesundheit
J 5, 6800 Mannheim 1

Prof. Dr. Wolfram Schüffel
Psychosomatische Abteilung im Zentrum Innere Medizin der
Universität, 3500 Marburg

ISBN-13: 978-3-540-19412-5   e-ISBN-13: 978-3-642-73806-7
DOI: 10.1007/ 978-3-642-73806-7

Geleitwort

Jeder Psychotherapeut, der sich immer auch mit der Behandlung von seelisch bedingt Kranken in Gruppen beschäftigt, wird sich über das hier entstandene Buch freuen. Ist eine solche Publikation doch ein Beleg dafür, daß die Gruppenpsychotherapie weiterhin in der psychotherapeutischen Versorgung von Bedeutung ist.

In den letzten Jahren waren gelegentlich Stimmen zu hören, wonach diese Bedeutung abnehme; es wurde sogar gesagt, die Gruppenpsychotherapie sei „ausgebrannt"! Ein solcher Eindruck kam im rückblickenden Vergleich mit dem ungemein lebhaften Interesse, daß die Gruppe als therapeutisches Medium Ende der 60er Jahre und Anfang der 70er Jahre gefunden hatte, zustande; damals gewann im Zusammenhang mit Bemühungen um die Förderung von demokratischem Bewußtsein in der Gesellschaft die Zusammenarbeit, das Zusammenwirken in Kleingruppen, so auch den therapeutischen, unter den verschiedensten Zielsetzungen, große Aufmerksamkeit. Diese bestimmte Form von Begeisterung, die Gruppentherapie und Gruppendynamik in jenen Jahren hervorbrachten, hat inzwischen nachgelassen; doch konnte dem aufmerksamen Beobachter der weiteren Entwicklung nicht entgehen, daß die Psychotherapie in Gruppen inzwischen fester Bestandteil des Versorgungsrepertoires geworden ist.

Freilich ist auch hier, wie es durchaus wünschenswert erscheint, ein Wandel zu verzeichnen; er bezieht sich auf die Zielgruppen, auf die Indikationen und auf die Methoden. In den 60er Jahren waren es vornehmlich seelisch bedingte und seelisch mitbedingte Erkrankungen gewesen, für die Gruppenmethoden entwickelt, erprobt und auch empirisch überprüft wurden; es handelte sich zunächst um Methoden, die aus der Psychoanalyse, später dann auch aus der Lerntheorie entwickelt wurden und denen sich eine Vielzahl eher pragmatischer Verfahren hinzugesellte. Im letzten Jahrzehnt waren es dagegen zunehmend Erkrankungen unterschiedlicher Genese, darunter auch als primär somatogen eingeschätzte Krankheiten mit Körpersymptomen und hier vor allem auch solche mit chronischer Verlaufsform, bei denen gruppenpsychotherapeutische Methoden eingesetzt wurden. Es ging dabei nicht nur um psychosomatische Erkrankungen im engeren Sinne, bei denen mitbedingende seelische Faktoren anzunehmen sind, sondern um primäre Körperkrankheiten, die sekundär zu seelischen Beanspruchungen und Belastungen führen können, sei es durch die Notwendigkeit ihrer psychischen Bewältigung durch den betroffenen

Kranken, sei es durch das Erlernen eines rationalen Umgangs mit der Krankheit, v. a. bei den chronischen Verläufen.

Dieser Entwicklung entsprechend haben sich auch die methodischen Schwerpunkte verschoben: Neben den tiefenpsychologisch fundierten Gruppenverfahren, die weiterhin ihre Indikation insbesondere bei seelischer Mitbedingung von Krankheit finden, sind es aus der Verhaltenstherapie entwickelte Gruppenmethoden, ausgerichtet auf die Lerngeschichte des betroffenen Kranken, die ihm helfen sollen, sich neue Verhaltensmöglichkeiten und Handlungsspielräume zu erschließen. Bei der gruppentherapeutischen Behandlung von primär körperlich Kranken ist besonders interessant, daß zunehmend in symptom- oder krankheitshomogenen Gruppen behandelt wird – in Abgrenzung gegen die klassischen Neurosengruppenpsychotherapie, bei der eher auf eine symptom- und strukturheterogene Zusammensetzung geachtet wird. Bei den krankheitshomogenen Gruppen darf mit einem Wirkfaktor gerechnet werden, der nach den Untersuchungen Yaloms in der Therapie von Gruppen eine besonders große Rolle spielt, dem Faktor der Schicksalsanteiligkeit.

Ich möchte die Herausgeber zu der Idee dieses Buches beglückwünschen und für das Buch selbst zugunsten einer effektiven Behandlung der Krankengruppen, um die es hier geht, einen interessierten Leserkreis erhoffen.

Düsseldorf, im April 1988   Annelise Heigl-Evers

Vorwort

Die Autoren des vorliegenden Buches beschreiben, wie sie körperlich Kranke
in Gruppen therapeutisch behandeln bzw. wie sie an den entstehenden gruppentherapeutischen Prozessen teilnehmen. Sie zeigen den Einsatz unterschiedlicher Techniken und deren Ergebnisse. Gleichzeitig erfolgt eine umfassende
Bestandsaufnahme heutiger Gruppentherapien bei körperlich Kranken, die
zwar überfällig ist, aber bisher nicht in Angriff genommen wurde.

Die Gruppentherapie erscheint als möglicher Weg der psychosomatischen
Behandlung eines körperlich Kranken, als eines von mehreren Therapieverfahren in einer psychosomatischen, aber auch in einer internistischen Spezialambulanz oder Praxis. Das Verfahren kann in ganz unterschiedlicher Weise durchgeführt, von einzelnen Therapeuten beurteilt und in seinen Auswirkungen
überprüft werden.

Neben den individuellen (psychosomatischen/sozialen) Gegebenheiten bei
den einzelnen Patienten lassen sich verschiedene Ebenen unterscheiden, die
die Bedingungen und Ziele einer solchen Behandlung entscheidend prägen:
Die Art der körperlichen Erkrankung (a), die Position der Behandler im medizinischen Versorgungssystem (b) und die angewandten Behandlungsmethoden (c).

a) An folgenden Patientendiagnosen ließen sich Unterschiede in den bespro-
   chenen Themen und der Gruppendynamik aufzeigen: Herzinfarkt, Morbus
   Crohn, Colitis ulcerosa (Teil B, Teil D: Schauwecker), Probleme nach Koro-
   naroperationen, Schlaganfall (Teil C. 2.), multiple Sklerose, Bulimie (Teil
   C. 3.), Epilepsie, Psoriasis (Teil D: Schauwecker) und Niereninsuffizienz/
   Dialyse (Teil E: Muthny).

b) Welchen Einfluß die Position der Behandler im medizinischen Versorgungssystem auf die Art und die Durchführung von Gruppen haben, wird insbesondere an den Diabetiker- und Hypertonikergruppen deutlich. So stellen
   ein erfahrener Gruppentherapeut (Teil B. 1.), ein praktisch tätiger Internist
   (Teil C. 1.), eine Betroffene selbst (D: Kuhn-Prinz) und die Organisatoren
   von Selbsthilfegruppen (Teil D: Schauwecker, Teil E; Schüffel u. Stielke)
   ihre Gruppenerfahrungen mit Diabetikern zur Diskussion. Eine Vielzahl
   von niedergelassenen Ärzten und ihre Praxishelferinnen machten Erfahrungen mit Hypertoniepatienten in einem Therapieprogramm (Teil C. 1.).

c) Eine ausführliche Beschreibung der Entwicklung der psychosomatischen
   Forschung bei primär chronischer Polyarthritis und eine selbst durchge-

führte Behandlungsstudie vermitteln einen Einblick in die heutigen Möglichkeiten psychosomatischer Therapie bei sog. psychosomatischen Erkrankungen (Teil C. 3.).

Formen der hier abgehandelten Gruppentherapie sind:
spezielle methodenzentrierte Gruppentherapien, unter denen insbesondere die psychoanalytisch fundierte (Teil B: Heigl-Evers u. Ponesicky, Froehlich, Teil C. 2.: Drach u. Ullrich, Teil C. 3.: Ehl u. Gerich, Friedrich u. Ziegler), die themenzentrierte (Teil C. 2.: Titscher u. Göbel-Bohrn) und die kognitiv verhaltensorientierte Technik (Teil C: Sterzer-Breitenbücher) zu erwähnen sind;

systemisch orientierte Gruppentherapien, die mit wechselnden Schwerpunkten medizinisch/physiologische, kognitive/emotionale und sozialkommunikative Faktoren verfolgen (Teil C. 3.: Brinkmann, Friederich, Gromus, Habermas), wobei hier multizentrische, langfristig angelegte Behandlungsstudien (Teil C. 3.: Gromus et. al.) bei einzelnen Patientengruppen einen Eindruck von den Möglichkeiten einer interdisziplinären psychosozialen Versorgung vermitteln;

Selbsthilfegruppen, die von Betroffenen (Teil D: Kuhn-Prinz) und Teilnehmenden (Teil D: Schauwecker, Teil B: Pelser) beschrieben werden.

Die therapeutischen Möglichkeiten verschiedener Behandlungsmethoden bei einem Krankheitsbild lassen sich bei den Patienten mit Adipositas (Teil C. 1., Teil C. 3., Teil D: Schauwecker) und Asthma bronchiale (Teil B. 1., Teil B. 3., Teil C. 2: Sterzer-Breitenbücher) genauer bewerten, da hier die Erfahrungen mit verschiedenen Therapietechniken beschrieben werden.

Eine besondere Bedeutung kommt der Frage zu, wie unter Berücksichtigung des systemischen und des behandlerzentrierten Aspekts die Verantwortung an die Betroffenen zurückgegeben werden kann (Teil B: Pelser, Teil C. 1.: Ebschner, Teil E: Schüffel u. Stielke).

Diesen Abschnitten sind Abhandlungen vorangestellt, in denen der Stellenwert einer psychosomatischen Therapie im medizinischen Versorgungssystem und weitere für die Behandlung zu berücksichtigende Systeme dargestellt (Teil A: Deter) sowie exemplarisch an Asthmapatienten geschildert werden (Teil B: Deter). Zu den initialen Abhandlungen gehört noch eine für den Leser aufschlußreiche (historische) Darstellung des gruppentherapeutischen Prozesses von Herzinfarktpatienten (Hahn) und die Beschreibung bzw. Weiterentwicklung der von Wittich eingeführten mehrdimensionalen Gruppentherapie von Colitis-ulcerosa-Patienten (Teil B. 2.: Fröhlich).

Am Schluß werden in einer Expertendiskussion verschiedene Aspekte der Gruppentherapie mit körperlich Kranken, insbesondere die praktischen Probleme der Gruppenleitung, thematisiert (Teil F).

Das Buch will kein Handbuch der Gruppentherapie körperlich Kranker sein; es stellt Indikationsschwerpunkte aus verschiedenen medizinischen Bereichen differenziert zur Diskussion, wobei Vollständigkeit der bisher in homogenen Gruppen behandelten Krankheitsbilder nicht angestrebt wurde. Das Buch vermittelt bei chronischen Erkrankungen die unterschiedlichen Erfahrungen der Autoren mit einer vorwiegend tiefenpsychologisch orientierten oder verhaltenstherapeutischen Gruppentherapietechnik. Wichtig schien es für uns aufzuzeigen, wie die verschiedenen Formen und Ziele der Gruppenbehandlung von den jeweiligen spezifischen Erkrankungen, aber auch von den unterschiedlichen medizinischen Versorgungsebenen, mitbestimmt werden.

Wir hoffen, daß der hier dargestellte therapeutische Ansatz für aktuelle psychosomatische Probleme in Klinik und Praxis theoretisch anregend und praktisch klinisch fruchtbar wird.

Mannheim, im April 1988   Hans-Christian Deter
                                                     Wolfram Schüffel

Inhaltsverzeichnis

C. Neuere Erfahrungen und Konzepte zur Gruppentherapie von körperlich Kranken. – Die Behandlungsperspektive in Abhängigkeit von den Ebenen medizinischer Versorgung

D. Die Seite der Betroffenen und ihre Möglichkeiten in der „Selbsthilfe" – Ein Versuch, sich zwischen den Systemebenen zu orientieren

E. Weiterentwicklung der Gruppenerfahrungen mit körperlich Kranken – Gruppen für die (professionellen) Helfer der körperlich Kranken

F. Diskussion

Mitarbeiterverzeichnis

Basler, Hans Dieter, Prof. Dr. med.
Institut für Mediznische Psychologie der Universität Marburg

Brinkmann, Reinhard, Dr. med.
Assistenzarzt, Josefskrankenhaus Bremen

Brohl, Jürgen, Dr. med.
Assistenzarzt, Rehabilitationsklinik Bad Wimpfen

Deter, Hans-Christian, Priv.-Doz. Dr. med.
Bereichsarzt der Psychosomatischen Klinik im Zentralinstitut für Seelische
Gesundheit Mannheim

Drach, Lutz, Dr. med.
Assistenzarzt, Klinik Hainerberg, Königstein/Ts.

Ebschner, Karl Jochen, Dr. med.
Facharzt für innere Krankheiten in freier Praxis, Eberbach/Neckar

Ehl, Martin, Dr. med.
Assistenzarzt der Psychosomatischen Klinik im Zentralinstitut für Seelische
Gesundheit Mannheim

Eisele, Hedwig, Dr. med.
Assistenzärztin, Psychiatrische Universitätsklinik Heidelberg

Friedrich, Hannes, Prof. Dr. phil.
Institut für Medizinische Soziologie der Universität Göttingen

Froehlich, Christoph, Dr. med.
Leitender Abteilungsarzt der Psychosomatischen Klinik Kinzigtal,
Gengenbach

Gerich, Lothar, Dr. med.
Facharzt für innere Medizin in freier Praxis, Würzburg

Göbel-Bohrn, Ursula, Dipl.-Psych.
Hanisch-Krankenhaus Wien

Gromus, Beatrix, Dr. phil.
Psychologisches Institut der Universität Freiburg,
Abteilung Klinische Psychologie

Habermas, Tilmann, Dipl.-Psych.
Psychosomatische Universitätsklinik Heidelberg

Hahn, Peter, Prof. Dr. med.
Ärztlicher Direktor der Abteilung Innere Medizin II (allgemeine und
psychosomatische Medizin) der Universität Heidelberg

Heigl-Evers, Annelise, Prof. Dr. med.
Ärztliche Direktorin der Abteilung für Psychotherapie und Psychosomatik
der Universität Düsseldorf

Herzog, Wolfgang, Dr. med.
Assistenzarzt Innere Medizin II (allgemeine und psychosomatische Medizin)
der Universität Heidelberg

Koch, Uwe, Prof. Dr. med. Dr. phil.
Psychologisches Institut der Universität Freiburg, Abteilung Rehabilitationspsychologie

Kröger, Friedebert, Dr. med.
Assistenzarzt Innere Medizin II (allgemeine und psychosomatische Medizin)
der Universität Heidelberg

Kuhn-Prinz, Anneliese,
Marburg

Müller-Wittig, Bernhard, Dr. med.
Facharzt für innere Medizin, Sportmedizin in freier Praxis, Bühl/Baden

Muthny, Fritz A., Dr. med. Dr. phil.
Psychologisches Institut der Universität Freiburg, Abteilung Rehabilitationspsychologie

Neureither, Ulrike, Dipl.-Psych.
Psychosomatische Universitätsklinik Heidelberg

Pelser, Henk, Dr. med.
Facharzt für innere Medizin in freier Praxis, Amsterdam/Niederlande

Petzold, Ernst, Prof. Dr. med.
Sektionsleiter Psychosomatik der Abteilung Innere Medizin II
der Universität Heidelberg

Ponesicky, Jan, Dr. med.
Oberarzt in der Psychosomatischen Klinik Isny-Neutrauchburg

Schauwecker, Georg Christian, Dr. med.
Facharzt für Psychiatrie in freier Praxis, Mannheim

Schüffel, Wolfram, Prof. Dr. med.
Abteilung Psychosomatik im Zentrum innere Medizin
der Universität Marburg

Sterzer-Breitenbücher, Gertraude, Dr. rer. soc.
Fachklinik für Herz- und Lungenerkrankungen, Bad Dürrheim

Stielke, Dirk, Dr. med.
  Abteilung Psychosomatik im Zentrum innere Medizin
  der Universität Marburg

Titscher, Georg, Dr. med.
  Oberarzt der Kardiologischen Abteilung des Hanisch-Krankenhauses Wien

Ullrich, Otto, Dipl.-Psych.
  Klinik Hainerberg, Königstein/Ts.

Zuber, Johannes, Dr. phil.
  Psychologisches Institut der Universität Freiburg,
  Abteilung für Rehabilitationspsychologie

A. Einleitung

Die Gruppentherapie von körperlich Kranken als Modell für eine mehrdimensionale psychosomatische Behandlungsperspektive

H.-C. DETER

Die körperlich Kranken in verschiedenen Diagnose- und Therapiesystemen

Körperlich Kranke, die in ambulante ärztliche Behandlung oder in eine Klinik kommen, sind einerseits schon an verschiedene (symptomreduziernde) Systeme gebunden und werden durch ihren Besuch beim Arzt in weitere medizinische Systeme einbezogen, indem sie unter sehr speziellen Gesichtspunkten gesehen, untersucht und behandelt werden.

Das 1. z. Z. bedeutsamste medizinische System dürfte sicher das *naturwissenschaftlich-technische System* sein, in dem im wesentlichen ein ärztlicher, ein pflegerischer und ein hochtechnisierter „Apparatebereich" unterschieden werden kann. Hier werden morphologisch faßbare Befunde des Patienten untersucht: Histologische Gewebeentnahmen oder röntgenologische Befunde, biochemisch meßbare Blutbestandteile oder elektrophysiologische Untersuchungswerte. Der therapeutische Ansatzpunkt in diesem System wird unter konservativ medikamentösen oder eingreifend chirurgischen Gesichtspunkten sehr genau auf das ausgemachte krankmachende Substrat oder die mit ihm verbundenen pathophysiologischen Prozesse bezogen.

Das 2. System erscheint als ein *Übersetzungssystem*: Der Arzt oder die Schwester versuchen zu vermitteln, was sowohl diagnostisch als auch therapeutisch mit dem Patienten „gemacht wird" oder „gemacht werden muß". So wird der Patient an das naturwissenschaftlich-technische System herangeführt, angeleitet und vor seinem eigenen sozialen Hintergrund in die „neuartige medizinische Welt" langsam einbezogen. Dieses System benutzt also die kommunikativen Fähigkeiten von somatisch tätigen Ärzten und Schwestern, um Patienten an die Erfordernisse der naturwissenschaftlichen Medizin zu assimilieren. Es integriert allgemein menschliches Kontakt- und Erklärungsverhalten, ohne dafür bisher eine tiefergehende theoretische Grundlage geschaffen zu ·haben (Köhle u. Raspe 1982).

Als ein 3. System kann die Art der Erfassung und Beeinflussung der speziellen *innerpsychischen Regulation*[1] eines körperlich Kranken (insbesondere die

---

[1] Freud (1923) spricht vom ICH oder HARTMANN (1939) von Ich-Funktionen (s. auch den Beitrag von HEIGL-EVERS in diesem Band). Die theoretischen Ansätze zur psychischen Abwehr (FREUD 1977) oder psychischen Adaptation (LAZARUS 1978, HAAN 1979) sind aus dieser Sicht eine Fortentwicklung und Präzisierung der Bedingungen dieses psychischen Regulationssystems.

Art seiner Krankheitsverarbeitung) angesehen werden. Dieses System unterscheidet sich vom ersten durch den Themenschwerpunkt: Ein morphologisches Substrat wird nicht zu erkennen gesucht. Psychotherapeuten, Psychiater und Psychologen versuchen hier, durch systemorientierte, persönlichkeits- oder verhaltensverändernde, durch kognitive oder emotionale Therapiestrategien Effekte zu erzielen.[2] Von diesem System wird die Persönlichkeit, die Biographie und das persönliche Lebensschicksal erfaßt, bewertet und in Beziehung gesetzt zur Krankheitsgenese, zur Krankheitsverarbeitung, aber auch zur Lebenssituation eines Patienten.

Die Verbindung der innerpsychischen Regulation eines Menschen mit dem kommunikativen Bedingungsgefüge der engeren sozialen Außenwelt scheint als 4. System schon vor dem Eintritt in die medizinisch-institutionelle Versorgung bedeutsam zu sein. Dieses *psychosoziale (Kommunikations-)system*, das auch manchmal mit dem Begriff der sozialen Unterstützung oder des sozialen Netzwerkes partiell angesprochen wird, ist für die Krankheitsentstehung und ihren Verlauf bedeutungsvoll. Hier steht das Individuum mit seinen wichtigsten Bezugspersonen (Konfidenten) in einem intensiven supportiven oder belastenden Austausch. Das sozialkommunikative Verhalten und Erleben in der Familie und in der Kleingruppe kann diagnostisch erfaßt und therapeutisch (z. B. in der Familien- oder Gruppentherapie) beeinflußt werden.

Im 5. System tritt das *innerpsychische, aber auch das körperliche Bedingungsgefüge eines Menschen mit seiner weiteren sozialen Umwelt* in Beziehung, die einmal als lebenserhaltende Umwelt durch Aufrechterhaltung der inneren biologischen Homöostase und durch Nahrungserwerb Bedeutung erlangt (wobei hierfür der Arbeits- und Leistungsbereich eine Vermittlungsfunktion einnimmt). Zum anderen besitzt sie als Basis für menschlichen Austausch und Kommunikation im Sinne der Selbstverwirklichung und Erholung (in Vereinen, in der Freizeit, im Urlaub oder im Sport) eine gewisse Funktion für Fragen psychosomatischer Gesundheit eines Individuums (Deter 1986b).

Etwas verkürzt sind diese Systeme einerseits mit den biologischen, psychischen und sozialen Störungsebenen eines Patienten verwoben, andererseits mit den verschiedenen medizinischen Interventionsebenen und ihren Vermittlungs- und Kommunikationstechniken.

Im Hinblick auf den einzelnen Menschen haben die Systeme jeweils einen kognitiven, einen emotionalen und einen verhaltensmäßigen Aspekt. Sie lassen sich individuell wahrnehmen und emotional erfahren. Durch soziale Kommunikation (z. B. in der Gruppe) kann dieser Selbstwahrnehmungs- und Selbsterfahrungsprozeß angestoßen bzw. verstärkt werden.

Die „systemische Therapie" von körperlich Kranken kann in diesen 5 Kategorien beschrieben werden, die miteinander in enger Beziehung stehen. d. h. sich gegenseitig ergänzen und beeinflussen, wobei deutlich ist, daß die diagnostische, aber auch therapeutische Beschränkung auf ein System bei körperlich

---

[2] Die biologische Psychiatrie, die medikamentöse Psychopharmakabehandlung und die psychophysiologische Forschung stellen hier ein Bindeglied zum ersten System dar.

kranken Menschen immer auch einen verkürzten Diagnose- oder Behandlungsansatz darstellt.[3]

Dieser etwas spekulativ erscheinende Ansatz bedarf sicher einer weiteren Bearbeitung und Überprüfung. Schon jetzt scheinen die angesprochenen Systembeziehungen durch bestimmte Behandlungsverfahren beeinflußbar. Ein solches Vorgehen ermöglicht bei bestimmten Patientengruppen mit körperlichen Krankheiten die Generierung von Hypothesen zur Interaktion der verschiedenen Systeme und klärt deren Bedeutung für das Aufrechterhalten einer Erkrankung und für ihre medizinische Beeinflußung.

Die krankheitsorientierte Gruppentherapie (oder die interdisziplinär konzipierte Gruppentherapie) von körperlich Kranken erscheint heute als ein Ansatz, der verschiedene medizinisch-therapeutische Systeme integriert. Dieser Behandlungsweg ist dadurch entstanden, daß die ausschließliche Therapie im naturwissenschaftlich-technischen System bei bestimmten Patientengruppen unbefriedigend geblieben ist: So z. B. bei Patienten mit ernährungsbedingter Adipositas oder Asthma bronchiale oder rheumatoider Arthritis. Aber auch bei anderen Diagnosegruppen, wie der arteriellen Hypertonie, koronaren Herzerkrankung, dem apoplektischen Insult oder dem Diabetes mellitus wurde deutlich, daß eine Therapie, die verschiedene Systeme anspricht oder wie wir es auch nennen können, auf verschiedenen Ebenen wirkt, einseitigen Therapiemodellen überlegen ist. In dieser Art der Gruppenbehandlung von körperlich Kranken wird

1. das naturwissenschaftlich-medizinische System auf die individuellen Kenntnisse und Bedürfnisse der betroffenen Patienten *übersetzt*, d. h. sie sollen erfassen, was eine solche Krankheit bedeutet und welche Konsequenzen im körperlichen, seelischen und sozialen Bereich mit ihr verbunden sind, und sie sollen verschiedene Ebenen des therapeutischen Handelns für sich nutzbar machen können.

2. Dieses Wissen muß einerseits kognitiv und andererseits emotional vermittelt werden, so daß es der Betroffene begreift und in seine eigenen Denkkategorien und seinen *subjektiven Erfahrungshintergrund* einordnen kann. Die Kranken werden mit ihren persönlichen Eigenarten und Merkmalen den Umgang mit der Krankheit in sehr spezifischer Weise erfahren und im Rahmen eines Adaptationsprozesses bewältigen. Die Autonomie und Kompetenz des einzelnen und seine Möglichkeiten zur Selbstkontrolle können hierbei in verschiedener Weise gestärkt werden.

3. *Der soziale Austausch mit den anderen,* den Mitgliedern der Gruppe, kann den körperlich Kranken emotional entlasten und in seinem inneren psychischen Gleichgewicht (indem innere Konflikte durch die Gruppenbehandlung geklärt werden können) stützen.

---

[3] Die Beschränkung des Begriffes „systemische Therapie" auf eine bestimmte Form von Familientherapie erscheint unter diesem uns heute interessierenden Aspekt umfassender Behandlung körperlich Kranker als eine nicht zu rechtfertigende Verkürzung. Allerdings kann einerseits von dieser Art von Familientherapie übernommen werden, wie diese Systeme miteinander kommunizieren, und andererseits, wie die einzelnen handelnden Personen in einem System miteinander in Beziehung treten, voneinander abhängig sind und jeweils miteinander interagieren.

4. Darüber hinaus werden durch die Gruppentherapie die sozialkommunikativen Fähigkeiten der körperlich Kranken selbst gefördert und durch die Krankheitseinschränkung bedingte innere Hemmungen und Tendenzen zur sozialen Selbstisolierung zurückgenommen. Hiermit werden die *Möglichkeiten, sich auch im weiteren Lebensraum* durch soziale Betätigungen und soziale Integration Befriedigung zu verschaffen, erhöht.

Gruppentherapie dieser Art ist eine systemische Therapie körperlich Kranker oder, anders ausgedrückt, eine Behandlung auf verschiedenen Ebenen, die den Erfordernissen heutiger praktischer Medizin am ehesten entgegenzukommen scheint. Es ist spannend zu sehen, wie sich ein solches Gruppenkonzept bei den einzelnen Krankheitsbildern, dem eigenen theoretisch-therapeutischen Hintergrund des Behandlers und den lokalen institutionellen Gegebenheiten, die in diesem Band beschrieben werden, letztlich ausgewirkt hat.

Eine Standortbeschreibung der aktuellen Situation körperlich Kranker in der Gruppentherapie auf verschiedenen Ebenen oder in verschiedenen Systemen macht einerseits eine Rückbesinnung auf die Entwicklung der Gruppentherapie körperlich Kranker notwendig, um die Erfahrungen früherer Gruppentherapeuten in die jetzige Entwicklung miteinbeziehen zu können, zum anderen erscheinen aber auch Überlegungen zum aktuellen Stand psychosomatischer Fragen angebracht, die die psychosomatische Therapie i. allg. und die Gruppentherapie bei körperlich Kranken im besonderen betreffen. Diese Gesichtspunkte sollen in den folgenden beiden Abschnitten erörtert werden.

Zur Entwicklung der Gruppentherapie bei körperlich Kranken

Bei einer Rückbesinnung auf die Ursprünge der Gruppentherapie mit körperlich Kranken weisen viele Quellen (z. B. Slavson 1972; Heigl-Evers 1968) auf Pratt (1906) als einen der Urväter (wenn nicht gar *den* Urvater schlechthin) der Gruppentherapie hin. Er begann in den USA mit Patienten einer Tuberkulosestation – also mit körperlich Kranken – seine Gruppenarbeit. Auch die zeitlich nachfolgenden „Väter der Gruppentherapie" (Lazell 1921; Low 1941) arbeiteten überwiegend mit Kranken, die organische Störungen zeigten, in einer insgesamt eher autoritativen Weise: Fragen der Hygiene, grundsätzliche Einstellungen zur Krankheit und Fragen der ärztlichen Anordnung wurden in Kurzvorträgen durch den Gruppenleiter und dann in einer allgemeinen Diskussion in der Gruppe behandelt, die damals aus 30–200 Mitgliedern bestand. Ziel der Gruppe war es, Informationen zu geben und ein gutes Gemeinschaftsgefühl der Patienten untereinander zu erreichen. Dies sollte durch Identifikation der Patienten mit einem idealisierten Führer („Gottvatertyp", Heigl-Evers 1968, S. 14) erfolgen. Da es bei dieser Großgruppe weder beabsichtigt noch möglich war, die Gefühle der Patienten zu verstehen, zu deuten und zu erklären und damit psychotherapeutische Veränderungen im Sinne einer Ich-Entwicklung zu erreichen, ist der eigentliche Beginn der psychoanalytisch orientierten Gruppentherapie erst mit der Einführung der Kleingruppe und hierbei besonders mit den Namen von Slavson (1972) und Burrow (1926) verbunden.

Burrow betonte nicht so sehr die individuelle, sondern die soziale Seite der menschlichen Existenz. Der Mensch, der sich längere Zeit in der Gruppe aufhalte, bemerke, daß seine individuellen Probleme nicht einmalig sind und überwinde seine Hemmungen, die ihn sonst in der sozialen Isolation belassen würden. Burrow konnte zeigen, daß die wichtigsten Therapiemechanismen der analytischen Einzeltherapie auch in der Gruppenbehandlung wirksam waren. Die psychoanalytisch orientierte Gruppentherapie erfuhr durch weitere Autoren eine Entwicklung, die z. B. Elemente der Psychoanalyse, wie die Übertragung, in den gruppentherapeutischen Prozeß einbezog (Wender 1936). Andere Autoren (Schilder 1928) konzentrierten sich stärker auf die Ideologiebildungen der Patienten, die anfangs in der Gruppe eher intellektuell diskutiert, aber später zunehmend durch Mitteilungen über individuelle persönliche Erfahrungen der Patienten bearbeitet wurden. Gruppentherapeutische Gespräche mit Jugendlichen über persönliche und psychologische Probleme waren auch schon von Alfred Adler in den 20er Jahren im Sinne einer Gruppenberatung durchgeführt worden, die kathartische und erzieherische Elemente enthielt (Slavson 1972). – Slavson sah die Arbeitsfähigkeit der (analytischen) Gruppe nur bei 5–8 Mitgliedern gegeben und definierte die Rolle des Gruppenleiters als eine dezentrale Position, die nicht die Ich- und Über-Ich-Funktionen der Gruppenmitglieder übernehmen dürfe. Wenn die grundlegende Übertragung auf den Therapeuten positiv sei, könne eine freie und spontane Handlung und Aussprache erfolgen (im Sinne einer Katharsis). Wichtigste Wirkelemente der Gruppentherapie seien Übertragung, Katharsis, Einsicht (oder Ich-Stärkung) und Realitätsprüfung.

Im Sinne gruppenanalytischer Schulen entwickelten sich nach dem 2. Weltkrieg verschiedene Auffassungen von analytischer Gruppentherapie, die besonders an psychoneurotisch gestörten Menschen erprobt wurden und nur partiell für bestimmte körperlich Kranke Bedeutung erlangten. Für die Gruppentherapie mit diesen Kranken scheinen die Konzepte von Ezriel, Foulkes und Bion bedeutsam:

Das Prinzip des aktuellen Erlebens in der Gruppe im „hic et nunc" wurde von Ezriel (1950) ausformuliert, der insbesondere die Analyse der Gruppenspannungen als für den Therapieprozeß wichtig ansah.

Die Gruppe als Behandlungseinheit sahen insbesondere Foulkes und seine Schule. Psychische Störungen wurden als Störungen der Kommunikation und Entfernung von der Gemeinschaft angesehen. Die Gruppe war Teil des allgemeinen sozialkommunikativen Netzwerkes eines Menschen (Matrix), das die besondere Aufmerksamkeit des Therapeuten erforderte. Die gestörte Kommunikation, Partizipation und das gestörte Zugehörigkeitsgefühl des psychisch Kranken sollte durch Kommunikations- und Deutungsarbeit wiederhergestellt werden.

Bion (1961) sah in gruppentherapeutischen Prozessen zwei Phänomene als bedeutsam an: (1) die Situation der Arbeitsgruppe als eine freiwillige Kooperation der Mitglieder mit der Fähigkeit des Erfahrungsaustausches in einer rationalen und realitätsbezogenen Art und (2) die Situation der Grundeinstellungsgruppe als eine Fähigkeit des Individuums, sich spontan und unwillkürlich mit anderen Individuen auf einer emotionalen Ebene zu verbinden und miteinander zu agieren (in der Grundeinstellung der Abhängigkeit, der Paarbildung und von Kampf und Flucht).

Während diese Konzepte in ihrer Bedeutung für die Gruppentherapie von körperlich Kranken noch nicht ausreichend differenziert untersucht wurden, hat die Weiterentwicklung des gruppenanalytischen Konzepts von Heigl-Evers (die aktionszentrierte Gruppe mit soziodynamischer Funktionsverteilung, 1968) in der interaktionellen Gruppentherapie (Heigl-Evers u. Heigl 1979) für die modifizierte (ich-stützende) analytisch orientierte Behandlungstechnik schwerer gestörter psychoneurotischer, aber auch psychosomatischer Patienten eine zunehmende Bedeutung erlangt.

Eine weitere, eher soziologische Therapierichtung wurde von Lewin mit der „therapeutischen Gruppendynamik" entwickelt, die Veränderungen in der Persönlichkeitsstruktur, Veränderungen der Verhaltensweise und der sozialen Anpassungsfähigkeit von Patienten durch Zentrierung der therapeutischen Aktion auf soziologische und sozialpsychologische Phänomene der Gruppe zu erreichen suchte.

Homogene Kleingruppen von körperlich Kranken mit einem psychoanalytischen Therapieansatz sind unseres Wissens überwiegend erst nach dem 2. Weltkrieg entstanden.

So wurde über erste psychoanalytische Erfahrungen mit Gruppen von Asthmatikern und Allergiepatienten 1948 berichtet (Miller u. Baruch). Ende der 50er Jahre stiegen die Erfahrungsberichte über die psychoanalytische oder psychoanalytisch modifizierte Gruppenbehandlung von Asthmapatienten aus den europäischen Ländern sprunghaft an (Sclare u. Crocket 1957; Stokvis 1958; Igersheimer 1959; Cain 1959; Lange-Nielsen 1959; Groen u. Pelser 1960). Die psychoanalytische Abstinenz des Gruppenleiters (Miller 1948; Sclare 1957) wich zunehmend einer eher pragmatischen Einstellung, die bald neben psychisch stützenden Elementen auch internistische krankheitsorientierte Themen in die Gruppenbehandlung mit einbezog, ohne die individuelle Reifung und psychische Entwicklung der Patienten aus den Augen zu verlieren (Groen u. Pelser 1960).

Nach dieser „Hochphase" der analytischen Gruppentherapie mit homogenen Asthmatikergruppen entstanden erste Versuche, Entspannungstechniken wie autogenes Training in Gruppen mit Asthmapatienten zu üben und im Anschluß daran den Kranken Gesprächsangebote zu machen (Rechenberger 1960). Diese Entspannungstechniken wurden auch weiterhin in Gruppen für körperlich Kranke angeboten (Übersicht bei Richter u. Dahme 1982; Deter 1986a).

Reine Informationsgruppen, die an die gruppentherapeutischen Anfänge von Pratt erinnerten, wurden Anfang der 60er Jahre mit Asthmapatienten in England durchgeführt (Reed 1962).

Es ist intressant, daß nach einer „Sturm-und-Drang-Phase" der Gruppentherapie in den 50er Jahren im nächsten Jahrzehnt unseres Wissens kaum Publikationen über die Gruppentherapie von Asthmapatienten erschienen sind (Ausnahme: Entspannungsgruppen, z. B. Schäfer 1975).

Ende der 60er Jahre fanden sich wieder erste Arbeiten in den USA, in denen die Gruppentherapie im Rahmen größerer Spezialeinrichtungen meist bei chronisch obstruktiven Patienten (COPD) eingesetzt wurde (Dudley 1969; Kimbel 1971; Agle 1973), wobei es schien, daß gruppentherapeutische Angebote eher pragmatisch und wenig theoriegeleitet gemacht wurden.

Erst durch die Entwicklung von Theorien zum Krankheitsverhalten und zur Krankheitsverarbeitung (Lazarus 1978; Heim 1979) auf psychosomatischer und medizinpsychologischer Seite und der Forcierung der Complianceforschung durch die pharmakologisch-internistischen Fachkollegen (z. B. Weber 1977) haben die gruppentherapeutischen Techniken wieder stärkere Bedeutung erlangt und dienen jetzt als Vehikel zur Vermittlung der verschiedensten therapeutischen Ziele, z. B. zur Entspannung, zur Gewinnung von Selbstsicherheit (Hock 1978), zur Entängstigung (Miklich 1977), zur Vermittlung von Informationen und zum Üben von krankheitsrelevanten Techniken. Es ist interessant daß diese Aktivitäten oft wieder an großen somatischen Spezialkliniken oder Zentren der USA entstanden, die auf bestimmte Krankheiten spezialisiert waren und zu interdisziplinären Übungs- und Therapieprogrammen geführt haben (z. B. Geminez 1978; Dudley 1980). Diese Entwicklung von differenzierten Therapieansätzen beschränkte sich aber nicht auf die USA, sondern es kam unabhängig davon auch zu Gruppentherapiemodellen in anderen Weltregionen (z. B. in Japan durch Ago 1976; in der BRD durch Deter 1986; Sterzer-Breitenbücher 1987; s. S. 2 in diesem Band).

Eine solche historische Darstellung der Gruppen für körperlich Kranke am Beispiel des Asthma bronchiale ließe sich in ähnlicher Weise auch für andere Krankheitsgruppen aufzeigen, wobei sog. psychosomatische Erkrankungen hierbei auf eine längere historische Entwicklung zurückblicken können (z. B. Diabetes mellitus, arterielle Hypertonie, Adipositas, Colitis ulcerosa, primär chronische Polyarthritis, die in diesem Buch teilweise nachgezeichnet werden,[4] als die erst in neuerer Zeit für den Psychosomatiker interessant gewordenen Krankheiten, wie der Herzinfarkt, die Karzinomerkrankung oder die bulimische Eßstörung.[5]

Fast immer läßt sich bei der historischen Entwicklung von Gruppentherapie für körperlich Kranke eine 1. Phase des Experimentierens mit der Gruppentherapie durch die mit der Krankheit befaßten, psychosomatisch besonders interessierten Internisten von einer 2. Phase unterscheiden, in der fachkompetente Gruppenpsychotherapeuten mit meist psychiatrischer Facharztweiterbildung zunehmend häufiger die Gruppenbehandlung übernahmen und sich oft frustriert von den („zu wenig introspektionsfähigen und auf körperliche Symptome fixierten") Patienten zurückzogen.

Nach einer Latenzphase begannen dann gesprächs- und verhaltenstherapeutisch ausgerichtete Psychologen mit einer 3. Gruppentherapieentwicklungsphase, wobei häufig methodisch eindrucksvolle kombinierte Behandlungsstudien von meist am Verhalten ausgerichteten Therapieverfahren durchgeführt wurden. In das Gruppensetting waren meist auch Entspannungsverfahren oder sozialtherapeutische Interventionstechniken einbezogen.

Eine 4. Phase läßt sich seit einiger Zeit abgrenzen, in der die Gruppen einerseits in einem Gesamtzusammenhang mit der somatischen Behandlung gesehen werden und in einen interdisziplinären Behandlungsansatz eingebettet sind, wobei die Gruppentechnik selbst stärker auf Krankheitsverarbeitung und Krankheitsverhalten ausgerichtet bleibt. Es werden nun in unterschiedlichem Ausmaß – je nach der schultheoretischen Orientierung des Leiters – kognitive, emotionale, biographisch-entwicklungspsychologische und Übertragungsaspekte in die Gruppenbehandlung mit einbezogen.

Parallel hierzu hat mit der Popularisierung von Gruppen außerhalb der Medizin in den 70er Jahren [in Deutschland besonders durch den Bestseller von H.-E. Richter mit dem Titel *Die Gruppe* (Rohwohlt, Reinbek, 1972) bekannt] eine mittlerweile kaum noch überschaubare Entwicklung des Gruppengedan-

---

[4] Siehe hierzu die Beiträge von Pelser, S. 21, Froehlich, S. 49, Brinkmann, S. 139, Gromus, S. 185, Basler, S. 87.

[5] Siehe hierzu auch die Beiträge von Hahn, S. 29, Titscher, S. 120 und Habermas, S. 213.

kens in verschiedenen gesellschaftlichen Bereichen eingesetzt. Die Selbsthilfe-
bewegung initiierte praktisch zu fast jedem körperlichen und gesellschaftlichen
Problem Gruppen von Betroffenen (Moeller 1978). Die Frauenbewegung bildete hierbei einen besonderen Schwerpunkt. Kindergarten- und Elterninitiati-
ven entstanden zu Fragen der psychischen Entwicklung und Erziehung von
Kindern und vieles andere mehr, dessen Beschreibung den Rahmen dieses Bei-
trags überschreiten würde. Diese Gruppenbewegung hat auf das medizinische
Versorgungssystem zurückgewirkt und insbesondere die Entwicklung von Be-
troffeneninitiativen gefördert. Alte Organisationen, wie der Allergikerbund
oder Rheumatikerbund, wurden gestärkt; neue Selbsthilfeorganisationen entstanden für Menschen mit einer Vielzahl von Krankheiten (s. hierzu auch den
Beitrag von Schauwecker, S. 235). Durch diese Entwicklung wurde auch das früher sehr professionell verstandene ärztliche Gruppenkonzept (1 Arzt, 8 Patienten) in gewisser Weise modifiziert: z. B. durch Einbeziehung anderer Berufsgruppen (Psychologen, Sozialarbeiter, Krankenschwestern) in die Gruppenleitung, durch Bildung von Gruppen von Klinik- oder Stationsmitarbeitern,
durch Meetings von Allgemeinärzten, Klinikärzten oder Studenten in sog. Ba-
lint- (Supervisions-) Gruppen (Petzold 1985; Kröger 1984), aber auch durch In-
itiierung von Elterngruppen kranker Kinder, z. B. Kinder mit Asthma (Creer
1979) oder mit Anorexia nervosa (Petzold 1979) oder auch allgemein durch Bildung von Angehörigengruppen kranker Menschen (z. B. Angermeyer 1984;
Strauss und Olbrich 1987).

Die Familientherapie mit körperlich Kranken läßt sich unter diesem Aspekt
auch als modifizierte Gruppentherapie einer Familie verstehen, die allerdings
einer besonderen Dynamik unterworfen ist.

Im Laufe dieser Entwicklung wurden auch Fragen der Ziele von professionellen Behandlungsgruppen zunehmend differenzierter diskutiert. Die Möglichkeiten der therapeutischen Einflußnahme in verschiedenen Formen der
Gruppentherapie sollen hier nicht weiter aufgezählt werden (hier sei auf die
einzelnen Beiträge in diesem Buch verwiesen). Man kann insgesamt eher kür-
zer dauernde Gruppen über z. B. 10 Stunden, die direkte Lehr- und Verhaltensziele bei den Patienten zu erreichen suchten (z. B. Sterzer 1986), von breiter angelegten, länger dauernden Gruppen unterscheiden, die auf die Persönlichkeitsveränderungen von Patienten zielten, wie z. B. in den psychoanalytischen
Gruppen früherer Jahre (Hahn 1971). Eine 3. Form bildeten Gruppen, die als
lebenslange Gemeinschaftstreffen angelegt waren und ohne professionelle
Helfer auskamen (Schauwecker in diesem Band).

Eine aktuelle Übersicht über alle zur Zeit vorliegenden Gruppenerfahrungen mit körperlich Kranken kann hier nicht gegeben werden. Die in der Übersicht S. 11 zitierten Arbeiten, die oft Literaturübersichten enthalten, vermitteln aber einen Eindruck von der Vielfalt der Erfahrungen von Gruppen mit
körperlich Kranken. Neben den Patienten der inneren Medizin, die in diesem
Band ausführlich behandelt werden, scheint das Projekt der Amsterdamer
Hautklinik von Dronkers et al. (1986) mit Psoriasispatienten für den hier vorgestellten interdisziplinären Gruppentherapieansatz von besonderem Interesse.
Auch in der Neurologie wurden bisher relativ viele Gruppen mit körperlich
Kranken beschrieben; Patienten mit Muskeldystrophie (Bayrakal 1975), mul-

Übersicht: Auswahl einer Anzahl von Krankheiten, bei denen eine homogene Gruppentherapie bisher durchgeführt wurde.

Diagnosen	Autoren in diesem Band	Andere Autoren*
Innere Medizin: Asthma bronchiale	Pelser, Deter, Sterzer-Breiten-bücher	Agle 1973, Ago 1976, Cain 1959, **Deter 1986,** Dudley 1969, Groen 1954, 59, 60, Hock 1978, Igersheimer 1959, Kimbel 1971, Lange-Nielsen 1959, Miller 1948, Rechen-berger 1960, Schaefer 1975, Sclare 1957
Primär-chronische Polyarthritis	Brinkmann, Schauwecker	Köhler 1981, Koopmann 1981, Koplan 1981, Schwarz 1978, Udelmann 1977, Vignos 1976
Koronare Herzerkrankung		Boll 1987, **Esser 1987, Halhuber 1980,** Brusis 1986
Herzinfarkt	Hahn, Schauwecker	Adsett 1968, Egger 1982, Friedmann 1984, Hahn 1971, **Halhuber 1980,** Hübel 1987, Karstens 1970, Ohlmeier 1980, 85, Rahe 1975
Morbus Crohn	Heigl-Evers, Froehlich, Schauwecker	Künsebeck 1987
Colitis ulcerosa	Froehlich, Schauwecker	Wittich 1967, 68
Arterielle Hypertonie	Basler, Müller-Wittig	Basler 1982a, b, 1985, Gaus 1983, Titscher 1983, Hense 1988
Diabetes mellitus	Pelser, Ebschner, Kuhn-Prinz, Schüffel, Schauwecker	Groen 1982, Herskovits 1936, Pelser 1983, Petzold 1985
Schlaganfall	Drach	Bucher 1984, Huberty 1974, Singler 1975, 77, 81
Chronische Nieren-insuffizienz/Dialyse	Muthny	–
Schmerz	–	Adler, Egle, Basler (unveröffentlicht)
Adipositas	Gromus, Ehl, Schauwecker	Basler (1985a, b, Freyberger 1960, Gerich 1983, **Gromus 1984,** Kappus 1979
Bulimie	Habermas	**Habermas,** Lacey 1985, Mitchel 1985, Oesterheld 1987, Paul 1986, Roy-Byrne 1984
Anorexia nervosa	Froehlich	–

*Autoren mit Literaturübersichten sind halbfett gesetzt.

Diagnosen	Autoren in diesem Band	Andere Autoren*
Chirurgie: Nach Herzoperationen	Titscher	Rombouts 1985
Neurologie: Multiple Sklerose	Friedrich, Schauwecker	Hartings 1976, Pavlou 1978
Muskeldystrophie	–	Bayrakal 1975
Epilepsie/ Anfallserkrankungen	Schauwecker	Lamprecht 1980
Kopfschmerz	–	Sommer 1977
Hautklinik: Psoriasis	Schauwecker	Dronkers 1986
Selbsthilfegruppen	Schauwecker, Schüffel, Pelser	Badura 1981, Dumond 1974, Gartner 1977, Kickbusch 1981, **Moeller 1978,** 81, Scheff 1977, Stübinger 1977, Halhuber 1982, Jörgens 1982, **Hahn 1982**

*Autoren mit Literaturübersichten sind halbfett gesetzt.

tipler Sklerose (Hartings 1976; Pavlou et al. 1978), Kopfschmerzen (Sommer u. Overbeck 1977) oder Patienten aus einer neurologischen Poliklinik (Lamprecht 1980).

Psychosomatische Gesichtspunkte bei der Behandlung von körperlich Kranken in Gruppen

Eine Sammlung von Beiträgen, die die Wertigkeit und innere Stimmigkeit des Behandlungsverfahrens der psychosomatischen Gruppentherapie bei körperlich Kranken zu bestimmen und in ihren Elementen zu beschreiben sucht, wird die aktuellen Auseinandersetzungen in der psychosomatischen Medizin einbeziehen müssen. Diese werden z. Z. von 4 Polarisierungen bestimmt, die sich in dem vorliegenden Buch in verschiedenen Facetten wieder niederschlagen:

1. *Theorie vs. Praxis,* d. h. die theoretische Auseinandersetzung mit den Fragen psychosomatischer Wirkungsweise im Bereich der Psychophysiologie, der psychogenen Entstehung körperlicher Erkrankungen insgesamt oder einzelner Symptome im Krankheitsverlauf und der Rückwirkungen von Krankheit auf die Persönlichkeit gegenüber der praktischen Anwendung dieser Erkenntnisse in der täglichen Diagnostik und Therapie beim einzelnen Patienten.

Fragen nach der exakten Beschreibung von Theorie und Praxis in der psychosomatischen Medizin führen zu 2 ganz unterschiedlichen methodischen Problemen:

Die praktische Psychosomatik ist in ihrer angewandten Diagnostik und Therapie beim individuellen Patienten eine Gleichung mit vielen Unbekannten, eine Abhängige in einem offenen System, das mit vielen anderen Systemen oder Suprasystemen in Verbindung steht. Hier scheint das einfache kausale Denken der Naturwissenschaftler für eine sinnvolle, meist komplexe therapeutische Aktivität den unübersichtlichen Phänomenen und systemischen Zusammenhängen nicht gerecht zu werden.

Theoretische Vorstellungen versuchen, die Phänomene reduktionistisch zu beschreiben. Sie werden im Extremfall monokausale Erklärungen liefern oder nur relativ simplifizierte Zusammenhänge aufzeigen können. Die Aufgabe scheint z. Z. noch recht schwierig, die Einfluß- und Wechselwirkungen mehrerer Systeme im Zeitverlauf und überindividuell angemessen naturwissenschaftlich darzustellen.

2. *Allgemeine medizinisch-psychosomatische Versorgung vs. psychosomatischer Fachdisziplin,* d. h. soll eine psychosomatisch-orientierte Laienmedizin betrieben, die psychosomatische Mindestkompetenz des somatisch tätigen Arztes angestrebt, oder die Ausbildung und Tätigkeit psychosomatischer Spezialisten gefördert werden?

   Als ein wichtiger Aspekt der Praxis erscheint die Art der Integration psychosomatischer Gesichtspunkte in die allgemeine medizinische Versorgung. Hier werden Fragen nach der Art der Beeinflussung des körperlichen Systems, des medizinischen Vermittlungssystems, des innerpsychischen und des psychosozialen Systems wichtig. Allerdings steht nicht nur die individuelle Fachkompetenz im Bereich der verschiedenen Ebenen allgemeiner und psychosomatischer Versorgung zur Diskussion; es stellt sich auch die Frage, ob diagnostische und therapeutische Lösungen dem allein für sich arbeitenden Spezialisten möglich sind oder besser in der Kommunikation von Repräsentanten verschiedener Systeme (z. B. Internisten, Psychoanalytiker, Verhaltenstherapeuten, Sozialarbeiter etc.), d. h. also im interdisziplinären Team, gelingen können.

   Gerade in der interdisziplinär arbeitenden Gruppe scheint der systemische Denkansatz, d. h. das Einbeziehen mehrerer Systeme in die psychosomatische Diagnostik und Therapie, beim einzelnen Arzt, Psychologen oder Sozialarbeiter in besonders effektiver Weise verfolgt werden zu können. Ein solches Gespräch verstärkt die Kompetenz der verschiedenen Berufsgruppen, systemisch zu denken und systemische Vorstellungen im berufsmäßigen Handeln zu berücksichtigen.

3. *Psychotherapeutische Schulbildung vs. eklektische Behandlungsverfahren,* d. h. theoretisch fundierte psychotherapeutische Techniken, die erst noch an klinische Belange adaptiert werden müssen, gegenüber Entwicklung integrativer Verfahren, die auf eine möglichst breite somatisch-klinische Versorgung ausgerichtet sind.

   Die im 1. Abschnitt vorgenommene Unterteilung von Theorie und Praxis findet hier eine gewisse Parallele, weil psychotherapeutische Schulbildun-

gen von bestimmten theoretischen Annahmen ausgehen. Hierbei handelt es
sich ebenfalls um reduktionistische Ansätze, die bestimmte Aspekte der
Wirklichkeit erfassen und differenziert zu beeinflussen suchen. Diese können das körperlich-physiologische System, das medizinische Vermittlungssystem, das innerpsychische System oder das psychosoziale Kommunikationssystem in besonderer Weise anzusprechen versuchen und damit auf verschiedenen Ebenen wirksam werden. Die Begrenzung des Wirkungsbereichs solcher therapeutischen Modelle, die häufig in einer Labor- oder la-
borähnlichen Situation oder mit hochselektierten Patientengruppen erprobt wurden, zeigt sich in der täglichen Praxis häufig. Hier geht es dann um
die Berücksichtigung aller Systemebenen, die sich bei Beeinflussung eines
Systems nicht unbedingt immer auch als veränderbar erweisen. Eklektische
Behandlungsverfahren oder Kombinationen einzelner Therapieverfahren
erscheinen z. Z. als – freilich in ihrer Wirksamkeit und Interaktion noch
nicht genügend gut geprüfte – therapeutische Alternativen für die psychosomatische Praxis (s. in diesem Zusammenhang auch die Übersicht zum Stand
der Anorexia-nervosa-Behandlung, Deter et al. 1988).

4. *Konzeptualisierung vs. Evaluation,* d. h. lassen sich die vielfältigen Überlegungen zur psychosomatischen Diagnostik und Therapie in angemessener
Weise überprüfen, und welche Rückwirkungen ergeben sich bei bestimmten validen Forschungsergebnissen auf die Praxis und ihre Konzeptualisierung?
Hier entsteht wieder eine Verbindung von der Praxis zur Theorie bei der Be-
antwortung der Frage: Wie lassen sich die praktisch gefundenen Ergebnisse
auf allgemein gültige Zusammenhänge zurückführen und mit einer angemessenen (evtl. auch neu zu entwickelnden naturwissenschaftlichen, her-
meneutischen oder phänomenologischen) Methodik intersubjektiv in ihrer
Wertigkeit bestimmen? Diese Fragen der angemessenen intersystemischen
Bewertung erscheinen z. Z. noch schwierig zu beantworten, es deuten sich
aber durchaus erste Lösungsmöglichkeiten an (z. B. Teichmann 1988).

Zu 1:
Wenn wir uns nun in diesem Buch v. a. *mit der Praxis* medizinischer Versorgung,[6] d. h. im engeren Sinne Therapie, beschäftigen, erscheinen für das Entstehen und Aufrechterhalten psychosomatischer Krankheiten als wichtigste Dimension des einzelnen Patienten z. Z. das individuelle psychische und biologische System, die allerdings eng mit dem sozialen Interaktionssystem verknüpft
sind. Von Bedeutung bleiben aber auch die Interaktionen im medizinischen System selbst, das einmal aus der Sicht der individuellen Benutzer und zum anderen aus der Sicht der Anbieter beschrieben werden kann.

Aus der individuellen Sicht der Nutzer ist die Frage nach dem bewußten individuellen Krankheitsverständnis oder der Krankheitsattribuierung für jede Art
von praktischer Behandlung von entscheidender Bedeutung (Plaum 1972;
Scheer u. Moeller 1976):

---

[6] Auf die wichtigen psychophysiologischen und entwicklungspsychologischen Fragen der
psychosomatischen Entstehung von Krankheit soll hier nicht weiter eingegangen werden.

Was ist das für eine Krankheit, die ich habe, woher kommt sie, ist sie schicksalhaft im Körper entstanden, hat sie mit meinem Verhalten zu tun, das bestimmte Risiken für Krankheit bewußt einschloß? Hat sie mit meiner psychischen Situation zu tun, mit meiner Familie, mit meinem Beruf, meinen Vorgesetzten, meiner Wohnung oder meiner materiellen Lage? Je nach diesem Krankheitsverständnis bestehen bestimmte Behandlungserwartungen an Personen der Umgebung, Ärzte oder das Krankenhaus, die vom „Medizinsystem" in gewisser Weise modifiziert und gebahnt werden können (Deter u. Heisen 1988), aber letztlich auf vom Patienten selbst vorher bestimmte Schienen therapeutischen Handelns führen.

Der Patient selbst entscheidet also zu einem nicht geringen Teil durch sein Beschwerdeangebot und seine Aktivität im medizinischen System darüber, welches therapeutische Angebot primär und im weiteren Verlauf der Erkrankung gemacht wird. Er trägt damit auch dazu bei, ob letztlich eine allgemein ärztliche oder eine psychotherapeutische, eine eklektische Behandlung oder eine spezifische Therapie bei ihm zur Anwendung kommen. Die Frage der individuellen Krankheitsvorstellungen und Behandlungserwartungen, aber auch der individuellen Möglichkeiten der Betroffenen weitestgehend auch ohne das Medizinsystem zurechtzukommen, werden in diesem Buch in den Beiträgen von Kuhn-Prinz, Schauwecker und Pelser diskutiert und beschrieben. Hier geht es insbesondere darum, wie der einzelne verschiedene Ebenen und Systeme bei sich selbst wahrzunehmen beginnt und mit diesen (kognitiv und emotional) umgeht.

Zu 2:
Das „Medizinsystem" selbst läßt sich einmal auf einer *Ebene der Spezialisierung* darstellen: Die Grund- oder Regelversorgung durch den niedergelassenen Allgemeinarzt, die somatische Fachspezialisierung (Internist, Gynäkologe, etc.), die psychosomatische Fachspezialisierung (Zusatztitel Psychotherapie, Erwerb psychosomatischer Fachkompetenz) und die klinisch-stationäre Versorgung, in der alle Fachspezialitäten (von der inneren Medizin bis zur klinischen Psychosomatik) vorhanden sind.

In ähnlicher Weise ließen sich im Medizinsystem auch eine Rangfolge auf der *Ebene der Intensität diagnostischer und therapeutischer Maßnahmen* oder der *Ebene der Multidisziplinarität der durchgeführten Maßnahmen* aufstellen, z. B. durch verschiedene ärztliche Mitarbeiter, Pflegekräfte, medizinisch-technische oder Diätassistenten, Krankengymnasten, Masseure, Sozialarbeiter, Ergotherapeuten, Musiktherapeuten und vieles andere mehr.

In dem vorliegenden Buch werden diese Aspekte einerseits durch die Beiträge von Ebschner und Müller-Wittig bzw. Basler repräsentiert, die entweder als niedergelassene Internisten allein oder durch Schulung des Praxispersonals psychosomatische Hilfe anboten, indem sie insbesondere das medizinische Vermittlungssystem durch bestimmte Techniken intensivierten. Andererseits finden sich in dem Band auch Studien, in denen ein interdisziplinäres Behandlungsprogramm unter Einbeziehung möglichst aller relevanten Systeme mit einer Vielzahl von Mitarbeitern durchgeführt wurde (Gromus u. Koch). Hier wie auch bei den stationären Behandlungen (Sterzer, Drach, Titscher) dürfte den

Leser interessieren, wie man die verschiedenen Systeme individuell bei Patienten, aber auch unter den Behandlern aufeinander abstimmen und sie in eine Kommunikation bringen kann. Insbesondere können Fragen von Kollisionen und Rivalitäten im Behandlungsteam und der Prozeß, in dem Schwerpunkte der Behandlung gesetzt wurden, differenziert verfolgt werden. Es wird deutlich, daß gerade für die praktische Umsetzung dieser Fragen bisher noch eine Theorie zur intersystemischen Kommunikation fehlt.

Zu 3:
Die *Anbieter von psychosomatischen/psychotherapeutischen Medizinleistungen* sind alle mehr oder weniger differenziert der Meinung, daß ihr Behandlungsweg effektiv ist, wobei die einzelnen Methoden immer nur für bestimmte Krankheiten oder Störungen indiziert sein können. Behandlungen des gleichen (pathologischen) Phänomens dürften aber auch oft mit verschiedenen therapeutischen Techniken, die sich wiederum verschiedenen Ebenen zuordnen lassen, erreicht werden.

Wegen der unbefriedigenden Situation im Bereich der Effektivitätskontrolle psychosomatischer Therapie bei einzelnen psychosomatischen Störungen, die meist an hochselektierten Stichproben vorgenommen wurde, und aufgrund des Fehlens breiter aussagekräftiger Therapievergleichsstudien ist die Frage, ob die psychotherapeutische Intensivbehandlung besser nach einer theoretisch reinen Technik oder eher nach einer eklektischen Methode durchgeführt werden soll, nicht entschieden. Klinische Überlegungen sprechen dafür, daß beim Ausdehnen von Indikationsschwerpunkten auf viele Patientengruppen kombinierte Behandlungsverfahren das Therapiespektrum erweitern.

Schulenspezifische Therapieverfahren werden in diesem Buch einerseits von Froehlich und Ehl (tiefenpsychologisch orientierte Gruppenpsychotherapie), von Heigl-Evers (interaktionelle Gruppentherapie) oder von Friedrich (fokussierende analytische Gruppentherapie, andererseits von Gromus und Koch (Verhaltenstherapie in Gruppen) oder Sterzer-Breitenbücher (kognitiv-verhaltensorientierte Therapie in Gruppen) vorgestellt. Deutlich ist eigentlich in fast allen Beiträgen, daß *Modifikationen der ursprünglichen psychotherapeutischen Technik* in dem behandelten Patientenkollektiv notwendig waren, die zu neuen Konzepten des Therapieansatzes führten (z. B. Deter, Brinkmann), d. h. die Fragen der elektrischen Behandlungstechnik scheinen durch die Praxis beantwortet zu werden, auch wenn Unterschiede bestehen bleiben. Diese beziehen sich aber jetzt auf den Umgang mit einzelnen Schwerpunkten der Behandlung: Während nur einige Therapietechniken versuchen, die Veränderung vorwiegend in einem System zu erreichen (wie z. B. die intrapsychische Umstrukturierung durch die interaktionelle Gruppentherapie (Heigl-Evers), die tiefenpsychologisch orientierte Behandlung (Ehl) oder die kognitiv-verhaltensorientierte Behandlung (Sterzer-Breitenbücher), zeigt sich doch auch bei diesen in geringerem Maß und wesentlich deutlicher noch in den anderen Beiträgen der Versuch der therapeutischen Einwirkung auf verschiedene (wenn nicht gar alle) oben skizzierten Systeme:

a) Das medizinisch-technische System
   – Inanspruchnahme dieses Systems durch Medikamenteneinnahme, Kontrolluntersuchungen, Arztbesuche, Krankenhausaufenthalte.
b) Das medizinische Kommunikationssystem
   – Informationsvermittlung
   – Vermitteln eines subjektiven Krankheitsverständnisses
   – Vermittlung eines adäquaten Krankheitsverhaltens
c) Das innerpsychische System (auf einer emotionalen, kognitiven und Verhaltensebene)
   – innere Entlastung, Katharsis
   – Erhöhung der Autonomie mit verstärkter Selbstwahrnehmung und Selbstkontrolle
   – Klärung von individuellen Schwierigkeiten des Patienten selbst und in seinen sozialen Beziehungen
d) Das psychosoziale Kommunikationssystem
   – Verstärkung der sozialen Kompetenz
   – Entlastung von Konflikten mit wichtigen Bezugspersonen
e) Das Individuum vs. Umweltsystem
   – Erhaltung der Arbeitsfähigkeit[7]

Zu 4:
Die *Frage nach der Evaluation* von diagnostischen und Behandlungskonzepten wird in der psychosomatischen Medizin zunehmend wichtiger. Therapievergleichsuntersuchungen haben bisher nur in einzelnen Fällen für selektierte Stichproben Gültigkeit erlangt (z. B. Meyer 1981), ließen sich aber noch nicht auf die verschiedenen bereits erwähnten Systeme beziehen. Insofern bleiben erste Ansätze der Evaluierung von Behandlungen, die auf mehrere Systeme Wirkungen zu entfalten suchen, von großem Interesse, da aus dieser klinischen Begleitforschung sowohl die Isolierung bedeutsamer Prädiktoren des Krankheitsverlaufs möglich erscheint als auch wichtige Hypothesen für größer angelegte multizentrische Behandlungsstudien gewonnen werden können. Auch beim Vergleich von Zielvariablen einer homogenen Gruppenbehandlung finden sich über die spezifischen Bedingungen der einzelnen Krankheitsbilder hinaus viele Gemeinsamkeiten.

---

[7] An dieser Aufstellung wird auch deutlich, worin der Wert einer homogenen Gruppentherapie mit körperlich Kranken liegt, die in diesem Buch zum Thema gemacht wurde. Die differenzierte Darstellung und Durcharbeitung psychosomatischer Zusammenhänge in verschiedenen Systemen ist nur in einer homogenen Gruppentherapie mit körperlich Kranken in dieser Ausführlichkeit möglich. Andere Gruppentherapien (psychoanalytische, verhaltensorientierte oder Gesprächsgruppentherapien) mit heterogenen Patienten (Kadis et al. 1982) werden in der Regel v. a. Veränderungen der Patienten im intrapsychischen oder psychosozialen Kommunikationssystem zum Ziel haben.

Therapieziele

Therapieziele im psychischen Bereich
kognitive, emotionale und Verhaltensfaktoren
– Zurückdrängen spezifisch psychischer Symptome wie Angst, Depression, Zwang oder suizidale Tendenzen,
– Verbesserung der Wahrnehmungsfunktion (Erhöhung der Ich-Leistung),
– Verbesserung der psychischen Adaptationsfähigkeit (Erhöhung von Ich-Stärke),
– Reversibilität von Fehlkonditionierungen bzw. Fehlverhalten.

Therapieziele im somatischen Bereich
– Verbesserung der Selbst- und Krankheitswahrnehmung (Information),
– Verbesserung des adäquaten Krankheitsverhaltens einschließlich Medikamenteneinnahme (Compliance),
– Beeinflussung des vegetativen Nervensystems (Entspannungstechniken),
– Vermeidung von spezifischen, emotionalen oder situativen Stimuli (Konflikte, unausgelebte Emotionen), die regelhaft spezifische Körperstörungen auslösen.

Therapieziele im sozialen Bereich
– Das Suchen und Finden von sozialer Unterstützung durch andere,
– Intensivierung und Verbesserung des Kontaktverhaltens (mehr eigene Aktivitäten, aber auch mehr Selbstvertrauen), d. h. Aufgabe der oft selbstgewählten sozialen Isolation in der Krankheit.
– Verbesserung der beruflichen Integration,
– „adäquater Umgang" mit dem durch die Krankheit erworbenen Recht, medizinische Angebote und soziale Vergünstigungen in Anspruch zu nehmen (z. B. Krankenhaustage, Arbeitsunfähigkeitstage, Schonhaltung des körperlich Kranken).

Die Gruppentherapie erweist sich somit als Rahmen, in dem Patient und Arzt individuell innerpsychische, körperliche und psychosoziale Beziehungen, aber auch die verschiedenen medizinischen Aspekte der Behandlung erkennen und verändern können. Die Gruppe wird hierbei zum Mikrokosmos (Slater 1978), in dem sich die psychosoziale Situation eines Kranken vor dem Hintergrund der anderen Patienten und in der Beziehung zum Gruppentherapeuten erschließt. Sie schafft – wie jede Psychotherapie – bei einer eingeengten oder zum Stillstand gekommenen persönlichen Entwicklung mit fixierten Risikoverhaltensmustern und hohem körperlichem und seelischem Leidensdruck die Möglichkeit eines individuellen Neubeginns.

B. Konzepte der tiefenpsychologisch fundierten Gruppentherapie mit körperlich Kranken

Gruppengespräche mit Leidensgenossen. Ein Hilfsmittel bei der Behandlung chronisch körperlich Kranker

H. PELSER

Einführung

Wer von einer chronischen körperlichen Krankheit betroffen ist, muß sich früher oder später unweigerlich mit den sich hieraus in seinem Leben entstehenden Problemen auseinandersetzen. Unsere moderne, überwiegend technologisch entwickelte westliche Gesellschaft hat den Betroffenen als Hilfsmittel zur Lösung dieser Probleme v. a. administrativ-legislative und medizinisch-technische Maßnahmen anzubieten. Diese Hilfsmittel sind jedoch i. allg. kaum ausreichend oder überhaupt nicht auf die emotionelle und psychosoziale Situation dieser Patienten zugeschnitten, obgleich gerade diese Schwierigkeiten eine zusätzliche Belastung hervorrufen, wodurch sich die Krankheit verschlechtern oder auch Komplikationen eintreten können.

Auch von seiten der ärztlichen Betreuung wird der emotionellen und psychosozialen Problematik der chronisch körperlich Kranken gewöhnlich viel zu wenig Aufmerksamkeit geschenkt. Dies ist z. T. auf die Spezialisierung in der Medizin zurückzuführen. Der Facharzt, bei dem diese Patienten üblicherweise in Behandlung sind, ist aufgrund seiner Fachausbildung wenig geneigt, sich mit den Aspekten des Leidens seines Patienten zu befassen, für die er sich nicht zuständig fühlt. Manche Ärzte scheuen sich sogar, menschliche Anteilnahme zu zeigen und den Patienten zu fragen, wie er eigentlich in seinem Leben mit der Krankheit zurechtkommt. Statt dessen bevorzugen sie es, gewisse vage Beschwerden ihrer Patienten als körperliche Symptome zu deuten, selbst wenn hierfür keine wissenschaftlichen Gründe vorliegen und sie intuitiv ahnen, daß es sich um psychologische Probleme handelt. Andere Ärzte sind gelegentlich bereit, ihre Patienten an Sozialarbeiter, Psychologen oder Psychiater zu überweisen, vergewissern sich dann jedoch oft nicht, wie der Patient hierzu steht oder ob die Überweisung durch die vorliegende Problematik schon gerechtfertigt ist. Diese distanzierte Einstellung zur psychologischen Situation eines Patienten – die leider immer noch von vielen Fachärzten eingenommen wird – ermutigt die Kranken nicht gerade, ihre Angst und Besorgnis um die Auswirkungen der Erkrankung auf ihr Leben direkt beim Arzt vorzubringen, sondern dies geschieht häufiger in der verschlüsselten Form von körperlichen Beschwerdeäußerungen.

Diese Situation führt bedauerlicherweise öfter dazu, daß der behandelnde Arzt psychologische Verwicklungen im Leben seiner Patienten, die seine therapeutischen Maßnahmen beeinträchtigen, übersieht und sich dadurch zu immer stärkeren, gar aggressiven Eingriffen verleiten läßt, die weder angebracht noch berechtigt sind. So erklärt es sich auch, warum sich manche Patienten letztlich von den ärztlichen Bemühungen enttäuscht abwenden und sich andere „Spezialisten" – seien es Heilpraktiker oder andere Vertreter der „Alternativszene" – anvertrauen, manchmal mit der Folge, daß sie sich vergeblichem und gesundheitsschädlichem „medical shopping" aussetzen.

Voraussetzung für eine wirksamere Betreuung chronisch körperlich Kranker sollte daher sein, daß die fachärztliche Ausbildung mehr als bisher dem Folgenden Aufmerksamkeit schenkt:

a) welche emotionellen oder psychosozialen Probleme mit der betreffenden Krankheit einhergehen,
b) wie der Arzt diese Probleme bei dem Patienten erkennen und mit ihm durchsprechen kann.

In diesem Zusammenhang sei noch angemerkt, daß eine regelmäßige Beteiligung an Gruppengesprächen mit chronisch Kranken für einen in der Ausbildung stehenden Facharzt sehr aufschlußreich wäre und darüber hinaus zu einem besseren Verständnis zwischen Arzt und Patienten mit dem Ergebnis einer für beide Seiten befriedigenderen Patientenbetreuung beitragen könnte.

Voraussetzungen zur Gruppenarbeit

Seit den ersten Beobachtungen, die schon 1905 vom Internisten Joseph Hershey Pratt in Boston an Gruppen mit Tuberkulosekranken gemacht wurden, sind besonders nach dem 2. Weltkrieg viele Formen von Gruppenarbeit v. a. von Psychiatern und Psychologen entwickelt und studiert worden (Yalom 1975). Im Rahmen dieses Artikels wird der Verfasser sich jedoch auf eine Art der Gruppenarbeit beschränken, wie sie in den 50er Jahren in Holland von Groen u. Pelser für Gruppen mit chronisch körperlich Kranken entwickelt wurde (Groen 1954; Groen u. Pelser 1959; Groen u. Pelser 1960).

Es handelt sich dabei im Grunde um die Arbeit *langfristiger, diagnostisch einheitlicher und „geschlossener"* Gesprächsgruppen von Patienten, die wenigstens einmal wöchentlich mit einem Arzt zusammenkommen, der sowohl die zum Gesprächsthema relevante medizinisch-technische Auskunft geben kann als auch gelernt hat, ein Gruppengespräch zu leiten. Im Folgenden sollen die wichtigsten Merkmale dieser Art von Gruppen weiter erörtert werden:

1. Es sind *längerdauernde Gruppen*, weil die bei den Teilnehmern beabsichtigte Verhaltensänderung eine individuelle Anpassung verlangt, bei der oft erhebliche innere oder auch aus der Umgebung resultierende Widerstände überwunden werden müssen. Deshalb wird auch die Verhaltensänderung von den wenigsten Teilnehmern innerhalb von 6 Monaten erreicht; die meisten brauchen hierfür ungefähr 1 Jahr und manche sogar noch längere Zeit.
2. *Diagnostisch einheitlich* heißt, daß die Teilnehmer eine Krankheit gemeinsam haben. Auf der Grundlage des gemeinsamen konkreten Problems können sich die Mitglieder der Gruppe von vornherein miteinander identifizieren, ihre persönlichen Probleme leichter bei den anderen wiedererkennen

und sich gegenseitig nicht nur moralische Unterstützung geben, sondern diese auch voneinander annehmen. Dadurch wird die Gruppenkohäsion beträchtlich gefördert.

3. *Geschlossen* nennt man eine Gruppe, die während der Dauer ihrer Arbeit keine neuen Mitglieder aufnimmt. Innerhalb einer geschlossenen Gruppe ist die gegenseitige Verschwiegenheit der Teilnehmer – und damit die Möglichkeit, mehr intime und persönliche Erlebnisse untereinander auszutauschen und zu diskutieren – i. allg. besser gesichert als in einer „offenen Gruppe", deren Zusammensetzung zu jeder Zeit wechseln kann. Folglich kann die Arbeit innerhalb einer geschlossenen Gruppe viel besser auf die emotionellen und psychosozialen Probleme der Teilnehmer eingehen und dadurch auch die beabsichtigte Verhaltensänderung besser erzielen.

4. Eine *Gesprächsgruppe* kann entstehen, wenn eine Anzahl von mindestens 6 bis höchstens 12 Personen, die ein gemeinsames Problem haben, sich mit dem Ziel verbindet, unter sachkundiger Diskussionsleitung für eine bestimmte Zeit regelmäßig zusammenzukommen und miteinander zu sprechen. Termin und Dauer der Gruppensitzungen sollten am besten nach Rücksprache mit den Beteiligten vereinbart werden. Hierbei sei jedoch auf folgende Erfahrungen hingewiesen:

   a) Es hat sich gezeigt, daß die Kontinuität der Gruppengespräche (besonders wichtig, wenn emotionelle oder persönliche Erlebnisse besprochen wurden) bei einem wöchentlichen Termin eher als bei größeren Intervallen währleistet ist.

   b) Ein Gruppengespräch, bei dem alle Teilnehmer die Gelegenheit haben sollten, ihre Meinung zu artikulieren und diese von den anderen kommentieren zu lassen, kann nur selten in weniger als 90 min eine natürliche Abrundung finden.

5. Für die Funktion des *Diskussionsleiters* einer Gesprächsgruppe mit chronisch körperlich Kranken hat sich erfahrungsgemäß die Fähigkeit, sowohl sachverständig medizinisch-technische Auskünfte zu geben als auch die gruppendynamischen Beziehungen der Diskutanten zu erkennen und bei der Gesprächsleitung zu berücksichtigen, als wesentlich erwiesen (Pelser und Groen 1983). Insbesondere für die letztere Tätigkeit kann die Zuhilfenahme eines Protokollführers wertvoll sein. Hierdurch kann der Diskussionsleiter nicht nur nach der Sitzung das Gruppengeschehen anhand des Protokolls besser erkennen und reflektieren, sondern auch das eigene Verhalten der Kritik des *Protokollführers* unterziehen. Er hat damit einen Gesprächspartner, mit dem er sich – weil er das Gruppengeschehen unmittelbar miterlebt hat – über die bei ihm im Gruppenverlauf entstandenen Gefühle aussprechen kann.

Das Vorgehen des Diskussionsleiters

Wie bei jeder psychotherapeutischen Tätigkeit, wird auch in der Gesprächsgruppe das Vorgehen des Diskussionsleiters z. T. von seinen theoretisch-methodischen Anschauungen, wesentlich jedoch von seiner Persönlichkeit mitbeeinflußt. Dennoch haben sich ähnliche Entwicklungen und Ergebnisse in mehreren Gesprächsgruppen gezeigt, die von verschiedenen Diskussionsleitern betreut wurden. Diese hatten jedoch die gleiche Ausbildung erhalten und befolgten bei ihrem Vorgehen einige einfache Richtlinien, die von Groen u. Pelser (1959, 1960) beschrieben wurden:

a) Der Diskussionsleiter versuchte, eine größtmögliche *Unparteilichkeit* in Bezug auf die Teilnehmer einzunehmen, wobei angestrebt wurde, jeden der Beteiligten so zu akzeptieren wie er oder sie gerade war.

b) Die Teilnehmer wurden ermutigt, sich *möglichst frei über jedes Thema ihrer Wahl zu äußern*. Diese Katharsis wurde besonders dann erreicht, wenn es sich um persönliche Erlebnisse handelte: Selbstmitleid und Verzweiflung, Aggressionen gegen Eltern, Kinder, Krankenpfleger, andere Ärzte oder den Diskussionsleiter oder Rivalitätsgefühle gegenüber den anderen Gruppenmitgliedern konnten in den Gruppen intensiv erlebt werden. Emotionelle Entladungen – auch wenn diese mit starken Affekten einhergingen – wie Weinen, heftige Gestig oder starker Stimmaufwand wurden ebensowenig verhindert wie starke verbale Auseinandersetzungen unter den Teilnehmern bei Meinungsunterschieden.

c) *Einfache Deutungen* von Konfliktsituationen, etwa im Verhältnis zur Außenwelt oder innerhalb der Gruppe, waren anfangs vom Diskussionsleiter, im Verlauf der Gruppenarbeit jedoch zunehmend vom Gruppenmitglied selbst gegeben worden. Dabei war es manchmal erforderlich, daß der Diskussionsleiter aus seiner Sicht zum Ausdruck brachte, welche Gefühle die Gruppe gerade durchmachte, z. B. wenn die Patienten sich dessen nur vage bewußt waren oder nur Teile der Gruppe dieses Gefühl erleben konnten. Auch einige Formen des Widerstandes und der Opposition ließen sich auf diese Weise kurz und anschaulich interpretieren. Reagierte die Gruppe hierauf nicht, d. h. wechselte das Gesprächsthema oder bevorzugte andere Interpretationen, so durfte der Diskussionsleiter ihr in keinem Fall seine eigene Meinung aufdrängen. Statt dessen wurde bei anderer Gelegenheit vom Diskussionsleiter erneut betont, daß sich jeder Teilnehmer so geben könne wie er sei, und daß er selbstverständlich so völlig akzeptiert werde. Allerdings bedeutete dies auch, daß die aufrichtig gemeinten Kommentare anderer Teilnehmer freundlich, aber auch unfreundlich wirken konnten.

d) Der Diskussionsleiter war bestrebt, möglichst wenig selbst zu reden. Auf der anderen Seite löste ein zu schweigsames Vorgehen seitens des Diskussionsleiters – v. a. zu Beginn der Gruppenarbeit – leicht Ängstlichkeit und Unsicherheit bei den Teilnehmern aus und ließ sie nur sehr wenig über sich selbst sprechen. Dies bedeutete für das Gruppengespräch einen wesentlichen Verlust. Groen u. Pelser (1960) entschlossen sich daher, als Gesprächsleiter von Gruppen solange nicht zu reden, *wie die Teilnehmer miteinander kommunizierten*. Andererseits sollte der Diskussionsleiter jedoch dann eingreifen, wenn

   – eine längere Pause eintrat („es gibt offenbar etwas, was die Gruppe beschäftigt, aber was keiner als erster anschneiden möchte"),
   – ein oder mehrere Teilnehmer während einer bedeutsamen Diskussion plötzlich das Thema wechselten („warum reden wir darüber nicht weiter?").

– oder die Gruppe als Ganzes darauf bestand, daß der Diskussionsleiter Antwort auf eine Frage geben sollte bzw. dieser es für angebracht hielt, seinerseits zum aktuellen Verlauf des Gesprächs eine Deutung zu geben.

Diese Auffassung von der Funktion des Diskussionsleiters läßt sich als „tolerant-edukativ" bezeichnen. Sie geht nämlich davon aus, daß sich die Mitglieder einer gut funktionierenden Gruppe – ähnlich etwa Angehörigen einer Familie – miteinander identifizieren, aber auch untereinander rivalisieren. Dementsprechend wird der Diskussionsleiter anfangs führend und stützend an die Teilnehmer herantreten, im Verlauf der Gruppenarbeit letztere aber immer mehr zu Selbständigkeit und Aktivität ermutigen. Hierbei sollte er stets zurückhaltend bleiben und sich vergegenwärtigen, daß sich völlig unterschiedliche Verhaltensweisen der Teilnehmer ergeben können.

Der Anfang einer Gesprächsgruppe

Die erste Begegnung des Diskussionsleiters mit den mutmaßlichen Teilnehmern hat zum Ziel, über die Gründung und das Verfahren der Gesprächsgruppe miteinander einig zu werden. Dabei hat sich die folgende Gliederung des Gesprächs bewährt (Pelser u. Groen 1983):
1. Nachdem er sich selbst und den Protokollführer vorgestellt hat, fordert der Diskussionsleiter die Teilnehmer der Reihe nach auf, sich ihrerseits vorzustellen und mitzuteilen, was sie sich von den Gruppengesprächen versprechen.
2. Daraufhin faßt er diese Erwartungen zusammen und erklärt anschließend in aller Kürze, welche Absichten er mit der Gruppe verfolgen will.
3. Dann fordert er die Teilnehmer als Gruppe auf, ihre Meinung über seine Vorschläge abzugeben, und löst damit naturgemäß das erste Gruppengespräch aus, in dem gewöhnlich mehrere Teilnehmer schon an persönliche Probleme rühren.
4. Nachdem er das Gespräch etwa eine halbe Stunde hat laufen lassen, faßt der Diskussionsleiter es zusammen und weist die Teilnehmer anschließend darauf hin, daß sie eben an einer Gruppenaktivität beteiligt waren und es für derartige Gespräche erforderlich ist, gegenseitige Verabredungen einzuhalten, und zwar:
   a) den Gruppensitzungen regelmäßig beizuwohnen,
   b) untereinander Aufrichtigkeit zu üben und
   c) über vertrauliche und persönliche Aussagen anderer Mitglieder völlige Verschwiegenheit gegenüber Außenstehenden zu bewahren.

Diese Einführung kann i. allg. innerhalb von 90 min abgeschlossen werden und ist – vorausgesetzt, daß die oben erwähnte Reihenfolge genau beachtet wird – unserer Erfahrung nach ein für das Zustandekommen und letzendliche Gelingen einer Gruppe wichtiger Anfang. Am Ende der Sitzung soll der Diskussionsleiter jedoch betonen, daß er in den nächsten Sitzungen nicht wieder das Gruppengespräch in dieser Weise strukturieren wird.

Die Auflösung der Gruppe

Für die meisten der Teilnehmer wird die längerdauernde Gesprächsgruppe zu einer festen Institution, in der sie ihre Krankheit und sich selbst besser kennenlernen. Das Verständnis und die Hilfe, die sie dort untereinander erfahren, bewirken, daß gegen Ende der Sitzungen viele Teilnehmer sehr an der Gruppe hängen. Darum sollen die Gruppenmitglieder die Gelegenheit bekommen, sich emotionell auf die Trennung vorzubereiten mit Hilfe von Abschiedsgesprächen, die in den letzten Sitzungen, bevor die Gruppe auseinandergeht, stattfinden.

Gewöhnlich tauchen in der 5. oder 4. Sitzung vor dem Ende im Gruppengespräch Anspielungen auf den bevorstehenden Abschied auf, und zwar in Form von gleichsam beiläufigen Bemerkungen über Todesangst, Todesahnung, Reisefieber, Heimweh, im Stich lassen, sich verwaist fühlen u. a. Themen, die im Grunde die gedrückte Stimmung der Gruppe widerspiegeln. Eine rechtzeitige Deutung dieser Anspielungen gibt den Teilnehmern dann die Gelegenheit, sich zum Gruppenende und zu ihrem Abschied von der Gruppe zu äußern und sich darauf zu besinnen, was die Gruppengespräche für sie bedeutet haben: insbesondere ihre bessere Kenntnis der Krankheit und die emotionelle und moralische Unterstützung durch die Gruppe bei den Problemen, die sich aus dem Leben mit der Krankheit ergeben. Diese Abschiedsgespräche führen gewöhnlich dazu, daß die Teilnehmer von sich aus vereinbaren, sich in der Zukunft ab und zu wiederzutreffen.

Die Frage der „Selbsthilfegruppe"

Muß der Diskussionsleiter einer langfristigen Gesprächsgruppe mit chronisch körperlich Kranken unbedingt ein Arzt sein? Zu dieser Frage sei einmal darauf hingewiesen, daß die Teilnehmer an solchen Gruppen durchaus zuverlässige medizinisch-technische Aufklärung brauchen, um kenntnisreicher und besser motiviert in angemessener Weise mit der Krankheit umzugehen. Für diese Aufklärung ist der Facharzt, der die betreffende Krankheit studiert hat, sicher als erster zuständig. Andererseits ist der Facharzt – wie schon dargelegt – aufgrund seiner Ausbildung nicht unbedingt immer in der Lage, als Diskussionsleiter einer langfristigen Gesprächsgruppe zu fungieren. Dafür muß er i. allg. noch einiges hinzulernen.

Dagegen gibt es unter den Patienten, die regelmäßig und mit gutem Erfolg während eines Jahres oder noch länger an einer gut geleiteten Gesprächsgruppe mit Leidensgenossen teilgenommen haben, öfter mehrere, die sich nicht nur beträchtliche Kenntnis der Krankheit und die Fertigkeit, damit umzugehen, erworben haben, sondern nun auch motiviert sind, Leidensgenossen zu helfen. Es hat sich gezeigt (Pelser u. Groen 1983; Groen un. Pelser 1982) daß eine Anzahl solcher Patienten – in diesem Fall Diabetiker –, nachdem sie zusammen mit einigen Familienärzten hierfür eine gründliche Ausbildung bekommen hatten, mit viel Erfolg als Diskussionsleiter oder Protokollführer langfristige Gesprächsgruppen mit Leidensgenossen leiten konnten. Allerdings wurden ihrer Erfahrungen, Fortschritte und Probleme in monatlichen Supervisionstreffen mit den Ausbildern kontrolliert, wobei sich übrigens zeigte, daß der Verlauf und die Ergebnisse der unterschiedlichen Gruppen sich sehr ähnlich waren, unabhängig davon, ob sie von Patienten, Familienärzten oder Studenten – die alle dieselbe Ausbildung erhalten hatten – geleitet worden waren. Es ist daher vielmehr eine Frage der Semantik, ob man diese von erfahrenen und auf ihrer Aufgabe trainierten Patienten geleiteten Gesprächsgruppen als „Selbsthilfegruppen" bezeichnen will. Im Grunde könnte man jede Unterstützung, die Patienten durch ihrer Beteiligung an Gruppengesprächen erfahren, als „Selbsthilfe" bezeichnen, egal ob die Gruppe von einem Profi oder von einem Patienten/Mithelfer (Bremer-Schulte 1973) geleitet wurde; denn ohne die aktive und behaarliche Mitwirkung jedes einzelnen Mitgliedes der Gruppe kann sich die gegenseitige Hilfe nicht optimal entfalten. Sofern die Teilnehmer einer Gruppe aber lernen, sich selbst zu helfen, kann man diese zu Recht als eine „Selbsthilfegruppe" bezeichnen.

Übrigens bleibt für chronisch körperlich Kranke, auch wenn sie sich mit Erfolg an einer Gesprächsgruppe mit Leidensgenossen beteiligt haben, die Bezeichnung zum behandelnden Facharzt immer zentral. Schiwerigkeiten mit dem Arzt werden in jeder Gruppe ausführlich und wiederholt, oft sehr emotional, diskutiert. Es ist daher ein wichtiges Ziel der Gruppenarbeit, daß die Teilnehmer lernen, wie sie die Beziehung zum behandelnden Facharzt optimal gestalten können.

In den Trainingsgruppen, in denen Ärzte und Diabetiker zusammen als Diskussionsleiter ausgebildet wurden, lernten die Patienten erkennen, wie hilflos Ärzte sich oft angesichts von Kranken fühlen, die sie nicht kurieren können. Diese Einsicht hat es vielen Patienten ermöglicht, eine bessere Beziehung zum Facharzt aufzubauen. Umgekehrt lernten diese Ärzte, zu den Kranken der Gruppe eine einfühlsamere Einstellung zu entwickeln, die sich auch auf ihre eigenen Patienten in der Praxis zu übertragen vermochten. Dieses folgenreiche gegenseitige Verständnis war ein bemerkenswertes Ergebnis der Zusammenarbeit von Ärzten und Patienten in der Ausbildungsgruppe.

Schlußbemerkung der Herausgeber

Auf die Anfrage an Herrn Dr. Pelser nach der Zahl der von ihm bzw. mit seiner Technik behandelten Patienten und Gruppen sowie ihren Behandlungserfolg verwies er auf die früheren Veröffentlichungen (Groen 1954; Groen u. Pelser 1959, 1960 für Asthmapatienten; Groen u. Pelser 1982 für Patienten mit Diabetes mellitus). Seinem Brief entnehmen wir die folgenden Passagen:

„Untersuchungen über den Erfolg der Diabetikergruppen haben wir nicht anstellen können, hauptsächlich weil keine Kontrollgruppe vorhanden war. Ein Antrag auf Subventionierung einer Vergleichsuntersuchung, der von Groen und dem damaligen Professor der Diabetologie in Leiden beim Niederländischen Diabetikerbund eingereicht war, wurde mit der Begründung abgelehnt, daß der Erfolg von Gesprächsgruppen allgemein anerkannt sei und deshalb nicht noch einmal überprüft zu werden brauche. Außerdem war, als wir mit den Diabetikergruppen anfingen, im Labor der Universitätsklinik die Methodik der HbA1c-Bestimmung noch nicht eingeführt. 1980 haben wir systematisch den HbA1-Gehalt bei den Teilnehmern der zweiten Trainingsgruppe mit folgendem Ergebnis ermittelt:

Bei 9 Teilnehmern mit Diabetes war der Mittelwert des HbA 1c-Gehalts beim Anfang der Gruppe 11,21 % (7,9–16,5); 3 Monate später 11,11 % (7,9–16,2) bei 11 Teilnehmern und wieder 3 Monate später (am Ende der Gruppe) 10,46 % (6,4–13,9) bei 11 Teilnehmern. Die Anzahl der Befunde war zu klein, um Signifikanzberechnungen durchzuführen. Bei den nicht diabetischen Teilnehmern fanden sich folgende Mittelwerte: 6,59 % (6,1–7,2), 6,61 % (5,9–7,6) und 6,06 % (5,6–6,6). Leider waren im Labor mittlerweile Änderungen bei der Methodik der HbA1-Bestimmung durchgeführt worden, so daß bezweifelt werden mußte, ob die Befunde miteinander vergleichbar waren.

Psychologische Messungen haben wir aus verschiedenen Erwägungen nicht angestellt:

1. weil mehrere Patienten sich dagegen gesträubt haben, als ‚Versuchskaninchen‘ zu dienen;
2. weil wir, als wir 1974 mit den primären Gruppen anfingen, nicht wußten, welche Parameter wir anlegen sollten, um einen Erfolg zu messen, dessen Art wir noch nicht vorhersehen konnten. Natürlich hofften wir, mittels der Gruppengespräche zu erreichen, daß viele Teilnehmer lernen würden, besser mit dem Diabetes umzugehen und zugleich auch glücklicher zu leben; aber wir waren uns bewußt, daß diese Ergebnisse für jedes Individuum einen anderen Inhalt haben konnten; und
3. weil eine Kontrollgruppe aus ‚matched controls‘ zusammengesetzt sein soll, um einigermaßen Schlußfolgerungen bei einer beschränkten Anzahl von Patienten zu ermöglichen.

Ich habe in meinem Manuskript mit Absicht keine Zahlen zur Patientenbehandlung angegeben, weil es mir darum geht, die *edukative* Bedeutung längerdauernder Gruppengespräche darzulegen – als ein zusätzliches Hilfsmittel (für Patienten wie auch für Ärzte) bei der Behandlung chronischer Kranker, das besonders auch der Beziehung und damit auch der Zusammenarbeit zwischen Arzt und Patienten zugutekommt. Der Faktor ‚Arzt‘ bleibt dabei eine Ermessensfrage, die für den ‚Erfolg‘ mitbestimmend ist, aber sich z. Z. noch jeder quantitativen Auswertung entzieht.“

Aus den Anfängen der klinisch-psychosomatischen Gruppentherapie am Beispiel der Herzinfarktforschung

P. HAHN

Die Aufbruchbewegung der Gruppentherapie und Gruppendynamik, die die psychotherapeutischen Möglichkeiten in den 50er und 60er Jahren auf bislang ungeahnte Weise erweitert und bereichert hatte, ist längst durch die familientherapeutische Bewegung abgelöst worden. Es ist aus heutiger Sicht nur noch schwer vorstellbar, mit welchem Elan und persönlichem Einsatz gegenüber den materiellen und institutionellen Schwierigkeiten und der zusätzlich drohenden „Ächtung" durch etablierte psychotherapeutische Meinungen damals experimentiert und erprobt wurde.

Die Berliner Arbeitsgruppe um das AOK-Institut (DPG, DGPT) war die erste, die in Deutschland vorurteilslos neue Wege suchte und dann, nach dem Kriege, feststellte, daß auch in anderen europäischen und außereuropäischen Ländern, wie in England (Foulkes 1974) und in Südamerika (Grinberg et al. 1960), begonnen worden war, Gruppenprozesse für die Therapie zu nutzen. Die Mehrzahl der deutschen Psychoanalytiker (DPV), die den Anschluß an die internationale Gesellschaft (IPV) erreicht hatten, standen diesen Bemühungen nicht nur skeptisch, sondern aktiv ablehnend gegenüber.

Dies war die Situation, die der Verfasser nach einer mehrjährigen Ausbildung in München (DGPT-Institut) und in Göttingen/Tiefenbrunn (DGP- und DGPT-Institut) 1962 in Heidelberg vorfand. Trotz des breiten Interesse für alle Formen der Psychotherapie von der „anthropologischen" Richtung (Kütemeyer 1963; Christian 1966; Bräutigam 1969) über die „phänomenologische" und „daseinsanalytische" Orientierung (Plügge 1955; Häfner 1961; Kisker 1961) bis zur „orthodoxen" Psychoanalyse (Mitscherlich 196/67; Thomä 1977; de Boor 1965) gab es kein Verständnis für Gruppenprozesse. Auch die sog. „kleine" Psychotherapie galt als ein mehr oder weniger geduldetes notwendiges Übel unter dem Zeichen des Versorgungsdruckes. Entspannungstherapeutische Verfahren wurden als nicht vollgültige, bestenfalls „voranalytische" Ergänzungen angesehen oder in außerärztliche Bereiche delegiert. Der Höhepunkt des Werbens der deutschen Psychoanalytiker um die Anerkennung der damals übermächtig scheinenden orthodoxen Psychoanalyse (IPV) war noch nicht überschritten. Erste Auflockerungen ergaben sich durch die langsam bekannt werdende Arbeit von Balint (1963).

Unter solchen Bedingungen war es für den Verfasser ein eigenartiges Unternehmen in seiner Rolle als psychoanalytisch vorgebildeter internistischer Stationsarzt an der Medizinischen Klinik in Heidelberg, a) das autogene Training in die Diagnostik und Therapie von vorwiegend körperlich kranken Patienten einzubeziehen und b) vertiefte weiterführende therapeutische Bemühungen im Gruppensetting anzubieten. Die Berichte über die Erfahrungen mit den verschiedenen Varianten des Göttinger Settings (Schwidder 1959; Heigl-Evers u. Heigl 1968) wirkten auf die Heidelberger Kollegen eher befremdlich. Ein gewisser Durchbruch war erst zu verzeichnen, als nach 1964, infolge der Darstellungen auf den Lindauer Psychotherapiewochen, die therapeutischen Möglichkeiten der Gruppenmodelle im ambulanten und stationären Setting zunehmend beachtet wurden und sich die ersten analytischen Selbsterfahrungsgruppen gegründet hatten.

Unter den weiteren Eindrücken der Gruppenerfahrung in Freiburg/Umkirch (Clauser 1963; Enke 1969), in Gengenbach (Wittich 1967, 1968) und den speziellen Anregungen der österreichischen Gruppentherapeuten (Schindler 1957/58) sowie des Londoner Analytikers Schindler (1980) ergab sich dann ein schneller Aufschwung. 1967 wurde der Deutsche Arbeitskreis für Gruppenpsychotherapie und Gruppendynamik (DAGG) gegründet; in diesem bildeten sich Sektionen mit verschiedenen Aufgabenschwerpunkten, so daß eine jahrzehntelange fruchtbare Zusammenarbeit verschiedener theoretischer und praktischer Ansätze eingeleitet werden konnte.

Die eigenen patientenorientierten, psychoanalytisch fundierten Bemühungen des Verfassers am damaligen „Institut für Allgemeine Klinische Medizin", das in der Nachfolge Weizsäckers (1939) unter der Leitung von Christian (1966) ein breites Spektrum internistischer Psychosomatik abdeckte konzentrierten sich dann – vor allem nach der Berufung von Schettler (1964) an die Heidelberger Klinik – auf die kardiovaskulären Erkrankungen, insbesondere die Koronarerkrankungen und den Herzinfarkt.

Nach orientierenden diagnostischen und therapeutischen Versuchen und der Auseinandersetzung mit der internationalen epidemiologischen Forschung und testpsychologischen Untersuchungsansätzen formte sich das Bild der sog. „Risikopersönlichkeit", das in den Untersuchungsschwerpunkten der Persönlichkeitsanalyse und Situationsanalyse differenzierter betrachtet werden konnte. Das „Infarktprofil" (Hahn 1971) gab einen ersten Hinweis auf die Möglichkeiten zur Interpretation der interdependenten somatischen und psychologischen „Risikofaktoren". Die Merkmale einer hohen extravertierten Soziabilität, zwanghafter Persönlichkeitsanteile und – oft gehemmter – konstitutionell-motorischer Bedürfnisse schienen neben den aus den Framingham-Studien (Rosenman 1966, 1968; Haynes 1980) entwickelten Gesichtspunkten in der pathogenetischen Entwicklung von Bedeutung zu sein.

Insbesondere schienen die hohe Soziabilität der Patienten, ihr oftmals „übernormal" scheinendes manifestes Anpassungsbedürfnis und die von Groen et al. (1976) beschriebene „Pseudonormalität" einen Ansatz zur Gruppenbildung und einer dadurch möglichen erweiterten Krankheitsbewältigung zu bieten.

Wie es dann 1964 tatsächlich zur Bildung der ersten unter tiefenpsychologischen Gesichtspunkten geführten klinisch-psychosomatischen Herzinfarktgruppe kam, läßt sich – charakteristischerweise – fast anekdotenhaft schildern:

Auf der Station, die der Verfasser als internistischer Stationsarzt zu versorgen hatte, lag ein 51jähriger Angestellter des Klinikums mit Vorderwandinfarkt. Er war früher Krankenpfleger gewesen und hatte sich durch seine einsatzbereite Helferhaltung („nie neinsagen können" u. a.) in eine Reihe außerordentlich schwierig zu bewältigender Konfliktsituationen gebracht. Nach mehreren ausführlichen Gesprächen über fast alle Bereiche seines Risikoverhaltens sprach dieser Patient den Verfasser eines Tages außerhalb des Zimmers auf dem Stationsgang an und fragte, warum nicht mit allen Patienten, die in seiner Lage seien (Zustand nach Herzinfarkt), solche Gespräche geführt werden könnten. Auch das autogene Training, über das wir gesprochen hatten, sei wohl für alle „Kollegen" gut.

Mit dieser Initialzündung war die erste Herzinfarktgruppe im Heidelberger Raum geboren und – wie sich später zeigen sollte (Hahn u. Hüllemann 1972) – auch die Keimzelle zu dem sog. „Ludens"-Club Heidelberg e. V., in dem sport- und bewegungstherapeutische Ansätze zur Nachbehandlung einen noch stärkeren Stellenwert bekamen.

Aus historischen Gründen und einer Anregung der Herausgeber folgend, geben wir hier Ausschnitte der Originalmitteilungen aus zwei seinerzeit zu dieser Entwicklung veröffentlichten Arbeiten wieder:[1]

I: „Aus den psychodiagnostischen und psychotherapeutischen Bemühungen um Herzinfarktpatienten der Medizinischen Klinik Heidelberg in den Jahren 1964–1966 hatte sich ergeben, daß die sog. „Risikopersönlichkeit" (Christian 1966) oder „Infarktpersönlichkeit" (nach dem Infarkt) zwar nach neurosestrukturellen Gesichtspunkten zu erfassen war, nicht aber die Merkmale neurotischer Entwicklungen „im engeren Sinne" (Bräutigam 1969) aufwies. Es fehlte die Primordialsymptomatik, die neurotische Ambivalenz mit psychischem Leidensdruck und der Zusammenhang zwischen spezifischer Auslösesituation und Infarkteintritt. Dafür waren neben den häufig beschriebenen Merkmalen einer auf äußere Erfolge gerichteten zwanghaften Leistungsbezogenheit v. a. „quantitative Steigerungen" (Groen 1976) sonst normaler extravertierter Verhaltensweisen, charakterologische Einengungen und psychodynamisch äußerst rigide Abwehrmechanismen festzustellen gewesen.

Unter diesen Gesichtspunkten war der Wunsch, Herzinfarktpatienten über ausreichend lange Zeit in psychotherapeutische Behandlung nehmen zu können, von vornherein skeptisch zu beurteilen. In der Tat gelang es, aus einer Gruppe von 42 ausführlich tiefenpsychologisch untersuchten Herzinfarktpatienten (37 Männer, 5 Frauen) nur 4 zu einer längeren, bis zu 1 Jahr dauernden Nachbehandlung zu gewinnen (Hahn 1969). Die psychodynamisch zu verstehenden Widerstände gegen die durch die Psychotherapie angebotenen Möglichkeiten zur Introspektion waren selbst bei ausgezeichnetem Rapport so groß, daß der zeitliche Aufwand von den Patienten meist zur Rationalisierung ihrer Ängste herangezogen wurde. Dieser Widerstand spielte bei der Kombina-

---

[1] I: Hahn, P. (1968): Gruppentherapie bei Herzinfarktpatienten. In: Mitteilungen auf dem IV. Internationalen Congress für Gruppentherapie, Wien
II: P. Hahn, K.-D. Hüllemann (1972): Ambulante gruppentherapeutische Rehabilitation von Herzinfarktpatienten – Psychodynamische und bewegungstherapeutische Ansätze. Praxis der Psychotherapie 17, 96–103

tion mit klinisch-therapeutischen und sozialmedizinischen Maßnahmen eine wesentlich geringere Rolle.

Aufgrund solcher Erfahrungen ging der Verfasser dazu über, den Patienten im Rahmen der klinischen Nachbehandlung (Heparintherapie) gruppentherapeutische Gespräche anzubieten. Als Ziel der Besprechungen wurde formuliert:

1. die fortlaufende Besprechung der Verhaltensweisen, die die Kumulierung der bekannten organischen Risikofaktoren (Nikotinabusus, Adipositas, Bewegungsmangel, diabetische Stoffwechsellage neben Hypertonie und Hypercholesterinämie) fördern und
2. das Erlernen des autogenen Trainings zur Erleichterung der Wiedereingliederung ins Berufsleben.

Unter dieser Motivation gelang es überraschend gut, 2 Gruppen von je 5 bis 7 Herzinfarktpatienten (insgesamt 13 Patienten) kurz nach der Entlassung aus der klinischen Behandlung zusammenzustellen und regelmäßige, einmal wöchentlich stattfindende Gruppenbesprechungen (jeweils 1 bis 1 1/2 h) zu vereinbaren. Die (männlichen) Patienten waren im Alter von 38–59 Jahren und kamen aus folgenden Berufsgruppen: 2 selbständige Unternehmer, 1 Vertreter, 2 Beamte, 7 Angestellte, 1 Arbeiter. Die organischen Risikofaktoren verteilten sich (für den Zustand vor dem Infarkt) wie folgt: 5 sehr starke Raucher (über 20 Zigaretten/die), 6 starke Raucher (10–20 Zigaretten/die), 1 Zigarrenraucher, 1 Nichtraucher. Ein Übergewicht von über 20 % lag bei 2 Patienten vor, von 10–20 % bei 6 Patienten. Über ausgesprochenen Bewegungsmangel klagten: 1 sehr stark, 5 stark. Bei 1 Patient bestand eine diabetische Stoffwechsellage. Nur indirekte Schlüsse auf den Zustand vor dem Infarkt ließen die Blutdruckmessungen und die Cholesterinwerte zu: eine fixierte Hypertonie war bei keinem der Patienten festzustellen, dafür bestanden 6mal Anhaltspunkte für eine dynamisch-labile Kreislaufregelung. Der mittlere Cholesterinspiegel war bei 1 Patienten über 300 mg % erhöht und lag bei 4 Patienten zwischen 260 und 300 mg %, bei 6 Patienten zwischen 240 und 260 mg %. Psychisch-strukturell zeigten die Patienten vorwiegend zwanghaft-depressive Merkmale und lagen in der Extraversionsskala des HPI deutlich erhöht. Über Schwierigkeiten und Spannungen in der Familie klagten 3, im Berufsleben 12 Patienten, davon 8 über länger dauernde Konflikte mit ihren Vorgesetzten.

Verlauf der Gruppenpsychotherapie am Beispiel Gruppe I (7 Teilnehmer)

Die *1. Phase* der Gruppentherapie (1. bis etwa 8. Stunde) war durch ein charakteristisches „Horden" – oder „Massen"stadium gekennzeichnet. Inhaltlich standen die Berichte von Erlebnissen vor dem Infarkt, während des Krankenhausaufenthaltes und die Umstellungsschwierigkeiten nach der Entlassung im Vordergrund. Wirres Durcheinanderreden, Wichtigtuerei und Wetteifern bei den an den Therapeuten gerichteten Fragen waren die Regel. Zeitweilig fühlte man sich in eine „Stammtischrunde" versetzt. Dabei war in allen Gesprächen das Rationalisierungsbedürfnis und die „Schuldsuche" für die Erkrankung auffallend. Vordergründig konzentrierte sich diese auf Berufsschwierigkeiten und die Unvernunft beim Essen, Trinken und Rauchen. Äußerungen von Ängsten kamen nur zögernd und beiläufig. Die Anleitungen zum autogenen Training wurden wohlwollend-skeptisch entgegengenommen. Als Schrittmacher für den späteren guten Erfolg der Übungen bewährte sich der Teilnehmer R., der bereits in einer anderren Übungsgruppe Erfahrungen gesammelt hatte und diese sehr bereitwillig mitteilte.

In der *2. Phase* (9.–20. Stunde) ordnete sich das Gruppengespräch. Die Teilnehmer gingen gegenseitig wesentlich mehr auf ihre Schwierigkeiten ein und versuchten die Hinderungsgründe, die z. B. der Umstellung in den Eß- und Rauchgewohnheiten entgegentraten, besser und tiefergehend zu verstehen. Daneben trat das Verhalten in der Familie (G.: Warum hat meine Frau den Führerschein nicht eher gemacht?) und die Einstellung Berufsfragen gegenüber (D.: Warum konnte ich Verantwortung eigentlich nicht abgeben?) in den Vordergrund. Die Rolle des Therapeuten mußte in diesem Stadium eine doppelte Funktion enthalten:

1. die Realitätskontrolle und
2. die Deutungsvermittlung.

An den auftretenden Schwierigkeiten bei der Erlernung des autogenen Trainings ergab sich darüberhinaus noch die Möglichkeit zu verhaltensanalytischen Interpretationen. N. z. B. erzeugte durch sehr bemühte Willensanstrengungen nun vermehrt Unruhe und Unzufriedenheit (Konkurrenz). Eine weitere Intensivierung trat als Folge der testpsychologischen Untersuchung ein, die ebenfalls in der Gruppe durchgeführt wurde.

In der 21. und 22. Stunde, nach einer Unterbrechung der Gruppensitzungen wegen der Sommerferien, ereignete sich ein ziemlich grotesker Rückfall in die „Hordenform". Der Beamte E. machte sich am Ende der 22. Stunde zum Sprecher der „unterdrückten Minderheit" und erklärte, man wolle doch etwas von den Gruppenstunden haben, nicht das Gequatsche. Damit war ein deutlicher Angriff gegen G. und Z. verbunden, die auch schon früher die Neigung gehabt hatten, einen großen Teil der Zeit für sich in Anspruch zu nehmen.

Die *3. Phase* (23.–44. Stunde) war damit durch eine erhebliche Zunahme an intrapsychischer Auseinandersetzung der Patienten untereinander und mit sich selbst gekennzeichnet. Erstmalig kam auch offene Skepsis und Kritik an den verschiedenen ärztlichen Maßnahmen auf. Auch hier war die Neigung sehr deutlich, eigene ungerichtete Aggressivitäten zu externalisieren. Der Verfasser benutzt daher die Gelegenheit, um den projektiven Charakter solcher Äußerungen gegen berechtigte Inhalte der Kritik abzusetzen und durch die Gruppenprobleme direkter anzusprechen. Damit setzte ein weiterer, auch inhaltlicher Wandel ein. Die früheren Themen verloren an Wichtigkeit. Statt dessen traten Fragen und Überlegungen in den Vordergrund (Was hat z. B. das aufreizende Verhalten von G. seinem Chef gegenüber für Folgen? Oder: Was bedeutet der auffallende „Optimismus" von N. gegenüber dem stilleren „Pessimismus" von H.?). Auf der anderen Seite wurden Ängste und intime Probleme offener zur Sprache gebracht. Die sexuellen Störungen beschäftigten die Gruppe mehrere Stunden lang. Auch die Interpretation von „Freßphasen" (über die mehrere Teilnehmer zu berichten hatten) und „Rauchgelüsten", sowie die akuten Erlebnisse, z. B. bei der Arbeitsaufnahme, wurden wesentlich tiefergehend und nachdrücklicher von den Patienten kommentiert, als dies nach den ersten Erfahrungen zu erwarten gewesen war. Allerdings wurden die Perioden zunehmender Introspektion immer wieder durch breite Detailschilderungen, Witzemachen oder bloßes Räsonieren unterbrochen. Auch Träume wurden nur sehr selten (2- oder 3mal) mitgeteilt."

II. „In der *4. Phase* (42.–67. Stunde) wurden die beiden Teilnehmergruppen wegen z. T. unregelmäßiger Teilnahme zusammengelegt, so daß von den 13 Patienten jetzt jeweils noch 6–8 Teilnehmer einmal wöchentlich regelmäßig 1 1/2 h versammelt waren. In dieser Phase trat eine zunehmende psychodynamische Strukturierung der Gruppe ein und die in der 3. Phase gewonnenen Entwicklungen gewannen zunehmend Konturen und stärkere therapeutische Effektivität.

In dieser Phase wurde die psychodynamische Entwicklung der Gruppe leider dadurch unterbrochen, daß der Therapeut aus äußeren Gründen länger abwesend war und die Therapie nicht fortsetzen konnte. In der letzten Phase waren aber auch die *motorischen* Bedürfnissen der Patienten deutlicher zur Sprache gekommen. Bei der Schilderung der Jugendzeit waren von den Patienten häufig Angaben über sportliche Interessen gemacht worden. Dies leitete dazu über, die Hemmungen, die der Ausübung dieser Interessen entgegengestanden hatten, genauer zu besprechen und auf den psychodynamischen Hintergrund z. B. der Soziabilität (d. h. der Anpassung an die gewünschte Norm, z. B. an bestimmte Forderungen des Familienmilieus) zu interpretieren. Es entstand der Eindruck, daß bei diesen Patienten in stärkerem Maße als bei anderen Patientengruppen ein motorischer Anlagefaktor anzunehmen ist, der möglicherweise psychogenetisch zu einer Begünstigung von zwanghaft-rigiden Verarbeitungen geführt hatte, weil er vermehrte Frustrationsmöglichkeiten der Expansivität mit sich brachte.

Bei den anamnestischen Erhebungen der gesamten Pilotstudievon n = 50 hatten sich bei 37 sicheren Angaben 23mal Äußerungen über überdurchschnittliche sportliche Interessen und Leistungen gefunden. 7 Patienten hatten von häufigeren Wettkämpfen und guten oder sehr guten sportlichen Leistungen bis zu Meisterschaftswettkämpfen berichtet. Demgegenüber hatten sich bei diesen Patienten, was die letzten Jahre vor dem Eintritt des Herzinfarktes betraf, nur noch 7mal Äußerungen über gelegentliche leichtere sportliche Tätigkeiten wie Schimmen, Tischtennis und Kegeln gefunden. Nur einer der Patienten betrieb vor dem Eintritt des Infarktes noch regelmäßig Sport, was allerdings durch dessen Beamtenstatus bedingt war. Ein weiterer Patient hatte sein aktives Training 3 Jahre vor dem Eintritt des Herzinfarktes aufgegeben.

Die Motivation der Herzinfarktpatienten für den Verzicht auf ihre sportlichen Interessen und die regelmäßige motorische Bewegung hatte, wie sich v. a. in den Gruppengesprächen zeigte, in einer ablehnenden Einstellung der Umgebung gelegen (z. B. gingen Ehefrauen nicht gerne mit zum Schwimmen oder „hatten etwas gegen den Fußball"). Die Rationalisierung dieses Anpassungsvorganges als „zunehmende Bequemlichkeit im Alter", „man hat es ja nicht mehr nötig", usw. war vielfältig und im wesentlichen auch durch Geltungsfragen motiviert.

Diese Erkenntnisse, die gut zu den konstitutionspsychologisch erhobenen Befunden einer vorwiegenden „Mesomorphie" bzw. „Somatotonie" (Sheldon) bei jüngeren Herzinfarktpatienten passen (Gertler et al. 1954, 1966), führten bei uns dazu, weitere Möglichkeiten von gruppentherapeutischen Nachbehandlungen in gezielten bewegungstherapeutischen (sporttherapeutischen) Ansätzen zu sehen. Nach der Beendigung unseres ersten Experiments mit einer psychodynamisch motivierten Gruppentherapie bei den Patienten konzentrierten wir uns daher auf die Suche nach ergänzenden, mit speziellen Indikationen durchzuführenden Möglichkeiten von stärker körperlich-motorisch betonten Nachbehandlungsformen, die dann als weiteres Angebot für eine effektive Rehabilitation über längere Zeit als ambulante Leistung vorgenommen werden konnten.

Die ersten beiden, über 1 1/2 Jahre geführten, vorwiegend psychotherapeutisch motivierten Rehabilitationsgruppen hatten folgendes Ergebnis gehabt: Nach einem Jahr war ein Patient ausgeschieden, ein weiterer hatte einen fraglichen Reinfarkt erlitten. Alle anderen Patienten blieben strenge Nichtraucher, hielten im wesentlichen ihr Sollgewicht und gewannen eine erhebliche körperliche Leistungsfähigkeit zurück. Die psychischen Veränderungen zeigten sich v. a. in größerer Gelassenheit und Übersicht sowie in den angedeuteten veränderten Einstellungen zu einzelnen Fragen des Berufs und des Familienlebens.

Zu statistischen und vergleichbaren Aussagen aber waren diese Angaben wegen der geringen Fallzahl und der noch nicht berücksichtigten Festlegung des Schweregrades des Infarktes nicht geeignet. Die prinzipielle Möglichkeit einer solchen Form von gruppentherapeutischer Rehabilitation war aber damit – im Unterschied zu den vorangegangenen und meist nur befriedigend verlaufenen Versuchen mit Einzeltherapien – erwiesen.

Die anschließend entwickelte, vorwiegend bewegungstherapeutisch orientierte Form der Rehabilitation im Sinne einer „Sporttherapie" (Hüllemann) enthielt folgende Zielsetzungen:

1. Sport und Spiel sollten im Sinne des homo ludens, der „frei ist, wenn er spielt", verstanden werden; die Formen des Spiels sind überwiegend muskuläre Aktivitäten. Es sollte damit aber eine Grenze gezogen werden zu reinen muskulären Aktivitäten, also z. B. einem mechanischen Hin- und Herbewegen von Agonisten und Antagonisten.
2. Es sollte berücksichtigt werden, daß auch der Sport in der Hand eines erfahrenen und die psychologischen Momente mitberücksichtigenden Arztes ein dosierbares Therapeutikum darstellt.

Unter Berücksichtigung einer Effektivität, die vorwiegend an somatischen Meßwerten zu kontrollieren ist, aber psychologische Moment enthält, wurde unter „Trainingsdosierung" verstanden:

1. Die Leistung muß individuell hoch genug dosiert sein.
2. Das hohe Leistungsniveau muß bei Einzelbehandlungen lange genug (mindestens 3 min) durchgehalten werden, und
3. die Belastungen müssen regelmäßig verabfolgt werden.

Nach den ersten Erfahrungen war – trotz anfänglicher Bedenken – die gruppentherapeutisch durchgeführte Sporttherapie für die praktischen Belange auch für den Einzelfall zu dosieren. Nach einer vorbereitenden gründlichen somatischen Untersuchung (Ergometrie, telemetrisch kontrollierte Belastungsproben) wurden die Patienten der Gruppe eingegliedert. Der Therapeut (Übungsleiter) übernahm dann eine doppelte Funktion nach Art eines „Schrittmachers": 1. Er gestaltete den durchschnittlich intendierten Belastungsablauf so, daß dieser beim Vergleich verschiedener Übungsstunden ähnlich war. 2. Er gab entsprechend der individuellen Belastbarkeit und Leistungsfähigkeit Einzelanweisungen.

Im Laufe von 10–20 Übungsstunden lernten die Teilnehmer die durchschnittliche Belastungsanforderung an die Gruppe ihrer eigenen gesundheitlichen Verfassung gemäß zu realisieren. Dieses konnten wir mit telemetrisch aufgezeichneten kollektiven und individuellen Pulsfrequenzprofilen belegen (Hüllemann 1971).

Die Einzelanweisungen des Übungsleiters hatten dabei meist nur einen aktivitätszügelnden Charakter. Nur bei leichteren gymnastischen Übungen, die als unangenehm empfunden wurden – weil z. B. der „dicke Bauch" im Wege war – mußten einige Teilnehmer angespornt werden. Diese Beobachtung ließ sich auch mit einer primär zwanghaft empfundenen motorischen Bewegungsfreudigkeit in Zusammenhang bringen.

Insgesamt können wir jetzt auf eine mehrjährige Erfahrung zurückblicken. Von der kleinen Gruppe mit anfänglich 3–4 Teilnehmern ist diese jetzt auf einen Patientenkreis von etwa 30 Personen angewachsen. Von diesen kommen regelmäßig etwa 20 zum Training. Bei der Begrenzung auf diese Zahl mußten wir bislang aus Gründen einer wissenschaftlichen Verlaufsuntersuchung bleiben, obwohl die Nachfrage wesentlich größer ist.

Wenn die zwischen den Übungen liegenden Gespräche auf psychologische Themen kommen, ist eine allgemeine Tendenz vorherrschend, die Gesprächsrichtung auf unverbindliche Allgemeinheiten hinzulenken, so z. B. die „allgemeine Hetze", die „Schwiegermutter", das „Chefproblem" und die „Eheprobleme, die ja jeder hat".

Eine besondere Atmosphäre schafft lediglich die Duschsituation. Wenn der Arzt zusammen mit den Patienten nach der auflockernden Wirkung des Trainings im Duschraum steht, scheinen mit der abgelegten Kleidung auch einige der sonst verbergenden Förmlichkeitsklischees abgelegt zu werden. Durch die Trainingskleidung vorher sind diese lediglich gemildert worden. Hier kommen dann bei fast jeder Übungsstunde einzelne Patienten und berichten wie beiläufig von ihren Schwierigkeiten. Allerdings ist auch hier auffällig, daß vorwiegend äußere Symptome angeboten werden. Das auf psychotherapeutische Deutungen angelegte Gespräch stößt regelmäßig auf Widerstände. Gewünscht werden „Ratschläge" nach gesundem (= ärztlichem) Menschenverstand. Es kommen dann Intimprobleme, Fragen der Sexualität, der Potenz, der Aufklärung bei Kindern usw. zur Sprache. Gewünscht wird aber nicht ein Vorgehen, das die Eigenentwicklung und die eigenen Überlegungen des Patienten fördert, sondern eine möglichst „bündige" Antwort. Am liebsten – so hat man den Eindruck – hätten die Patienten „für alles eine Tablette".

Zur allgemeinen Effektivität der sporttherapeutischen Rehabilitationsbehandlung ist zu sagen, daß die einmalige wöchentliche Übungsstunde – wenn nicht zwischenzeitlich noch andere Formen von Bewegungstraining von den Patienten vorgenommen werden – keine wesentliche Verbesserung der kardiopulmonalen bzw. kardiozirkulatorischen Leistungsfähigkeit als solche hervorbringen kann. Die angestrebte Leistung für die Patienten liegt vielmehr in folgendem:

1. Erlernen bestimmter beim vorliegenden Krankheitsbild günstiger motorischer Übungen.
2. Einschleifen eines „Gespürs" für die eigene, individuelle Belastbarkeit.
3. „Ansporn" für ein selbständiges Üben zu Hause (Triggermechanismus).
4. Umsetzen von Aggressionen in motorische Aktivitäten (Schattenboxen).
5. Abbau von Risikofaktoren
   a) neben der sonstigen ärztlichen und psychologischen Aufklärung durch gelegentliche Bemerkungen, die z. B. während der Trainingspause durch den Arzt gemacht werden, und
   b) durch die gegenseitige Verstärkung der erwünschten Verhaltensweise infolge der Gruppendynamik und der jetzt institutionalisierten „Soziabilität".

Als Folge dieser Bemühungen hat sich konsequenterweise die Notwendigkeit der Gründung eines „Vereins" ergeben. Der „Ludens-Club, Heidelberg" wurde zwar vorwiegend durch die Initiative der ärztlichen Therapeuten ins Leben gerufen, wird aber sonst in allen Belangen von den Patienten getragen. Charakteristischerweise drängte man sehr darauf, daß z. B. in der Satzung bzw. in der Präambel nicht ausdrücklich von „Herzinfarkt" oder „Krankheit" die Rede war. So nennt sich der Verein in der Erläuterung: „Sportliche Vereinigung für Herz- und Kreislauftraining".

Insgesamt möchte sich die Gruppe den Status einer Sportlergruppe geben; die Mitglieder bezeichnen sich als solche. Nur in gewissen Situationen ergeben sich für die Patienten Schwierigkeiten: Wenn z. B. junge Leute auf dem Sportplatz unverhohlen äußern: „Was wollen denn die Opas hier? Die nehmen uns doch nur den Platz weg." Dann wird aber mit deutlichem Stolz von den Patienten diesen „Unwissenden" erklärt, daß es sich um einen Personenkreis handelt, der an koronarer Herzkrankheit leidet oder einen Herzinfarkt durchgemacht hat. In der Zwischenzeit aber ist der Verein im Sportinstitut bekannt geworden und wird mit einer Mischung aus Scheu, Ängstlichkeit, Mitleid und Hochachtung beobachtet".

In den seit diesen ersten Anfängen vergangene fast 20 Jahren ist eine kaum noch überschaubare Fälle von Veröffentlichungen sowohl zur speziellen Psychosomatik der Koronarerkrankungen (Übersicht s. Hahn 1971, 1982; Halhuber 1980) als auch zur Rehabilitation von Herzinfarktkranken entstanden. Die gruppen- und bewegungstherapeutischen Ansätze haben sich v. a. in den Rehabilitationskliniken bewährt und werden, mehr oder weniger psychotherapeutisch fundiert, eingesetzt. Im ambulanten Bereich erwuchs aus den Heidelberger Erfahrungen das großangelegte, langfristige Präventions- und Rehabilitationsmodell der Wiesloch-Eberbach-Studien (Nüssel et al. 1969); die Deutsche Herzstiftung e. V. registrierte 1986 über 1000 ambulante Herzinfarktgruppen in der Bundesrepublik. Es werden Patientenseminare zur Theorie und Therapie der Risikoverhaltensweisen, Vor- und Nachteile medikamentöser Behandlungen, operativer Verfahren und anderer Möglichkeiten der Nachbehandlung veranstaltet. Die Aufklärung in den Medien hat eine erhebliche Bedeutung gewonnen. Die Diskussion über das Rauchen ist – aus wissenschaftlicher Sicht – abgeschlossen.

Die Zunahme an differentialdiagnostischen Untersuchungsverfahren, frühzeitige Notfallmaßnahmen und die Koronarangiographie mit ihren diagnostischen und therapeutischen Möglichkeiten haben das Bild der Behandlung der Angina pectoris und des Herzinfarktes entscheidend verändert.

Die Schwierigkeiten der Analyse und Gewichtung von somatischen, sozialen und psychischen Faktoren und ihrer Interdependenz sind für den Einzelfall allerdings eher noch gestiegen. Gerade die Rückübersetzung der aus den großen epidemiologischen Studien (Brandt 1976, 1978) und der aus den Mittelwertvergleichen von Kontrollgruppen gewonnenen Erkenntnisse für die individuelle Beratung erfordern die Beachtung individuell-interpretativer Methoden. Bei entsprechender Ausbildung kann auch eine adäquate psychologische Betreuung bereits ohne großen zusätzlichen Zeitaufwand im Notdienst, auf der Intensivstation und an den verscheidenen Stellen der Nachbehandlungsstätten, aber auch in regelmäßigen Einzel- und Gruppennachbetreuungen durch den Hausarzt erfolgen. Die Aufgeschlossenheit der Patienten für Gesichtspunkte der allgemeinen Lebensführung und für psychologische Fraktoren scheint heute wesentlich größer zu sein als zu Beginn unserer Arbeit. Die Bildung von Selbsthilfegruppen ist keine Ausnahme mehr (s. Schauwecker in diesem Band).

Diese Fortschritte sind außerordentlich. Wahrscheinlich tragen auch sie zu der verbesserten Lebenserwartung fast aller Bevölkerungskreise bei. Das Gespräch mit dem Kranken, das Gespräch in der klinischen Gruppe, das Gespräch mit den Familien erfordert neue und vertiefte Erfahrungen in den Dimensionen des Verstehens. Die adäquate Diagnostik und Behandlung („Steuerung") im Sinne eines vertieften Verständnisses der Patienten ist für den Arzt nicht immer selbstverständlich. Die Unterrichtung darüber müßte noch weitgehend in Aus-, Fort- und Weiterbildung einbezogen werden. Es ist die Hoffnung aller der in diesem Sammelband vereinigten Autoren, daß eine solche Vertiefung auch durch das Aufzeigen neuer, nicht nur zeitraubender Verfahren begünstigt und zu einem festen, die *psychosomatische Grundversorgung* fördernden Faktor im Gesundheitswesen werden könnte.

Die psychoanalytisch-interaktionelle Gruppentherapie als eine Form der Behandlung psychosomatisch Kranker am Beispiel von Morbus-Crohn-Patienten

A. Heigl-Evers, J. Ponesicky

Handelt es sich bei M. Crohn um eine psychosomatische Erkrankung? Diese Frage sollte wenigstens im Ansatz beantwortet sein, ehe wir zu begründen versuchen, warum wir bei solchen Patienten eine aus der Psychoanalyse abgeleitete Gruppenmethode, die psychoanalytisch-interaktionelle Gruppentherapie, eingesetzt haben. Dazu scheint es erforderlich, skizzenhaft darzulegen, was heute, aus psychoanalytischer Sicht, unter psychosomatischer Krankheit verstanden wird.

Einige charakteristische psychosomatische Störungen

Nach Auffassung von Zepf (1976, 1981), der sich auf Lorenzer (1972), auf Engel u. Schmale (1969) und natürlich auf Freud selbst (1895, 1926a) bezieht, handelt es sich bei psychosomatischer Krankheit um die Folge einer Störung der Frühsozialisation: Nach der Geburt auf genetischer Grundlage entstehender Triebbedarf konnte deswegen nicht zu Triebbedürfnissen ausdifferenziert werden, weil es aufgrund einer narzißtischen Störung der Mutter nicht zur Ausbildung von Interaktionsformen zwischen Mutter und Kind kam, die neben differenzierten Triebbedürfnissen und -wünschen abgegrenzte Objekt- und Subjektrepräsentanzen und – in der weiteren Folge – eine mit Symbolbedeutungen erfüllte Sprache entstehen ließen. Bedürfnisse sind bei diesen Kranken auf Körperspannungen, auf Mißbehagen reduziert. Die Objekte blieben auf einen Partialaspekt beschränkt, wonach sie dieses Mißbehagen beseitigen und einen Zustand narzißtischen diffusen Wohlbefindens herstellen sollten, ein Zustand, wie er von Joffe u. Sandler (1967) als „primäre Ungeschiedenheit" beschrieben wurde. Diese narzißtische Befriedigung (diffusen Wohlbefindens) ist ständig bedroht durch realen oder auch lediglich phantasierten Objektverlust; die Erwartungen auf Beseitigung von Mißbehagen und Herstellung diffusen Wohlbefindens, die an bestimmte Objekte (Schlüsselfigur) gerichtet werden, münden immer wieder in Versagung, die sich u. E. dem Subjekt nicht über Affekte mit Signalfunktion (z. B. Enttäuschung) vermittelt, wie es in Beziehungen zu Ganzobjekten geschieht, sondern wiederum zu diffusem Mißbehagen in der Sphäre der Körperempfindungen führt. Es kommt bei diesen Patienten dann zu einem Rückzug von der Ebene psychologischer auf die einer physiologischen Interaktion; die Repräsentanzen der eigenen Körperorgane treten an die

Stelle der Repräsentanzen von Objekten. Die Objektbeziehungen werden auf biologische Reizreaktionszusammenhänge quasi zurückgenommen, in denen sich die pränatale Ungeschiedenheit zwischen dem mütterlichen und dem kindlichen Organismus wieder herstellt.

Die Ich-Struktur zeigt in Auswirkung der genannten Störungen (Partialobjektbeziehungen) Einschränkungen wichtiger Funktionen, wie z. B. der Binnenwahrnehmung (Affektidentifizierung und Affektklarifizierung; Heigl-Evers u. Heigl 1984) wie auch des Abstraktionsvermögens und der Kreativität; das Ich ist insgesamt geschwächt.[1] Auch das Über-Ich hat nicht jenen Grad der Differenzierung (Depersonifizierung von Normen, Desaggressivierung) erreicht, der unter den Bedingungen der ödipalen Konfigurationen möglich wäre. Es kommt statt dessen zu präödipalen Über-Ich-Formationen wie der Imitation von außen vorgegebener Normen, der Identifizierung mit dem Angreifer, der sadistisch-destruktiven Strafverfolgung etc.

Wenn die Annahme stimmt, daß es sich bei M. Crohn um eine psychosomatische Störung im Sinne des genannten psychoanalytischen Konzepts handelt, und sie läßt sich in der Tat durch klinische Beobachtungen (weniger durch die Ergebnisse empirischer Untersuchungen) stützen, dann werden klinische Beobachtungen interessant, die wir in den letzten Jahren bei solchen Patienten machen konnten. Die Grundstörung – dies sei nochmals gesagt – ist gekennzeichnet durch drohenden Objektverlust, wobei das Objekt auf einen Partialaspekt reduziert ist: Es hat extremes, in Form von Körperempfindungen erlebtes Mißbehagen zu vermindern oder aufzuheben und stattdessen einen Zustand diffusen Wohlbefindens herzustellen. Geht dieses Partialobjekt, häufig als sog. Schlüsselfigur durch eine nahe Bezugsperson verkörpert, de facto oder auch nur in der Phantasie verloren, dann droht vorwiegend als diffuse körperliche Erregung erlebtes totales Mißbehagen, und durch Retraumatisierung (durch Wiederholung des Nichtgelingens von Einigungsprozessen im Zusammenhang von kindlichem Triebbedarf und kindlicher Triebbefriedigung in der frühen Mutter-Kind-Beziehung) droht gleichzeitig die Gefahr der Überflutung durch primäre Angst (Angst im Trauma), wie Freud sie in seiner ersten Angsttheorie beschrieben hat (s. Cohen 1980; Heigl-Evers u. Heigl 1982; Ermann 1984; Winnicott 1965/1974).

Im Zuge auto- und alloplastischer Anpassung (Hartmann 1939) zwischen einer „psychischen Realität" (Freud 1900) und der jeweils gegebenen Außenrealität kommt es zur Ausbildung von Strukturen des Ich, die sowohl durch besondere Ausprägungen kompensatorischer Art wie auch durch Defizite bestimmter Funktionen gekennzeichnet sind; diese Strukturen lassen sich als Anpassungsstrategien (s. Parin 1977) oder als Bewältigungsmechanismen beschreiben. Sie dienen der Vermeidung des Einbruchs von totalem Mißbehagen, der Angstüberflutung durch Retraumatisierung, des Durchbruchs von archaischen Impulsen und Affekten.

---

[1] Ich-Funktionen dienen aus dieser Sicht vorwiegend der Steuerung und Regulation, so dem Schutz vor Reizüberflutung, der Berücksichtigung von Frustrationstoleranzen, der Binnenwahrnehmung differenzierter – signalgebender – Affekte, die zur Orientierung in realen Situationen und als Steuerungshilfe für entsprechende Handlungen dienen.

Bewältigungsmechanismus bei Morbus-Crohn-Patienten

Wir möchten im folgenden 3 nach unserer Meinung wichtige Kommunikationsmodi oder Bewältigungsmechanismen beschreiben, die wir bei M.-Crohn-Patienten beobachten konnten:[2]

1. Die Strategien des Bemühens um innere und äußere Kontrolle

Solche Patienten sind geneigt, andere Menschen und sich selbst kontrollierend zu beherrschen und zu manipulieren; auf diese Weise sollen angstauslösende Retraumatisierungen (Objektverlust) vermieden werden. Sie leben in einer mechanistischen Welt und sehen sich selbst aus Mechanismen zusammengesetzt und durch Funktionen bestimmt, die durch Training, Ratschläge oder auch durch Medikamente reguliert werden können. Aus ihrer Sicht besteht ihre soziale Bezugsgruppe wie die ganze Kommunität, in der sie leben, aus solchen „mechanischen Menschen", die aufeinander möglichst perfekt abgestimmt sein sollten. Solche Kranken neigen zu der Befürchtung, daß diese Abgestimmtheit und ihre Kontrolle darüber versagen könnte und sie dann von anderen abhängig werden und ihnen ausgeliefert sein könnten. Sie haben Angst, sich auf eine zwischenmenschliche Situation einzulassen, die für sie gefühlsmäßig unübersichtlich werden könnte. Um andererseits in bezug auf Emotionalität nicht zu kurz zu kommen, bemühen sich manche dieser Patienten, gefühlsmäßiges Erleben quasi quantitativ zu definieren, z. B. als „Vielerleben", „Eindrückesammeln", etwas „haben, woran man zurückdenken kann, wenn man allein ist oder alt wird". Einige dieser Patienten befürchten, daß andere Menschen von ihnen etwas wollen, ohne daß sie sagen könnten, worum es sich dabei handelt. Dahinter steht die Angst, von der Erwartung anderer Menschen überfordert zu werden; solche Überforderungen wären: sich in andere einfühlen, die Gefühle anderer erwidern, gefühlsmäßige Kommunikation herstellen, die Wünsche oder auch die Ablehnung anderer wahrnehmen. Die hier eingesetzte Abwehrstrategie der Kontrolle gegenüber den Bedürfnissen anderer Menschen erfordert natürlich viel Energie und Anstrengung, die gelegentlich zu – auch schmerzhaften – Muskelverspannungen oder auch zu Blutdrucksteigerungen führen kann.

2. Die narzißtische Abwehr- und Kompensationsstrategie

Solche Patienten versuchen nicht, wie die eben beschriebenen, sich selbst und andere unter Kontrolle zu bringen, sondern sie lassen sich von der Illusion leiten, daß sich die anderen Menschen ihren Erwartungen gemäß verhalten wer-

---

[2] Unsere Erfahrung beruht auf eingehenden diagnostischen Untersuchungen bei 40 M.-Crohn-Patienten und einer psychoanalytisch-interaktionellen Gruppentherapie von 1½jähriger Dauer bei einer Sitzungsfrequenz von 1 Stunde pro Woche mit einer jeweils vorgeschalteten halbstündigen Phase autogenen Trainings mit 8 M.-Crohn-Patienten.

den oder verhalten müssen. Sie bezeichnen sich selbst gelegentlich als „Konsumenten" und sind der Meinung, daß sich alle Menschen gegenseitig benutzen. Falls ein solches wechselseitiges Benutzen und Konsumieren nicht gelingt, können sie das Verhalten anderer Menschen nicht „verdauen"; sie müssen es vielmehr sofort „ausscheiden" („ich gebe den Druck weiter", „ich will die Spannung nur loswerden", „die Spannung bringt mich auf den Pott"), wie es von M.-Crohn-Patienten formuliert wurde. Diese Kranken wurden von ihren Eltern oft als „Ware" behandelt, wodurch ihre inneren Beziehungs- und Interaktionsmuster geprägt wurden.

Andere zu dieser Gruppe gehörige Patienten leben eher in der illusionären Erwartung, wonach sie passiv und abhängig bleiben können und die von ihnen benötigte Hilfe von anderen Menschen kommen wird oder kommen muß. Sie erwarten von anderen, auch ohne es auszusprechen, höchste Empfindsamkeit und großes Verständnis und bezeichnen sich auch selbst oft als sehr empfindlich.

Beide Untergruppen – die Konsumenten und die anspruchsvoll Empfindlichen – tendieren in ihren manifesten Kommunikationsmodi dazu, einen sehr früh verlorengegangenen Zustand zu erreichen, in dem die eigenen, unspezifischen und unklaren Erregungen als Folge frustrierter Körperbedürfnisse (Triebbedarf) möglicherweise phasenweise oder partiell in der Interaktion mit der Mutter aufgefangen und befriedigt wurden. Die unterschwellige Angst vor Versagung und Kränkung, häufig durch einen Krankheitsschub ausgelöst (der Körper „funktioniert" nicht mehr), aber auch durch Familienzerfall, Partnerkrise etc., manifestiert sich oft in Form von Panik oder Todesangst. Diese Patienten versuchen, solche Situationen entweder durch eine verstärkte Verleugnungshaltung oder durch hypochondrische Befürchtungen zu bewältigen; diese können in eine Patientenkarriere einmünden, die einerseits als Entschuldigung für das eigene Versagen gilt, zugleich aber auch neuen narzißtischen Gewinn mit sich bringen kann.

3. Die schizoide Strategie

Die beiden eben beschriebenen Bewältigungsstrategien sollen unerträgliche Erregungszustände, die im Zusammenhang mit dem Erleben von Objektverlust auftauchen oder entstehen könnten, verhindern, ohne daß der Kontakt mit anderen aufgegeben werden müßte. Der 3. von uns bei M.-Crohn-Patienten beobachtete, als schizoid zu bezeichnende Mechanismus von Abwehr, Schutz und Anpassung, von Bewältigung, ist dadurch gekennzeichnet, daß der so erlebende Patient die Möglichkeit des Kontaktes mit anderen weitgehend ausschließt, weil er fürchtet, in der Beziehung zu anderen den unbewußt drohenden Objektverlust nicht abwenden zu können und in die diffuse Erregung einer Retraumatisierung zu geraten. Sein Vertrauen zu seiner sozialen Bezugsgruppe, seinen sozialen Bezugspersonen ist daher äußerst gering. Die anderen sind für ihn gleichermaßen bedrohlich, ablehnend und unerreichbar geworden. Freilich besteht auch bei diesen Patienten – so ist zu vermuten – der Rest einer heimlichen Hoffnung auf Verständnis und Angenommensein, auf Liebe; diese *Rest*hoffnung könnte ein Ansatzpunkt für eine Psychotherapie sein.

Hierzu eine typische Äußerung eines dieser Gruppe angehörenden M.-Crohn-Patienten: „Damit mir die anderen nicht auf die Pelle mit ihren Ansprüchen rücken, die mich meine Unabhängigkeit einbüßen lassen würden, halte ich mir die vom Leibe." Solche Patienten streben nach Unabhängigkeit und verstehen darunter „Autarkie"; sie begründen das mit der Vorstellung, wonach es Egoismus und Gefühlskälte sind, die zwischenmenschliche Kontakte heutzutage bestimmen. Durch eine rationale Regelung des zwischenmenschlichen Umgangs wollen sie sich ein Mindestmaß an Zuwendung bzw. mitmenschlicher Sicherheit verschaffen, wobei die Begrenzung auf ein Minimum vor Enttäuschungen schützen soll. Gelegentlich haben sie Angst, von anderen emotional ausgenutzt, von ihnen „aufgefressen" oder durch die Auseinandersetzung oder den Kampf mit anderen ausgezehrt zu werden. Sie erleben sich selbst so, daß sie nur ein bestimmtes Quantum an Energie zur Verfügung haben, mit dem sie sparsam und ökonomisch umgehen müssen ,damit sie mit geringstem Aufwand das Größtmögliche erreichen und zwar in einem vorwiegend sachlich-materialistischen Sinn. Deshalb gehen sie vorsichtig vor, sind um sorgfältige Planung bemüht und prüfen eine ihnen angebotene Therapie sehr genau, ehe sie sich darauf einlassen; sie möchten zunächst herausfinden, was es sie letztlich kostet und was es ihnen bringen könnte.

Als Menschen erleben sich diese Patienten als wenig wertvoll; sie schätzen sich selbst und auch die anderen eher nach äußeren Wertmerkmalen ein, gelegentlich auch nach der Macht, über die der Betreffende verfügt. In der eigenen Familie suchen sie die ihnen fehlende emotionale Wärme weniger bei dem Partner als bei den eigenen Kindern, solange diese noch klein sind; dabei werden die Kinder von ihren heftigen emotionalen Ansprüchen oft überfordert.

Zur psychoanalytisch-interaktionellen Gruppentherapie

Bei den skizzierten Strategien der Abwehr, des Schutzes und der Anpassung, kurz: der Bewältigung (sie sind der Struktur des Ich zuzuordnen) handelt es sich um Regulationen des Umgangs des Subjekts mit der „Welt der Objekte", wobei die Wahrnehmung der *Außen*objekte in verzerrender Weise erfolgt; die Verzerrung erfolgt unter dem Einfluß der Selbst- und Objektrepräsentanzen, die die Innenwelt des Patienten regulieren, so auch die inneren Interaktionen zwischen den Repräsentanzen des Selbst und denen der Objekte. Diese Interaktionsmuster bestimmen den interpersonellen Interaktionsstil der Patienten. Da dieser Interaktionsstil den Patienten ein ausreichendes Maß an Abwehr (vor Unlustüberflutung), an Schutz vor Situationen, die eine solche Überflutung auslösen könnten, und an Anpassung an unveränderliche oder als unveränderlich erlebte faktische oder fiktive Gegebenheiten der Umwelt bietet, gewinnt er für den Betreffenden einen normativen Charakter: Beziehungen müssen so und nicht anders geregelt werden, damit die angestrebten Effekte (Abwehr, Schutz, Anpassung) auch zustande kommen. Deswegen erscheint es vernünftig, bei diesen Patienten eine therapeutische Methode einzusetzen, mittels derer solche interaktionellen Strategien zur Darstellung gebracht werden können: zu den dafür geeigneten Methoden gehört die psychoanalytisch-interaktionelle Gruppentherapie. Diese Vorgehensweise wurde im Rahmen des Göttinger Modells (Heigl-Evers u. Heigl 1985) an der Psychoanalyse orientierten Gruppenmethoden im Sinne adaptativer Indikation für Patienten mit präödipalen Störungen entwickelt, zu denen auch die psychosomatisch Kranken zu rechnen sind. Die Faktoren therapeutischer Einflußnahme bei Anwendung dieser Methode sind wie folgt zu beschreiben:

Es handelt sich zunächst um eine *Grundeinstellung des Therapeuten*, die durch das Akzeptieren der aversiven und aggressiven Affekte bestimmt ist, die regelhaft hervorgerufen werden, wenn Patienten den Therapeuten auf ein Partialobjekt reduzieren, ihn somit instrumentell einsetzen und ihn als die Person, die er als „person in its own rights" ist, auch in den Realbeziehungen, verfehlen. Diese Einstellung ist ferner dadurch gekennzeichnet, daß der Therapeut sich bemüht, eine aggressiv-libidinöse Mischung seiner Gefühle gegenüber dem Patienten zu erreichen, indem er sich das Sozialisationsschicksal des Kranken vergegenwärtigt, das diesen zu einem unschuldig Schuldigen werden ließ, und so Erbarmen in sich wachruft. Dieser Faktor der Einflußnahme soll dem Patienten die Möglichkeit schaffen, sich wahrgenommen, angenommen und ernstgenommen zu fühlen.

Es handelt sich ferner um eine *Wahrnehmungsausrichtung auf den Prozeß manifester Interaktion in der Gruppe*, der gekennzeichnet ist durch eine „Situationsdefinition" und durch das „Aushandeln von Normen" unter den Teilnehmern. Beides, die Definition der Situation und das Aushandeln von Normen, kann sowohl explizit wie implizit erfolgen. Auf diese Weise ermöglichen es sich die Gruppenteilnehmer, denen die Regel der freien Interaktion als einzige Handlungsempfehlung und als eine Art Metanorm vorgegeben wurde, sich unter der Bedingung „Gruppe" (Pluralität der Kleingruppe) zu orientieren und – eben über die von ihnen ausgehandelten Gruppennormen – den Gruppenprozeß so zu beeinflussen, daß die Frustrationstoleranz der Beteiligten nicht überschritten wird; die Situation in der Gruppe bleibt ihnen soweit erträglich, daß sie die Therapie nicht abbrechen, sondern vielmehr – über die Normen, die ihren inneren Strukturen entsprechen – die Entstehung von Gruppenkohäsion fördern.

Zu den Faktoren der Einflußnahme gehört ferner die *Ausrichtung der therapeutischen Interventionen auf die Ebene der manifesten Interaktionen und auf den Prozeß der Normenbildung*, in dem sich die Ich-Strukturen der beteiligten Patienten abzeichnen. Dieser Normenbildungsprozeß wird sowohl durch die kompensatorisch besonders gut ausgebildeten wie auch durch defizitär gebliebene Funktionen bestimmt. Kompensationen wie Defizite bestimmen neben den normal ausgebildeten Ich-Funktionen den Entfaltungsraum des Erlebens und den Spielraum des Handelns der Patienten innerhalb der Gruppe. Diese Räume sind durch die Ich-Strukturen der Beteiligten gleichsam abgesteckt. Der Therapeut spricht darauf die Patienten auf diese Situation an, dabei immer um emotionale Authentizität bei selektiver Expression bemüht; er richtet seine Interventionen auf die Normen aus, die er verstehend anspricht, mit denen er konfrontiert, die er relativiert und evtl. auch einmal ausdrücklich in Frage stellt.

Bei Anwendung der psychoanalytisch-interaktionellen Gruppenmethode wird eine Förderung von Regression und damit deren bei präödipalen Störungen häufig drohende Malignität vermieden. Wegen der Gefahr der Malignität kann Regressin bei solchen Kranken therapeutisch nicht fruchtbar gemacht werden.

Vignetten aus einer Gruppentherapie von Morbus-Crohn-Patienten

In den therapeutischen Prozessen von Gruppen mit M.-Crohn-Patienten, die wir unter Anwendung der psychoanalytisch-interaktionellen Gruppenmethode beobachten und mitvollziehen konnten, erschien uns folgendes interessant: Zu Beginn einer solchen Gruppentherapie wird, wie übrigens in allen Gruppen mit Patienten jedweder Psychopathologie, die Situation quasi abgetastet, um sie definieren zu können. Zuerst wird der Therapeut begutachtet und die Toleranz der anderen Gruppenteilnehmer in bezug auf das eigene Verhalten eingeschätzt. Es entsteht so eine Art Oberflächenkontakt. Der Therapeut kann dann so intervenieren, daß er diese Art des Umgangs akzeptiert und z. B. sagt: „Es geht hier darum herauszufinden, wie man sich öffnen kann oder wie vorsichtig man sein muß" oder „Sie versuchen, miteinander harmonisch umzugehen, damit sich ein Gefühl von Zusammengehörigkeit einstellt" oder zu einem späteren Zeitpunkt: „Sie versuchen alle, vernünftig miteinander umzugehen und halten Ihre Gefühle zurück." Nach einiger Zeit machen sich die Gruppenmitglieder häufig Gedanken darüber, was die Gruppentherapie für einen Sinn hat und wie sie die Zeit in der Gruppe nutzen können. Diese Suche nach einem geeigneten Arbeitsstil kann verschiedene Formen annehmen. Dazu gehört der Versuch, nacheinander Biographien zu erzählen oder vorzugsweise über Außenbeziehungen zu sprechen.

Falls diese Phase über längere Zeit anhält, kann sie als Manifestation zwischenmenschlicher Verhaltensnorm etwa wie folgt angesprochen werden: „Es scheint mir recht nützlich, sich gegenseitig vorzustellen; nur langsam werde ich etwas ungeduldig, daß wir in der festen Form des Sichvorstellens unsere Spontaneität verlieren könnten." Oder wenn ein Patient anfängt, auf einen anderen im Hier und Jetzt zu reagieren, könnte man bestätigend sagen: „Ah, ja, Sie fangen ja jetzt schon damit an, mehr aufeinander einzugehen, denn langsam macht es mich schon etwas kribbelig, wenn Sie so förmlich miteinander umgehen."

Wenn es den Gruppenmitgliedern möglich ist, sich mehr im Hier und Jetzt auseinanderzusetzen, wird ihnen oft das Problem bewußt, das Anderssein der anderen ertragen zu müssen; als Lösung bietet sich nicht selten die Ausgrenzung von Gruppenmitgliedern in die Omegaposition an, der oft eine Projektion zugrunde liegt, wie es z. B. gegenüber einer präpsychotisch-vegetativ erregten Patientin der Fall war. Deren Unfähigkeit, etwas für sich zu behalten und z. B. zu schweigen, reizte einige Patienten, die bisher eine kontrollierende oder eine schizoide Umgangsform bevorzugt hatten, zu ärgerlichen Äußerungen. Neben der Notwendigkeit, die Patientin durch eine Intervention zu schützen, sah der Therapeut hier auch die Chance, den kontrollierenden und schizoiden Umgangsstil dieser Gruppe zu ändern. Als nunmehr eine andere Patientin plötzlich zu weinen anfing und verzweifelt war, meinte eine weitere eher gehemmt wirkende und abwartende Frau, die Gefühle der weinenden seien falsch. Um die präpsychotisch erregte Patientin zu stützen und sie vor weiterer Gefühlsüberflutung zu schützen, gleichzeitig aber die Versuche von Gefühlsäußerungen der anderen als solche nicht zu entmutigen, sagte der Therapeut: „Mir scheint, daß in der Gruppe verschiedene Auffassungen bestehen, ob und in welcher Form man Gefühle zeigen soll. Es ist sicher schwierig, sich gegenseitig zu tolerieren. Vielleicht gibt es ja für jeden eine eigene Form, mit seinen Gefühlen umzugehen." – In der nächsten Gruppenstunde kam es dann zu einer Gegenbewegung: Die Patienten bemühten sich, „über den Dingen zu stehen", was aus der Sicht des Therapeuten im Vergleich mit der vorausgegangenen Gruppenstunde einer kontrollierenden Verhaltensnorm entsprach.

In der darauffolgenden Sitzung provozierte ein Patient den Therapeuten und versuchte, ihn in die Enge zu treiben. Der Therapeut dachte: „Er will wohl sehen, wie ich reagiere, wenn er einen Konflikt mit mir beginnt und ob ich mich gefühlsmäßig mit ihm einlassen würde. Vielleicht ist er selbst mit seiner Form nicht sehr glücklich und hat wahrscheinlich Angst, sich als gefühlsbetont im Sinne von schwach darzustellen." – Indessen bestand der Patient darauf, sich nicht zu entschuldigen, wenn er – wie beim letzten Mal – ohne Erklärung an einer Gruppensitzung nicht teilgenommen hatte. In dieser Situation sagte der Therapeut: „Ich habe mich schon von Ihnen vor den Kopf gestoßen gefühlt und habe während der Stunde ab und zu daran gedacht, warum Sie wohl nicht gekommen sind." Nach dieser Intervention konnte der Patient erzählen, warum er in dieser Gruppensitzung gefehlt hatte. Der Therapeut hatte dem Patienten wahrscheinlich vermitteln können, daß sein Verhalten eine konkrete interpersonelle Wirkung hatte, und zum anderen, daß man eigenes Getroffensein eingestehen kann, ohne deshalb das Gesicht zu verlieren. Für die Gruppe wurde deutlich, daß das Verhalten eines einzelnen Patienten Einfluß auf die Gesamtgruppe und auch auf den Therapeuten haben kann. Das persönliche Reagieren des Therapeuten hat beim interaktionellen Vorgehen eben auch den Sinn, das interpersonelle Element in den Vordergrund zu rücken und damit den Patienten ein Modell für Verhaltensmodi im Hier und Jetzt anzubieten. – Gegen Ende dieser Stunde reagierte gerade dieser Patient auf eine Mitpatientin ähnlich wie der Therapeut zuvor, nämlich ärgerlich. Nach der Schilderung der Eheprobleme dieser Patientin meinte er, diese langatmige Erzählung habe ihn ziemlich ärgerlich gemacht, um so mehr, als die Erzählerin dabei immer so kühl geblieben sei, so daß er sich gut hätte vorstellen können, wie sich ihr eigener unterdrückter Ärger auf ihren Mann übertrage, der dann seinerseits ihr gegenüber ärgerlich reagiere. Der Therapeut vermittelte dem Patienten Verständnis für dessen Ärger. Er wollte dem Patienten zeigen, daß der entstandene Konflikt nicht fortdauern müsse oder daß er sich gar von ihm zurückziehen wollte. Gleichzeitig wollte er der Patientin nahebringen, daß die ärgerliche Reaktion dieses Patienten auf sie seiner Ansicht nach schon verständlich sei.

In den nächsten Gruppenstunden wurde eine mittlere Intensität der Interaktion gesucht. Zeitweilig überwogen jedoch heftige Auseinandersetzungen zwischen den Patienten oder affektive Äußerungen zu eigenen individuellen Themen. Ansonsten versuchten die Patienten überwiegend, sich gegenseitig zu helfen und sich Situationen oder Themen zuzuspielen, um das Gespräch im Fluß zu halten. Als dann ein Patient, der immer sich selbst und andere kontrollierte und sich bisher abwartend verhalten hatte, den Therapeuten fragte, warum er ihm gegenüber stärker reserviert sei als gegenüber anderen Patienten, versuchte dieser, die sich entwickelnde Gruppennorm anzusprechen, indem er sagte: „Ja, Herr A., die Art und Weise, wie Sie erzählen, fast wie in einer Ansprache, macht mich manchmal müde. Jetzt bin ich wirklich wach geworden, als Sie mich etwas Persönliches, was die menschliche Nähe anbetrifft, gefragt haben", und zur Gruppe gewandt: „Mir ist aufgefallen, daß man sich hier in der Gruppe schon ziemlich gut auseinandersetzen und streiten kann. Mit der Nähe scheint es mir dagegen noch etwas schwierig zu sein." – Im weiteren Verlauf zeigte sich, daß das gegenseitige Sichhelfen und Unterstützen ein Ersatz für ein klärendes Gespräch darüber gewesen war, wie nahe man sich schon stand und wie sehr man sich gegenseitig brauchte.

In der Exklusivität einer solchen Gruppensituation kann es natürlich geschehen, daß die Gruppe eine narzißtische Umgangsform entwickelt, sich also stark von der Umgebung abgrenzt und evtl. symbiotisch zu verschmelzen droht. Innerhalb des Wirkungsbereichs einer Norm fühlen sich die Patienten am besten, die sich auch in ihrem sonstigen Leben nach gerade dieser Norm richten. Deshalb wartete der Therapeut mit seiner Intervention, bis ein Patient über die Beziehung zu seiner Frau und zu seinem Chef sprach, und äußerte im Hinblick auf die z. Z. in der Gruppe vorhandene narzißtische Norm: „Sie sagten jetzt soviel, daß ich mich nur schwer orientieren konnte. Vielleicht wäre es für Sie gut zu überlegen, was eigentlich wichtig ist, was Sie am meisten bedrückt und was in der Beziehung zu Ihrer Frau möglicherweise schon jahrelang unausgesprochen geblieben ist."

Diese Bemerkung brachte den betreffenden Patienten dazu, über seine interpersonellen Konflikte zu sprechen, z. B. über seinen Loyalitätskonflikt mit Vater und Mutter, die ihm schon sehr früh nahegelegt hatten, fremden Menschen nie etwas von sich zu erzählen. Er hätte dies auch immer wieder versucht, konnte es aber nicht lange aushalten, mußte vielmehr „alles auf einmal" erzählen. Auch jetzt könne er z. B. nicht Geschenke für seinen Sohn kaufen und sie ihm erst bei passender Gelegenheit geben; er müsse sie ihm vielmehr sofort zeigen. Ähnlich verhalte es sich auch mit seinem Stuhlgang, den er gleichfalls schwer zurückhalten könne. Aus dieser Situation entwickelte sich in der Gruppe ein Gespräch über eigene Wert- und Unwertgefühle – bekanntlich eines der zentralen Themen psychosomatischer Patienten.

Da es in der interaktionellen Gruppenpsychotherapie neben den Inhalten besonders auch um die Form der Gruppendiskussion geht, zeigt eine gut geleitete Behandlung auch, daß die Themen und die Inhalte sich ändern und gleichzeitig immer mehr Zusammenhänge der psychischen Organisation von den Patienten erfaßt werden. Die hier mitgeteilten Vignetten aus einem therapeutischen Gruppenprozeß sollten zeigen, daß Selbstwertprobleme, Unsicherheit, Ohnmachtsgefühl, Hilflosigkeit, Versagung, Ablehnung, Erleben der eigenen Person als böse, schlecht, erregt oder unkontrolliert zentrale Themen einer Gruppenbehandlung bei Patienten mit M. Crohn sind.

Zusammenfassung

Zunächst wurde anhand einer psychoanalytischen Definition psychosomatischer Erkrankung (Zepf) erörtert, ob M. Crohn dieser Krankheitsgruppe zuzuordnen ist. Diese Annahme wurde sodann als klinisch ausreichend begründet bestätigt, wenngleich eine empirische Absicherung noch aussteht. Basierend auf dieser Annahme wurden im Rahmen einer Forschungsstudie gewonnene klinische Befunde (eingehende diagnostische Untersuchungen von 40 M.-Crohn-Patienten; eine über 1 1/2 Jahre dauernde mit einer einstündigen Sitzung pro Woche, jeweils nach einer vorausgegangenen halbstündigen Phase autogenen Trainings durchgeführte psychoanalytisch-interaktionelle Gruppentherapie mit 8 M.-Crohn-Patienten) interpretiert und 3 Schutz- und Anpassungsstrategien (Bewältigungsstrategien) bei solchen Kranken herausgearbeitet. Nach einer Skizzierung der psychoanalytisch-interaktionellen Gruppenmethode wurden Ausschnitte aus einem so geleiteten therapeutischen Prozeß mit 8 M.-Crohn-Patienten, unter besonderer Berücksichtigung der Interventionen des Therapeuten, dargestellt.

Die „homogene" Gruppe. Ein besonderes Setting der stationären psychoanalytischen Psychotherapie psychosomatischer Patienten am Beispiel von Colitis-ulcerosa-, Morbus-Crohn- und Anorexia-nervosa-Patienten

C. FROEHLICH

„Therapie du kriegst mich nie!" Widerstand und Abwehr

Stationäre Psychotherapie ist in ein sehr komplexes multifaktorielles Bezugssystem eingebunden. Es ist unbedingt notwendig, diese Faktoren zu erfassen, ständig zu beobachten und zu reflektieren, damit sich ein stationäres Therapiekonzept nicht Erfordernissen anpaßt und unterordnet, die mit dem Patienten selbst wenig zu tun haben. Dann wird der Patient zur Funktion, die dazu dient, ein therapeutisches Konzept zu verifizieren und auszufüllen. Derartige therapeutische Konzepte reduzieren sich selbst, da der Kontext vernachlässigt wird, ein Komplexitätsverlust eintritt, der Standort nicht reflektiert wird, und das wechselseitige Beziehungsverhältnis zwischen Sinn und Subjekt verloren geht.

Faktoren, die ein stationäres therapeutisches Konzept „bedrohen" sind u. a.
- die Konzeptualisierung selbst,
- die institutionelle Vorgabe,
- Begrenzung durch Kostenträger,
- Forschungsdruck und Legitimationszwang,
- Konkurrenzverhalten im standespolitischen Dschungel,
- Rivalitäten im eigenen Team.

Ich messe diesen Faktoren nicht nur deswegen eine enorme Bedeutung bei, weil auch das darzustellende Thema der Gefahr der Instrumentalisierung unterliegt, sondern weil ich der Meinung bin, daß sich stationäre psychoanalytische Forschung in den letzten Jahren zunehmend diesen Faktoren untergeordnet hat, sei es, daß sie sich den gesundheitspolitischen Normen zunehmend anpaßt und/oder sei es, daß die Unerträglichkeit des Übertragungsangebotes psychosomatischer Patienten den Therapeuten dazu verführt, nach einer psychosomatischen Persönlichkeitsstruktur zu suchen. Ist es das geheime Ziel, damit die negative Einstellung dem Patienten aufzubürden? „Der Kranke verhält sich so, als wolle er den Interviewer mechanisch auf eine bloße Funktion reduzieren, womit er ja implizit die Person als solche abtut" (de M'Uzan 1977).

Je mehr der Patient dieser negativen Reaktion des Therapeuten zu entkommen versucht („Therapie du kriegst mich nie" – an die Wand gepinseltes Zitat eines Patienten in unserem Gestaltungstherapieraum), desto mehr besteht die Gefahr der Verstärkung der negativen Einstellung des Therapeuten, wenn diese nicht reflektiert wird und zur Erhellung des eigenen unbewußten Gegenübertragungsgeschehens benutzt wird. Dann geht der Beziehungsaspekt verloren, der defiziente, nicht analysierbare Patient entsteht, der Forschungsgegenstand, der „Alexithyme". Ausgeklügelte Testverfahren wurden u. a. entwikkelt, um die Unergiebigkeit des Erstinterviews nicht sich selbst zuschreiben zu müssen. Und es fanden sich in der Vergangenheit dann genügend Beweise, warum ein therapeutischer Zugang nicht möglich war: Neurophysiologischer Defekt (Nemiah u. Sifneos 1970), Beziehungsleere, operatives Denken (de M'Uzan 1977), ein Unvermögen, libidinöse und aggressive Triebwünsche und damit verbundene Phantasien wahrzunehmen und zu verbalisieren, keine Probleme, kein seelischer Leidensdruck.

Der reduktionistische, funktionalistische und instrumentalisierende Umgang mit dem Patienten verhindert, sofern er nicht reflektiert wird, vollständig den Zugang zu ihm. Daß diese Umgangsweise aggressiv und sadistisch sein könnte, wird nicht in die Reflexion einbezogen und geht somit der therapeutischen Arbeit verloren. Wenn sich der Patient der negativen Reaktion des Therapeuten anpaßt, ist ein weiteres „Persönlichkeitsmerkmal" entstanden, welches, wenn es nicht unter dem Beziehungsaspekt verstanden wird, sich ebenso therapeutischer Arbeit entzieht. Die entstehende Distanz, das sich gegenseitige Fernhalten wird zwar registriert, meist jedoch wieder dem Patienten „zudiagnostiziert", und geht der Arbeit verloren.

Wie jedes professionelle Gespräch, das ein Mensch mit einem anderen Menschen führt, ist auch das psychoanalytische Gespräch (ich gebrauche mit Absicht nicht die Ausdrücke Interview, Exploration oder Anamnese) durch seinen Zweck bestimmt. Für mich ist dieser Zweck ganz entschieden und von allem Anfang an ein therapeutischer. Damit will ich sagen, daß ich alles so einrichte – die Situation und mein Verhalten –, daß der Patient von seinen geheimen, verborgenen Wünschen und Ängsten sprechen kann, mehr noch, daß sich etwas davon zwischen uns ereignet, als Übertragungsszene wiederholt. Die fundamentale Voraussetzung dafür ist, daß ich eine Subjekt-Subjekt-Beziehung herstelle ... Darin schlägt sich eine Erfahrung nieder, daß ich immer dann einen analytischen Prozeß einleiten und durchführen kann, wenn ich mich in den Patienten einfühlen, auch seine Verrücktheit nachfühlen kann, wenn ich Sympathie und Interesse verspüre, und wenn er mich nicht in jenem Teil meiner Neurose trifft, mit dem ich schlecht umgehen kann. Das prüfe ich auf die Weise, daß ich darauf achte, was er in mir in Bewegung setzt, ob er Ängste auslöst, starke Gefühle positiver oder negativer Art etc. ... (Cremerius et al. 1979).

Wenn der psychosomatische Patient aber nicht von seinen geheimen, verborgenen Wünschen und Ängsten spricht, wenn sich das, was sich zwischen Therapeut und Patient ereignet und als Übertragungsszene wiederholt, gekennzeichnet ist von Aggressivität, Sadismus, Reduktion und Funktionalisierung als Ausdruck von möglichen Zerstückelungsphantasien, wenn weder Interesse noch Phantasie entsteht, sondern Distanzierung, Rationalisierung, Instrumentalisierung, leerer Raum, wenn diese Gegenübertragungsphänomene jenem Teil der Neurose des Therapeuten entsprechen, mit dem er schlecht umgehen kann, die Ängste auslösen, Gefühle negativer Art, nicht nachfühlbare „Verrücktheiten", was dann?

Inwieweit bleibt da noch etwas übrig von Empathie, Neugier, Kreativität, Geduld und von Bereitschaft, ein derartiges Übertragungs-Gegenübertragungsgeschehen sich ereignen zu lassen, es anzunehmen und zu reflektieren? Ist es nicht verständlich, daß der Therapeut sehr schnell bereit ist, seine Gegen-

übertragung auszuagieren, sich mit dem Patienten auf der Ebene der Abwehrmechanismen zu einigen, was einerseits den Wünschen des Patienten nach Distanzierung sehr entgegenkommen könnte, andererseits aber jede Therapie
blockieren muß.

Fallbeispiel

Ein 49jähriger, männlicher Kolitispatient kam an einem wunderschönen, sonnigen Oster-
sonntag in mein Dienstzimmer und legte mir wortlos, ohne mich begrüßt zu haben, ein be-
nutztes Toilettenpapier auf meinen Schreibtisch. Er zeigte mit dem Finger darauf und sagte
vorwurfsvoll: „Die Medikamente helfen nicht." Widerwillen und Zorn stiegen in mir auf, ich
expedierte den Patienten samt seinem Toilettenpapier möglichst schnell und distanzierend
ins daneben liegende medizinisch-sterile Untersuchungszimmer, um dort das weitere mit
ihm zu besprechen.

Weiteres Fallbeispiel

Ein 39jähriger, männlicher Morbus-Crohn-Patient brüllte seine Therapeutin, die sich vergeblich bemüht hatte, mit ihm über eventuelle familiäre oder soziale Konflikte zu reden,
schließlich an: „Ich habe es nicht im Kopf, ich habe es im Arsch!"

Die sich ereignende aggressive und gleichermaßen distanzierende Interaktion
wird nur dann verständlich und therapeutisch nutzbar, wenn sie nicht als ein
dem Patienten zugehöriges Phänomen bis hin zum strukturellen Defekt betrachtet, sondern als kreativer Abwehrmechanismus reflektiert wird. Wenn die
Reflexion unterbleibt, und die Einigung auf der Ebene der Abwehrmechanismen Aggressivität, masochistische Anpassung und sprachliche Leere im Sinn
von Nichtartikulation festzementiert wird, dann gilt der Satz für beide, Therapeut und Patient: „Therapie du kriegst mich nie!" Für beide gelten Begriffe wie
„penseé operatoire", innere Leere, mechanistisches Vorgehen, da beide das
Rollenangebot instrumenteller Verhaltensweisen übernommen haben.

Psychodynamische Überlegungen

Enke (1963) und Sperling 1958/59) zeigten, daß mit überraschender Einheitlichkeit dem Ausbruch der Colitis ulcerosa Situationen vorausgingen, in denen
ein von der Umwelt gebotener Halt zusammenbrach. Wittich u. Klug berichteten 1967, daß sie bei Kindern ausnahmslos einen engen zeitlichen Zusammenhang zwischen Objektverlust – und zwar Verlust der allein relevanten frühkindlichen Beziehungsperson (Mutter bzw. Ersatzmutter) – und dem Ausbruch der
Krankheit, der der Auflösung einer solchen Dyade unter Umständen innerhalb
weniger Stunden folgen kann, begegneten. Kortemme wies 1977 (unveröffentlicht) darauf hin, daß häufig der erste Kolitisschub eines Patienten in dem Lebensalter auftrat, in welchem bei Mutter oder Vater ein bedeutender Objektverlust aufgetreten war. Sandler u. Joffe (1965) erkannten, daß das Erleben der

eigenen Insuffizienz die Tendenz beinhaltet, an der „primären Ungeschieden-heit" der Mutter-Kind-Dyade festzuhalten. Je verwobener der Patient mit der Mutter ist, desto gefährlicher ist dieser Sog, desto größer auch die Angst vor der imaginären, unheilvollen Macht der Mutter (vgl. Grunberger 1971), die durch die Projektion der reaktiven kindlichen Aggressivität weiter genährt wird. Ein idealisiertes Vaterbild in sich zu etablieren, welches z. B. Borderline-patienten als Rettungsanker gegen die als omnipotent und bedrohlich phanta-sierte Mutter-Imago erleben, scheint Patienten mit psychosomatischen Erkran-kungen nicht möglich.

Ähnlich wie Psychotiker sind psychosomatische Patienten oft nicht in der Lage, das Begeh-ren des anderen, der als Mutter erlebt wird, zu ertragen. Die libidinöse Gefahr, die vom an-deren „als der Mutter" ausgeht, führt dazu, daß ihm ein äußerst reduzierter psychischer Raum zugestanden wird, um eine introjektive, desintegrierende Identifizierung mit dem an-deren zu vermeiden. Das Subjekt hält an einer vollkommenen Beziehung fest. Keine Ag-gression, keine Kritik darf das gute Verhältnis zum Objekt trüben. Das, was Desintegration schaffen könnte, muß unterdrückt, verdrängt, verleugnet und verworfen werden, bis die Be-ziehung scheinbar einem Spiegelbild gleicht (Widmer 1984). Schumacher (1970) schreibt, daß das Individuum dazu tendiert, das geliebte Objekt zum Selbst zu machen, sein Selbst so-zusagen über das Objekt auszudehnen. Das beinhaltet die Unmöglichkeit, das Objekt zu konstituieren und als solches anzuerkennen. Winnicott (1965) sagt dazu: „Die Ablehnung des Objekts ist ein Teil des Prozesses, in dem das Objekt geschaffen wird."
Die Objektbeziehung ist dadurch charakterisiert, daß sie auf der Ebene eines brüchigen, visuellen Narzißmus (Lacan 1978) stehen bleibt, die Liebe gilt den subjektalen Attributen, nicht den objektalen, sie gilt dem Ideal-Ich und nicht dem Ich-Ideal. Die Aggressivität, die in dieser Beziehung entsteht, resultiert aus der Feststellung, daß der andere etwas hat, was das Subjekt nicht hat, wodurch das Begehren des Subjekts erweckt wird, es auch zu besitzen, und zwar total, mit Haut und Haaren, oral-kannibalistisch. Ohne Anerkennung einer hem-menden Grenze, der Ich-Du-Unterscheidung, versucht das Subjekt sich alles gefügig zu ma-chen, was es begehrt, um keinen Mangel zu erleiden und um eine befürchtete Kluft zum Ob-jekt zu vermeiden. Das Begehren ist unstillbar, es ist auf Totalität, aufs Ganze gerichtet. Da-durch wird alles andere, die übrige Welt unwichtig. Alles, was dem Gleichmachen entgegen-stehen könnte, darf nicht sein, wird entwertet oder verleugnet. Jede Wahrnehmung einer Nicht-Identität mit dem anderen löst Wut und Schmerz aus, aktiviert alle nur möglichen Ab-wehrstrategien, um die Wiederholung der befürchteten Trennungssituation zu verhindern, da sonst das Subjekt in die Leere seines Alleinseins stürzen könnte. Die phantasierte Tren-nung bedingt die vollständige Desintegration, den eigenen Tod:
Meine Annahme dazu ist, daß Patienten mit psychosomatischen Erkrankungen, wie oben beschrieben, auf der Objektbeziehungsebene eines brüchigen „visuellen Narzißmus" ste-hen geblieben und den Entwicklungsschritt zum „sprachlichen Narzißmus" nicht vollzogen haben. Anders gesagt, die Liebe des Subjekts ist immer die Liebe zum Ideal-Ich und nicht die Liebe zum Ich-Ideal. „Das Ich hat keine narzißtische Beziehung zum anderen" (Lacan 1978). Das bedeutet, daß durch die Nichtartikulation der Todeswünsche und des Hasses auf das Objekt, die – wie oben beschrieben – bedingt durch Neid und Wut auf Vorzüge des ande-ren und gleichmachende Destruktivität, der Todeswunsch aufrechterhalten wird, dadurch ständig verdrängt werden muß, aber den Effekt erhält, daß der andere als sprachliches We-sen für das Subjekt tot ist (Widmer 1984). Der „Mord" hat da stattgefunden, wo er hätte ver-mieden werden können. Die Artikulation der Todeswünsche führt hingegen nicht zum phan-tasierten Mord am anderen, sondern zu seiner Anerkennung, zur Konstitutierung des Ob-jekts. Durch die Verschmelzung des Subjekts mit dem Objekt wird der Mord am Objekt scheinbar ungeschehen gemacht, abgewehrt. Durch die Ausklammerung der sprachlichen Dimension gleicht die Beziehung des Subjekts zum Objekt einer spiegelbildlichen Relation, das Subjekt ist das Objekt, verkappte oder manifeste Vorwürfe gelten der daraus resultieren-den symbiotisch verschmolzenen Einheit. Wenn nun das Objekt verloren geht, droht das Subjekt mitzusterben, denn der schon früher durch die sprachliche Vermeidung stattgefun-

dene „Mord" wird Realität. Dem Subjekt geht durch den Tod des Objekts gleichzeitig die Abwehr des vollzogenen „Mordes" verloren, da die Symbiose unterzugehen droht. Die Vorwürfe, die eigentlich dem Objekt gälten, werden nun auf das Introjekt gerichtet, welches sich vor der Introjektion der Sprache konstituiert hat, und das nicht das Chaos sein kann, von dem Widmer 1984 spricht, „wo sich die flüchtigen Wahrnehmungen des Außen und des Körpers nicht von einander abgrenzen ließen". Das Chaos ist eher eine Folge der zugrundegegangenen spiegelbildlichen Beziehung, des visuellen Narzißmus.

Lacan (1978) sagt: „Hinter dem Narzißmus haben Sie den Auto-Erotismus, nämlich eine libidinös besetzte Masse innerhalb des Organismus, von der ich sagen würde, daß die internen Beziehungen uns ebenso entgehen wie die Entropie." Wenn nun das Subjekt durch einen realen Objektverlust zurückgeworfen wird auf seine intraorganischen (Lacan 1978) bzw. autoerotischen Besetzungen, so garantieren diese Besetzungen einerseits das Überleben des Subjekts durch die Besetzung per se, andererseits müssen auf diesem Niveau alle Schuldgefühle über den stattgefundenen „Mord" und damit verbundene Aggressionen abgefangen werden, so daß es aufgrund der enormen Belastung der intraorganischen Beetzungen zum Ausbruch einer psychosomatischen Erkrankung kommen kann. Denn mit voller Wucht prallen nun mörderische Phantasien und Schuldgefühle über das ganze Unglück auf die intraorganische Besetzung, die aber andererseits das Überleben garantiert und deswegen mit denselben Abwehrmechanismen geschützt und geschont werden muß, wie zuvor das jetzt verlorene Objekt.

Fallbeispiel

In einer homogenen Kolitis- und M.-Crohn-Patientengruppe brach ein 42jähriger männlicher M.-Crohn-Patient das momentane Schweigen der Gruppe und sein eigenes, seit ca. einer Woche in der Gruppe andauerndes Schweigen mit den Worten: „Heute wird meine Mutter beerdigt." Die Gruppenmitglieder reagierten sofort teilnehmend erschreckt: „Warum bist du denn nicht zur Beerdigung gefahren?" Antwort des Betroffenen: „Meine Angehörigen haben am Telefon gesagt, komm lieber nicht zur Beerdigung, das schadet nur deinem Morbus Crohn." Die Gruppe schwieg danach eine ganze Zeit hilflos, bis ein Patient das Gespräch wieder aufnahm, indem er davon erzählt, daß er sich momentan sehr viel besser fühle, weniger Stühle ausscheide, die Therapie ihm nütze ...

Die Angehörigen und der betroffene Morbus-Crohn-Patient hatten sich auf eine gemeinsame Ebene geeinigt, auf welcher die intraorganische Besetzung in Form des Morbus Crohn respektiert wurde. „Der Morbus Crohn" ist der Patient, der Patient ist „der Morbus Crohn". Auch die Gruppe respektierte den Wunsch des Gruppenmitgliedes. Nachdem der Patient deutlich seine Wunde gezeigt hatte, hielt die Gruppe ihm das Pflaster hin und machte ihm Hoffnung auf Genesung.

Patienten, die an einer psychosomatischen Krankheit erkranken, haben in ihrer Entwicklung also ihre Identifikation mit dem Objekt nicht aufgegeben, sei es, daß sie das Wissen um die Sterblichkeit, das auch bei der möglichen Abwesenheit des Objekts aktualisiert wird, verleugnen, und/oder sei es, daß das Subjekt nicht auf Zerstörung verzichten kann, da zu deren Sublimierung Sexualität nötig wäre, die weder über die Mutter, noch über den Vater erfahren worden ist.

Kreisler et al. (1981) berichten von der Mutter eines anorektischen Kindes: „Schon in den ersten Tagen konnte ich nicht zuschauen, erzählt die Mutter, wie mein Sohn saugte, und ich versuchte ihn nicht zu sehen, indem ich den Kopf abwendete oder geradeaus schaute ... Wie soll ich sagen, sein Blick, der mich anstarrte, sein offener Mund, der nach vorn ausgestülpt war, so gierig, dieser animalische Trieb, es war ganz der Vater ..."

Laut Borens (1978, unveröffentlicht) reicht für die Befriedigung des physiologischen Hungergefühls nicht allein die Nahrung aus, sondern auf den Ort der Befriedigung (hier handelt es sich vorwiegend um den Mund) muß ein sexueller Wunsch des Objekts fallen, damit eine Befriedigungsspur zurückbleibt, die als Appell fortdauert und durch die erotische Besetzung die entstehende Destruktivität bei Abwesenheit des Objekts mildert.

Das Ich-Ideal, das v. a. im Vater verkörpert angenommen wird, tritt da auf, wo das kindliche Subjekt merkt, daß das Begehren der Mutter nicht ihm selbst gilt. Es sieht dieses Begehren auf einen Dritten gerichtet, dem die Macht zugeschrieben wird, die Mutter zu befriedigen. Das Wort dieses Dritten, meist des Vaters, erhält so ebenso phallische Qualitäten wie sein Organ. Freud spricht in diesem Zusammenhang vom Vatervorbild, mit dem sich das Kind identifiziere. Dadurch geschehe eine Sublimierung, was auch heißt: eine sprachliche Strukturierung. Dieses Ich-Ideal wird nun zum Vorbild späterer Objektbeziehungen. Fällt dieser Dritte jedoch aus, darf er nicht in der Phantasie der Mutter existieren, läßt sie dieses Begehren nicht erkennen oder zeigt sich der Vater lediglich als Phallusersatz der Mutter, als schwach, verwöhnend, kränklich, stirbt er auch noch vorzeitig, so hat das Kind keine Chance, sich über den Haß zu trenne und zur Liebe zu kommen und durch erotische Besetzung des Objekts die Destruktivität zu sublimieren. McDougall (1978) hierzu: „... In Wirklichkeit aber ist ihr [der psychosomatischen Patienten] Ödipus ein Pfropfen auf einer sehr viel primitiveren Organisation, in der die väterliche Imago gleichermaßen in der symbolischen Welt der Mutter wie in der des Kindes abwesend ist. Das Geschlecht und die Anwesenheit des Vaters haben anscheinend keinerleil strukturierende Rolle im Leben der Mutter gespielt."

Patienten, die an einer psychosomatischen Erkrankung leiden, zeigen insgesamt eine Homogenität der abgewehrten Trennungsphantasien. Die Homogenität zeigt sich auch darin, daß primäre Narzissierungen fehlen bzw. unvollständig entwickelt sind, so daß bei Objektverlust Regression auf die intraorganische Besetzungsebene erfolgt. Bei stabil ausgebildeten Narzissierungen ist bei Objektverlust Trauer möglich, da das Imaginäre gegenüber dem Symbolischen eine weniger dominierende Rolle spielt, das Objekt trug Züge der Ich-Ideale. Deshalb ist es dem Trauernden nach dem Objektverlust möglich, durch Umbesetzung einen neuen Träger seiner Ideale zu suchen, ohne auf die regressive intraorganische Besetzung zurückgehen zu müssen. Die Abwehrmechanismen der psychosomatisch erkrankten Patienten sind, was ihre Entwicklungsstufe angeht, homogen, ebenso was ihre Brüchigkeit betrifft. Bezüglich ihrer Ausgestaltung und Verschiedenartigkeit sind die Abwehrmechanismen heterogen. Am auffälligsten sind masochistische Anpassung, Verleugnung möglicher desintegrierender, die Dyade bedrohende Einflüsse, so daß der Eindruck der inneren Leere entsteht, Aggressivität bzw. Destruktivität. Den Begriff sadistisch würde ich in diesem Zusammenhang nicht verwenden, da Sadismus die Konstituierung des Objekts voraussetzt. Was die Heterogenität der Symptomatik bzw. die Organwahl angeht, so erscheinen mir alle bisherigen Erklärungsversuche als Bemühungen, die „internen Beziehungen" (Lacan 1955), die weitgehend verborgen bleiben, doch noch zu erhellen. Erlaubt sei die Hypothese, daß die Organwahl des Subjekts durch die Inbesitznahme der Mutter erfolgt, die dieses Organ mit eigenen verbotenen libidinösen Triebwünschen besetzt, so daß bei Objektverlust das Subjekt das verlorengegangene Objekt auf der intraorganischen Besetzungsebene wiederfindet. Somit ist die Organwahl kein vom Subjekt induziertes Geschehen, sondern durch die Organbesetzung der Mutter entsteht eine psychosomatische Koppelung, eine geheime „Teil-Mutter-Kind-Dyade", die bei Objektverlust vom Subjekt via intraorganischer Besetzung als Mutter-Kind-Dyade wiederbelebt wird, sich durch die psychosomatische Krankheit darstellt und die Existenz sichert, da die Symbiose durch die Wiederbelebung der Teil-Mutter-Kind-Dyade wiederhergestellt ist. Auch die von der Mutter auf das Organ gerichtete verbotene Sexualität wird belebt. Schon Wittich berichtete 1968: „Daß das Colon in vielen Fällen in der Vorstellung die Bedeutung eines Sexualorgans bekommen hat, an das die unbewußten infantilen sexuellen Phantasien gekoppelt sind, wird von der Gruppe regelmäßig empfunden." Sind es wirklich die infantilen sexuellen Phantasien oder die wiederbelebten mütterlichen bzw. ist beides dasselbe?

Therapeutische Konsequenzen

Der psychosomatisch erkrankte Patient, der in unsere Klinik stationär aufgenommen wird, ist meist nicht der von Schöttler (1981) als geeignet für eine stationäre psychosomatische Behandlung beschriebene: „Patienten mit psychosomatischen Symptomen, die einen Psychotherapeuten oder eine psychosomatische Klinik aufsuchen und auf eine klassische Kur ansprechen ... sind die uns allen bekannten, neurotisch strukturierten Patienten, die bei neurotischen Konflikten, die sie auf der psychischen Ebene nicht mehr bewältigen können, im Sinne der sog. zweiphasigen Verdrängung (Mitscherlich 1966/67) auf ein somatisches Niveau regredieren. Diese Patienten haben in der Regel ein Bewußtsein von der psychischen Wurzel ihrer Erkrankung und zeigen nicht die Charakteristika der „penseé operatoire" oder des „psychosomatischen Phänomens".

Für diese von Schöttler beschriebenen Patienten ist nach meiner Meinung eine ambulante Therapie indiziert, es sei denn, die familiäre oder berufliche Situation erfordert eine Distanz, die durch die ambulante Therapie allein nicht erreicht wird, bzw. wenn es in der ambulanten Therapie zu einer krisenhaften negativen Beziehung kommt, kann ein kurzes klinisches Intervall wieder den notwendigen Freiraum ermöglichen.

Vielmehr kommen überwiegend Patienten zur stationären Aufnahme, für die der stationäre Aufenthalt die letzte Hoffnung darstellt. Das bedeutet, daß ein derartig besetzter stationärer Aufenthalt einen hohen Stellenwert bekommt. Zum einen besteht die Hoffnung, daß sich die Wünsche nach Autonomie endlich erfüllen, indem eine Genesung von der Erkrankung erreicht wird, andererseits muß die Angst nach langjähriger Krankheitsodyssee ihren Höhepunkt erreichen, daß die Mutter-Kind-Dyade in Form der intraorganischen Besetzung getrennt wird. Dazu kommt, daß der in stationäre Behandlung geschickte Patient aus seinem bisherigen sozialen und therapeutischen Umfeld gelöst wird, dadurch einen zusätzlichen Objektverlust hinnehmen muß, der durch weitere Regression auf die intraorganische Besetzungsebene ungeschehen gemacht werden muß.

Die Begegnung mit dem klinischen Therapeuten ist nun von seiten des Subjekts gekennzeichnet durch das Festhalten der intraorganischen Besetzung mit den oben beschriebenen Abwehrmechanismen, einer ungeheuren Angst vor der Trennung der Dyade und der riesigen Hoffnung auf Genesung. Doch nichts von diesen enormen Ängsten und dem daraus resultierenden Schutzbedürfnis der psychosomatischen Besetzung darf gegenüber dem Therapeuten artikuliert werden, da die Artikulation selbst schon Tennung bedeutet. Eine empathische Zuwendung des Patienten, die sein Begehren zeigen könnte, beinhaltet ebenso

Desintegration und muß unterbleiben, da das Begehren nur dem mütterlichen Objekt gelten darf.

Der Therapeut sieht sich mit der enormen Erwartungshaltung des Patienten konfrontiert, ohne daß dieser ihm einen Zugang erlauben darf. Um sich angesichts der riesigen Erwartungshaltung nicht entwertet zu fühlen, ist mancher Therapeut versucht, durch invasives Fragen mit anschließenden Deutungsversuchen den Zugang „zur Psyche" des Patienten zu schaffen, ohne sich klarzumachen, daß ein derartiges Vorgehen nur durch den Wunsch des Therapeuten motiviert ist, wodurch die Angst des Patienten und seine Abwehr weiterverstärkt werden kann. Der Patient sieht aber den Therapeuten aufgrund seiner Kompetenz „als letzte Rettung", als das „subjet suppose savoir" an, von dem er annimmt, daß er der Meister ist, der das Wissen besitzt und vor dem er sich deswegen um so mehr schützen muß. So ist es konsequent, wenn sich auf beiden Seiten die im ersten Abschnitt geschilderten Beziehungsmuster recht bald einstellen.

Die Schwierigkeit, die sich damit für den klinischen Therapeuten ergibt, ist somit, einen Zugang zu finden zu einem Patienten, der alles tun muß, diesen Zugang zu verhindern. Somit bleibt in der Initialphase ähnlich wie bei der Psychosebehandlung dem Therapeuten nur die Möglichkeit, sich vom Patienten „in die intraorganische Besetzung einbauen zu lassen", damit die Trennung nicht stattfindet. Dies kann nur so passieren, daß vollständige Homogenität zwischen Patient und Therapeut angenommen wird. Erinnern wir uns: homogen ist der abgewehrte Konflikt und homogen sind die Abwehrmechanismen bezüglich ihrer Entwicklungsstufe. Weitere Homogenität wird durch Patienten mit ähnlicher Symptomatik hergestellt. Es liegt also sehr nahe, psychosomatisch erkrankte Patienten mit homogener Symptomatik in einer Therapiegruppe zusammenzufassen, damit in einer derartigen Gruppenkonstellation dyadische Beziehungen sich progressiv verändern. Der andere in einer derartigen homogenen Gruppe ist von Anfang an der Therapeut, der erst dann in die dyadische Beziehung der Gruppe eingebaut wird, wenn sich zuvor die einzelnen Gruppenmitglieder über ihre Symptomatik auf eine Beziehung einlassen können, sich über Heterogenität der Abwehrmechanismen dem anderen zuwenden können und dessen Begehren nicht mehr als lebensbedrohlich erleben.

Die homogene Kolitis- und Morbus-Crohn-Patientengruppe

Schon 1968 stellte Wittich fest:

Daß eine Psychogenese allerdings nicht Psychotherapierbarkeit bedeutet, mußten diejenigen erneut erfahren, die nunmehr einen aufdeckenden, interpretativen Zugang zu der zugrundeliegenden Konfliktdynamik suchten. So wissen wir aus der amerikanischen Literatur, daß erfahrene Analytiker fast regelmäßig die klassisch analytische Situation abänderten und verschiedene Formen analytisch orientierter Psychotherapie durchführten. Wo diese Änderung des „Setting" nicht geschieht, kommt es in der Mehrzahl der Fälle zu foudroyanten, mit zum Teil schwersten Blutungen einhergehenden Verläufen oder zu psychotischen Episoden. Der Grat zwischen den Abgründen körperlicher und seelischer Desintegration erwies sich als so schmal, daß vor über einem Jahrzehnt [also ca. 1957] die These aufgestellt wurde, die Analyse eines Colitikers beinhalte quod vitam ein größeres Risiko als die totale Colektomie.

Obwohl zum damaligen Zeitpunkt an der Gengenbacher Klinik das Problem der möglichen Desintegration durch den Therapeuten nicht weiter untersucht wurde, wurde damals schon „die prägenitale Objektbeziehung im Sinne der Dyade" (Wittich) diskutiert. Gleichermaßen erkannte man die Unmöglichkeit, Kolitispatienten in analytische oder analytisch orientierte heterogene Gruppen einzugliedern, was damals vor allem der niedrigen Frustrationstoleranz und weniger abgewehrten Trennungsängsten zugeordnet wurde. Daraufhin wurden homogene Kolitisgruppen gebildet, deren Ziel zunächst Realitätsvermittlung sowie „Ich-Stärkung" und Angstentlastung war. Es wurde außerdem erkannt, „daß die Organbesetzung jeden psychotherapeutischen Zugang vereitele, da die Übertragungsmöglichkeiten fehlen" (Wittich 1968).

Infolgedessen wurde versucht, über eine mehrdimensionale Therapie Zugang zum Kolitispatienten zu finden, der sich progressiv, beginnend mit der internistisch-medikamentösen Behandlung über Entspannungsverfahren und homogene Gruppen in Richtung analytische Psychotherapie öffnete. Ziel der Behandlung war, die Organbesetzung über Identifikation in Richtung „Ich-Stärkung" aufzuheben, um eine interpretative Psychotherapie zu ermöglichen. In Bezug auf das mehrdimensionale Therapiekonzept stellte sich damals die Frage, wie eine Objektbeziehung wiederhergestellt werden könnte, wobei zwar vernachlässigt wurde, daß Kolitispatienten, wie in Kapitel 2 beschrieben, „das Objekt" noch gar nicht konstituiert haben und man demnach nicht von einer Objektbeziehung sprechen kann, doch entsprach der damalige Therapieansatz im wesentlichen dem heutigen. Die homogene Gruppe hatte die vordringliche Funktion, den Patienten aus seiner „Organbesetzung" zu lösen und ihm eine Identifikation mit der Gesamtgruppe zu ermöglichen, wobei das Resultat „Ich-Stärke" genannt wurde. Außerdem war man damals davon ausgegangen, daß Kolitispatienten einer betont annehmenden, bestätigenden, verwöhnenden Atmosphäre bedürfen. Dem widerspricht meine These, daß durch derartige Zuwendung das Begehren des Therapeuten deutlich und damit bedrohlich wird. Sehr viel eher geht es um die Notwendigkeit, sich mit Deutungen zurückzuhalten, den Beziehungsaspekt zu reflektieren und den Patienten in seinen Versuchen, die dyadische Beziehung zu erhalten, gewähren zu lassen und ihn erst dann durch Deutungen zur Auseinandersetzung mit dem anderen zu ermutigen, wenn er in der Therapie Fortschritte macht.

Der mehrdimensionale Therapieansatz, der sich durch den Einbau der homogenen Gruppe wesentlich von allen früheren therapeutischen Ansätzen unterschied, erzielte in „111 der 114 registrierten Fälle Symptomfreiheit oder wesentliche Besserung (ohne Auftreten von Darmblutungen auch in Belastungssituationen) und nur in 3 Fällen von Anorexia nervosa bei Colitis ulcerosa keine Besserung. In keinem dieser 114 Fälle bedurfte es einer chirurgischen Intervention" (Wittich 1968).

Bei diesen statistischen Angaben erscheint der Hinweis wichtig, daß zum damaligen Zeitpunkt (1968) die gastroenterologischen Möglichkeiten nicht so ausgereift waren, daß in jedem Fall eine klare differentialdiagnostische Unterscheidung zwischen Kolitis und M.-Crohn möglich war, so daß wahrscheinlich M.-Crohn-Patienten als Kolitispatienten eingestuft wurden. Auch war es sicher eine nicht durchgehend zutreffende Verallgemeinerung, wenn Kolitispatienten eher als angepaßt und M.-Crohn-Patienten eher als aggressiv und reifer kategorisiert wurden. Heute wissen wir, daß die in Kapitel 2 beschriebenen Abwehrmechanismen sowohl bei Kolitis- als auch bei M.-Crohn-Patienten erkennbar werden. Vereinfacht ausgedrückt: es gibt auch den aggressiv-destruktiven Kolitispatienten und den angepaßt-masochistischen M.-Crohn-Patienten.

Wittich (1968) berichtete seinerzeit, daß wir zum damaligen Zeitpunkt „innerhalb eines Zeitraums von 1 1/2 Jahren 114 Patienten mit Colitis ulcerosa, mithin rund 61 auf 1000 Aufnahmen" sahen. Seine 1968 ausgewerteten Erfahrungen resultierten auf einem 11 Jahre lang erprobten Behandlungskonzept, welches im wesentlichen auch heute noch gültig ist.

Als ich im Jahre 1977 die Leitung der homogenen Kolitisgruppe übernahm, erwartete mich folgender therapeutischer Rahmen:

Die Kolitisgruppe war eine fortlaufende, halboffene Gruppe, die sich dreimal in der Woche, jeweils für 90 Minuten, traf und sich nur aus Colitis-ulcerosa-Patienten zusammensetzte. Die Teilnehmerzahl schwankte zwischen 5 und 10. Wurde die Zahl 5 unterschritten, wurden die Sitzungen eingestellt; sie wurden wieder aufgenommen, wenn die entsprechende Teilnehmerzahl Interesse zeigte. Aufgrund der hohen Zahl der stationären Aufnahmen von Kolitispatienten war eine solche Unterbrechung der Kolitisgruppe sehr selten. In der Folgezeit kam es vielmehr des öfteren zur Etablierung einer zweiten homogenen Kolitisgruppe, die dann jedoch als geschlossene Gruppe arbeitete. Die Bedingung für eine Teilnahme an der Kolitisgruppe war, daß der Patient mindestens 6 Wochen in der Kolitisgruppe regelmäßig und pünktlich mitarbeiten konnte. Die durchschittliche Verweildauer in der Kolitisgruppe betrug 8 Wochen. Zum damaligen Zeitpunkt war es vorübergehend üblich geworden, daß die Gruppe mit den Therapeuten alle 2 bis 3 Wochen abends zum Kegeln ging bzw. einen „gemütlichen Abend" in einer Gaststätte verbrachte. Grundlage dieser Gruppenkultur war die therapeutische Vorgabe, daß die Atmosphäre in der Klinik und damit auch in der Gruppe betont annehmend, bestätigend, verwöhnend sein sollte.

Auf mich wirkte diese Atmosphäre von Anfang an eher ungemütlich, symbiotisch-soghaft. Als sich nach einigen Wochen des Aushaltens die Phantasie bei mir einstellte, ich könnte auch eine Colitis ulcerosa entwickeln, beschloß ich das Setting dahingehend zu ändern, daß ich einerseits die abendlichen Zusammenkünfte nicht mehr mitmachte, da ich den Feierabend auch sehr gut für mich selbst gebrauchen konnte, andererseits veränderte ich meine bislang sehr bestätigende und verwöhnende Haltung in der Gruppe dahingehend, daß ich mich mehr vom Gruppenprozeß distanzierte, weniger bestätigte und befriedigte und auch zulassen konnte, daß die Gruppenmitglieder Unzufriedenheit mir gegenüber äußerten. Das bis dahin von mir heute als Mitagieren betrachtete Verhalten ergab sich damals aus der Angst heraus, daß, wenn ich mich anders als narzißtisch aufwertend und befriedigend verhalten würde, sich Kränkungssituationen ergeben könnten, die einen Kolitisschub bei einzelnen auslösen würden. Es wurde mir jedoch sehr plastisch klar, welche Macht vom Symptom in Beziehungen ausgeht, wie durch die Angst des anderen (Therapeuten) um das Organ des Subjekts (Patienten) feste symbiotische Beziehung hergestellt wird, die beiden kaum Spielraum läßt. Der Darm des Patienten erhält eine machtvolle Bedeutung, die Größenphantasien auslöst und den Patienten darauf fixiert, die Beziehung auf diesem Niveau aufrecht zu erhalten, da er aufgrund seines „mächtigen Organs" die Beziehung steuern und erhalten, d. h. aber auch den anderen dadurch „desintegrieren und zerstören" kann. Mir wurde klar, daß ein derartiges angstbesetztes therapeutisches Vorgehen, darauf ausgerichtet, die Versorgungswünsche des Patienten zu befriedigen, zwar zu einer Mutter-Kind-Dyade führt, diese aber aufgrund der Organbesetzung fixiert bleiben muß und keinen Freiraum, keine Öffnung in Richtung auf den anderen erlaubt.

Nachdem ich selbst die Organfixierung aufgeben konnte, vor mir selbst zulassen konnte, daß sich ein Krankheitsbild während einer Therapie auch verschlechtern kann, damit auch kein mütterlich-therapeutisches Ideal-Ich vor mir selbst und dem therapeutischen Team etablieren und verteidigen mußte, wurde eine Änderung des Settings möglich, die mir den notwendigen Freiraum verschaffte, zuzuhören, gewähren zu lassen und kreative Prozesse zu fördern.

Der Beginn einer homogenen Kolitisgruppe gestaltet sich regelmäßig so, daß man sich gegenseitig vergewissert und bestätigt, dasselbe Krankheitsbild zu haben, wobei sehr schnell gemeinsame Unzufriedenheit mit dem medizinischen Behandlungsangebot außerhalb der Klinik geäußert wird. Die langen, gefahrreichen Krankheitsodysseen werden geschildert, bei denen man sich selbst nur passiv erlebt. Von aufwendigen, vergewaltigenden Untersuchungsprozeduren wird berichtet, nicht ohne Stolz und Befriedigung wird darauf hingewiesen, was es alles zu erdulden und zu ertragen gab. Mit einer gewissen Genugtuung wird immer wieder registriert, welch große Forschungslücke bei den Medizinwissenschaftlern hinsichtlich der Kolitis bestehe, wie blind schon manche Koryphäe Fehldiagnosen gestellt habe und unsinnige therapeutische Maßnahmen eingeleitet worden seien.

Trotz aller massiver und entwertender Kritik benennt im folgenden regelmäßig fast jeder Patient einen Arzt oder Therapeuten, der sich intensiv und mit großer Sorgfalt um ihn gekümmert habe, wobei jener, sei er nun Hausarzt, Assistenzarzt oder Lehrstuhlinhaber, als mit externen Widrigkeiten Kämpfender, gegen die orthodoxe Medizin noch vergeblich Anrennender geschildert wird. Das therapeutische Beziehungsobjekt außerhalb der Klinik wird somit identifikatorisch mit dem Subjekt gleichgesetzt. Gleichwohl zeigt sich auch im dargestellten Gruppenverlauf eine weitgehende Einheitlichkeit bei den Patienten, die von ausgesprochener Lebhaftigkeit begleitet wird.

Wittich 1968: „Die ambivalente Bindung jeweils an eine Ideologie oder eine Person, in der Regel an einen Arzt, zeigt sich u. a. auch darin, daß nahezu alle Patienten ein wirksames Diätschema mitbringen und es gleichzeitig verteidigen." Mit Erstaunen wird in der Gruppe registriert, wie verschieden diese Diätschemata sind. Wenn z. B. ein Patient die ausgesprochen wohltuende Wirkung von Bier schildert, wird ihm von einem anderen entgegen gehalten, daß diesem Bier schade, sich die Symptomatik bei Biergenuß verstärke, und er Weißweinschorle viel besser vertrage. Die Verschiedenartigkeit des anderen wird deutlich, kann anerkannt werden, muß nicht entwertet, nicht aggressiv zerstört werden. Doch groß ist anfänglich die Verunsicherung, die sich angesichts der enormen Unterschiede ergibt. Wenn das eigene Diätschema aber wirksam ist, muß das Diätschema des anderen nicht benutzt werden. Dadurch findet keine Unterwerfung statt, sondern beginnende Anerkennung. Bei der Benennung der bislang genommenen Medikamente ereignet sich ähnliches. Mit Verwunderung und Staunen werden die verschiedenen Wirkungen gleicher Medikamente bei den einzelnen Gruppenmitgliedern registriert.

Über die medizinischen Biographien gelangen die Patienten zu ihren biographischen und sozialen Verläufen. Viel Verständnis zeigt sich, was das Erleben und die Bedeutung von „Klassen- und Rangunterschieden" (Wittich) angeht. Hinsichtlich der Bewältigungsstrategien ergeben sich jetzt jedoch enorme Unterschiede, da bei dieser Thematik aggressiv-destruktive Abwehr masochistischer Anpassung bzw. Verleugnung begegnet. Das andere Gruppenmitglied erscheint jetzt als der andere, der aufgrund der eigenen bedrohten Abwehr die Abwehr des anderen entwerten bzw. zerstören will. Der Gruppenleiter, der bis dato eher von bedrohender Kritik verschont blieb und ab und zu zur Bestätigung der gemeinsamen Symptomatik und Therapie aufgefordert wurde, wird jetzt auch zum bedrohlichen anderen, denn er könnte sich ja durch die Zuwendung zu einem einzelnen Gruppenmitglied den übrigen Mitgliedern entziehen, andererseits würde diese Zuwendung damit auch die Trennung des einzelnen von der Gruppe bedeuten. Die Gefahr des Objektverlusts ist in diesen Situationen groß. Als Therapeut solle man bei Deutungen vor allem daran denken.

Fallbeispiel

Ein 1988 56jähriger, männlicher Kolitispatient kommt 1977 zum ersten Mal in unsere stationäre Behandlung. Seine Biographie ist gekennzeichnet von Demütigungen sowohl in der Familie als auch im Beruf. Zusätzlich ist er aus den deutschen Ostgebieten vertrieben, fühlt sich in der BRD aufgrund seines Dialekts häufig nicht anerkannt, als Gastarbeiter diskriminiert. In der homogenen Kolitisgruppe ist er angepaßt, klagt viel, vor allem über das Unverständnis seiner Vorgesetzten. Er bleibt 6 Wochen stationär. 1979 und 1981 kommt er erneut im Sinne einer Etappenbehandlung zur stationären Aufnahme. 1979 nimmt er für 8 Wochen an der Kolitisgruppe teil. 1981 besteht keine Kolitisgruppe, so daß er nur das übrige stationäre Therapieangebot nutzen kann. Zwischen 1981 und 1987 macht er eine niederfrequente ambulante Behandlung, wie ich später erfahre. 1987 leite ich eine heterogene Gruppe, in die er aufgenommen werden möchte. Er nimmt lebhaft daran teil, setzt sich mit den übrigen Gruppenmitgliedern auseinander, konfrontiert sich und die anderen mit seinem Erleben und seinen Phantasien. In einer Stunde, in der es darum geht, wie anders die Situation in der Klinik sei, wie annehmend und verständnisvoll im Gegensatz zum sozialen Milieu zu Hause, zeigt er plötzlich mit dem Finger auf mich und sagt: „Damals, vor 10 Jahren, haben Sie, Herr Froehlich, zu mir in der Kolitisgruppe gesagt: Herr W., haben Sie etwa auch Gefühle?"

Ich wußte in diesem Moment, 1987, natürlich nicht mehr, was ich 1977 gesagt haben könnte. Der Patient jedoch schien es zu wissen. An Mehrdeutigkeiten lassen sich u. a. folgende sinngebende Geschehnisse aus diesem Satz in dieser Situation ableiten:
– die enorme damalige Kränkung, daß er keine Gefühle haben könnte;
– die Entwertung, die die Öffentlichmachung seines möglichen Mangels beinhaltet;
– mein Entdeckung, daß er doch Gefühle haben könnte, die das Objekt meines Begehrens sein könnten, was ihn aufwerten und gleichermaßen ängstigen könnte;
– eine Erinnerung an unsere lange, 10 Jahre dauernde Beziehung;
– eine Öffentlichmachung unserer besonderen Beziehung über die Kolitisgruppe, damit auch Offenlegung eines gemeinsamen Geheimnisses;
– ein Einbringen seiner speziellen Kolitissymptomatik in die Gruppe;

– ein Warnen der Gruppe, was alles an Kränkung durch mich möglich ist und damit eine
  Auseinandersetzung mit meiner Mangelhaftigkeit;
– ein Hinweis auf meine Verläßlichkeit;
Während des anschließenden Gruppenverlaufs artikulierte der Patient die damalige nicht
verbalisierte Kränkung. In den weiteren Stunden konnte er die Mehrdeutigkeiten zulassen
und sich weiter aktiv einbringen. Wichtig ist noch zu erwähnen, daß der Patient in den letzten Jahren keine Kolitisschübe mehr gehabt hatte. Die homogene Kolitisgruppe hat ihm die
Möglichkeit erlaubt, sich allmählich zu trennen und sich dem anderen zuzuwenden, wobei
dieser Prozeß über zweimalige Teilnahme an der Kolitisgruppe initiiert wurde.

In der Kolitisgruppe ist es immer wieder bei drohendem Objektverlust in Span-
nungssituationen möglich, sich auf der Basis der Symptomatik wiederzufinden
und dadurch Gemeinsamkeit herzustellen. Auf diesem Wege, nämlich über die
Symptomatik, wird auch jeder Patient in die Kolitisgruppe integriert. Unabhängig von der aktuell behandelten Problematik ereignet sich bei Aufnahme eines neuen Patienten in die Kolitisgruppe immer dasselbe ritualhafte Geschehen. Das Gespräch kehrt zur Symptomatik, zur Diät, zu den Medikamenten
zurück. Fast scheint es, als habe man darüber noch gar nicht gesprochen. Erst,
wenn man sich versichert hat, daß der oder die neue dieselbe Symptomatik hat,
kehrt die Gruppe zum unterbrochenen Thema zurück, als habe man vorher etwas Verbotenes getan, das erst dann wieder aufgenommen werden kann, wenn
das neue Gruppenmitglied identifiziert und markiert ist.

Die Entlassung und die Trennung von der Gruppe werden im allgemeinen
nur am Rande, in der letzten Stunde, thematisiert. Eine Bearbeitung der Trennung ist bei einer derartig kurzen Behandlungsdauer illusorisch und nicht beabsichtigt. Der Patient nimmt in seiner Phantasie die Kolitisgruppe mit. Ist eine
Etappenbehandlung vereinbart, so nimmt er während des nächsten stationären
Intervalls, wenn er will, wieder an der Kolitisgruppe teil, in welcher er für all
diejenigen, die zum ersten Mal an der Gruppe teilnehmen, als Experte eine Pi-
lotfunktion hat, die auch eine dann sehr beneidete Andersartigkeit beinhaltet.

Es kommt durchaus vor, daß ein Kolitis- oder M.-Crohn-Patient 3- oder 4mal
an der Kolitisgruppe teilnimmt, bevor er sich für eine heterogene Gruppe entscheidet. Folgendes Fallbeispiel stellt dar, was sich ereignet, wenn die Entscheidung für die heterogene Gruppe zu früh fällt bzw. die Kolitisgruppe nicht stattfindet:

Ein 54jähriger männlicher Kolitispatient kommt 1987 im Zuge eines Heilverfahrens zum
zweiten Mal in unsere stationäre Behandlung. Er kommt in meine Sprechstunde, ich er-
kenne ihn wieder. Er bringt in Erinnerung, daß er schon 1983 10 Wochen stationär hier behandelt worden sei, und daß er damals an der Kolitisgruppe teilgenommen habe. In der Zwischenzeit sei er, was seine Symptomatik angehe, weitgehend beschwerdefrei gewesen. Er
wolle jetzt wieder an der Kolitisgruppe teilnehmen. Ich erkläre ihm, daß momentan keine
Kolitisgruppe stattfinde, daß ich aber jetzt eine heterogene Gruppe leite, die dreimal in der
Woche für 1 1/2 Stunden tage, und an der er teilnehmen könne. Er sagt sofort freudig zu. In
den kommenden Wochen beteiligt er sich sehr rege an der Gruppe, indem er sich vor allem
um die Problematik anderer kümmert, sich mit anderen Gruppenmitgliedern auch recht lebhaft auseinandersetzt. Zwei Wochen vor seiner Entlassung wird er ruhiger. Nach seinem
Schweigen von anderen befragt, antwortet er, ihm fehle das Vertrauen, es bestünde keine
rechte Gemeinsamkeit, er könne sich nicht äußern, da er die Erwartung habe, die Gruppe
müsse so sein wie ein Orchester, in dem alle eine gemeinsame Melodie spielten. Danach
schweigt er wieder für zwei Stunden. Wiederum auf sein Schweigen angesprochen, sagt er,
er wundere sich, daß in der Gruppe so wenig über die Symptomatik gesprochen werde. Die

Gruppe, ihrerseits verwundert, fragt zurück, welche Symptomatik denn gemeint sei, wichtiger sei doch die zugrundeliegende Problematik. Darauf fragt der Patient, ob das denn hier nicht die Kolitisgruppe sei. Als ihm dies natürlich verneint wird, wendet er sich hilflos an mich, was denn das für eine Gruppe sei, ob ich denn nicht mehr die Kolitisgruppe leite. Erinnert an die Sprechstundensituation meint er dann, das müsse er vollkommen überhört haben. Er wirkt desintegriert, durcheinander. Im weiteren Verlauf fragt er mich, ob ich denn das Interesse an Kolitis verloren hätte. Seine Symptomatik hätte im übrigen nach langer beschwerdefreier Zeit wieder zugenommen. Gegen Ende der Therapiestunde sagt er, er würde nicht mehr zur Gruppe kommen. Die Gruppe überredet ihn, so daß er zur nächsten Gruppenstunde kommt. Die Gruppe ist erleichtert, er schweigt jedoch fast die ganze Zeit. Gegen Ende der Stunde beteiligt er sich, indem er auf ein anderes Gruppenmitglied, das sich scheiden lassen will, eingeht. Zur nächsten Therapiestunde erscheint er nicht mehr. Dafür kommt er in meine Sprechstunde, sagt, daß er das nächste Mal wieder in die Kolitisgruppe wolle, er wundere sich nach wie vor, daß es die homogene Gruppe nicht mehr gäbe, im Haus wären doch noch genügend Kolitispatienten, was er im autogenen Training für Kolitispatienten auch gesehen habe. Er fragt mich noch einmal nach meinem Interesse, ob ich denn, wenn genügend Patienten zusammenkämen, die homogene Gruppe wieder aufnehmen würde ...

Der Patient wurde offensichtlich durch die bevorstehende Trennung von der Klinik so labilisiert, daß nur die Kolitisgruppe als fortbestehendes symbiotisches Objekt die Trennungssituation gemildert hätte. Dazu kam, daß er phantasierte, daß ich ebenfalls für ihn verloren sei, da ich kein Interesse mehr an der Kolitisgruppe hätte. Die Zuwendung zur heterogenen Gruppe ist offensichtlich erst dann möglich, wenn der Patient dazu bereit ist und die homogene Gruppe gleichzeitig fortbesteht.

Die Integration von M.-Crohn-Patienten in die Kolitisgruppe bereitete mir nur anfänglich Schwierigkeiten, als ich einerseits noch nicht erkannte, daß Kolitis- und M.-Crohn-Patienten trotz der Verschiedenartigkeit der Ausgestaltung der Abwehrmechanismen homogen sind, und ich noch nicht genügend reflektierte, daß diese Abwehrmechanismen demselben Ziel, nämlich der Abwehr der Trennungsängste, dienen. So meinte ich anfangs, ich müßte angepaßte Kolitispatienten vor aggressiven M.-Crohn-Patienten in der Gruppe schützen, da letztere sich vordergründig wie „Hechte im Karpfenteich" aufführten. Dieses Schutzbedürfnis entspräche jedoch einem Nichtzulassenkönnen der Andersartigkeit und einem Nichtverstehen der unbewußten möglichen Gemeinsamkeit. Ich habe die homogenen Kolitis- und M.-Crohn-Patientengruppen 5 Jahre lang geleitet und dabei pro Jahr ca. 55 bis 60 Patienten in der Gruppe behandelt. Davon waren 209 Colitis ulcerosa- und 74 Morbus Crohn-Patienten. Die Patienten nutzten auf Wunsch zusätzlich die von Wittich (1968) beschriebene mehrdimensionale Behandlung. In allen Fällen kam es zur Besserung der Symptomatik bzw. zur Symptomfreiheit. Viele Patienten nahmen mehrmals in Intervallen an der Kolitisgruppe teil, bevor sie in eine heterogene Gruppe wechselten bzw. eine Einzeltherapie anstrebten. Heute findet die Kolitisgruppe nur noch in großen Abständen statt, da aufgrund zurückgegangener Aufnahmen von Kolitis- und M.-Crohn-Patienten nur noch selten eine Gruppe gebildet werden kann. Wir vermuten, daß im ambulanten Bereich vermehrt psychosomatisch interessierte Kollegen einen Zugang zu diesen Patienten gefunden haben.

Die homogene Anorexiegruppe

Die Idee, Anorexiepatienten in einer homogenen Gruppe für Psychotherapie zu gewinnen, entwickelte sich bei mir 1978 aus den unterschiedlichsten Beobachtungen und Erfahrungen:
- Über Einzelgespräche Kontakt zu Anorexiepatientinnen aufzunehmen, hatte sich in der Vergangenheit als überaus schwierig, zermürbend und zeitaufwendig erwiesen. Die Mehrzahl dieser in stationäre Behandlung überwiesenen Mädchen und jungen Frauen, kommt auf Druck des sozialen Umfelds, vor allem der Eltern und der ambulant behandelnden Ärzte. Bei den Patientinnen fehlt meist jegliche Krankheitseinsicht und dementsprechend die Motivation für eine klinische Psychotherapie unabhängig von möglichen lebensbedrohlichen körperlichen Folgezuständen der Verweigerung der Nahrungsaufnahme bzw. -verwertung. Der Therapeut kommt in die Rolle des „verlängerten Armes" der Mutter, die sich schon vor der stationären Aufnahme über alle ihr zur Verfügung stehenden Instrumentarien vergeblich bemüht hat, sich der Tochter, die sich ihr entzogen zu haben scheint, wieder zu bemächtigen. Dieser Ent- oder Rückzug resultiert immer aus einem schmerzhaften Trennungserlebnis, welches nicht hingenommen werden kann und darf. Dadurch kommt es zur Konstruktion der anorektischen Symptomatik, zum Kampf gegen die Teilung. Die Rekonstruktion der Mutter-Kind-Dyade durch die anorektische Symptomatik wird nun von der Patientin erbittert gegen jeden erneuten Trennungsversuch verteidigt, da nur sie das verlorengegangene Paradies wiederzugewinnen, den Wunsch nach Befriedigung zu erfüllen, verspricht. Damit trifft der Therapeut auf einen erbitterten Widerstand, die psychischen und instrumentellen Faktoren zu suchen, die der anorektischen Symptomatik zugrunde liegen, da dies schon eine erneute Auflösung der rekonstruierten Mutter-Kind-Dyade bedeutet. So erlebt sich der Therapeut in der Initialphase von Einzelgesprächen oft sehr hilflos und ohnmächtig. Deutungsversuche werden zwar gern aufgenommen, aber entweder in die Abwehrstrategien eingebaut oder als unbrauchbar wieder ausgespuckt. Das Aufzeigen der instrumentellen Möglichkeiten abzumagern, wird von den Patientinnen hingenommen, die Unerklärbarkeit der eigenen Abmagerung bleibt bestehen. Je mehr der Therapeut auf theoretisches Wissen zurückgreift, um sich nicht ständig mit der eigenen Hilflosigkeit und der daraus resultierenden möglichen Aggressivität konfrontieren zu müssen, je mehr er zum Herrn des Wissens wird, desto ferner rückt die therapeutische Beziehung. Je invasiver die Therapieversuche erfolgen, desto mehr verstärkt sich die Symptomatik.
- Wir hatten bei der Behandlung von Kolitis- und Anorexiepatienten in heterogenen Gruppen immer wieder erlebt, daß diese Patienten im Gruppenprozeß sehr schnell in die Omegaposition rutschten, wodurch sich die Symptomatik im Sinne der Regression auf die Körperebene verschlechterte. Über Untergruppenbildung kam es darüber hinaus zur weiteren Abwehrstabilisierung, so daß in der Initialphase des psychotherapeutischen Zugangs die Behandlung von Kolitis- und Anorexiepatienten in einer heterogenen Gruppe regelmäßig scheiterte.

- In der homogenen Kolitisgruppe hatte sich gezeigt, wie wichtig ein gemeinsames Symptom sein kann, um über die Anerkennung des Symptoms der anderen Gruppenmitglieder dyadische Beziehungen herzustellen und die Verschiedenartigkeit des anderen ertragen und sich damit auseinandersetzen zu können.
- In der Klinik, in den Aufenthaltsräumen und sonstigen gemeinsamen Räumlichkeiten, war immer wieder zu sehen, wie sich Anorexiepatientinnen zusammenfanden und Spontangruppen bildeten. Es lag nahe, diesen Hinweis der Patientinnen für den therapeutischen Zugang im Sinne einer homogenen Gruppe zu nutzen.
- Schon Schmidt-Thieme hatte Anfang der 70er Jahre homogene Anorexiegruppen in unserer Klinik gebildet und aufgezeigt, daß sich dadurch der Widerstand nicht um die Anzahl der Patienten vervielfachte, wie viele Kritiker befürchtet hatten, sondern er hatte darauf hingewiesen, daß die homogene Anorexiegruppe bezüglich ihrer Symptomatik homogen sei, bezüglich ihrer Abwehrmechanismen heterogen. Aus dieser Heterogenität der Abwehrmechanismen leitete er damals ab, daß es zu einer Auflockerung in der Anorexiegruppe kommen würde und nicht zu einem Zusammenschluß der einzelnen Abwehrmechanismen im Sinne eines gemeinsamen Widerstands (vgl. Schmidt-Thieme 1977).

Meine Hypothese hierzu ist, daß die Auflockerung des Widerstandes durch die Einigung auf die Symptomatik und die Neugier des einzelnen, sich mit der Symptomatik des anderen zu beschäftigen, erfolgt. Die Zuwendung zum Symptom des anderen erhöht die Trennungsangst nicht, da zwar die Artikulation der rekonstruktiven Mechanismen Trennung ist, es aber auch zu einer dyadischen Verbindung der einzelnen Gruppenmitglieder über die Abwehrstrategien kommt.

Ende 1978 begann ich mit der homogenen Anorexiegruppe. Die Gruppe fand 5mal in der Woche statt, jeweils für 60 Minuten, immer um 13.00 Uhr, nach dem Mittagessen. Die Uhrzeit resultierte aus der Erfahrung, daß die Patienten sich nach dem Mittagessen besonders häufig auf ihr Zimmer zurückzogen, um die Nahrung wieder von sich zu geben. Es ging mir darum, dieses Geschehen nach dem Essen auf dem Zimmer möglichst in der Gruppe, in der Therapie erkennbar zu machen. Die Gruppe setzte sich nur aus weiblichen Anorexiepatienten zusammen. Ein einmaliger Versuch, einen männlichen Anorexiepatienten zu integrieren, scheiterte und schien mir im Nachhinein auch nicht sinnvoll. Die Anzahl lag ähnlich wie bei den Kolitisgruppen zwischen 5 und maximal 10 Teilnehmern.

Anders als in der Einzeltherapie, in der in der Initialphase das Geheimnis der Abmagerung und der damit verbundenen Manipulationen und Mechanismen aufrecht erhalten werden muß, kommt es in der homogenen Gruppe sehr schnell zur Offenlegung der Abmagerungspraktiken, da jede Patientin alle Techniken bestens kennt. Versuche, sich bedeckt und unwissend zu zeigen, werden sehr rasch aufgegeben und weichen einer genüßlichen, ins Detail gehenden Beschreibung, wie es gelungen ist, das bisherige Milieu zu täuschen und zu dominieren. Aus den dargestellten, sich ähnelnden Biographien wird den Gruppenmitgliedern oft sehr schnell deutlich, wie sehr sie sich bis zum Ausbruch der Erkrankung den familiären Forderungen angepaßt haben, wie ähnlich die Reduktion auf Leistung und Funktion um der Symbiose willen verlaufen ist, wieweit aber auch die dadurch entstandenen Größenphantasien ihnen enteilt sind und durch die Symptomatik wieder hergestellt werden konnten.

Die Auslösesituationen für die Erkrankung sind oft unscheinbar und werden eher bagatellisiert. Im Hintergrund steht jedoch immer die Gefahr des Verlusts der Funktion, der Auflösung der Dyade. Sei es durch die körperliche Heranreifung zur Frau, die einen anderen Beziehungsaspekt zu den Eltern mitbeinhaltet, sei es durch eine Kränkungssituation, durch die diese geänderte Körperlichkeit an den Pranger gestellt wird, sei es ein Leistungsabfall oder eine berufliche Umorientierung, immer geht es um die Bedrohung der Symbiose, die durch eine Wendung des Subjekts in Richtung Körper als denjenigen Part, der die Schuld trägt, rekonstruiert wird. Jetzt wird der Körper zur Funktion, der, weil er begehrt, dominiert werden kann und muß. Je nach Lust des Subjekts wird er mit Essen überschüttet oder durch Nahrungsentzug bestraft. Er wird mit Zigaretten gebrannt und gepeinigt, er soll zeigen, was er aushalten und leisten kann. Ausgemergelt und reduziert demonstriert er gleichzeitig Größe dadurch, daß er überlebt. „Ich war die einzige in unserem Dorf, alle haben nur geflüstert, wenn sie mich sahen", schilderte eine Patientin.

In dieser rekonstruierten Dyade steht die reale Mutter hilflos daneben, sie hat keinen Einfluß mehr, denn das Subjekt hat sie ersetzt. Wenn Bruch sagt, daß diese Patientinnen nicht „Herr im eigenen Haus" sind, so meine ich dazu, daß es das eigene Haus noch nie gegeben hat, daß es immer nur die Dyade gab, in der jetzt das Subjekt durch die Symptomatik zum Herrn wird. Das eigene Haus war zuvor besetzt durch die Mutter, deren Triebfeindlichkeit und Bedürfnis, den eigenen Mangel durch die Tochter als Funktion ungeschehen zu machen. Durch die Symptomatik wird die reale Mutter scheinbar überflüssig. Je größer ihr Versuch, wieder Einfluß zu gewinnen, desto mehr identifiziert sich das Subjekt über die Symptomatik mit ihr, der Kampf mit dem Körper wird intensiviert. Die Regression bedeutet nicht nur Wiederherstellung der Dyade, sondern beinhaltet gleichzeitig auch den Trennungsversuch, wie Baering (1968, unveröffentlicht) darstellt: „Das heißt, der Körper der Magersüchtigen würde sowohl Selbstanteile als auch Teile des Objekts repräsentieren, so daß es durchaus verständlich wäre, wenn die Magersüchtige durch Hungern versucht, sich ihres Körpers, der ja auch den der Mutter repräsentiert, zu entledigen." Ich meine, daß es nicht nur um die Entledigung geht, sondern auch immer wieder um die Auferstehung, damit um die bislang nicht artikulierten Todeswünsche und den Versuch, die Konstituierung des Objekts und damit „das eigene Haus" zu realisieren. Dazu folgendes Fallbeispiel:

Eine 20jährige Patientin berichtet in der Gruppe folgenden Traum: Ich lag auf dem Totenbett. Mein Freund kam mit seinem Freund herein und sagte zu ihm: „Mit der können wir nichts mehr machen." Sie gingen hinaus, ich war erleichtert und wußte, jetzt kann ich leben.

Durch die Artikulation per se der die Anorexie unterhaltenden Mechanismen in der Gruppe wird die psychosmatische Dyade gelockert, die Gruppenmitglieder nehmen Beziehungen zueinander auf, die durch die gemeinsame Erfahrung gstützt wird. Bei der Behandlung von Anorexiepatientinnen ist es also wichtig, den Patientinnen ein Setting anzubieten, in dem sie ihre destruktiven und rekonstruktiven Praktiken, den Kampf um den Körper darstellen und gleichzeitig Beziehungen aufnehmen können. Dies ist über die homogene Gruppe möglich. Da der Therapeut in diese Entwicklung miteinbezogen wird, ist damit der dritte, der Vater, von Anfang an dabei und wird getestet, ob er genauso schwach ist wie der leibliche Vater, auf welche Weise er besetzt, was er begehrt und was er lassen kann. Die entstehenden Rivalitäten führen oft wieder zur Regression auf Körperebene, doch können und müssen diese Prozesse dann vom Therapeuten angesprochen werden. Wenn in diesen Situationen gleichzeitig noch der Einzeltherapeut zur Verfügung steht, kann dieser auch zum notwendigen Rückhalt für die Auseinandersetzungen in der Anorexiegruppe werden.

Die Patientinnen entwachsen der Anorexiegruppe, wenn sie Beziehung zu ihren Einzeltherapeuten aufgenommen haben. Es ist wichtig, sie dann auch gehen zu lassen und ihnen die Möglichkeiten anderer, heterogener Gruppen, die Gestaltungstherapie oder konzentrative Bewegungstherapie zu eröffnen.

Versuche, Patientinnen mit anorektischer Reaktion sofort in die heterogene Gruppe zu integrieren, scheiterten, da diese Patientinnen von den übrigen Gruppenmitgliedern nicht als ihresgleichen identifiziert und als „böses Mutterobjekt" besetzt wurden.

Die klinischen Behandlungszeiten für Anorexiepatientinnen lagen zwischen 3 und 6 Monaten. Die beschriebenen Erfahrungen stützen sich auf eine Gesamtzahl von 97 Anorexiepatientinnen, die ich in homogenen Gruppen behandelt habe. Bei der überwiegenden Anzahl der Patientinnen gelang es, sie für die psychotherapeutische Arbeit zu gewinnen, Objektbeziehungen herzustellen und dadurch entscheidende Symptomverbesserungen zu erreichen. Eine Minderzahl brach die Behandlung vorzeitig ab, bzw. „rettete" sich vor dem therapeutischen Zugang durch schnelle Gewichtszunahme und anschließende Entlassung, ohne daß ich den Eindruck gewonnen hatte, daß eine gemeinsame Reflexion möglich geworden war. Der beschriebene Zeitraum erstreckt sich über 3 Jahre.

Zusammenfassung

Die homogene Gruppe bietet Patienten mit psychosomatischen Krankheiten im engeren Sinn die Möglichkeit, die intraorganische-, die psychosomatische Besetzung über die Beziehungsaufnahme zum Symptom der anderen Gruppenmitglieder aufzugeben, ohne daß Trennungsängste die Patienten überfluten. Das sich auf der Ebene der Symptomatik ereignende Geschehen wird in Szene gesetzt, kann artikuliert und als Thematik bearbeitet werden. Die Möglichkeiten und Grenzen der klinischen homogenen Gruppe sind durch die zugrundeliegende individuelle Psychodynamik der Gruppenmitglieder gegeben. Nur vor diesem Hintergrund ist es verstehbar, daß die Psychotherapie von „psychosomatisch Kranken" sich über Jahre erstreckt, wobei die stationäre Behandlung durch mehrere Etappen im Sinne der fraktionierten Behandlung für sich allein wirksam sein kann oder als Initialbehandlung für eine sich anschließende ambulante Psychotherapie.

Die krankheitsorientierte Gruppentherapie im Rahmen der psychosomatischen Behandlung von Patienten mit Asthma bronchiale

H.-C. DETER

Die Entwicklung der krankheitsorientierten Gruppentherapie stand in engem Zusammenhang mit den Veränderungen internistischer und psychosomatischer Anschauungen zum Asthma bronchiale (Weiner 1977).

Nach den ersten Entdeckungen des Zusammenhangs innerseelischer Konflikte mit dem Entstehen von Asthmaanfällen durch Federn 1913 hatte es eine wahre Flut von Beobachtungen und Erfahrungen von Internisten und Psychotherapeuten zur psychichen Entstehung des Asthma bronchiale gegeben. Zwar wurde auch immer ein somatisches Entgegenkommen bei der Erkrankung betont (z. B. Alexander 1971), der dieses den Faktor X nannte), letzlich aber das Asthma als spezifisches seelisches Problem aufgefaßt (deBoor 1965), das mit speziellen auf das innerpsychische System ausgerichteten Verfahren behandelt wurde. Übende Verfahren, wie das autogene Training oder die Atemgymnastik erschienen vom psychotherapeutischen Standpunkt aus als zu unspezifisch, um längerdauernde Effekte erzielen zu können. Parallel zur zunehmenden Betonung der (spezifischen) Psychogenese des Asthmas durch die Psychotherapeuten (z. B. Jores 1967; Groen 1959) wurde von Pneumologen die Annahme einer Psychogenese bald als unwissenschaftlich abgelehnt und eine Therapie ausschließlich im somatisch-naturwissenschaftlichen Behandlungssystem favorisiert (Werner 1962). Dieses führte zu einer Spaltung des medizinischen Versorgungssystems: Ein kleinerer Teil der Ärzte behandelte Asthmatiker überwiegend psychotherapeutisch und der andere, größere Teil ausschließlich somatisch mit den neu entwickelten wirkungsvollen ß2-Sympathomimetika und Steroiden. Beide Therapieeinrichtungen schienen in ihrer ideologischen Ausschließlichkeit kontraproduktiv und eine Berücksichtigung verschiedener Krankheitsaspekte in einem kombinierten Behandlungsverfahren zunehmend dringlicher.

Als für eine Kooperation begünstigende Faktoren erwiesen sich auf pneumologischer Seite, daß
1. eine medikamentöse Einstellung für die Besserung von Asthmabeschwerden nicht in jedem Fall ausreichte und oft Probleme mit der Compliance hierfür verantwortlich waren und
2. pathophysiologisch nachgewiesen werden konnte, daß von den Patienten selbst bei einem erst einmal vorhandenen Asthma durch Hyperventilation, Husten und zentral durch Konditionierung weitere Asthmaanfälle ausgelöst werden.

Von psychotherapeutischer Seite waren einerseits die Modifikationen der schulenspezifischen Technik (s. auch den Beitrag von Hahn in diesem Band) für einen kooperativen Behandlungsansatz förderlich. Andererseits war das Aufkommen von neueren Psychotherapieverfahren, die nicht nur das innerpsychische System, sondern auch das Verhalten, die sozialkommunikativen Fähigkeiten eines Patienten, die Beziehung zu seiner Familie oder seine soziale Lage i. allg. zum Ziel hatten und wirkungsvoll therapeutisch beeinflussen konnten, für eine differenziertere Sichtweise hilfreich.

I. Stand der therapeutisch-psychosomatischen Anschauungen zum Asthma bronchiale (Deter 1986 a):

1. *Das Asthmasyndrom als eine ubiquitäre Erkrankung findet sich bei 1–4 % der Bevölkerung.* Deshalb schien es nicht sinnvoll, von einer psychosomatischen, sondern eher von einer inneren Erkrankung mit multifaktorieller Genese zu sprechen, bei welcher psychische Faktoren einen besonders hohen Stellenwert haben (Horton et al. 1978). Daraus folgt, daß es Aufgabe einer sich als kurativ verstehenden psychosomatischen Medizin ist, nicht nur psychisch auffällige Patienten in speziellen psychotherapeutischen Einrichtungen zu behandeln, sondern für das „Problem Asthma" Behandlungsstrategien zu entwickeln (Deter 1981).
2. *Patienten mit Asthma sind aus internistischer und sozialmedizinischer Sicht ein Problem.* In England starben beispielsweise 1979 über 1000 Patienten im Alter zwischen 5 und 35 Jahren an dieser Erkrankung. Die direkten und indirekten Kosten durch medizinische Leistungen, Arbeitsunfähigkeit und Krankenhaustage wurden in den USA auf über 1 Mrd. US-Dollar pro Jahr geschätzt (McCombs et al. 1979). Neue, d. h. auch psychosomatische Behandlungskonzepte bleiben in dieser Situation von großer Bedeutung.
3. *Asthma erscheint heute anders als früher angenommen nicht als einheitliche Erkrankung.* Aufgrund der sehr differenzierten Pathophysiologie sind mindestens 5 Wege denkbar, auf denen Asthma entsteht, und das hat natürlich auch psychotherapeutische Konsequenzen.
   Das *Intrinsic-Asthma*, das meist in der zweiten Lebenshälfte entsteht und im Zusammenhang mit chronischen Infekten gesehen wird.
   Das *Extrinsic-Asthma*, das eher bei jüngeren Patienten auftritt und als Allergiegeschehen aufzufassen ist.
   Das *Anstrengungsasthma*, das durch starker körperliche Belastungen ausgelöst wird.
   Das *physikalisch-toxische Asthma*, das durch chemische Dämpfe oder andere Noxen entsteht.
   Das *psychogene Asthma*, das pathophysiologisch entweder als Fehlatmung (Dekker 1962) oder als zentral gesteuerter reflektorischer Bronchiolenspasmus beim empfindlichen Bronchialsystem begriffen wird.
4. *Das Konzept der Asthmapersönlichkeit bzw. der Spezifität von Konflikten scheint nicht mehr uneingeschränkt gültig.* Zwischen Kranken, die Asthma

hatten und einer Kontrollgruppe von chirurgischen Patienten fanden Kerek-jarto et al. 1981 in einer methodisch sehr sorgfältig durchgeführten Studie pauschal folgende Unterschiede:
Asthmapatienten waren reizbarer, innerlich gespannter, sensibler und weniger lebenszugewandt. Sie hatten häufiger unbewußte Ängste und eine geringere nach außen gerichtete bzw. eine stärker gegen die eigene Person gerichtete Aggressivität. Sie waren sozial stärker angepaßt, wobei nichtallergische Asthmatiker psychosomatisch gestörter, reizbarer, introvertierter, phobischer und aggressiver gegen sich selbst waren als allergische Asthmapatienten.
Allerdings schienen diese gemeinsamen psychischen Auffälligkeiten von Asthmapatienten vielfach durch eine krankheitsabhängige psychische Entwicklung entstanden zu sein, während mögliche frühkindliche Konflikte eher unspezifisch waren. So fand Studt 1972, der 82 Asthmapatienten auf psychodiagnostische Strukturen und Auslösesituationen hin untersuchte, depressive und zwanghafte, aber auch eine Vielzahl von Mischstrukturen bei seinen untersuchten Kranken und viele mögliche Auslösesituationen für die Krankheit.
Weiner (1977) meinte, dieses Thema in einer Literaturübersicht zusammenfassend, daß der typische von Alexander (1971) beschriebene Ambivalenz- und Trennungskonflikt von der Mutter immerhin noch bei 50% aller Asthmapatienten nachzuweisen ist.
Diese Ergebnisse wiesen darauf hin, daß die Hypothese von der „Spezifität eines psychoanalytisch darstellbaren Konfliktes" für alle Asthmapatienten nicht allein befriedigen konnte. Es zeichnen sich parallel zur somatischen Einteilung psychodiagnostische Spezifizierungen in Subgruppen ab.
Während also die Frage der psychosomatischen Krankheitsentstehung des Asthma als insgesamt nicht geklärt gelten mußte, erschienen neuere Konzepte zur Spezifität von Auslösesituationen einzelner Anfälle, die aus der Münchner Arbeitsgruppe um Kuhn et al. (1981) nach psychophysiologischen Untersuchungen vorgelegt wurden, als ein neuer weiterführender Ansatz zur Spezifitätsforschung.

5. *Neuere Konzepte zur Spezifität von Auslösesituationen einzelner Anfälle:*
Die im folgenden geschilderte Situation sollte als eine von mehreren psychopathologisch bedingten Wegen der Anfallsentstehung angesehen werden, wobei diese Konstellation als der wichtigste psychodynamisch wirksame Mechanismus der Anfallsentstehung erschien. Die Autoren beschrieben diesen spezifischen Auslösekonflikt für die Asthmasymptomatik in folgender Weise:
„In den von uns durchgeführten Untersuchungen kristallisiert sich eine Situation heraus, in der sich der Asthmakranke zunächst mit einer Aggression konfrontiert sieht, durch die er aufgefordert wird, sich zur Wehr zu setzen. In dieser Situation treten Angst durch reaktive Aggression und insbsondere Schamgefühle infolge der verspürten Unfähigkeit und des Mangels auf, sich in souveräner und adäquater Weise wehren zu können. Diese aufkommenden unangenehmen Affekte werden von dem Asthmakranken abgewehrt, er verhält sich gleichsam paradox, anstatt sich zu wehren und sich zu be-

haupten, wie z. B. durch Laut geben, kehrt er sich hilfesuchend um und hofft auf Schutz und Geborgenheit. Die Sehnsucht, zu der Mutter oder einem mütterlichen Ersatzobjekt zurückzulaufen, wird aktiviert, wodurch es zu einem gefühlsmäßigen Rückzug in eine erhöhte infantile Abhängigkeit kommt. Der als Verbündeter ausgewählte Partner ahnt nichts von der ihm zugewiesenen situationsbezogenen Rolle. Der Asthmakranke wiederum fühlt sich übersehen und in seinem unbewußten Bedürfnis nach Behütetwerden abgelehnt, verstoßen und im Stich gelassen. Dieses Erleben des Asthmakranken mobilisiert in verstärktem Maße Angst und v. a. eine Enttäuschungswut, die abgewehrt werden muß, da sie die infantile Abhängigkeit offenkundig werden ließe, was Schamgefühle hervorrufen würde. Es kommt so zu einer noch stärkeren Ausrichtung auf die Befriedigung regressiver hilfesuchender Strebungen und es entwickelt sich ein Zustand absoluter Wehrlosigkeit mit dem Gefühl des völligen Ausgeliefertseins" (Kuhn et al. 1981).
Aufgrund der eigenen klinischen Erfahrung erschien diese Beschreibung sowohl für die Situation bei der Auslösung einzelner Anfälle als auch für das Entstehen längerfritiger asthmatischer Krisen zutreffend.

6. Weil die Frage der Asthmapersönlichkeit letztlich als nicht geklärt gelten mußte, geriet *das Phänomen der krankheitsabhängigen Persönlichkeitsentwicklung* stärker ins Zentrum der Aufmerksamkeit. In diesem Zusammenhang ließen sich weniger die Entstehungsbedingungen der Krankheit, sondern eher ihre Auswirkungen auf die Persönlichkeit des Asthmapatienten verfolgen. So kam es nicht von ungefähr zu der Frage, ob die „typischen" Persönlichkeitsmerkmale der Asthmakranken nicht durch die Krankheit erst entstanden waren. Dieser Ansatz führte zu einer Entwicklung, die unsere theoretischen therapeutischen Auffassungen vom Asthma einem deutlichen Wandel unterworfen haben. Die Krankheit wurde jetzt als Krise aufgefaßt, die besondere psychische Ressourcen und innere Bewältigungsmechanismen freisetzt, aber auch zu chronifizieren droht, wenn solche „Anpassungsmechanismen" versagen.

7. *Bishierige psychosomatische Behandlungsansätze bei Asthmapatienten haben nur teilweise den Nachweis ihrer Wirksamkeit erbracht; sie sind immer nur bei einem Teil der Kranken anwendbar.*
Bei der Diskussion von Art und Schwere psychischer Störungen bei Asthmapatienten kamen wir schnell zu der Frage: Soll bei jedem Asthmakranken eine Psychotherapie angewandt werden? Damit stießen wir auf das Problem der Differentialindikation zur psychosomatischen Behandlung beim Asthma bronchiale: Welcher Patient soll psychosomatisch behandelt werden und mit welchem Ziel? Konfliktaufdeckend oder konfliktzudeckend, psychoanalytisch orientierte Therapie oder autogenes Training? Daß diese Kranken oftmals psychisch auffällig waren und einer adäquaten „psychischen Führung" bedurften, wurde eigentlich von niemandem mehr ernstlich bestritten.
Die Entwicklung psychoanalytischer und psychosomatischer Behandlungsverfahren bei Patienten mit Asthma bronchiale hatte bisher zu wirksamen psychotherapeutischen Techniken geführt:

Für die *analytisch fundierte Gruppentherapie* erschienen die Untersuchungen von Groen u. Pelser (1960), für die *stationäre psychosomatische Therapie* die Arbeiten von Jores (1967) und Baerwolf (1958) und für die *ambulante psychoanalytische Behandlung* die Ergebnisse von de Boor (1965) und Schöttler (1981) beispielhaft. Aber auch die Gesprächs- und Soziotherapie (Philippus u. Nacman 1966), die Atemtherapie (Curtius 1965), das autogene Training (Schaeffer 1975) und die Hypnosebehandlung (Citron 1968) hatten positive Effekte auf die Asthmakranken nachweisen können. Darüberhinaus zeigten sich auch in den verhaltenstherapeutischen Therapiestudien der letzten Jahre günstige Wirkungen (Richter u. Dahme 1982). Es sollte allerdings nicht verschwiegen werden, daß gegen viele psychosomatische Therapiestudien methodische Einwände geltend gemacht wurden. Dennoch war es offensichtlich, daß in bestimmten Fällen von Asthma eine der angeführten Spezialbehandlungen hilfreich sein konnte.

Die spezielle therapeutische Behandlung von Asthmapatienten erforderte aber besondere Bedingungen im Umfeld. Hier war eine gute Kooperation mit dem Hausarzt, der die medikamentöse Krisenbehandlung übernahm, unumgänglich, und das bedeutete real letztlich die Einbeziehung eines „zweiten Therapeuten". Bei jeder psychosomatischen Therapie spielte die Angst des Patienten und die Angst des Therapeuten wegen der möglichen Todesgefahr durch die Asthmasymptomatik eine nicht unerhebliche Rolle für die Therapie. Das wurde durch Berichte über zu kurze Therapien und über tödliche Ausgänge zur Urlaubszeit des Therapeuten oder nach Ende der Behandlung unterstrichen. Das Problem des jederzeit präsenten und hilfsbereiten Arztes, den der Asthmatiker brauchte, war vom Psychotherapeuten oft nicht allein zu lösen.

Für ein breiter definiertes psychosomatisches Behandlungskonzept von Asthmapatienten geriet deshalb *die Beziehung zwischen Allgemein- oder somatischem Facharzt und dem Patienten* ins Zentrum des psychosomatischen Interesses[1] und darüberhinaus auch bei den betroffenen Patienten Fragen der Krankheitsverarbeitung und des Krankheitsverhaltens, deren Beachtung ja auch zu den ureigenen ärztlichen Aufgaben gehörte.

Wie wichtig die Arzt-Patienten-Beziehung bei Asthmapatienten war, wurde durch die Tatsache unterstrichen, daß hier Placebogaben in Tablettenform in 36 % und als Injektion in 57 % der Fälle wirksam waren (Illig u. Simon 1964). Diese Arzt-Patienten-Beziehung wurde v. a. von folgenden Merkmalen strukturiert, die sich auch in der Literatur als Typen der Beziehungsaufnahme und Kontaktgestaltung von Asthmapatienten in verschiedenen Varianten wiederfinden ließen:

a) *Die Schwierigkeit, Vertrauen zu fassen.* Eine lange Leidensgeschichte, der Umgang mit vielen und qualitativ unterschiedlich mit der Asthmasymptomatik vertrauten Ärzten bzw. verschiedenen Heilmethoden sowie die subjektiv ständig erlebte Todesgefahr führte zu einer gewissen Vorsicht der Patienten im Umgang mit Ärzten.

---

[1] Aber natürlich auch zwischen psychosomatischem Fachmann und Patient.

b) *Die Exaktheit und Realitätsnähe der ärztlichen Informationen und Verhaltensanweisungen.* Die Asthmapatienten bekamen jeden Medikamentenfehler direkt und drastisch zu spüren. Sie mußten ihren Glauben an die Verordnung der Ärzte immer wieder mit den früher gemachten möglicherweise schlechten Erfahrungen in Einklang bringen. So wurde ein Aushandeln zwischen dem „objektiven Wissen des Arztes" und den subjektiven Erfahrungen der Patienten nötig, – das Ergebis hing einmal von der Angst und dem Mißtrauen der Kranken und zum anderen von der persönlichen Überzeugungskraft der Ärzte ab. Es schien wichtig, daß die Patienten in dieser Auseinandersetzung Recht behielten, d. h. daß die theoretisch sinnvolle medizinische Therapie immer der individuellen Realität der Patienten angepaßt wurde.

c) *Die Angst vor der einengenden Beziehung und das Wechselspiel von emotionaler Nähe und Distanz.* Es bestand beim Patienten der Wunsch nach vertrauensvoller Nähe und Zuwendung und andererseits aufgrund der pesönlichen Erfahrungen vor und nach Krankheitsbeginnn die Angst vor der einengenden und überwältigenden Beziehung. Durch das Aushandeln von ärztlichen Maßnahmen erlangte der Patient einerseits Selbständigkeit und Distanz in der Beziehung zum Arzt und andererseits das Vertrauen, Unstimmigkeiten auszusprechen, wobei die Grundhaltung des Arztes der Gefahr entgehen mußte, zu überfürsorglich einengend, aber auch zu wenig interessiert zu erscheinen.

d) *Die Ambivalenz libidinöser und aggressiver Gefühle.* Oft zeigte sich die sog. Ambivalenz der Gefühle der Patienten in einem Übertragungsangebot und einem anschließenden mißtrauisch gefärbten Rückzug. Das wies manchmal auf eine zugrundeliegende neurotische Entwicklung hin, durch die frühkindliche Wünsche, geliebt zu werden, aber auch Ängste, Wut und Insuffizienzgefühle in die Arzt-Patienten-Beziehung miteinbezogen wurden.

e) *Der offene und der verdeckte Ärger.* Oft konnte offener oder verdeckter Ärger über den Arzt oder eine bestimmte Situation entstehen. Aufgrund der realen und phantasierten Abhängigkeit vom Arzt wurde der Ärger aber nicht ausgedrückt und machte sich zeitweilig auch in Asthmaanfällen Luft.

f) *Die Angst vor der Trennung.* Aufgrund der Bedrohung durch die schwere Erkrankung war der Patient auf eine sichere therapeutische Beziehung angewiesen, auf die er sich im Ernstfall verlassen mußte. Hatte sich erst einmal eine Vertrauensbasis ergeben, spielte die Angst vor der Trennung vom „stützenden" Beziehungsobjekt eine zunehmend größere Rolle. Trennungen wurden letztlich als extrem traumatisierend erlebt.

g) *Das Wissen des Arztes und seine Erfahrungen mit der Krankheit Asthma.* Schließlich schien eine scheinbar ganz banale, aber aus unserer Sicht doch entscheidende psychosomatische Einflußvariable für die Arzt-Patienten-Beziehung von Asthmapatienten wichtig zu sein: Die pneumologische Fachkompetenz. Wer Fragen wie: Welches Asthmamedikament macht mich so nervös; ist Akupuktur günstig für mein Asthma; wie bekomme ich den zähen Schleim aus den Bronchien, wenn die Medikamente nicht helfen; sollte ich zur Kur ins Gebirge oder an die Nordsee fahren; ich kann beim Anfall das Wasser nicht halten und schäme mich, was soll ich tun; – richtig beantworten konnte, der hatte es in der Beziehung zum Asthmapatienten leichter. Diese Fragen waren Vertrauenstests zur Prüfung der Kompetenz des Arztes und konnten somit Beziehungsfallen für die gemeinsame Arbeit werden. Die Antworten erhöhten entweder das Mißtrauen des Patienten oder stärkten eine vertrauensvolle Arzt-Patienten-Beziehung.

Darüberhinaus erschienen die von Moos (1977) beschriebenen „coping-skills", die eine Stärkung der inneren Krankheitsverarbeitung und die Förderung eines adäquaten Krankheitsverhaltens zum Ziel hatten, als wichtige Ansätze, die Arzt-Patienten-Beziehung mit Asthmakranken therapeutisch wirksam zu gestalten. So forderte Moos z. B., als für die psychische Krankheitsbewältigung besonders wichtig, das körperliche Risiko einer Krise so gering wie möglich zu halten und wichtige Informationen über die Krankheit zu geben ebenso wie den Patienten innere Sicherheit und emotionale Unterstützung zu vermitteln. Der Kranke sollte bestimmte krankheitsnotwendige Verfahren lernen und konkrete Ziele, bezogen auf seine Krankheit, vorgegeben bekommen. Er sollte über mögliche Krankheitsausgänge informiert werden und (wenn ihm dies möglich war) sogar einen höheren Sinne in seiner Erkrankung sehen können.

II. Die krankheitsorientierte Gruppentherapie

1. Einführung

In meiner Tätigkeit als internistischer Stationsarzt machte ich häufig die Erfahrung, daß ich den Patienten in ihrer seelischen Situaion nicht immer in ausreichendem Maße helfen konnte. Auf der anderen Seite waren nur wenige von diesen Kranken in eine spezielle psychoanalytisch-psychosomatische Behandlung zu vermitteln. Ein psychosomatisches Behandlungskonzept, das bei Asthmakranken psychosomatische und internistische Vorstellungen zu integrieren vermochte, stand praktisch nicht zur Verfügung. Vor diesem Hintergrund schien es gerechtfertigt, nach einem neuen psychosomatischen Behandlungsverfahren zu suchen. Für ein eigenes Therapiekonzept konnten wir auf Erfahrungen der holländischen Arbeitsgruppe um Groen u. Pelser (1960) mit Asthmatikergruppen und auf Erfahrungen von Hahn (1971) mit Herzinfarktgruppen zurückgreifen. Aus diesen Arbeiten und den eigenen Erfahrungen in der Medizinischen Klinik Heidelberg wurde das *Konzept der krankheitsorientierten Gruppentherapie* entwickelt.

Im Gegensatz zur analytischen Gruppentherapie, die als Standardverfahren bei Neurotikern und ausgewählten psychosomatischen Patienten primär konfliktorientiert angewandt wird, hatte die krankheitsorientierte Gruppentherapie primär die Krankheit und die speziellen Probleme der Krankheitsverarbeitung zum Ziel. Die Behandlungsergebnisse sprachen eindeutig für den Wert eines solchen Vorgehens. So bekamen Herzinfarktkranke ihren zweiten Herzinfarkt nicht oder später als eine Kontrollgruppe und hatten weniger Symptome (Friedemann et al. 1984; Rahe et al. 1973). Diabetiker lernten die schwierigen Diät- und Spritzverfahren besser (Herskowitz 1936; Petzold 1985), die Überlebensrate und die psychosozialen Probleme bei Krebspatienten konnten verbessert werden (Weisman u. Worden 1975) und Asthmapatienten, die in Gruppen behandelt wurden, waren nach der Behandlung in einem klinisch besseren Zustand als ihre unbehandelten Leidensgenossen (Groen u. Pelser 1960).

Wir versuchten Patienten einer psychosomatisch orientierten allgemeininternistischen Station (Köhle et al. 1977; Deter et al. 1979) in Gruppen zu betreuen und nach der Entlassung ambulant weiterzubehandeln. Hierbei wollten wir das Angebot der Station zur Aussprache, einer gewissen Distanzierung von der Familie und dem sozialen Lebensraum sowie die Vermittlung von Hilfstechniken wie Atemtherapie oder autogenem Training weiter aufrechterhalten.

Das therapeutische Angebote in der Gruppe für die Asthmapatienten bestand aus folgenden Elementen:

a) *Die Aufklärung über die Krankheit* erschien als eine selbstverständliche Pflicht der Ärzte; diese wurde aber meist nicht ausreichend intensiv durchgeführt. Dabei war ihr Wert ganz eindeutig: Sie hatte einmal den Zweck, dem Patienten die Angst zu nehmen, zum anderen ihn zu motivieren, sich krankheitsadäquat zu verhalten. Beides hatte für den Behandlungserfolg zentrale Bedeutung. Wir informierten über die Anatomie, Pathophysiologie und Therapie der verschiedenen Asthmaformen, um den Patienten die Angst zu nehmen und um ihnen die Möglichkeit zu geben, ihre Körpervorgänge besser zu verstehen (Ley 1980).

b) *Das Einüben von für die Krankheit angemessenen richtigen Verhaltensweisen.* Es erfordert für einen Asthmatiker ein gewisses Training zu verstehen, ob es nötig ist, einen Arzt oder ein Krankenhaus aufzusuchen. Auch die Frage, ob ein Patient beim Vorliegen einer Pollenallergie zur Baumblüte fahren oder bei einem Infektasthma risikoreiche Touren bei naßkaltem Wetter übernehmen sollte, mußte in aller Ausführlichkeit geklärt werden. Hier erschien eine Unterweisung in das Krankheitsverhalten das Risiko einer Exazerbation der Erkrankung zu vermindern (Nolte 1984).

c) Für Asthmapatienten ist es besonders wichtig, im Notfall neben den Medikamenten *psychosomatische Hilfstechniken* zu besitzen, die es ihnen ermöglichen, die Atemnot entweder selbst zu beheben oder soweit unter Kontrolle zu halten, daß Zeit bleibt einen Arzt oder die Klinik aufzusuchen. Den Wert solcher Techniken wie z. B. Atemtherapie oder autogenes Training kann relativ hoch eingeschätzt werden (Curtius 1965; Malouvier 1981).

d) Die menschliche *Gruppe* als Möglichkeit, neue emotionale Erfahrungen zu machen, Hilfe anzunehmen und sich geborgen zu fühlen, war unbestritten. Auch der Selbsthilfegedanke hatte in jüngster Zeit zusätzliches Gewicht erhalten (Möller 1978).

e) Die *Interaktion in der Gruppe* kann eine Eigendynamik bekommen und aufgrund frühkindlicher Wiederholungsmechanismen zu einer emotionalen Auseinandersetzung zwischen den Gruppenmitgliedern und dem Leiter führen. Der Gruppenleiter hat dann die Aufgabe, die unbewußten Prozesse partiell zu verbalisieren und den Patienten ein neues Verständnis ihrer eigenen inneren Situation zu ermöglichen (Heigl-Evers 1979).

2. Zur Gruppendynamik in der krankheitsorientierten Gruppentherapie

Im folgenden sollen einige wichtige Phänomene und Mechanismen der krankheitsorientierten Gruppentherapie von Asthmapatienten vorgestellt werden, die eine Abgrenzung und Akzentuierung gegenüber anderen gruppenanalytischen Verfahren erlauben. Einige wichtige Aspekte aus der Arzt-Patienten-Beziehung bei Asthmakranken haben in diese Gliederung erneut Eingang gefunden.

a) Das Entstehen der Gruppe oder wie die Patienten Vertrauen fassen:

Ein wichtiges therapeutisches Ziel war, daß die körperlich kranken Patienten von der in der Krankheit erlebten sozialen Isolation in eine Kommunikation und ein positives Gruppenerleben kamen, wobei es galt, die relativ starke und starre Fixierung auf den Arzt in eine lebendige Interaktion unter den Mitgliedern umzuformen. Die gegenseitige Anregung, die Identifizierung mit dem anderen und eine gewisse Assimilierung und Integration unter eine Gruppennorm – nämlich über das, was einen bewegt, offen zu sprechen und sich auszutauschen – spielten in der Gruppe am Anfang eine Rolle. Es handelte sich in diesem Stadium am ehesten um den Beginn einer Grundeinstellungsgruppe im Modus der Abhängigkeit, die die Möglichkeit bot, sich partiell zu einer Arbeitsgruppe zu entwickeln (Bion 1961).

Voraussetzung für eine aktive Mitarbeit der körperlich Kranken in einer solchen Gruppe war oft, daß sie ihre häufig ausschließliche Beachtung der eigenen Körpersymptome partiell aufgeben konnten.

Über Identifikation, Generalisation und gegenseitige Unterstützung der Gruppenmitglieder kam es zu einem Abbau von Schamgefühlen, zu einer Abnahme der Ich-Verteidigung und einer Reduktion von latenter Feindschaft und Aggressivität. Der einzelne Patient begann sich der Gruppe mit der sich entwickelnden Gruppenkohäsion anzuvertrauen. Das war bei einer eigenen körperlichen Erkrankung nicht immer ganz leicht, wie z. B. unsere Erfahrungen mit „Vielrednern" oder „Schweigern" zeigten, die durch massive Ängste und eine starke Mißtrauenshaltung in ihren sozialen Möglichkeiten eingeschränkt schienen.

b) Die Funktion des Gruppentherapeuten im Rahmen der entstehenden
Gruppendynamik oder der Gruppentherapeut als verständnisvoller
und kompetenter Arzt:

Der Leiter als Vertreter des Gruppen-Über-Ich hatte die Möglichkeit, bestimmte Normen zu setzen und so die Patienten anzuregen, ihre Gefühle zu erkennen, sie zu verbalisieren oder mitempfindend an anderen Anteil zu nehmen. Durch eine „Vaterübertragung" auf den sich eher expansiv und dynamisch verhaltenden Gruppenleiter bzw. durch eine „Mutterübertragung" auf die Gruppe oder auf die Kotherapeuten entstand eine familiäre Atmosphäre, die bei den Patienten schnell zu einer Angstreduktion führte.

In diesen Gruppen benutzte der Gruppenleiter häufiger als im analytischen Gruppensetting seine Autorität, indem er bestimmte Gruppenphasen stärker strukturierte. So konnte er anfangs als Ratgeber und medizinischer Fachmann in Erscheinung treten wobei er aber versuchte, die ihm von den Patienten zugewiesene fachliche Kompetenz langsam an sie weiterzugeben. Das geschah in dem Maß, indem die Gruppe und der einzelne lernten, psychische Prozesse selbst zu gestalten und zu reflektieren.

Während es anfangs eher darum ging, daß sich die Gruppenmitglieder artikulierten, ihre Selbstisolation aufgaben und miteinander ins Gespräch kamen (wobei sich der Gruppenleiter ich-stützend und ermutigend verhielt), war es später nach Bildung einer Arbeitsgruppe (Bion 1961) wichtig, daß emotionale Erfahrungen in der Gruppe bewußt erlebt und verbalisiert wurden und erste Versuche einer Konfliktbewältigung begannen. Dann konnte es zu einer intensiveren, meist idealisierenden Übertragung auf den Leiter ebenso wie auf die Gruppe kommen.

c) Der therapeutische Umgang mit den Patienten und die Übersetzungsarbeit oder die Angst des Patienten vor der emotionalen Nähe in einer einengenden Beziehung:

Wir sahen in unseren Gruppen häufig schizoid erscheinende, affektgehemmte und emotional distanzierte Kranke. Der Therapeut versuchte es ihnen anfänglich zu ermöglichen, sich gefühlsmäßig in die Gruppe einzubringen und zu engagieren. Oft erlebte ein Patient die abgespaltenen Komponenten seines Affektes und klagte z. B. über Atemnot, Husten, Schlafstörungen oder Kopfschmerzen. Manchmal konnten diese somatischen Reaktionen in ihre psychischen Äquivalente zurückübersetzt werden. Durch die eingeschränkten Verbalisations- und Reflektionsmöglichkeiten der Patienten wurde gerade das Erfassen dieser unbewußten Konfliktanteile und das Verstehen der im Symptom enthaltenen Kommunikationsaspekte wichtig. Es war dabei sehr sinnvoll, auf Patienten zu achten, die keine Angst empfanden oder verbal ausdrücken konnten (sog. „kontraphobische Patienten"), da sie dazu neigten, den Gruppenverlauf abzuwerten, Konflikte zu bagatellisieren und vorzeitig aus der Gruppe auszuscheren. Auch durch die zu große Nähe zum Therapeuten konnte die Abwehr dieser Patienten mobilisiert und starke Feindseligkeit erzeugt werden, was zu einem ähnlichen Ergebnis im Gruppenverlauf führte.

Zu einem weiteren Problem konnte der sog. schweigende Patient werden, der im Aggressions- oder Kontaktbereich so große Konflikte aufwies, daß er durch die resultierenden Ängste oder seine Mißtrauenshaltung wie paralysiert erschien. Auf keinen Fall wurden diese Patienten in der Isolation von der Gruppe belassen; der Gruppenleiter versuchte durch Stützung, durch Ansprechen von Gefühlen oder indem er die Aufmerksamkeit der Gruppe auf die Schwierigkeiten des Patienten lenkte, aktiv den Gruppenprozeß zu beeinflussen und die Patienten wieder in das Gruppengeschehen zu integrieren.

d) Der Umgang mit den eigenen ambivalenten Gefühlsstrebungen
und die „korrigierende emotionale Erfahrung" in der Gruppe:

Das Gruppenmilieu bot ich-schwachen Patienten Gelegenheit, positive emotional korrigierende Erfahrungen (Alexander 1971) zu machen, wobei diese Patienten auf die tragende therapeutische Beziehung angewiesen zu sein schienen. Das Gefühl des Angenommenseins und Verständnisses der Gruppenmitglieder untereinander wurde oft zu einem wesentlichen Erlebnis, das diese Patienten vermutlich häufig in der Kindheit vermißt hatten. In dieser Phase versuchte der Gruppenleiter im Sinne der interaktionellen Therapie (Heigl-Evers 1979) Gefühle, die er in der Beziehung zu bestimmten Patienten erlebte, die aber von diesen bei sich nicht wahrgenommen wurden, anzusprechen und die Kranken zu ermutigen, auf eigene Gefühle stärker zu achten.

Dieses Ansprechen von Gefühlen in der Gruppe durch den Gruppenleiter erschien wesentlich, da unsere Patienten dazu neigten, auf der Ebene der Symptombeschreibung zu verweilen, um Ratschläge zu erbitten oder bestimme Dinge zu be- oder verurteilen, und es so vermieden, unmittelbare Gefühle im Hier und Jetzt auszudrücken.

Hierbei wurde deutlich, daß starke libidinöse Wünsche meist regressiver Art, aber auch primitive aggressive Impulse im anfänglichen Verhalten der Patienten abgewehrt wurden. Erst wenn das Selbstwertgefühl des einzelnen Patienten und die Gruppenkohäsion groß genug waren und die Beziehungen zum Therapeuten als tragend erlebt wurde, konnten auch aggressive Auseinandersetzungen mit Mitpatienten und dem Leiter geführt und die dadurch induzierten Schuldgefühle bearbeitet werden (Miller u. Baruch 1948).

e) Der Umgang mit den Konflikten in der Gruppe – das Problem
mit dem offenen und verdeckten Ärger:

Aus den vorstehenden Gründen wurde deutlich, daß eine Aufarbeitung von Konflikten in den ersen Gruppenphasen wenig sinnvoll war. Durch die Vorgabe eines Themas (Krankheitsinformation, Krankheitsverarbeitung, Krankheitsverhalten), durch die Rolle des Leiters als omnipotente Übertragungsfigur und die Strukturierung der Gruppe am Anfang in eher dyadischen Beziehungsstrukturen, kam es zu einer Stimulierung und Stärkung einer positiven Übertragungsbeziehung auf den Therapeuten, d. h. zu einer Installation eines tragfähigen Arbeitsbündnisses, das bei diesen zunächst für Psychotherapie wenig motivierten Patienten eine Condition sine qua non der Behandlung darstellte. War diese Beziehungsaufnahme als Grundbedingung der Behandlung erfolgt, ließen sich vorsichtig erste aktuelle Konflikte in Familie und Beruf, aber auch Probleme im Hier und Jetzt ansprechen, die aber nur soweit bearbeitet werden konnten, wie die aktuelle positive Übertragungsbeziehung auf den Leiter tragfähig war.

Der Grund für diese Schwierigkeiten, eine analytische Gruppentherapie lege artis durchzuführen, lag einmal in der individuellen Konfliktdynamik der einzelnen Patienten selbst, meiner Meinung nach aber auch in der psychischen

Labilisierung, die durch eine extrem belastende und vital bedrohenden Krankheit im Bereich der Ich-Funktionen hervorgerufen wurde.

Bei den Gruppenpatienten trafen wir häufig auf die psychischen Abwehrmechanismen der Verleugnung, der Spaltung, der Projektion und Introjektion, die in der Neurosentherapie als Hinweis auf schwerere narzißtische Persönlichkeitsstörungen oder Fälle mit sog. Borderlinesymptomatik gelten. Angestrebt wurde deshalb die Stärkung des Ich, das mit den Gefühlen von Hoffnungs- und Hilflosigkeit, der übermäßigen Abhängigkeit und den Insuffizienzgefühlen besser fertig werden sollte – im Sinne einer narzißtischen Aufwertung und Stärkung von Wahrnehmungs- und Selbstkontrollfunktionen.

In der Gruppe entstand immer wieder latent unter den Patienten und mit dem Leiter der wichtige von Kuhn et al. (1981) beschriebene Konflikt, in dem sich der Patient mit einer realen oder vermeintlichen Aggression konfrontiert sah und sich nicht dagegen adäquat zu wehren vermochte. Hierbei wurde die Sensibilität, das Wahrnehmungsvermögen und die Übersicht des Therapeuten herausgefordert, damit es nicht zu Husten- oder Asthmaattacken in der Gruppe kam. Es erforderte eine lange therapeutische Arbeit, bis die Patienten selbst solche Situationen frühzeitig erkannten und rechtzeitig emotionale Lösungsmöglichkeiten für sich fanden.

Eine tiefergreifende Konfliktbearbeitung unter Einbeziehung psychogenetischer Elemente war unserer Erfahrung nach, wenn überhaupt, erst zu einem sehr späten Zeitpunkt möglich, wenn die Gruppe bereits über das Hier und Jetzt der Krankheit und der Gruppensituation und die Bearbeitung des aktuellen psychosozialen Hintergrundes der einzelnen Mitglieder hinaus fortgeschritten war. Ein direktes Ansprechen von Konflikten bei einzelnen Patienten oder als Gruppendeutung wurde deshalb eher vorsichtig und abhängig von der Gruppenentwicklung vorgenommen.

f) Die Angst vor der Trennung:

Die zentrale Konfliktdynamik von Asthmapatienten wurde mit der Thematisierung von Trennung und Loslösung in der Endphase der Gruppentherapie noch einmal sehr wichtig. Die Durcharbeitung dieser Situation konnte nicht früh genug erfolgen und war oft selbst nach Ende der Gruppe nicht abgeschlossen, wenn die Patienten immer wieder von Rückspracheterminen Gebrauch machten. Eine gelungene Durcharbeitung dieser Konfliktthematik erschien aber als eines der entscheidenden Ziele der gesamten Gruppentherapie. Hier erwiesen sich die körpertherapeutischen Techniken, die in der Gruppe angeboten wurden, oft als hilfreich. Sie waren gleichzeitig eine Möglichkeit für die Patienten, den Teil eines guten Objekts, bzw. Selbstobjekts aus der Gruppentherapie mit nach Hause zu nehmen.

Die körpertherapeutischen Techniken hatten aber auch noch andere Funktionen innerhalb der krankheitsorientierten Gruppentherapie.

g) Die Einführung und Funktion körpertherapeutischer Techniken:

Bei diesen Patienten mit körperlichen Störungen, die so große Probleme bei der Anwendung der analytischen Gruppentherapie erlebten, erschien die Überlegung sinnvoll, inwieweit Behandlungstechniken, die die emotionale Auseinandersetzung mit dem eigenen Körper auf einer nonverbalen Ebene förderten, eingesetzt werden sollten (Müller-Braunschweig 1986). Sicher führte die Verstärkung der körperlichen Wahrnehmungs- und Empfindungsfähigkeit und analytisch gesehen die narzißtische Besetzung des Körpers selbst zu einer gewissen Stabilisierung der gestörten Leib-Seele-Wechselbeziehung. Die Gefahr einer Hypochondrisierung wurde gerade dadurch umgangen, daß nicht auf die kranken Körperfunktionen und Körperbereiche Wert gelegt wurde, sondern alle Körperregionen einbezogen wurden, so daß das Phänomen der „Gegenbesetzung" in der therapeutischen Arbeit nutzbar gemacht werden konnte (Deter 1986 b).

Die psychische und sozialkommunikative Entwicklung jedes einzelnen Patienten in der Gruppe und die sich abbildenden Gruppenphänomene hatten große Ähnlichkeit mit der Interaktion in der zuvor geschilderten Arzt-Patienten-Beziehung. Nur schien es uns, daß sich die Patienten in der Gruppe freier und selbstbewußter entwickeln konnten. Durch den intensiven Informationsaustausch über viele Aspekte der Krankheit und das systematische Erlernen eines adäquaten Krankheitsverhaltens (auf diese Aspekte der Gruppenbehandlung wurde schon an anderer Stelle ausführlich eingegangen; Deter et al. 1986) erlangten die Patienten nach der emotionalen Unterstützung durch die Gruppe auch die innere Sicherheit, um mit ihrer Krankheit (im Sinne der „coping-skills") adäquat und souverän umzugehen.

Nach der Entwicklung und Erprobung dieses interdisziplinären psychosomatischen Behandlungsansatzes, der einerseits das innerpsychische und sozialkommunikative System (s. auch die Einleitung in diesem Band) und andererseits auch das Vermittlungs- und das medizinisch-technische System in die Behandlungsperspektive miteinbezog, wollten wir in einem zweiten Abschnitt dieses psychosomatische Therapiekonzept einer evaluativen Prüfung unterziehen. Mit Hilfe eines kontrollierten klinischen Experiments sollte die Wirksamkeit der Behandlung empirisch untersucht werden.

III. Behandlungseffekte der krankheitsorientierten Gruppentherapie

Für diese Untersuchung sollte folgende Hypothese geprüft werden: Eine Kombination von psychotherapeutischer und medikamentöser Behandlung ist bei Asthmapatienten effektiver als die alleinige medikamentöse Behandlung. Hierbei war zu berücksichtigen, wie wir in einer Voruntersuchung klären konnten, daß die von uns behandelten Patienten aus der Medizinischen Klinik körperlich, seelisch und sozial durch die Krankheit stärker als ambulante Kranke beeinträchtigt waren (Deter 1986 a; Deter u. Heisen 1988).

Von 118 angeschriebenen Patienten der Medizinischen Klinik hatten 59 Interesse an der von uns angebotenen Gruppenbehandlung und wurden nach dem Zufallsprinzip auf eine Behandlungs- und Kontrollgruppe verteilt.

27 Patienten erhielten 1 Jahr lang eine Gruppen- und internistisch-symptomatische Behandlung. Sie waren die Behandlungsgruppe. 16 Kranke erhielten lediglich eine internistisch-symptomatische Therapie und dienten als Kontrollgruppe. Vor und nach Behandlung wurde ein körperlicher Status, laborchemische und Lungenfunktionsparameter, psychodiagnostische Tests und Daten bei den Krankenkassen und Hausärzten erhoben sowie ein tiefenpsychologisches Interview durchgeführt. Die Patienten führten zusätzlich einen Monat lang einen Verlaufsbogen, in dem täglich Beschwerden und Medikamentenbedarf verzeichnet wurden. Eine Nachuntersuchung erfolgte im Mittel nach weiteren 1,6 Jahren.

Ergebnis der Therapiestudie insgesamt:
1. Die Bewertung der körperlichen Veränderungen erfolgte in 4 Bereichen:
   Die Zahl der schweren Asthmaanfälle reduzierte sich in der Behandlungsgruppe von 0,81 auf 0,24 pro Woche, während sie sich in der Kontrollgruppe erhöhte (signifikant).
   Die Einsekundenkapazität vergrößerte sich in der Behandlungsgruppe im Mittel von 1,902 Liter auf 2,076 Liter und verringerte sich in der Kontrollgruppe (signifikant).
   Dagegen zeigten sich im Bereich der spezifischen Leitfähigkeit[2] und im Steroidgebrauch keine Unterschiede zwischen behandelten und nichtbehandelten Kranken.
2. Die Bewertung der seelischen Veränderungen erfolgte durch Fremd- und Selbsteinschätzung:
   In der *Fremdeinschätzung* waren für jeden Patienten vor der Verhandlung 2 Konfliktbereiche nach Malan definiert worden. Nach einem Jahr wurde individuell überprüft, ob es zu einer Änderung in diesen Bereichen gekommen war. 13 von 27 Patienten der Behandlungsgruppe, aber nur 1 von 16 Patienten der Kontrollgruppe im 1. Konfliktbereich und 6 von 16 Patienten der Kontrollgruppe im 2. Konfliktbereich waren zu diesem Zeitpunkt gebessert (1. Konfliktbereich signifikant).
   In der *Selbsteinschätzung* war die Skala „innere Krankheitsbewältigung" eines Fragebogens zur Messung des Copingpotentials ausgewählt worden. Die in der Skala gemessenen pathologischen Auffälligkeiten verringerten sich bei den behandelten Patienten nach einem Jahr signifikant (Skalenmittelwert von 56,1 auf 52,7).

Nach der Gruppentherapie baten wir die Patienten darüberhinaus, in einem Fragebogen die Gruppe insgesamt und deren einzelne Elemente zu beurteilen. Sie äußerten im Durchschnitt eine sehr große Zufriedenheit mit der Behandlung und fanden, daß deren Aufwand

---

[2] Die spezifische Leitfähigkeit änderte sich zwar zwischen Beginn und Ende der 1jährigen Gruppenbehandlung nicht signifikant. Die behandelten Patienten konnten jedoch nach einem Jahr ihre spezifische Leitfähigkeit im Rahmen einer 10minütigen autogenen Trainingssitzung signifikant verbessern.

in einem verünftigen Verhältnis zum Nutzen stand; dagegen glaubten sie in deutlich geringerem Maße, daß sie eine weitere Therapie benötigten. Zur Symptomatik meinten sie, die Beschwerden seien etwas gebessert, und die Behandlung habe daran einen gewissen Anteil gehabt. Die Gruppe wurde als angenehm erlebt, wobei die gefühlsmäßige Beteiligung an ihr sicher ein wichtiger Faktor gewesen war. Bei der Beurteilung der einzelnen Elemente der Gruppe wurde die Atemgymnastik als am wenigsten hilfreich, das autogene Training und das offene Gespräch als hilfreich und die erhaltenen Informationen über die Erkrankung als sehr hilfreich bewertet. Wenn man die Patienten ausschließt, die die Therapie aus den verschiedensten Gründen vorzeitig abgebrochen hatten, wird die Tendenz zur Zufriedenheit mit der Therapie und ihre Bewertung als „hilfreich" noch deutlicher.

Die Patienten, die die Gruppe vorzeitig verließen, zeigten eine deutlich andere Einschätzung des Gruppentherapeuten als die übrige Gruppe. Während diese das Item: „Der Therapeut hat meine Gefühle verstanden" überwiegend zustimmend ankreuzten, waren die Gruppenaussteiger eher unentschieden. Ebenso bei der Frage, ob sie dem Gruppentherapeuten voll vertrauen konnten; sie hatten sich in der Gruppe als „ein Patient unter vielen gefühlt und waren stärker im ungewissen über die wahren Gefühle des Therapeuten". An dieser Beurteilung des Gruppentherapeuten zeigte sich, daß die Frage des Behandlungsabbruchs nicht nur von Persönlichkeitsfaktoren der Patienten, sondern auch von der spezifischen Arzt-Patienten-Beziehung abhing.

Darüberhinaus war uns eine sehr unterschiedliche Besuchfrequenz der Gruppenteilnehmer aufgefallen. Um zu prüfen, wie weit psychische Eigentümlichkeiten dafür verantwortlich waren, teilten wir die Gruppenmitglieder in 2 Subgruppen nach hoher und nach niedriger Besuchsfrequenz und bildeten die Mittelwerte der einzelnen Skalen des Freiburger Persönlichkeitsinventars (FPI, Fahrenberg et al. 1973): Deutlich wurde, daß sich die gruppentreuen Patienten stärker psychosomatisch gestört, depressiver, reizbarer, ungeselliger, irritierbarer, gehemmter, emotionaler labiler und femininer erlebten als die Patienten mit der geringeren Anwesenheitsfrequenz.

Diese schilderten sich eher wie die Normalpopulation, wobei gerade deren hohe Zufriedenheit, Geselligkeit, Gelassenheit und Kontaktfähigkeit gegenüber der anderen Gruppe auffallend war. Es bestanden aber auch bei diesen erhebliche psychosoziale Konfliktsituationen und eine anfänglich deutliche Therapiemotivation, die ja erst zu der Gruppenteilnahme geführt hatte.

Die Bewertung der Veränderungen nach der Gruppenbehandlung im sozialen Bereich erfolgt durch die Erfassung von Arbeitsunfähigkeits- und Krankenhaustagen über die Krankenkassen. Hier fanden sich nach 1 Jahr keine Unterschiede zwischen behandelten und nichtbehandelten Kranken. Eine Nachuntersuchung 1,6 Jahre nach der Zweituntersuchung zeigte dagegen eine signifikante Änderung.

Die Arbeitsunfähigkeitstage pro Jahr nahmen von der 1. zur 3. Untersuchung bei den behandelten Patienten von 57,9 auf 27,5 Tage pro Jahr ab. Die Kontrollgruppe stieg dagegen von 44,2 auf 61,9 Arbeitsunfähigkeitstage pro Jahr an. Ebenso reduzierten sich die Krankenhaustage der Behandlungsgruppe im Jahr vor der Behandlung von 24,4 im Mittel auf 2,9 Krankenhaustage, während diese im Mittel bei den Unbehandelten weiter anstiegen.[3]

---

[3] Eine Kostennutzenanalyse erbrachte ein Verhältnis von 1:5 bei den direkten Ausgaben für die Therapie im Vergleich zu den aktuell gesparten Kosten (Deter 1986).

IV. Ergebnis der Therapiestudie bei phobischen, kontraphobischen und psychisch wenig gestörten Asthmapatienten

1. Die behandelten phobischen Patienten mit starkem seelischem Leidensdruck zeigten sich gegenüber den unbehandelten
   a) in der seelischen Situation nach den Malan-Hypothesen deutlich gebessert.
   b) In der körperlichen Situation hatten sie ihre schweren Asthmaanfälle und den Sympathomimetikbedarf verringert und ihren Steroidbedarf gleich gehalten, während die Kontrollgruppe in allen 3 Bereichen angestiegen war.
   c) In der sozialen Situation hatten sie ihre Arbeitsunfähigkeits- und Krankenhaustage reduziert, während auch hier die unbehandelten Patienten angestiegen waren.
   Diese Ergebnisse waren nach 1 Jahr Behandlung im Bereich der seelischen Situation, der Asthmaanfälle, des Steroidbedarfs, der Krankenhaustage auf dem 5%-Niveau signifikant und zeigten für die Arbeitsunfähigkeitstage noch eine Tendenz.
2. Bei den anderen Gruppen fanden sich aufgrund der kleinen Fallzahl zwar keine signifikanten Ergebnisse, aber doch interessante Veränderungen der Mittelwerte. Die behandelten kontraphobischen Patienten mit geringem seelischem Leidensdruck zeigten sich seelisch zwar gebessert, verschlechterten sich aber im Mittel im Bereich des Steroidbedarfs und der Asthmaanfälle im Vergleich zu den Kontrollpatienten dieser Gruppe. Die behandelten psychisch weniger gestörten Patienten verbesserten sich gegenüber den entsprechenden Kontrollgruppen im seelischen Bereich, blieben aber im körperlichen Bereich unverändert.[4]

Zusammenfassende Beurteilung

Alle Patienten, die in der Gruppe blieben, hatten sich emotional an die Gruppe angekoppelt, sie hatten Vertrauen gefunden, sich gefühlsmäßig an ihr beteiligt und die Gruppentherapie insgesamt als angenehm erlebt. Sie äußerten Zufriedenheit und die Meinung, daß der Aufwand mit dem Nutzen in einem vernünftigen Verhältnis stand. Ihre wichtigste Begründung für diese Auffassung wurde in der ausführlichen Information über die Krankheit gesehen und im weiteren im offenen Gespräch über alle wichtigen und persönlichen Fragen.

---

[4] Diese Studie wurde zwischen 1979 und 1982 durchgeführt und ist inzwischen publiziert (Deter 1986a). In den Jahren 1982–1987 fanden 9 weitere 1/2 bis 1 Jahr dauernde Gruppenbehandlungen mit Asthmapatienten (darunter eine Gruppe für Asthmakranke und ihren Lebenspartner) mit insgesamt 53 Teilnehmern statt, die die psychologischen und pneumologischen Veränderungswerte der früheren Studie, in der die behandelten Patienten mit einer Kontrollgruppe verglichen worden waren, einerseits insgesamt bestätigten und andererseits differenzierten (Deter in Vorbereitung). Es konnten also bisher mit der krankheitsorientierten Gruppentherapie insgesamt 80 Behandlungen von Asthmapatienten durchgeführt werden.

Nach den pneumologischen Werten erscheint das Ergebnis etwas enttäuschend zu sein. Lediglich die Zahl der schweren Anfälle und die Einsekundenkapazität hatten sich gebessert, die Resistance und der Steroidverbrauch aber waren gleich geblieben. Wir können also gerade hier die Wirkungsmechanismen der angebotenen Gruppentherapie bei diesem Klientel nur in gewissen Grenzen als erfolgreich ansehen.

Zur psychoanalytischen Beurteilung wird deutlich, daß die vorher bestimmten Konfliktschwerpunkte und deren definierte Verschlechterung sowie Besserungsmöglichkeiten nach der Therapie eindeutig in Richtung Besserung gehen. Auf der psychoanalytischen Ebene können wir also ebenfalls Auswirkungen der Gruppentherapie erfassen.

Schließlich zeigte sich, daß sich durch die subjektiv und objektiv wahrnehmbaren Veränderungen der Persönlichkeit vermutlich im Sinne einer Stabilisierung und verstärkter emotionaler Ausdrucksmöglichkeiten eine Veränderung der sozialen Integration nachweisen läßt. Arbeitsfehltage sowie Krankenhaustage gehen deutlich zurück, als Hinweis der Wirkungsmechanismen der Gruppentherapie auf das soziale Umfeld der Patienten.

Werden die Ergebnisse nach verschiedenen Asthmatikeruntergruppen getrennt erhoben, ergeben sich gravierende Spezifizierungen:

Psychisch weniger gestörte Patienten profitieren nur gering von einer krankheitsorientierten Gruppentherapie, sog. kontraphobische Asthmapatienten neigen zu einer körperlichen Verschlechterung unter der Gruppenbehandlung. Für sie stellt die Gruppe, obwohl es zu einer seelischen Besserung kommt, möglicherweise eine Kontraindikation dar. Für sog. phobische Kranke erweist sich die krankheitsorientierte Gruppentherapie im körperlichen und seelischen Bereich als effektiv. Für diese Patienten kann daher die Indikation zu einem solchen psychosomatischen Behandlungsverfahren gestellt werden.

C. Neuere Erfahrungen und Konzepte zur Gruppentherapie von körperlich Kranken. – Die Behandlungsperspektive in Abhängigkeit von den Ebenen medizinischer Versorgung

C. 1. Gruppen in der Allgemeinpraxis

Gesundheitsberatung essentieller Hypertoniker in Gruppen – Das Modell „Hypertonie im Gespräch"*

H.-D. BASLER

Gesundheitsberatung als ärztliche Aufgabe

In den letzten Jahren findet die Gesundheitsberatung in der Arztpraxis zunehmende Beachtung (vgl. Prahl 1986; Jork, im Druck). Der von dem Zentralinstitut für die kassenärztliche Versorgung in Köln koordinierte Modellversuch „Gesundheitsberatung durch Ärzte" hat durch seine positiven Ergebnisse wesentlich dazu beigetragen, die Akzeptanz einer verhaltenswissenschaftlich fundierten Beratung in der ambulanten Versorgung zu erhöhen (Brühne-Scharlau 1986). Ziel der Beratung war es, unter Anwendung verhaltensmedizinischer Kenntnisse, die von den niedergelassenen Ärzten in durch Diplompsychologen geleiteten Fortbildungsveranstaltungen erworben wurden, die klassischen Risikofaktoren für Herz-Kreislauf-Erkrankungen wie das Rauchen, das Übergewicht, den Bewegungsmangel, den Stress und den Bluthochdruck zu beeinflussen. Die inzwischen im Rahmen der Begleitforschung vorgelegten Ergebnisse belebten die Diskussion um eine Anpassung der Gebührenordnung an die im Rahmen der Gesundheitsberatung erbrachten qualifizierten ärztlichen Leistungen (Koch et al. 1985).

In dem Modellversuch „Gesundheitsberatung durch Ärzte" findet die Beratung im Einzelgespräch statt. In dem von uns im Rahmen eines Kooperationsprojektes zwischen der Abteilung für Allgemeinmedizin der Medizinischen Hochschule Hannover, dem Institut für Medizinische Psychologie der Philipps-Universität Marburg und der Firma Galenus Mannheim entwickelten Modell „Hypertonie im Gespräch" findet die Gesundheitsberatung in Patientengruppen statt. Neben dem Arzt kommt dem Praxispersonal eine wichtige Aufgabe zu: Im Regelfall wird die Arzthelferin als Gruppenleiterin tätig.

Eine Gruppe von Patienten, die durch den behandelnden Arzt im Einzelgespräch motiviert wurde, das Verhalten ändern zu wollen, trifft sich mit dem Arzt, bzw. dem Praxispersonal als Gruppenleiter in wöchentlichen Abständen

---

* An der Entwicklung des Programms „Hypertonie im Gespräch" sowie an der wissenschaftlichen Begleitforschung sind die folgenden Personen beteiligt:
  Dipl.-Psych. U. Brinkmeier, Dr. K. Buser, Prof. Dr. K. D. Haehn†, Dr. R. Mölders-Kober, Medizinische Hochschule Hannover.
  Prof. Dr. Dr. H.-D. Basler, Dipl.-Psych. B. Beisenherz, Philipps-Universität Marburg.
  G. Büchler, Dr. G. Gluth, Galenus Mannheim GmbH.

für ein 1/4 Jahr im Wartezimmer der Praxis, wobei sich die Gruppenleiter an einem weitgehend standardisierten Programm zur Verhaltensänderung auf verhaltenstherapeutischer Grundlage orientieren können. Die Gruppe wird nicht deswegen als Medium der Verhaltensänderung gewählt, weil in der Gruppe Informationen ökonomischer zu vermitteln sind, sondern weil die in der Gruppe gegebene Interaktion und die sich entwickelnde Dynamik gezielt für die Annäherung an das Behandlungsziel eingesetzt werden können. Gestützt werden alle Bemühungen der Gruppenteilnehmer, *aktiv* in der Behandlung mitzuwirken sowie andere Teilnehmer in ihrer Aktivität zu fördern. Das Selbsthilfepotential der Gruppe soll gezielt angesprochen und für die Verhaltensänderung nutzbar gemacht werden. Aus diesem Grund schließt sich der Intensivphase eine „Ausschleichphase" an, die inhaltlich weitgehend von den Patienten selbst getragen wird. Erst nach Abschluß dieser Phase setzt die Langzeitbetreuung ein, die wiederum im Einzelgespräch zwischen Arzt und Patient durchgeführt wird und die der Stabilisierung der erzielten Erfolge und der Rückfallprophylaxe dient.

Um die Gruppenleiter auf ihre zur Zeit noch ungewohnte Aufgabe der Gruppenarbeit vorzubereiten, führen wir für Arzt und Praxispersonal gemeinsame Schulungsveranstaltungen an jeweils 2 Wochenenden mit insgesamt 40 Unterrichtsstunden durch, wobei insbesondere Wert darauf gelegt wird, Kompetenzen für die Praxis der Gruppenarbeit und für das Verständnis von Gruppenprozessen zu vermitteln.

Während der ersten Durchführung des Programms findet eine weitere Betreuung der Gruppenleiter statt. Sie besteht in einer in wöchentlichen Abständen erfolgenden Beratung durch einen speziell für das Programm in einem Kurs von 60 Unterrichtsstunden ausgebildeten Pharmareferenten und in der Supervision durch einen gruppenerfahrenen medizinischen Psychologen, wobei der Psychologe bei auftretenden Problemen in der Gruppe auch stets durch den Gruppenleiter telefonisch angesprochen werden kann.

Konnte der Gruppenleiter die zuvor festgelegten Behandlungsziele erreichen, was im Rahmen der wissenschaftlichen Begleitforschung überprüft wird, erhält er eine Bescheinigung über die von ihm erworbene Qualifikation.

Dem behandelnden Arzt kommen im Rahmen des Programms die folgenden Aufgaben zu:
- Er nimmt an einer Schulung zur Anwendung des Programms teil.
- Er wählt die für die Gruppe geeigneten Patienten aus und motiviert sie zur aktiven Mitarbeit.
- Wird er nicht selbst als Gruppenleiter tätig, überwacht er die Gruppenarbeit der Arzthelferin und berät sie bei der Durchführung des Kurses.
- Er ist in jedem Fall mit 3 Informationsveranstaltungen zu den Themen Bluthochdruck, Salzkonsum und Medikamentencompliance in die Gruppenarbeit eingebunden.
- Er ist für die Stabilisierung der erreichten Erfolge mitverantwortlich und trägt somit wesentlich zu den Langzeiteffekten des Programms bei.

Rahmenbedingungen für den Einsatz von Gruppenarbeit in der ärztlichen Praxis

Das Programm „Hypertonie im Gespräch" stebt an, dem Patienten eine zunehmende Selbstkontrolle seines Gesundheitsverhaltens zu ermöglichen. Dieses Ziel kann nur dann erreicht werden, wenn der Patient für eine Verhaltensänderung motiviert ist und wenn er sowohl mit den Behandlungszielen als auch den eingesetzten Methoden übereinstimmt. Selbstkontrolle bedeutet Eigenaktivität des Patienten, die voraussetzt, daß die Eigenverantwortung für den Behandlungserfolg akzeptiert wird. Die Aufgabe des Gruppenleiters könnte somit durch den Begriff „Hilfe zur Selbsthilfe" umschrieben werden. Es erscheint daher selbstverständlich, daß sich der Gruppenleiter bereits vor Beginn der Behandlung versichern muß, ob angestrebtes Ziel und eingesetzte Technik für den Patienten akzeptabel sind. Zwischen Arzt, Gruppenleiter und Patient muß ein „informierter Konsens" hergestellt werden. Das bedeutet, daß der Patient wissen muß, was ihn erwartet, wenn er sich auf die Teilnahme an einem Gruppenprogramm zur Verhaltensänderung einläßt.

Gruppenarbeit zur Förderung der Selbstkontrolle hat somit überall dort ihre Grenzen, wo ein Konsens gar nicht oder nur scheinbar erreicht wird. Das ist der Fall, wenn der Patient durch Dritte ohne Eigenmotivation zur Behandlung aufgefordert wird, z. B. auch dann, wenn er in einem ersten Beratungsgespräch unter dem Druck der Situation in die Behandlung einwilligt, wenn dann aber mit zunehmendem zeitlichen Abstand der aus jetziger Sicht voreilige und unüberlegte Entschluß bedauert wird. Es kann in diesem Fall leicht zu einer Gegenreaktion kommen. Der Patient fühlt sich in seiner persönlichen Freiheit und Selbstbestimmung eingeschränkt und ärgert sich möglicherweise über seine schon erteilte Einwilligung. Gerade wenn er den beratenden Arzt als Autorität erlebt oder sich von ihm abhängig fühlt, wird es für ihn schwierig sein, seine Einwilligung zu widerrufen. Er wird seinen Widerstand daher auf andere Weise äußern, nämlich indem er dem Gruppenleiter während der Durchführung des Programms nachzuweisen versucht, daß die angewendeten Techniken ihm persönlich nicht helfen können und alle Bemühungen erfolglos bleiben müssen.

Eine weitere Grenze, die der Anwendung von Gruppenarbeit zur Förderung der Selbstkontrolle gesetzt ist, kann in der Persönlichkeit des Patienten zu suchen sein. Auch wenn Kompetenzen zur Selbstkontrolle durch das Programm unterstützt werden, muß doch ein Minimum solcher Kompetenzen als Grundlage für weitere Übungen vorhanden sein. Dazu gehört, daß der Patient sein eigenes Verhalten wahrnehmen, auf seine Lebenssituation beziehen und seine Wahrnehmungen auch anderen mitteilen kann; ebenso die Überzeugung, aktiv in seiner Umwelt eingreifen und durch sein Handeln etwas bewirken zu können. Patienten mit einer fatalistischen Einstellung oder mit depressiven Symptomen können nur dann von der Gruppenarbeit profitieren, wenn es gelingt, im Laufe der Behandlung ihre Einstellung zu korrigieren und ihre Aktivität zu steigern. Im Regelfall wird allerdings die Bereitschaft zur Aktivität als Voraussetzung für die Teilnahme angesehen.

Nicht nur der Patient muß bereit sein, Eigeninitiative und Selbstverantwortung zu übernehmen, auch der Gruppenleiter sollte Voraussetzungen schaffen, die Eigeninitiative und Selbstverantwortung zulassen. Während der Verhaltensänderung spielt er zeitbegrenzt die Rolle des kompetenten Helfers, der den Patienten dazu anleitet, sein eigenes Verhalten wahrzunehmen, zu bewerten und zu verändern. Er betont jedoch von Anfang an, daß die Verantwortung für die Verhaltensänderung beim Patienten liegt und ein Erfolg nur durch eigene Aktivität zu erreichen ist. Er darf auf keinen Fall die Rolle des Kontrolleurs übernehmen, da er hierdurch den Patienten ermuntert, die Verantwortung an ihn zu delegieren. Wenn er sich für die Verhaltensänderung verantwortlich machen läßt, könnte er durch die Patienten manipuliert werden und dadurch seinen Freiheitsspielraum zunehmend einschränken.

Zusammengefaßt müssen folgende Bedingungen erfüllt sein, um Gruppenarbeit in der Praxis erfolgreich durchführen zu können:

- Ein informierter Konsens zwischen Berater und Patient muß hergestellt werden.
- Der Patient muß fähig sein oder sich für fähig halten, Selbstkontrolle auszuüben.
- Der Berater muß bereit sein, Eigenaktivität und Selbstverantwortung zuzulassen.

Das Praxisprogramm „Hypertonie im Gespräch"

Im Folgenden sollen die bereits vorliegenden Erfahrungen mit dem Programm „Hypertonie im Gespräch" geschildert werden.

Das Programm wendet sich an übergewichtige essentielle Hypertoniker, die seit mindestens 1 Jahr medikamentös antihypertensiv behandelt wurden. Teilnehmen können sowohl Patienten, deren Blutdruck bereits befriedigend medikamentös reguliert wurde, als auch Patienten mit schwankenden oder noch nicht ausreichend gesenkten Blutdruckwerten. Im ersten Fall ist es das Ziel, durch Verhaltensänderungen zu einer Einsparung von Medikamenten zu gelangen; im zweiten Fall soll über eine Verhaltensänderung der Blutdruck auf einem niedrigeren Niveau stabilisiert werden.

Im einzelnen werden die folgenden Ziele verfolgt:
- Reduktion des Übergewichts durch Veränderung der Eßgewohnheiten nach einem verhaltenstherapeutischen Selbstkontrollprogramm,
- Reduktion des Kochsalzkonsums,
- Förderung der Fähigkeit zur Entspannung und Streßbewältigung,
- Förderung der Medikamentencompliance.

Die Methodik der Veränderung der Eßgewohnheiten folgt den Richtlinien, wie sie von Pudel (1985) beschrieben wurden. Nach einer Verhaltensanalyse, in der insbesondere die Situationen exploriert werden, in denen eine Selbstkontrolle der Nahrungsaufnahme schwerfällt, lernen die Patienten, sich Schritt für Schritt erwünschten Eßgewohnheiten anzunähern. Anhand anschaulicher Dias und Broschüren werden sie über den Kochsalzgehalt der gebräuchlichsten

Nahrungsmittel aufgeklärt, und es wird ihnen empfohlen, Nahrungsmittel mit hohem Kochsalzgehalt zu meiden. Alternative Formen des Würzens und der geschmackserhaltenden Zubereitung von Nahrungsmitteln, z. B. durch Benutzung des Römertopfes, des Dampfkochtopfes oder der Garfolie, werden demonstriert. Außerdem werden die Patienten angehalten, zusätzliches Salzen von Nahrungsmitteln zu unterlassen.

Zur verbesserten Streßbewältigung setzen wir einfach zu erlernende Atementspannungsübungen ein, die auch unter Alltagsbedingungen durchzuführen sind. Wir planen mit jedem Patienten individuell entspannende Aktivitäten für Arbeitspausen und Freizeit mit dem Ziel eines Belastungsausgleichs.

Die Medikamentencompliance wird gefördert, indem über den Nutzen der Medikation zur Sicherung der Gesundheit informiert wird und Gespräche über die psychischen Barrieren stattfinden, die die Patienten der regelmäßigen Einnahme der Medikamente entgegensetzen. Bedenken der Patienten werden ernstgenommen, die Patienten aber andererseits zur Abwägung von Risiken und Nutzen der medikamentösen Behandlung angehalten.

Die theoretische Konzeption des Programms ist zum einen auf die Verhaltenstherapie, zum anderen auf das Health Belief Model bezogen. Wir streben neben der Verhaltensänderung eine Veränderung der gesundheitsrelevanten Einstellungen und Normen an, wobei die Patienten durch Arztpraxis und Mitpatienten unterstützt werden.

Die Arbeit an diesem Programm begann im Jahre 1979. Innerhalb von 4 Studien, an denen bisher insgesamt 250 Praxen teilnahmen, wurde eine klinische Überprüfung vorgenommen, die jeweils zur Weiterentwicklung des Programms führte. Die wissenschaftliche Begleitforschung während dieser Entwicklungszeit soll beschrieben werden.

Unser erster Schritt in der Programmentwicklung bestand darin, zu überprüfen, ob psychologische Verfahren, die sich bei der Blutdruckreduktion in Laboruntersuchungen oder im stationären Rahmen als erfolgreich erwiesen hatten, auch in der ambulanten Praxis einsetzbar waren (Übersicht bei Jaekel 1985). Wir verfolgten das Ziel, Auskunft über die differentiellen Effekte, die Akzeptanz und die organisatorische Durchführbarkeit der Verfahren zu erhalten.

Studie 1: Untersuchung verschiedener Behandlungsmethoden

Da wir nicht wußten, welche der Behandlungsverfahren, die in der Literatur diskutiert wurden, auch unter Praxisbedingungen erfolgreich einzusetzen sein würden, untersuchten wir zunächst die differentiellen Effekte dieser Methoden (Basler et al. 1982 a, b). Da die Bedeutung der Gewichtsreduktion für übergewichtige Patienten mit essentieller Hypertonie außer Zweifel steht, führten wir in allen Therapiegruppen ein Programm zur Förderung der Selbstkontrolle der Eßgewohnheiten durch, das wir in Untergruppen durch die Selbstmessung des Blutdrucks, durch Entspannung und Streßbewältigung und durch Information ergänzten. Als Gruppenleiter arbeiteten Diplompsychologen in der ärztlichen Praxis. Insgesamt 8 allgemeinmedizinische Praxen und 209 adipöse essentielle Hypertoniker waren beteiligt.

Ohne die Ergebnise hier im einzelnen darstellen zu wollen, sei erwähnt, daß im Vergleich zu einer unbehandelten Kontrollgruppe sich in den Versuchsgruppen eine mittlere Blutdruckreduktion von 16/8 mm Hg ergab bei einer mittleren Gewichtsreduktion von 4,2 kg nach 1/2jähriger Katamnese. Ein differentieller Effekt der verschiedenen zum Einsatz gekommenen Methoden ließ sich nicht mit Sicherheit nachweisen, wenn auch deutlich wurde, daß die Patienten die Blutdruckselbstmessung und die Entspannungsverfahren schätzten.

Studie 2: Praxispersonal als Gruppenleiter

Auf der Grundlage dieser ersten Ergebnisse verbesserten wir unser Behandlungsprogramm und änderten die Rahmenbedingungen für die Gruppenarbeit in der ärztlichen Praxis. In einer zweiten Studie untersuchten wir, ob Gruppenarbeit auch durch das Praxispersonal (Arzthelferin) durchgeführt werden kann, wenn ein hochstrukturiertes Therapiemanual zur Verfügung gestellt wird (Basler et al. 1985 a, b).

Dieses Programm versuchte, Behandlungsmethoden der vorausgegangenen Studie zu kombinieren. Zusätzlich zur Selbstkontrolle der Eßgewohnheiten führten wir ein Programm zur Förderung des Umgangs mit alltäglichen Belastungen durch. Die Patienten erhielten Informationen über die medikamentöse Behandlung, die Wirkung von Kochsalz und den Nutzen der Verhaltensänderung und wurden ständig ermutigt, sich aktiv an der Gestaltung der Sitzungen zu beteiligen, so daß die Gruppenarbeit zum Schluß sich der Arbeit in einer Selbsthilfegruppe annäherte. Dem 12wöchigen Behandlungsprogramm wurden 4 Auffrischsitzungen in größeren Zeitintervallen angefügt.

An dieser Studie nahmen insgesamt 15 allgemeinmedizinische Praxen in ländlichen Regionen Niedersachsens teil. Die gesamte Stichprobe bestand aus 261 übergewichtigen essentiellen Hypertonikern, die wiederum alle seit mindestens 1 Jahr medikamentös antihypertensiv behandelt worden waren. In jeder Praxis wurden die Patienten erneut einer Behandlungsgruppe und einer Kontrollgruppe anhand der im Interview gemessenen Blutdruckwerte zugeordnet. Während die Experimentalgruppe (n=155) eine verhaltenstherapeutische Behandlung erhielt, wurde den Patienten der Kontrollgruppe (n=106) eine intensivierte, individuelle Gesundheitsberatung durch den Arzt in 4wöchentlichen Abständen insgesamt über 1/2 Jahr angeboten. Während der Beratung wurden Blutdruck- und Gewichtsmessungen vorgenommen und die Patienten wurden motiviert, ihr Gewicht zu reduzieren sowie die Medikation einzuhalten.

Etwa ein 1/2 Jahr nach Abschluß der Behandlung bzw. der Beratung war das Körpergewicht in der Experimentalgruppe um 5,2 kg und in der Kontrollgruppe um 1,1 kg gesunken. Dieser Unterschied ist statistisch hoch bedeutsam. Die Veränderung des Gesundheitsverhaltens einschließlich Reduktion des Salzkonsums waren in der Experimentalgruppe deutlicher als in der Kontrollgruppe. 85 % aller Patienten, die an dem Streßbewältigungstraining teilgenommen hatten, gaben an, daß infolge des Trainings sich ihre Kompetenz im Umgang mit alltäglichen Belastungen erhöht hätte. Der Blutdruck am Ende der Behandlung war in der Experimentalgruppe im Mittel um 14,4/7,4 mm HG und in der Kontrollgruppe um 6,2/3,1 mm Hg gesunken. Dieser Unterschied zwischen beiden Gruppen ist ebenfalls signifikant. Sowohl in der Experimentalgruppe als auch in der Kontrollgruppe wurde die Medikation durch den behandelnden Arzt überprüft, was dazu führte, daß bei 34,2% der Patienten der Experimentalgruppe und bei 17,8% der der Kontrollgruppe die antihypertensive Medikation entweder reduziert oder abgesetzt wurde. Nach der Medikamentenreaktion konnte zwischen Versuchsgruppe und Kontrollgruppe kein Unterschied mehr hinsichtlich der Anzahl der Patienten, die gut eingestellte Blutdruckwerte erkennen ließen festgestellt werden. Zu dieser Zeit war der Anteil der nach WHO-Normen schlecht eingestellten Patienten sowohl in der Versuchsgruppe als auch in der Kontrollgruppe von 32% auf 22% abgesunken. Der spezifische über die Gesundheitsberatung hinausgehende Effekt der Gruppenbehandlung liegt somit in einer stärkeren Gewichtsreduktion und einer stärkeren Einsparung der antihypertensiven Medikamente.

Insgesamt waren die Ergebnisse, die durch das Praxispersonal erzielt wurden, durchaus denen vergleichbar, die Psychologen als Gruppenleiter erreicht hatten. Wiederum wurde die Gruppenarbeit sowohl durch die Patienten als auch die beteiligten Ärzte akzeptiert. In dieser Studie gab es nur 15% Therapieabbrecher. Hierdurch wurden wir ermutigt, zu überprüfen, ob Gruppenarbeit in der ärztlichen Praxis auch bundesweit in die Basisversorgung des essentiellen Hypertonikers einbezogen werden kann.

Studie 3: Der bundesweite Einsatz des Programms „Hypertonie im Gespräch"

Seit 1983 wird das Programm „Hypertonie im Gespräch" in einem Kooperationsmodell zwischen Universität und der Firma Galenus Mannheim bundesweit eingesetzt. Im Jahre 1985 beteiligten sich 90% der Praxen, die nach dem Programm arbeiteten, an der wissenschaftlichen Begleitforschung. Wir können die Ergebnisse dieses Jahres aus 103 Praxen mit 687 Patienten vorlegen. Die Daten, die etwa ein 1/2 Jahr nach Abschluß der Gruppenbehandlung erhoben wurden und die mit Hilfe des t-Tests für abhängige Stichproben bzw. mit dem Wilcoxon-Test analysiert wurden, zeigen, daß es erneut eine durchschnittliche Gewichtsreduktion um 5,3 kg von 88,5 kg auf 83,2 kg gibt (p < 0,001), was einer Veränderung des Broca-Index von 138,5% auf 129,9% gleichzusetzen ist (p < 0,001). Die Medikation wurde bei 31,8% der Patienten abgesetzt oder verringert. Darüberhinaus wurde der Blutdruck zusätzlich von 152,3/93,5 mm Hg durchschnittlich auf 143,4/87,7 mm Hg gesenkt (p < 0,001). Entsprechend den WHO-Normen ist somit der Anteil der Patienten mit hypertonen Blutdruckwerten von vorher 60,3% auf nachher 37,6% gesenkt worden, wobei gleichzeitig noch Medikamente eingespart werden konnten.

Ein positiver Effekt konnte auch hinsichtlich des Gesundheitszustandes aufgezeigt werden. Während vor der Gruppenbehandlung nur 31,9% der Patienten ihren Gesundheitszustand als gut bzw. als sehr gut einstuften, konnte dieser Anteil nach der Behandlung auf 55,3% gesteigert werden (p < 0,001). Der Anteil der Patienten, der zusätzlich während der Mahlzeiten Kochsalz verwendete, konnte von 66,0% auf 31,9% gesenkt werden (p < 0,001). Nur 15% der Patienten brachen die Behandlung vorzeitig ab (Basler, im Druck).

Studie 4: Auswirkung des Programms auf weitere Risikofaktoren

Im Rahmen des bundesweiten Einsatzes des Programms wurde durch eine kontrollierte Studie überprüft, in welcher Weise eine Veränderung der Blutparameter bei Patienten erfolgt, die an dem Programm teilgenommen haben, wobei die wissenschaftliche Begleitforschung durch die Abteilung für klinische Sozialmedizin der Universität in Heidelberg (Leiter: Prof. Dr. Nüssel) vorgenommen wurde. Beteiligt waren hieran 9 Praxen aus dem Raum Wiesloch-Eberbach mit insgesamt 175 schlecht einstellbaren übergewichtigen essentiellen Hypertonikern. Nach einem Blutdruckscreening wurden die Patienten einer jeden Praxis je einer Behandlungsgruppe und nach ihrem Blutdruck parallelisiert einer Wartekontrollgruppe zugeordnet. Weitere Patienten, deren Blutdruck als gut kontrolliert bezeichnet wurde, wurden als zweite Kontrollgruppe geführt, über die hier allerdings nicht berichtet werden soll. Den Behandlungsgruppen (im folgenden als Versuchsgruppe bezeichnet) wurde das Programm „Hypertonie im Gespräch“ angeboten, der Wartegruppe wurde die Teilnahme in Aussicht gestellt. Mit allen an der Studie beteiligten Patienten wurde vor Beginn und 6 Monate nach Beendigung des Behandlungsprogramms (also im zeitlichen Abstand von 1 Jahr) ein Interview geführt und die folgenden Parameter erhoben: Blutdruck, Gesamtcholesterin und HDL-Cholesterin, Triglyceride, Harnsäure, Blutzucker, Größe und Gewicht.

Einer ausführlichen Publikation vorgreifend, sollen hier bereits einige Teilergebnisse genannt werden (Basler et al., unveröffentlicht). Wir beziehen uns dabei ausschließlich auf solche Patienten der Versuchs- und der Wartegruppe, für die sowohl im Interview als auch bei den Laborwerten vollständige Angaben vorliegen. Falls nicht anders angegeben, handelt es sich hierbei um 82 Patienten der Versuchsgruppe und 35 Patienten der Wartegruppe. Als Prüftests verwendeten wir t-Tests für verbundene Stichproben bzw. als nichtparametrische Verfahren den Wilcoxon-Test.

Ein 1/2 Jahr nach Beendigung des Gruppenprogramms hat sich das Gewicht der Versuchsgruppe durchschnittlich von 87,0 kg auf 81,3 kg reduziert (p < 0,01). Dieser Gewichtsreduktion von 5,7 kg entspricht eine Verringerung des Broca-Index von 140,9 % auf 122,8 %. In der Wartegruppe kommt es zu keiner signifikanten Gewichtsreduktion.

Zusätzliches Salzen der Nahrung kann in der Versuchsgruppe auf dem 1 %-Niveau signifikant von 50 % auf 22,2 % der Patienten verringert werden, während sich in der Wartegruppe hier ebenfalls keine Veränderung ergibt. Das mit einem Fragebogen erfaßte hypertonierelevante Gesundheitswissen nimmt in derr Versuchsgruppe signifikant zu (p < 0,01), in der Wartegruppe bleibt es unverändert. Auch die Medikamentencompliance verbessert sich von 50 % auf 70,1 % der Patienten ausschließlich in der Versuchsgruppe (p < 0,01).

Die Patienten der Versuchsgruppe schätzen ihr eigenes Befinden beim zweiten Interview im Vergleich zum ersten Interview als deutlich gebessert ein. So bezeichnen nur 31,7 % dieser Patienten ihren Gesundheitszustand beim ersten Interview als gut bzw. sehr gut im Vergleich zu 61 % der Patienten beim zweiten Interview (p < 0,01). Entsprechende Werte aus der Wartegruppe liegen bei 47,5 % im ersten Interview und 55,6 % im zweiten Interview (nicht signifikant).

Der während des Interviews gemessene Blutdruck der Patienten ist im Mittel von 159,1 / 94,4 mm Hg auf 148,3 / 89,4 mm Hg abgesunken. Diese Blutdruckreduktion ist allerdings nicht ausschließlich als Effekt der Gruppenbehandlung zu interpretieren, da sich auch die Blutdruckwerte in der Wartegruppe von 156,4 / 92,2 mm Hg auf 150,3 / 90,5 mm Hg verringern. Allerdings können in der Versuchsgruppe deutlich mehr Antihypertonika eingespart werden. Bei 32 % der Patienten der Versuchsgruppe können Medikamente ganz abgesetzt bzw. kann die Dosis verringert werden im Vergleich zu 11,1 % in der Wartegruppe. So wiederholt sich hier ein Ergebnis, das wir bereits in der Studie 2 fanden: Der spezifische über den Effekt des Wartens auf die Gruppenbehandlung hinausgehende Effekt des Programms scheint neben der Blutdruckreduktion primär in einer Einsparung der antihypertensiven Medikation zu liegen.

Interessant ist es, den Effekt des Gruppenbehandlungsprogramms auf die Risikofaktoren zu betrachten, die bei den Patienten zusätzlich zu Hypertonie und Übergewicht vorhanden sind, wobei hier die folgenden Risikofaktoren für Herz-Kreislauf-Erkrankungen einbezogen sind: Erhöhtes Gesamtcholesterin (= 220 mg/dl), erhöhte Triclyzeride (= 150 mg/dl, erhöhter Blutzucker (= 100 mg/dl), erhöhte Harnsäure (Männer: = 7,0 mg/dl, Frauen: = 6,5 mg/dl).

Tabelle 1 gibt an, wieviel Prozent der Patienten wieviele zusätzliche Risikofaktoren zu den beiden Meßzeitpunkten aufweisen.
Es zeigt sich, daß das Gruppenbehandlungsprogramm dazu beiträgt, daß sich der Anteil der Patienten mit mehreren zusätzlichen Risikofaktoren signifikant reduziert, während in der Wartegruppe eine gleichartige Reduktion nicht feststellbar ist.

Bei den einzelnen Risikofaktoren zeigen sich die in Tabelle 2 aufgeführten Veränderungen.

Tabelle 1. Prozentangaben von Patienten mit zusätzlich zu Adipositas und essentieller Hypertonie vorhandenen Risikofaktoren zu den Meßzeitpunkten t_1 vor Gruppenbehandlung und t_2 ein ½ Jahr nach Beendigung der Gruppenbehandlung in Versuchs- und Kontrollgruppe (Signifikanzprüfung durch Wilcoxon-Rang-Vorzeichentest)

	Versuchsgruppe mit Gruppenbehandlung (n = 81)		Wartekontrollgruppe ohne Gruppenbehandlung (n = 35)	
	t_1 [%]	t_2 [%]	t_1 [%]	t_2 [%]
Kein zusätzlicher Risikofaktor	8,6	11,2	9,8	10,9
1 bzw. 2 zusätzliche Riskofaktoren	54,4	67,9	57,1	53,9
3 und mehr zusätzliche Risikofaktoren	37,0	20,9	33,1	35,2
	100,0	100,0	100,0	100,0
Wilcoxon-Test	z = 2,32; p < 0,05		z = 0,14; n. s.	

Tabelle 2. Mittelwerte ($\bar{x}$) und Standardabweichungen ($\underline{s}$) der Laborparameter, die als Risiken für koronare Herzkrankheiten gelten (VG : n = 81; Männer n = 21; Frauen n = 60; KG : n = 35; Männer *M*. n = 14; Frauen *F.* n = 21; Signifikanzprüfung durch t-Test für Paardifferenzen)

	Versuchsgruppe (VG)			Wartegruppe (KG)		
	t_1 $\bar{x}$ ($\underline{s}$)	t_2 $\bar{x}$ ($\underline{s}$)	Signi-fikanz	t_1 $\bar{x}$ ($\underline{s}$)	t_2 $\bar{x}$ ($\underline{s}$)	Si-gnifi-kanz
Cholesterin	231,1 (46,1)	221,2 (47,5)	<0,01	212,1 (42,8)	216,5 (40,3)	n. s.
HDL-Cholesterin	43,6 (12,1)	49,6 (31,4)	<0,05	43,4 (11,7)	43,2 (12,0)	n. s.
Triglyceride	169,7 (113,8)	165,8 (122,6)	n. s.	156,7 (85,4)	172,2 (94,5)	n. s.
Blutzucker	122,5 (46,4)	112,7 (43,7)	<0,01	113,9 (33,0)	115,8 (54,2)	n. s.
Harnsäure *M.*	6,2 (1,8)	6,1 (1,7)	n. s.	5,8 (2,3)	6,8 (1,4)	n. s.
Harnsäure *F.*	5,3 (1,7)	5,2 (1,3)	n. s.	5,1 (1,5)	5,6 (1,2)	n. s.

Werte für Gesamtcholesterin, HDL-Cholesterin und Blutzucker verändern sich deutlich in positiver Richtung. Unverändert bleiben Triglyceride und Harnsäure.

Katamnese zur Versuchsgruppe in der Studie 2

82 Patienten aus 10 Praxen, die der Versuchsgruppe innerhalb der Studie 2 angehörten, werden z. Z. ca. 2 Jahre nach Abschluß der Gruppenbehandlung katamnestisch anhand der vorhandenen Unterlagen der Arztpraxis untersucht, wobei wir uns auf die Werte zum Blutdruck- und Gewichtsverlauf konzentrieren. Eine erste Auswertung zeigt die folgenden Ergebnisse (Buser et al., unveröffentlicht):

Während der Behandlungszeit sank das Gewicht – wie schon berichtet – um 5,2 kg. Diese Reduktion konnte von den Patienten aus 3 Praxen, über die uns bis jetzt Angaben vorliegen, gehalten werden. Auch wenn aufgrund des noch reduzierten Stichprobenumfangs eine abschließende Stellungnahme schwierig ist, erscheint doch dieses Ergebnis beachtlich, da Katamnesen, von denen in der Literatur berichtet wird, eher ein ungünstiges Bild über die Langzeiteffekte von Gewichtsreduktionskuren hinterlassen (Übersicht bei Foreyt et al. 1981).

Während der Gruppenbehandlung fand eine durchschnittliche Reduktion des systolischen Blutdrucks um 14 mm Hg statt. 2 Jahre später liegt der durchschnittliche Blutdruck immer noch 9 mm Hg unter dem Ausgangswert (n = 72).

Nach einer durchschnittlichen Senkung des diastolischen Blutdrucks von 7 mm Hg während der Gruppenbehandlung zeigt sich nach 2 Jahren, daß der durchschnittliche Wert noch 6 mm Hg unter dem Ausgangsblutdruck liegt (n = 72).

Abschließende Stellungnahme

Die Ergebnisse der bisherigen wissenschaftlichen Begleitforschung zeigen bei den verschiedenen Studien ein hohes Maß an Übereinstimmung. Der Arzt, der das Programm anwendet, kann bei seinen Patienten eine durchschnittliche Gewichtsreduktion zwischen 5 und 6 kg erwarten und bei etwa einem 1/3 der Patienten die antihypertensive Medikation absetzen oder verringern. Gleichzeitig ist bei einem weiteren Teil der Patienten eine klinisch bedeutsame Blutdrucksenkung zu erwarten. Das Befinden der Patienten verbessert sich, ihr Wissen nimmt zu und der Salzkonsum wird eingeschränkt. Die aktive Mitarbeit der Patienten in der Therapie wird gefördert.

Die ersten Ergebnisse zu den Langzeitwirkungen des Programms sind ermutigend, wenngleich die Forschung auf diesem Gebiet fortgeführt werden muß, um eine abschließende Bewertung vornehmen zu können.

Die durch die Begleitforschung aufgezeigten Erfolge führen wir neben der Qualität des Programms auch auf die Rahmenbedingungen zurück, unter denen die Gesundheitsberatung stattfand. Zum einen finden die Patienten eine intensive soziale Unterstützung bei der Verhaltensänderung durch die gesamte Gruppe, zum anderen bleibt unter den Bedingungen der ärztlichen Praxis die Beeinflussung des Verhaltens der Patienten kein einmaliges Ereignis, sondern kann bei jeder erneuten Konsultation fortgesetzt werden. Hierdurch können zu erwartende Rückfälle frühzeitig erkannt und Anlaß zur frühzeitigen weiteren Unterstützung des Patienten geben. Auf diese Weise bietet gerade die Arztpraxis mit ihrer Möglickeit der Langzeitbetreuung des Patienten den idealen Bezugsrahmen für ein langjähriges kontinuierliches Feedback und für eine langfristige Stabilisierung des neuerlernten Verhaltens.

Gruppenarbeit mit Hypertoniepatienten in einer internistischen Praxis*

B. MÜLLER-WITTIG

Wie man weiß, bringt arterieller Bluthochdruck viele Jahre keine Beschwerden mit sich. Dementsprechend sind viele Hochdruckpatienten nur schwer zu einer Behandlung zu motivieren. Gelingt dies schließlich v. a. unter dem Eindruck der zu erwartenden Folgeschäden einer unbehandelten Hypertonie, so baut sich die nächste Hemmschwelle einer medikamentösen Behandlunng nach dem Studium des Beipackzettels auf. Es hat sich herausgestellt, daß hier ein günstiger Angriffspunkt für eine nichtmedikamentöse Therapie auf der Basis geeigneter Verhaltensänderungen besteht.

Basler et al., Marburg, haben Programme entwickelt, die es niedergelassenen Ärzten und deren Hilfspesonal ermöglichen, solche Methoden der Verhaltensänderungen in der Praxis dem Patienten in Gruppenarbeit zu vermitteln.

Die Aufgabe dieses Kurzreferates ist nun nicht, die Ergebnisse der in der ganzen Bundesrepublik schwerpunktartig durchgeführten Gruppenarbeit in Praxen hinsichtlich der Blutdrucksenkung darzustellen – hierzu sei auf die Veröffentlichungen von Basler et al. verwiesen – sondern kurz Inhalt und Ziel dieser Gruppenarbeit vorzustellen.

In unserer Praxis wird einmal von einer nichtärztlichen Mitarbeiterin eine Gruppe „Hypertonie und Adipositas" sowie von mir eine zweite Gruppe „Hypertonie und Streß" durchgeführt. Es handelt sich jeweils um Patienten mit essentieller Hypertonie. Die Gruppenarbeit umfaßt einen Zeitraum von einem 1/4 Jahr mit einer Zusammenkunft pro Woche von etwa 1 1/2 bis 2 h Dauer.

Welches sind nun die Ziele des Programmes:
1. Vertiefung des hypertonierelevanten Gesundheitswissens
2. Reduktion des Kochsalzkonsums
3. Förderung der Zuverlässigkeit der Medikamenteneinnahme
4. Reduktion von Streß durch
   – Entspannung,
   – Belastungsausgleich,
   – Veränderung von inneren Einstellungen,
   – Veränderungen des Verhaltens.

---

* Die vorliegende Arbeit wurde auf der 25. Arbeitstagung des Deutschen Kollegiums für Psychosomatische Medizin am 14. 11. 86 in Marburg im Symposion „Gruppen für körperlich Kranke" vorgetragen und diskutiert. Ausschnitte dieser Diskussion finden sich in Teil F, S. 318.

Thematisch könnte man ganz allgemein 2 Schwerpunkte nennen: 1. den informatorischen Teil, 2. den verhaltenstherapeutischen Teil.

Der informative Teil enthält Arztvorträge zu den Themen:
„Wie entsteht Bluthochdruck"
„Medikamente gegen Bluthochdruck und deren evtl. Nebenwirkungen"
„Salz und Bluthochdruck"
Während für den Arzt oder den nichtärztlichen Gruppenleiter das Ziel dieser Arbeit eine nichtmedikamentöse Senkung des Blutdruckes oder zumindest eine Reduktion der Blutdruckmedikation darstellt, hat der Teilnehmer in erster Linie andere Ziele. Er möchte entweder Gewicht verlieren und lernen, seinen individuellen Streß besser zu bewältigen.

Methodisch werden Ansätze aus der Verhaltenstherapie in die Gruppenarbeit eingebracht. Ich kann hier nur stichwortartig skizzieren: Es werden Elemente des Rollenspiels genutzt, Stichwort für die Adipositasgruppe z. B. ist „Ablehntraining bei Kaffee und Kuchen", für die Streßgruppe veranstaltet man Rollenspiele von alltäglichen Streßsituationen des einzelnen und erreicht dadurch das Entwickeln von Lösungsmöglichkeiten durch die Gruppe. Sehr wichtig für die Adipositasgruppe ist das Erlernen der Selbstbeobachtung durch zeitweises Führen von Selbstbeobachtungsbögen, wobei dem Patienten zum ersten Mal sein Eßverhalten bewußt wird. Darauf baut dann die Änderung des Eßverhaltens auf.

Ein weiterer Schwerpunkt ist – mit unterschiedlicher Gewichtigung – das Erlernen einer Entspannungsmethode. Hier wird nicht das autogene Training – das in dieser Zeit nicht zu erlernen wäre – sondern die Muskelentspannungsmethode nach Jakobson vermittelt. Dem Patienten stehen dabei für das tägliche Üben zu Hause entsprechende Kassetten zur Verfügung. Erlernt wird neben einer Langform der Muskelentspannung auch eine leicht und im Alltag gut anwendbare Kurzform.

In der Gruppenarbeit wird versucht, dem Patienten innere Einstellungen deutlich zu machen und ihm mit Hilfe der Gruppe Lösungsmöglichkeiten für eine Veränderung an die Hand zu geben.

Soweit dies die Thematik „Hypertonie und Streß" betrifft, kann es hilfreich sein, wenn der Arzt als Gruppenleiter Verbindung mit einem Psychotherapeuten oder einem Psychologen zur Supervision hat.

Ein weiterer Schwerpunkt ist der Belastungsausgleich. Der Patient erhält dazu einen Freizeitkalender, in dem zahlreiche Vorschläge des Entspannungsausgleichs auf sportlichem, musischem Gebiet oder aus dem Bereich zahlreicher anderer Hobbies.

Am Rande sei erwähnt, daß der Patient seinen Blutdruck täglich mißt und in einen Kalender einträgt. Dabei ist es möglich, Zusammenhänge zwischen Streßsituationen und Blutdruckspitzen erkennbar zu machen.

Die Akzeptanz der Programme ist hoch und seit einiger Zeit bestehen bereits Wartelisten. Man hat unterschiedliche Erfolge: Einer ganzen Reihe von Patienten ist es möglich, die Medikation zu reduzieren; in Einzelfälleln kann sie auch abgesetzt werden. Die Zahl derer, die die Gruppenteilnahme abbrechen, ist gering. Es wird eine Möglichkeit angeboten, daß sich die Patienten ohne Leiter im Anschluß an die Gruppe in monatlichen Abständen, auf Wunsch auch in der Arztpraxis, weiter treffen, um ihre Motivation gegenseitig zu stärken.

Erwähnen sollte man auch den wirtschaftlichen Effekt dieser Gruppenarbeit. Wenn das Deutsche Ärzteblatt in einer Ausgabe vom November 86 berichtet, daß inzwischen jede 11. DM im Arzneimittelsektor zur medikamentösen Hochdruckbehandlung aufgewendet wird und daß außerdem neue, evtl. bessere und immer teurere Hochdruckmedikamente – man denke nur an die ACE-Hemmer – auf den Markt kommen, wird dieser Aspekt eindeutig belegt.

Man hat den Eindruck, daß diese Gruppenarbeit den Patienten stärker mit der Arzpraxis verbindet. Im Hinblick auf die zunehmende Dichte im Bereich der niedergelassenen Ärzte soll dieser Aspekt nicht unerwähnt bleiben.

Für mich selbst erstaunlich war die Tatsache, daß ich während der Gruppe von Patienten, die ich teilweise über 8 Jahre kenne, Dinge erfahren habe, die in der Sprechstunde bisher nicht zur Sprache kamen. Zur langfristigen Stabilisierung des Erfolges der Gruppenarbeit versucht man, die Arbeit in Eigeninitiative der Patienten fortführen zu lassen. Dies geschieht in Formen, die die Patienten in Eigenregie auswählen. So bildete sich aus einer Gruppe ein Wanderverein, aus einer anderen ein Kegelclub.

Das Thema dieses Kongresses lautet „Sich gesund fühlen im Jahr 2000“.

Die Gruppenarbeit mit organisch Kranken scheint mir ein wichtiger Beitrag zu diesem Vorhaben zu sein.

Erfahrungen mit der Schulung von Diabetikern in einer internistischen Praxis*

K.-J. EBSCHNER

Erfahrungsgemäß ist die Einzelberatung und -behandlung von Diabetikern in der Praxis häufig ineffektiv und damit sowohl für den Patienten als auch für den behandelnden Arzt unbefriedigend.

Die Gründe dafür sind:
1. Die Schwierigkeit für den betroffenen Diabetiker, den Krankheitsprozeß und seine Ursachen zu verstehen und zu akzeptieren.
2. Aus diesem Unverständnis heraus, die Abhängigkeit von den therapeutischen Empfehlungen des behandelnden Arztes.
3. Auch bei einer Bereitschaft des behandelnden Arztes, den einzelnen Patienten besser zu beraten, wäre der Zeitaufwand für die Einzelberatung sehr hoch.

Von Diabetologen wird schon seit Jahren eine Schulung der Diabetiker gefordert. Dies erfolgte bislang in größeren diabetischen Zentren und Kliniken, besonders an Universitätskliniken, wie Düsseldorf und München, oder Spezialeinrichtungen, wie z. B. Sanatorien.

Da aber der größte Teil der Diabetiker zunächst einmal von niedergelassenen Ärzten behandelt und beraten wird, ergibt sich die Notwendigkeit, hier anzusetzen und die Schulung in der Praxis durchzuführen.

Als Verfahren bot sich deshalb die Schulung in der Gruppe an, in Analogie zu den Erfahrungen, die bei anderen chronischen Erkrankungen, wie Adipositas, Hochdruck und psychische Erkrankungen, gemacht wurden.

Die Gruppenschulung bietet gegenüber der Einzelberatung mehrere Vorteile:
1. Es lassen sich gleichzeitig mehrere Patienten schulen.
2. Die Gruppendynamik wird als therapeutisches Potential genutzt.
3. Die individuellen Erfahrungen der Diabetiker fließen in den Unterricht ein.

---

*Die vorliegende Arbeit wurde auf der 25. Arbeitstagung des Deutschen Kollegiums für Psychosomatische Medizin am 14. 11. 86 in Marburg im Symposion „Gruppen für körperlich Kranke" vorgetragen und diskutiert. Ausschnitte dieser Diskussion finden sich in Teil F, S. 319.

4. Durch die offene und vertrauensvolle Diskussion der Problematik entsteht
   ein neues Vertrauensverhältnis der Gruppenmitglieder untereinander und
   zum behandelnden Arzt.

Wie war die Ausgangslage?
In meiner Praxis wurden pro Quartal etwa 60–80 Diabetiker beraten und be-
handelt, überwiegend Typ-II-Diabetiker; nur 8 Diabetiker litten unter einem
Typ-I-Diabetes.

Die Stoffwechselkontrollen erfolgten in herkömmlicher Weise: Die Patienten wurden alle 4 Wochen in die Praxis zur Blutzuckerkontrolle und Urinzucker-
kontrolle einbestellt. Am folgenden Tag wurde ihnen das Ergebnis mit entsprechender therapeutischer Empfehlung, je nach Stoffwechsellage, mitgeteilt.

In jährlichem Abstand erfolgte noch eine gesamtkörperliche Untersuchung,
einschließlich Röntgenthoraxkontrolle, Lipidstatus, Kreatinin, Kreislaufunter-
suchung und Doppler-Untersuchung.

Das Ergebnis dieser Patientenführung entsprach etwa dem anderer Praxen.

Besonders die Typ-II-Diabetiker hatten häufig sehr schlechte Stoffwechsel-
parameter und auch bei mir stellte sich bezüglich der Patientenführung dieser
Gruppe von Kranken nach 15jähriger Tätigkeit als niedergelassener Arzt eine
gewisse Resignation ein.

Nach einer Pilotstudie mit 2 Gruppen übergewichtiger Patienten, die 1980
durchgeführt wurde habe ich dann den Versuch unternommen, auch mit Diabetikern in einer Gruppenschulung eine Verbesserung der Stoffwechselsituation
zu erzielen.

Die Patienten wurden von mir angesprochen.

Als Indikation galt eine schlechte Stoffwechseleinstellung und meine Einschätzung der Patienten bezüglich der Fähigkeit, sich in der Gruppe schulen zu
lassen.

Begründet wurde mein Anliegen den Patienten gegenüber
1. mit der Möglichkeit, mehr über die Erkrankung des Diabetes mellitus und
   über die Spätfolgen zu erfahren;
2. mit der Möglichkeit der Selbstkontrolle und damit
3. der Fähigkeit diabetische Stoffwechselentgleisungen selbst zu erkennen und
   diesen entweder durch Änderung der Insulindosis bei Typ-I-Diabetikern
   oder durch Änderung der Diät auch wirksam zu begegnen.

Den Patienten wurde gesagt, daß eine derartige Schulung zu einer höheren Lebensqualität und zu einer größeren Unabhängigkeit führen könne.

Alle von mir angepsrochenen Patienten folgten dieser Aufforderung spontan.

Nacheinander wurden 2 Gruppen geschult: In der 1. Gruppe 10 Diabetiker
mit einem Durchschnittsalter von 61 Jahren; in der 2. Gruppe 9 Diabetiker mit
einem Durchschnittsalter von 46 Jahren.

Es fanden 10 Unterrichtseinheiten statt, die im Durchschnitt 1 1/2 Stunden
dauerten und an einem bestimmten Wochentag zu einer festgelegten Zeit statt-
fanden (Abb. 1). In beiden Gruppen betrug die Beteiligung 80 %. Die Erkrankten litten m Durchschnitt 11,3 Jahre unter Diabetes mellitus, die kürzeste Erkrankungsdauer betrug 3 und die längste 33 Jahre.

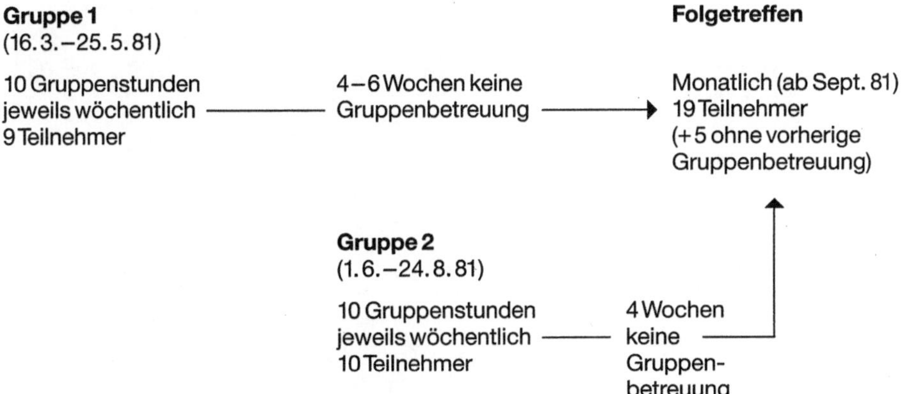

Abb. 1. Diabetikergruppentherapie in einer internistischen Praxis

Von diesen 19 Patienten spritzten 10 Patienten Insulin, 8 nahmen ein orales Antidiabetikum und 1 Patient war allein mit Diät eingestellt.

Die Zusammensetzung war entsprechend der üblichen Praxisverteilung ganz heterogen:

5 Rentner, 3 Arbeiter, 1 Facharbeiter, 9 Hausfrauen und 1 Student.

Die Gruppengröße von 9–10 Patienten wurde gewählt, um eine effekte Gruppenarbeit zu ermöglichen.

Eine Trennung in Typ-I- und Typ-II-Diabetiker, Berufstätige und Rentner erfolgte nicht, weil mit den Typ-I-Diabetikern allein keine eigene Gruppe aufzubauen war.

Als Themenschwerpunkte wurden gewählt:
1. Die Grundinformation über die Stoffwechselstörung Diabetes mellitus;
2. Selbstkontrolle von Blutzucker und Urinzucker;
3. Akute Stoffwechselentgleisungen bei Diabetes mellitus – die Hyper- und Hypoglykämie;
4. Diät als Grundvoraussetzung der Behandlung von diabetischen Stoffwechselstörungen;
5. Die Behandlung des Diabetes mellitus mit Insulin und oralen Antidiabetika;
6. Spätkomplikationen;
7. Körperliche Aktivitäten;
8. Freizeitverhalten und Urlaub;
9. Selbstanpassung der Insulindosis an die jeweilige Stoffwechselsituation.

Ablauf der Unterrichtsstunden

Die Schulung erfolgte im Wartezimmer der Praxis. Die Bestuhlung war kreisförmig angeordnet. Man traf sich zu einem festen Zeitpunkt (an jedem Montag von 17.45–19.15 Uhr).

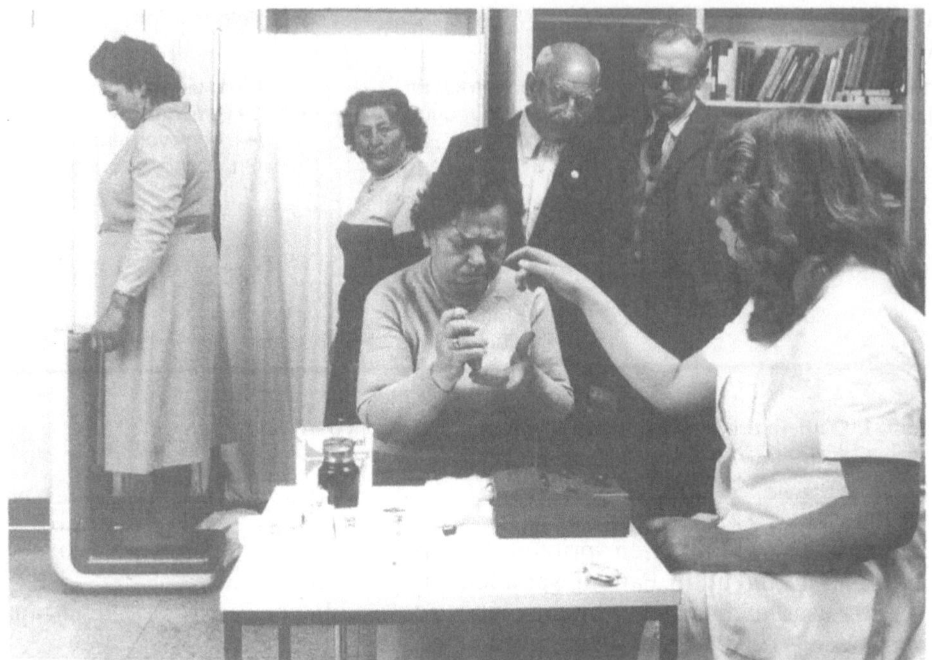

Abb. 2. Wiegen und Blutzuckerkontrolle der Gruppenteilnehmer in der Praxis

Als Schulungsmaterial wurden einige Plakate, eine Flip-Chart[1], ein Overhead-Projektor mit Folien, Blutzucker- und Harnzuckerstreifen sowie das Autoclix-System[2] von Boehringer Mannheim verwendet. Zur Verbeserung der Gruppenarbeit benutzten wir das Metaplan-System.[3]

Zu Beginn der ersten Gruppenstunde wurden die Patienten mit den Spielregeln einer Gruppentherapie vertraut gemacht:

Es wurde auf Vertraulichkeit, auf Offenheit, Aufrichtigkeit und auf die Entwicklung der Fähigkeit, Nichtwertendes verstehen zu üben, hingewiesen. (Empfehlungen, die Rogers für eine fruchtbare Gruppenarbeit erarbeitet hat).

---

[1] Eine aufstellbare Tafel vom Format 60×120 cm, auf der mittels einer Klemmvorrichtung Papierbögen angebracht werden können, die zur Beschriftung mit Filzstiften geeignet sind.

[2] Gerät zur praktisch schmerzlosen Blutentnahme aus der Fingerbeere mit einer durch einen Federmechanismus in seiner Eindringtiefe einstellbaren und auswechselbaren Lanzette zur Blutzuckerselbstkontrolle.

[3] Kommunikationssystem, das benutzt wird, um die Gruppenteilnehmer mit beschreibbaren Kärtchen zur aktiven Mitarbeit zu gewinnen. Konkret heißt das, daß die Teilnehmer der Gruppenarbeit Antworten auf Fragen auf diese Kärtchen schreiben. Die Kärtchen werden eingesammelt und an einer Niturstecktafel (Kunststoffsteckwand) angeheftet und themenbezogen geordnet. Das führt zu einer aktiven Kommunikation und Mitarbeit der Gruppenteilnehmer.

Vor der eigentlichen Unterrichtsstunde wurde regelmäßig jeder Teilnehmer gewogen und sein Blutzucker aus Kapillarblut gemessen.

Die Ergebnisse wurden auf einer Tafel dokumentiert, die sichtbar im Unterrichtsraum stand (Abb. 2).

Wie sich im weiteren Verlauf der Schulung herausstellte, war eine solche Offenlegung der gemessenen Werte für den Ablauf und die Dynamik der Gruppengespräche sehr wichtig.

Nach der Begrüßung der Gruppenteilnehmer durch den Gruppenleiter erhielt jeder Teilnehmer die Möglichkeit, über seine Stoffwechselsituation in der letzten Woche, über evtl. Entgleisungen oder sonstige Probleme zu sprechen (Abb. 3).

Soweit sich daraus Probleme ergaben, wurden die anderen Gruppenmitglieder ermutigt, dazu Stellung zu nehmen, was im weiteren Verlauf der Schulung auch ganz spontan erfolgte.

Im Anschluß daran trug der Gruppenleiter das vorgegebene Thema vor und es entwickelte sich eine Diskussion zum Thema, bei der man auch einen Ausblick auf das Programm der kommenden Stunde gab.

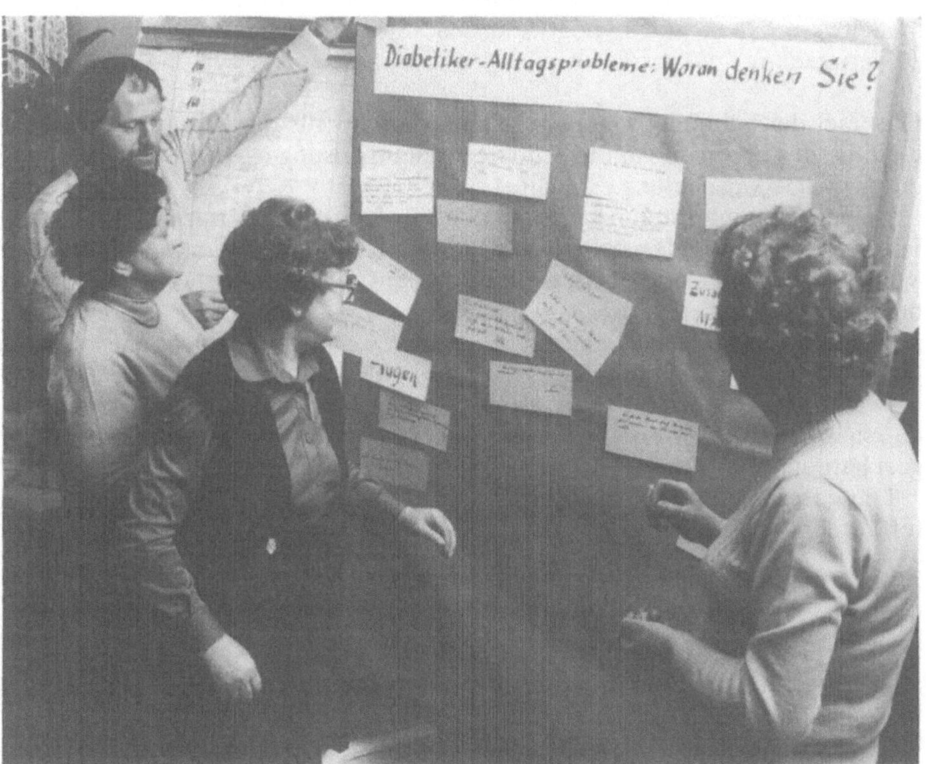

Abb. 3. Diskussion der Stoffwechselsituation mit Hilfe des Metaplan-Systems

Ergebnis dieser Schulung

Zunächst einmal formal:
1. Bei allen Patienten wurde das Wissen über die Krankheit Diabetes mellitus vertieft.
2. Alle Patienten erlernten die Urinzuckerselbstkontrolle.
3. Alle Patienten erlernten die Blutzuckerselbstkontrolle.
4. Insulinpflichtige Diabetiker vom Typ I lernten mit akuten Stoffwechselentgleisungen wie Hyper- und Hypoglykämie umzugehen. Sie übten die Insulindosisanpassung und waren nach der Schulung in der Lage, einen längeren Urlaub im Ausland erfolgreich ohne ärztliche Betreuung bzw. ohne Komplikationen durchzuführen.

Diese Patienten konnten vorher derartige unabhängige Freizeitaktivitäten nicht durchführen.

Der Anteil der stationären Behandlungen infolge Dekompensation des Diabetes mellitus ging zurück.

Die Kursteilnehmer mußten weder während noch nach der Schulung wegen einer diabetischen Komplikation stationär behandelt werden.
5. Schwere hyper- und hypoglykämische Stoffwechselentgleisungen wurden vermieden.

Das Ziel der Schulung, nämlich das Verständnis für die Krankheit Diabetes mellitus zu wecken und akute Stoffwechselentgleisungen zu vermeiden, wurde durch die Grundschulung erreicht.

Beide Gruppen traten nach Ende der Schulung an mich mit der Bitte heran, Folgetreffen in 4- bis 6wöchigem Abstand anzuschließen, um das vermittelte Wissen zu vertiefen und um den Dialog in der Gruppe aufrechtzuerhalten, was dann auch praktiziert wurde.

Um den Effekt dieser Langzeitbetreuung zu messen, erfolgte am Ende der Grundschulung – im September 1981 – eine Messung des HbA1-Wertes.

Die 2. Messung erfolgte 5 Monate später im Januar 1982. Dabei zeigte sich, daß sich die HbA1c-Werte im Verlauf dieser Langzeitbetreuung deutlich verringert hatten (Abb. 4).

Diese Besserung des HbA1-Wertes konnte als ein Erfolg der Schulung gewertet werden.

Diskussion

Alle Kursteilnehmer erwarben Grundkenntnisse über die Krankheit des Diabetes mellitus.

Typ-I-Diabetiker waren in der Lage, hyper- und hypoglykämische Stoffwechselentgleisungen frühzeitig zu erkennen und ihr Verhalten darauf einzustellen.

Alle Patienten erlernten die Urinzucker- und Blutzuckerselbstkontrolle.

Die Berechnung der Diät bereitete besonders den älteren Typ-II-Diabetikern auch jetzt noch die größten Schwierigkeiten.

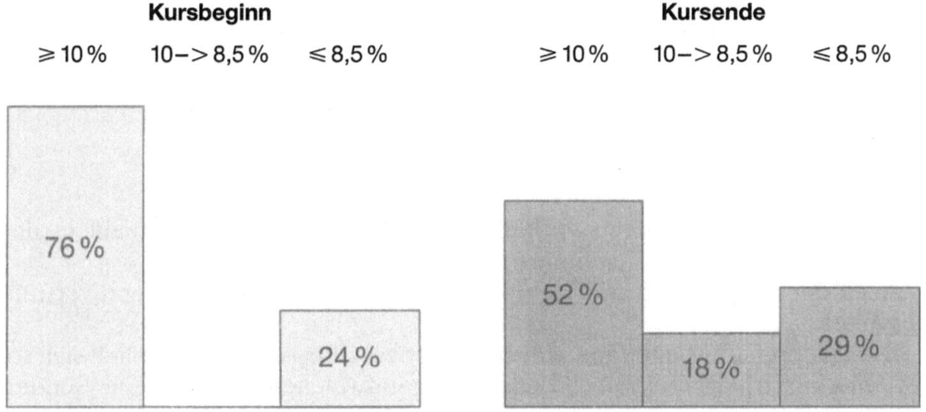

Abb. 4. Diabetiker-Gruppentherapie: Glukose-HbA^{1c} im Verlauf (n = 100 %)

Hier hatte es sich bewährt, gemeinsam mit den Patienten ein festes Diät-schema zu berechnen, an dem sie sich im üblichen Tagesablauf orientieren konnten.

Trotzdem wurden diese Empfehlungen nicht immer korrekt eingehalten. Oft neigten die Patienten dann dazu, Quantitäten nach Augenmaß abzuschätzen.

Deshalb war es hilfreich, Materialien einzusetzen, die dieses rein optische Abschätzen schulten (evtl. Novo-Schablonenkoffer[4]).

In den Folgetreffen nach der Grundschulung lag die Beteiligung bei durchschnittlich 70 %, ohne daß auf die Teilnehmer Druck ausgeübt werden mußte.

Die Zusammensetzung der Gruppe war nicht immer ganz konstant, d. h. einige Patienten blieben manchmal mehreren Folgetreffen fern, dafür kamen andere, die das Bedürfnis hatten, bestimmte Grundkenntnisse wieder aufzufrischen.

Die Gruppenleitung durch den Praxisvertreter im Urlaub oder durch die Arzthelferin wurde von der Gruppe abgelehnt.

Das Sprechverhalten der einzelnen Gruppenmitglieder war unterschiedlich und es waren gruppendynamische Strategien notwendig. Beispielsweise mußte ich manche Teilnehmer, die immer wieder geneigt waren, auch zu den Problemen der anderen Stellung zu nehmen, etwas bremsen und dafür die „Stillen" ermuntern, sich zu äußern.

Dies wurde von der Gruppe und auch von den Betroffenen akzeptiert, so daß eigentlich immer jeder einmal zu Wort kam.

Der Kontakt der Patienten in der Gruppe wurde durch die Schulung und besonders durch die Folgetreffen verstärkt.

---

[4] Ein Koffer der Firma Novo (Insulinhersteller), in dem sich Nahrungsmittelattrappen aus Kunststoff befinden. Dadurch übt der Patient, optisch die Größenverhältnisse der einzelnen Nahrungsmittel besser einzuschätzen.

Ich konnte beobachten, daß sich die Teilnehmer nach der Stunde noch längere Zeit vor der Praxis unterhielten und erfuhr dann in den Folgetreffen, daß die Mitglieder untereinander Kontakt aufnahmen.

Zur Gruppendynamik

Es stellte sich im weiteren Verlauf heraus, daß die Teilnehmerzahl in der Gruppe sich bei 12–14 Teilnehmern eingependelt hatte.

Auch der Umgang mit mir, dem Gruppenleiter, wurde zunehmend vertrauensvoller.

Die Gruppe selbst empfand sich nun als etwas „Besonderes". Sie ließ sich sofort und kurzfristig aktivieren, wenn aus irgendwelchen Gründen eine Sonderstunde abgehalten werden sollte.

Bei einzelnen Patienten wurde eine zusätzliche Beratung durch einen Diabetologen der Universitätsklinik oder die Durchführung eines Heilverfahrens an einer Diabetesfachklinik notwendig.

Diese interdisziplinäre Zusammenarbeit hat sich als sehr fruchtbar erwiesen; psychotherapeutisch tätige Kollegen wurden bisher jedoch nicht hinzugezogen.

Zur Frage, welche Ebenen bei den Patienten angesprochen wurden, läßt sich aus meiner Sicht folgendes sagen:

Zunächst einmal ging es darum, die Krankheit zu erkennen und zu akzeptieren und damit die Einstellung zu ihr zu ändern.

Dies erfolgte auf verschiedenen Ebenen, so etwa der Psyche und des Krankheitsverhaltens. Im sozialkommunikativen Bereich war insofern eine deutliche Verbesserung und Aktivierung zu erkennen, als die Patienten jetzt auch unabhängig von den Stunden Kontakt aufnahmen oder sich gegenseitig Ratschläge erteilten.

Dieses Verhalten wurde durch die Gruppenschulung und Gruppendynamik angeregt und ist bei der konventionellen Beratung der Diabetiker kaum zu beobachten.

Zur Frage, wie die Veränderung auf verschiedenen Ebenen durch die Gruppenbehandlung eingetreten war, habe ich folgende Erklärung:

Einmal durch die Wissensvermittlung.

Die Gruppenmitglieder verstanden ihre Krankheit jetzt besser, akzeptierten sie teilweise und waren aufgrund dieses Verständnisses in der Lage, Probleme ihrer Krankheit selbst zu lösen.

Durch die Gruppendynamik wurde das Verhalten der einzelnen Mitglieder beeinflußt.

So war z. B. ein Patient ausgesprochen ehrgeizig und kontrollierte sich sehr engmaschig. Er spritzte 2mal täglich Insulin und zeigte bei jeder Stunde stolz seine Protokolle, um zu beweisen, wie gut er in der Lage war, seine Stoffwechselstörung zu beherrschen.

Das Hauptproblem im Umgang mit den Diabetikern während der Gruppenschulung lag in deren Verständnis der diabetischen Stoffwechselstörung und der sich aus einer schlechten Stoffwechseleinstellung ergebenden Folgeerkrankungen.

Krankheitseinsicht und Akzeptanz sind dabei wesentliche Begriffe.

Daraus folgt, daß durch die Gruppenschulung ein Teil der Verantwortung für den Diabetes vom Arzt an den Betroffenen, also an den Patienten, zurückgegeben wird.

Jüngere Typ-I-Diabetiker waren dafür ausgesprochen dankbar und sie übernahmen sogleich Verantwortung.

Hier bestand sogar die Gefahr, daß sie sich etwas vom Arzt lösten und glaubten, mit ihren Problemen alleine fertig zu werden.

Die älteren Patienten hatten häufig Schwierigkeiten, die volle Verantwortung zu übernehmen.

Etwas leichter ging das bei den sog. Sekundärversagern, d. h. bei den Typ-II-Diabetikern, die auf Insulin umsteigen mußten.

Diese Patienten waren gezwungenermaßen bereit, selbst wieder mehr Verantwortung zu tragen.

Zusammenfassung

Im Frühjahr 1981 wurden in meiner Praxis 2 Gruppen von Diabetikern mit insgesamt 19 Patienten einer Schulung unterzogen.

Nach einem Grundkurs, an dem 10 bzw. 9 Patienten über 10 Wochen teilnahmen, erfolgte 4–6 Wochen nach Ende der Grundschulung eine Dauerbetreuung der Gesamtgruppe in 4- bis 6wöchigem Abstand bis zum heutigen Tag.

Im Grundkurs wurde ein strukturiertes Wissen vermittelt, das v. a. die Fähigkeit zur Selbstkontrolle von Blut- und Urinzucker, die Berechnung der Diät und die Selbstanpassung an akute Stoffwechselsituationen einschloß.

Es handelte sich um Typ-I- und um Typ-II-Diabetiker, d. h. um Patienten, die Insulin spritzten und solche, die entweder orale Antidiabetika nötig hatten oder allein mit Diät auskamen.

Allein durch die Grundschulung konnte eine deutliche Verbessrung der diabetischen Stoffwechsellage erreicht werden.

Vor allem akute Stoffwechseldekompensationen, wie Hyper- und Hypoglykämien, konnten vermieden werden.

Massive hyper- und hypoglykämische Entgleisungen traten bei keinem an der Schulung teilnehmenden Patienten während der Schulungsperiode auf. Bei 5 dieser Kranken war es im Jahr vor der Schulung mehrfach zu Hypoglykämien gekommen (bei einem Typ-I-Diabetiker hatte sich 4mal ein hypoglykämischer Schock entwickelt, der meistens ambulant behandelt werden konnte und nur einmal zur stationären Einweisung geführt hatte; bei den anderen Patienten, die auch stationär aufgenommen worden waren, handelte es sich um hyperglykämische Blutzuckerentgleisungen. Bei allen übrigen Patienten konnte während und nach der Schulung eine derartige Entgleisung bislang vermieden werden (ein Patient erlitt durch eine versehentliche intravasale Injektion einen hypoglykämischen Schock und wurde deswegen kurzfristig stationär behandelt).

Von den beiden Gruppen, die an der Grundschulung teilgenommen haben, waren im Jahr vor der Schulung 50 % der Patienten wegen diabetischen Stoffwechselstörungen stationär behandelt worden. Im Jahr der Schulung mußte keiner der an der Gruppe teilnehmenden Patienten wegen diabetischer Komplikationen stationär behandelt werden.

Besonders die Typ-I-Diabetiker wurden unabhängig von einer direkten Betreuung und waren auch in der Lage, z. B. einen Urlaub im Ausland ohne ärztliche Betreuung durchführen zu können.

Die Folgetreffen fanden auf Wunsch der Patienten statt und werden weiterhin in 4- bis 6wöchigem Abstand fortgesetzt. Das führte zu einer deutlichen Verbesserung der Stoffwechselsituation der gesamten Gruppe, was sich durch die Kontrolle der HbA1c-Werte nachweisen ließ.

Darüber hinaus gingen die Arbeitsunfähigkeitstage deutlich zurück.

Die Patienten waren für die Schulung und für die Folgetreffen außerordentlich dankbar und zeigten ihr großes Interesse durch ihre regelmäßige Teilnahme.

Gruppendynamisch wurde das Verhalten der Patienten zueinander ebenso wie der Kontakt zum behandelnden Arzt offener und vertrauensvoller.

Unabhängig von dem deutlich meßbaren Erfolg für den Patienten, der durch diese Schulung auch eine größere Freiheit in seiner Krankheit gewann, habe ich auch als behandelnder Arzt sehr viel besser die Problematik einer diabetischen Stoffwechselstörung verstehen gelernt, so daß auch die anderen Diabetiker meiner Praxis von diesen Erfahrungen profitieren können.

Die Gruppenschulung ist meines Erachtens eine erfolgversprechende Möglichkeit, Diabetikern zu helfen.

Ohne weiteres kann sie in einer internistischen oder Allgemeinpraxis durchgeführt werden.

Die Industrie stellt mittlerweile sehr viel Schulungsmaterial zur Verfügung, so daß der behandelnde Arzt nach einer relativ kurzen Einarbeitungszeit und nach Teilnahme an Seminaren, in denen Gruppentherapie durchgeführt wird, diese Aufgabe übernehmen kann.

Kognitiv-verhaltensorientierte Gruppentherapie mit Asthma-bronchiale-Patienten *

G. STERZER-BREITENBÜCHER

Das Krankheitsbild Asthma, eine sog. Volkskrankheit, an der 3 % der Bevölkerung der Bundesrepublik leiden, wird als Krankheit multifaktorieller Genese verstanden.

Auffällig ist, daß die Asthmaforschung in den letzten Jahren auf den Gebieten der Immunologie, der Biochemie und der Pathophysiologie nicht ohne Erfolge intensiviert wurde, während nur wenige deutschsprachige psychologische und psychophysiologische Untersuchungen existieren (Dahme 1977; Deter 1986; Richter 1985).

Wurde Asthma bronchiale als „psychogen" eingeordnet, kamen Erkenntnisse aus der Pulmologie zu kurz, wo man erhebliche Fortschritte – z. B. bezüglich apparativer Lungenfunktionsdiagnostik – gemacht hatte. Und andererseits, wenn nur die Bronchien und die anfallsweise auftauchende Atemnot ohne Angstkomponente oder der Asthmatiker ohne seine Bezugspersonen betrachtet wurde, fehlte dem Objekt „Organ" das Subjekt „Mensch".

In Anlehnung an Nolte (1984, S. 3) wird unter Asthma bronchiale eine „vorwiegend anfallweise auftretende Atemwegsobstruktion auf dem Boden eines hyperreaktiven Bronchialsystems" verstanden. Asthmaanfälle kommen durch
– eine Schwellung der Bronchialschleimhaut und/oder
– einen Spasmus der Bronchialmuskulatur und/oder
– eine Verengung durch mögliches Bronchialsekret zustande. Dabei ist v. a. die Ausatmung erschwert, die physiologisch mit Muskelentspannung einhergehen sollte.

Wird Asthma als Krankheit multifaktorieller Genese verstanden, so leitet sich daraus konsequenterweise eine multifaktorielle Therapie ab, die gleichzeitig zur medikamentösen Symptom- oder Ursachenbehandlung ein psychologisches Behandlungsangebot miteinbezieht.

In den folgenden Ausführungen soll auf die Beeinflußbarkeit der psychologischen Komponente eingegangen werden.

---

* Die vorliegende Arbeit wurde auf der 25. Arbeitstagung des Deutschen Kollegiums für Psychosomatische Medizin am 14. 11. 86 in Marburg im Symposion „Gruppen für körperlich Kranke" vorgetragen und diskutiert. Ausschnitte dieser Diskussion finden sich in Teil F, S. 303.

Kognitiv-verhaltensorientierte Therapie

Das Dreiebenenmodell

Theoretische Grundlage des Therapieprogrammes bildet das „Dreiebenenmodell", das sich auf die drei Betrachtungsebenen menschlichen Verhaltens bezieht:

1. Die physiologische Ebene

Sie ist über physiologische Messungen zugänglich, z. B. die Ermittlung statischer und dynamischer Lungenfunktionsparameter oder die Ableitung des Elektromyogramms. Diese Ebene wird auch als „objektiv" bezeichnet, weil sie sich durch entsprechende Messungen objektivieren läßt. Der Patient hat über die viszerale Wahrnehmung Zugang zu diesen Abläufen, die oft überhaupt nicht oder höchstens hypochondrisch wahrgenommen werden. Diese Ebene läßt sich subjektiv erfahren durch die Frage: Was spüre ich?

Biofeedbackmethoden orientieren sich hauptsächlich an der Beeinflußbarkeit dieser Ebene.

2. Die kognitive Ebene

Diese Ebene ist nur dem Patienten selbst zugänglich, solange er seine Gedanken nicht laut formuliert. Beschrieben wird diese Ebene mit „verbal-subjektiv". Quantifizierbare Aussagen über das individuelle Befinden können z. B. über gezieltes Befragen, Fragebogen, Tests, Beschwerde- oder Symptomlisten ermittelt werden. Die zu dieser Ebene gehörende Frage ist: Was denke ich? Auf dieser Ebene setzt die klassische kognitive Verhaltenstherapie an.

3. Die motorische Ebene

Hiermit ist die Bewegung oder sind komplexe Handlungsabläufe gemeint. Erfaßbar ist Verhalten durch Beobachtung; ob durch die subjektive Brille eines anderen oder durch eine Videokamera, sei im Moment dahingestellt. Die dazugehörende Frage ist: Wie verhalte ich mich? Die Bewegung, Mimik und Gestik sollen wahrgenommen werden. Eine Beeinflussung im Sinne einer angemessenen Veränderung ist durch Rollenspiele möglich, wobei durch Probehandeln eine Art revidierbare Realität geschaffen wird. Hier ist z. B. die Therapieform des Psychodramas anzusiedeln.

Das „Dreiebenenmodell" wird ausführlicher bei Birbaumer (1975) dargestellt. Es wurde in einer Tübinger Therapiestudie mit Migränepatienten erprobt (Gerber 1986). In diesem Zusammenhang ist der Begriff der „Konkordanztherapie" entstanden. Konkordant ist menschliches Verhalten dann, wenn alle drei Ebenen zueinander passen, d. h. adäquat miteinander korrespondieren. Liegt Diskordanz vor, treten also Störungen auf, die sich nicht isoliert nur auf eine Ebene beziehen können, weil diese regelkreisartig miteinander verknüpft sind, wird von Krankheit gesprochen. Therapie bedeutet daher eine Beeinflussung aller drei Ebenen.

Das Therapieprogramm

Die Kleingruppen setzten sich aus 4–6 Patienten zusammen, die stationär aufgenommen wurden und mindestens einen Aufenthalt von 6 Wochen vor sich hatten. In jeder der 12 1stündigen Sitzungen wurden ca. 15–20 min Entspannungsübungen durchgeführt (physiologische Ebene). In der übrigen Zeit ging es um Informationsvermittlung und Erfahrungsaustausch (kognitive Ebene) und um Verhaltensübungen, z. B. Rollenspiele (motorische Ebene). Die Gruppenteilnehmer führten täglich Protokoll, das sog. Asthmatagebuch. Dafür wurde ein übersichtlicher Bogen erarbeitet, auf dem jeweils pro Tag eine Spalte auszufüllen war. Es erfolgten morgens und abends Messungen mit einem Peak-Flow-Meter, einem kleinen Gerät, das die Strömungsgeschwindigkeit der forciert ausgeatmeten Luft mißt und daher einen brauchbaren Rückschluß auf die Obstruktion zuläßt.

Ferner gehörten zum Protokoll Fragen zur möglicherweise aufgetretenen Atemnot oder zum Anfall. Für die Stimmungsskala standen 9 Stufen zur Verfügung. Abschließend erfolgte die Eintragung der Medikamente.

Nun zum inhaltlichen Verlauf der Sitzungen. *In der 1. Gruppensitzung erfolgte die Einführung in das autogene Training.* Zunächst wurde die „Schwerevorstellung" zur Entspannung der Armmuskulatur ausprobiert. Dann wurden die Patienten nach ihnen schon bekannten Möglichkeiten zu entspannen befragt. Durch den Kommentar der Mitpatienten wurde deutlich, daß Stricken z. B. zwar ein Ausgleich für Bürotätigkeit sein kann, aber dennoch die Schulter- und Nackenmuskulatur strapaziert. Oder: Das Liegen in der Sauna entspannt zwar die Muskeln angenehm, aber die Gedanken an das Streitgespräch mit dem Chef kommen dann besonders deutlich in Erinnerung. Oder: Beim Lauftraining spannt und lockert sich die Muskulatur in einem fließenden Bewegungsablauf; schnelle Bewegungen sind jedoch im Zustand der Atemnot nicht möglich.

Den Patienten wurde vorgeschlagen, anhand der drei Fragen
– Was spüre ich wie und wo?
– Was denke ich?
– Wie verhalte ich mich?

die einzelnen Beiträge zu betrachten. Dadurch sollte u. a. vermittelt werden, daß das Dreiebenenmodell geeignet ist, jede denkbare Alltagssituation zu betrachten.

Für jede Sitzung gab es ein Blatt, das in einer Materialmappe gesammelt wurde. Die drei Ebenen blieben für das gesamte Programm bedeutsam.

In der *2. Sitzung* ging es um den Krankheitsbegriff. Bei einer Krankheit sind Körper, Denken und Verhalten beteiligt. Es wurden Schaubilder über den Bronchus im Normalzustand und die Einengung der Bronchiallichtung besprochen. Die autogene Trainingsübung „Schwere" wurde mit einem EMG-Gerät überprüft. Zur Veranschaulichung der Muskelanspannung und als Gegenreaktion der Entspannung – also der Progressiven Relaxation nach Jakobson – legten sich die Patienten gegenseitig die Elektroden am Radialismuskel des Unterarmes an.

Die *3. Sitzung* thematisierte Gesundheit und Angst. Jeder Mensch, ob gesund oder krank, kennt Angst; sie ist lebenswichtig. Über eine Graphik, die die Entwicklung von Angsterleben im Laufe der Lebensgeschichte darstellt (Hennenhofer/Heil 1975), hatten die Patienten die Möglichkeit, eigene Erfahrungen auszutauschen. Die Angstthematik war auch noch Gegenstand der *4. Sitzung*. Wie sich Angst und Entspannung zueinander verhalten, nämlich daß sie sich ausschließen, kann an EMG-Ableitungen aufgezeigt werden.

Unter ganz bestimmten, wiederholt vorgestellten Angstsituationen verändert sich das EMG. So stellte sich z. B. ein Patient den Autounfall vor, in den er verwickelt war. Bei mehrmaliger gedanklicher Betrachtung wurde die EMG-Veränderung im Sinne der Habituation schwächer.

In der *5. und 6. Sitzung* wurde die Atemübung des autogenen Trainings vermittelt, wobei wir uns auf die Formulierung „Atmung – ganz ruhig" geeinigt haben, weil sich auf diesen Satz der Atemrhythmus abbilden läßt. Bei „Atmung" soll eingeatmet werden, bei „ganz ruhig" erfolgte die Ausatmung. Weiter wurde das Verhalten bei einem Anfall oder bei Atemnot anhand der bekannten drei Fragen genauer betrachtet:
– Was spüre ich während eines Anfalls und wo?
– Was denke ich während eines Anfalls?
– Wie verhalte ich mich während eines Anfalls?

Im Informationsteil wurde über das Atmungsorgan und die Lungenlappen gesprochen. Die Lage des Zwerchfells und dessen Bedeutung als Atemmuskulatur wurde besonders hervorgehoben.

Zu Beginn der *7. Sitzung* wurde ein Film gezeigt. Eine etwa 17jährige Frau geht nachts auf einer Straße und hat Atemnot. Es liegt Schnee. Sie ist, mit Mantel und Schal bekleidet, auf dem Weg in ein Tanzlokal. Beim Tanzen fängt die Atmung zu pfeifen an. Sie holt sich ihren Mantel an der Garderobe und geht nach draußen.

Nach der 1. Betrachtung wurden die Patienten nach ihren Eindrücken gefragt. Sehr oft reagierten die Patienten mit starker Betroffenheit. Danach kam der kurze Film ein 2. Mal zur Vorführung. Jeder Patient erhielt das Blatt für die Materialmappe mit den Fragen:
– Was spüre ich während des Films und wo?
– Was denke ich während des Films?
– Wie verhalte ich mich während des Films?

Es sollten kurze Notizen gemacht werden. Nach dem Austausch wurde der Film ein 3. Mal gezeigt. Jetzt lautete die Aufgabe „Gegensteuerung". Jeder Teilnehmer sollte seine Atmung bewußt über die Atemformulierung des autogenen Trainings beeinflussen (physiologische Ebene), eine bequeme Sitzhaltung einnehmen (motorische Ebene), und gedanklich formulieren „ich kenne zwar auch Atemnot und Anfälle, aber im Moment atme ich ganz ruhig" (kognitive Ebene). Gegenstand des Entspannungsteils dieser Sitzung war das Üben in verschiedenen Sitzhaltungen.

In der *8. Sitzung* wurde die Bildgeschichte „Angst vor der Schule" betrachtet. Darin geht es um den Begriff der Konditionierung nach Pawlow. Ein Schüler rennt allein durch den Anblick des Schulhauses weg. Die drohende Haltung des Lehrers vermittelt Strafe, wodurch operantes Konditionieren zur Darstellung kommt. Bei der Frage nach ähnlichen Alltagssituationen berichteten Teilnehmer z. B. „Immer wenn ich ein rotes Auto dieses Modells sah, mußte ich an den Unfall denken", oder „Ich bin einmal in einem Aufzug steckengeblieben, jetzt meide ich Aufzüge. Ich kann auch kleine, enge, dunkle Räume nicht leiden".

In der *9. Sitzung* füllten die Gruppenmitglieder den Bogen „Stressorenanalyse" aus. Er wurde gemeinsam besprochen. Als Entspannungsübung wurde die Atemformulierung mit der Muskelentspannung gekoppelt; d. h. bei „Atmung" einatmen, und bei „Arme schwer" ausatmen.

In der *10. Sitzung* ging es um die Reaktion der Umwelt. In einer Rollenspielszene sollte der Person, der man persönlich am nächsten stand, die Krankheit erklärt werden. Der Protagonist bekam das tragbare EMG-Gerät mit Kopfhörer angelegt. Diese Szene wurde auch im Rollentausch gespielt. Jeder Patient kam an die Reihe. Jeweils anschließend wurden die 3 Punkte besprochen: Gefühl, Gedanken, Verhalten.

Thema der *11. Sitzung* war der Arbeitsplatz. In der *12. Sitzung* gab es eine Art Rückschau und Ausblick. Der Text des Materialblattes lautete: „Ungünstige Verhaltensweisen bei asthmatischen Beschwerden lassen sich verlernen. Sie versuchen dann die Punkte

– Was spüre ich?
– Was denke ich?
– Wie verhalte ich mich?

in Einklang zu bringen. Eine Disharmonie werden Sie feinfühlig wahrnehmen können, und beobachten, daß jeder dieser Punkte beeinflußbar ist."

Sicherlich wäre es günstig, für die einen oder anderen Themen mehr Zeit zu haben. Andererseits ist es wichtig, daß das Programm überschaubar bleibt. Für einen Asthmatiker mit leichter Symptomatik ist die Behandlung mit Wahrscheinlichkeit ausreichend. Für den Patienten mit mittelschweren oder starken und schon länger vorhandenen Beschwerden sind die organischen und psychischen Voraussetzungen ungünstiger. Aber auch er muß psychologisch mitbehandelt werden, und faßt vielleicht nach einem solchen Programm den Entschluß, sich eine weitere psychologische Behandlungsmöglichkeit im Anschluß an das stationäre Heilverfahren zu suchen.

Auswahl der Untersuchungspersonen

Die Untersuchungspersonen waren alle stationär aufgenommene Patienten der Fachklinik für Atemwegserkrankungen, Bad Dürrheim. Die Klinik hat insgesamt 190 Betten. Im Jahre 1984 wurden 1691 Patienten behandelt. Schwerpunktmäßig nach Indikationen getrennt fielen 720 (42,6 %) auf Asthma bronchiale/obstruktive Bronchitis, 525 (31%) auf chronische Bronchitis und 446 (26,3%) auf sonstige Lungenerkrankungen (wie z. B. Zustand nach Lungenoperationen, Lungenkarzinom, Sarkoidose, Fibrose, Mukoviszidose, Sinu-Bronchiales-Syndrom usw.).

Von den 720 Patienten mit Asthma/obstruktiver Bronchitis (eine Zusammenfassung ist unter pneumologischen Gesichtspunkten sinnvoll, weil auch zur obstruktiven Bronchitis die Trias Verkrampfung der Bronchialmuskulatur, Schwellung der Bronchialschleimhaut und erhöhte Schleimbildung gehört) waren 49,4% (356) Frauen und 50,6% (364) Männer.

Die Auswahl der Patienten erfolgte nach Zufall in der Weise, daß bei der Aufnahme die Diagnose entsprechend der in der Klinik üblichen Kriterien (anfallsweise Atemnot bei einem hyperreaktiven Bronchialsystem) durch den Stationsarzt bestätigt wurde und dieser daraufhin die Zuweisung zum Psychologen vorschlug. Das Alter der Patienten, die zu 90% ihre Rehabilitation durch den Rentenversicherungsträger in Anspruch nahmen, sich also in einem Beschäftigungsverhältnis befanden, schwankte zwischen 18 und 65 Jahren, bei einem Durchschnittsalter von 41,6 Jahren und einer durchschnittlichen Ersterkrankung im 32. Lebensjahr. Die Aufenthaltsdauer war auf 6 Wochen festgelegt. Der Anteil an Frauen und Männern machte jeweils etwa 50% aus, was dem Verhältnis der Asthmapatienten in der gesamten Klinik entspricht, somit also repräsentativ ist.

Jeweils im Wechsel wurden 4–6 Patienten auf die Konkordanztherapiegruppe (G1), dann auf die autogene Trainingsgruppe (G2) und auf die Kontrollgruppe (G3) in der Reihenfolge der Aufnahme verteilt. Da in der Klinik jede Woche ca. 40 Patienten (davon mindestens ein 1/3 Asthmatiker) aufgenommen bzw. entlassen wurden, konnten genügend Untersuchungspersonen gefunden werden, die bereit waren, auch an der Katamneseerhebung nach 6 Monaten mitzuwirken. 7 Patienten lehnten eine Teilnahme mit der Begründung ab, sie wollten sich erholen und nicht eine zusätzliche Belastung auf sich nehmen.

Insgesamt wurden 60 Patienten über einen Zeitraum von 9 Monaten, d. h. in der Zeit von Juni 1984 bis Februar 1985 erfaßt. Die Konkordanztherapiegruppe (G1) bestand aus 4 Kleingruppen zu 6, 4 und 2mal 5 Patienten. Aus der Vierergruppe schied ein Patient aus, da er vorzeitig das Heilverfahren wegen einer familiären Angelegenheit abbrechen mußte. Aus einer der Fünfergruppen sprang eine Patientin während des stationären Aufenthaltes ab mit der Begründung, sie habe keine Lust mehr. Die autogene Trainingsgruppe setzte sich ebenfalls aus 4 Kleingruppen zusammen. 3 Gruppen konnten mit 5 Personen besetzt werden; eine Kleingruppe hatte 6 Teilnehmer, wobei die Unterlagen einer Patientin nicht ausgewertet werden konnten, da ihr die Protokollbögen abhanden gekommen waren. Die Kontrollgruppe bekam keine psychologische Behandlung, sondern nahm lediglich wie die anderen beiden Untersuchungsgruppen auch am üblichen Therapieprogramm teil, das aus Inhalieren, Gymnastik, Schwimmen, Massagen und balneologischen Anwendungen bestand. Für die Kontrollgruppe konnten 4mal 6 Patienten zum Mitmachen gewonnen werden, die untereinander keinen formellen Kontakt hatten. Es sind 5 Patienten von der Teilnahme zurückgetreten, so daß noch ein weiterer Patient gefunden werden mußte, um die Gruppengröße von 20 Patienten beizubehalten.

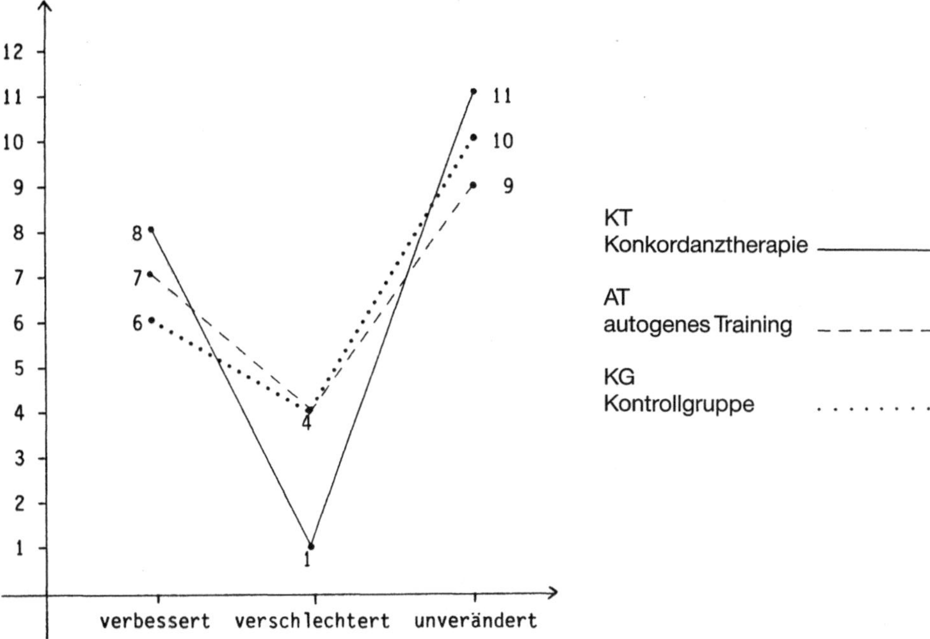

Abb. 1. Peak-flow-Werte „Baseline vs. Therapiephase" der 3 Untersuchungsgruppen in den Kategorien „verbessert", „verschlechtert" und „unverändert";
n = 20 je Untersuchungsgruppe

Ergebnisse der Therapiestudie

In einer vergleichenden Therapiestudie wurden die morgens und abends erhobenen Peak-flow-Werte zeitreihenanalytisch ausgewertet. Neben der kognitiv-verhaltensorientierten Therapiegruppe (20 Patienten) wurden die Daten von Asthmatikern, die an dem autogenen Trainingskurs teilnahmen (20 Patienten) und die Kontrollgruppe (20 Patienten) ohne psychologische Behandlung verglichen. Es konnten für jeden in die Untersuchung einbezogenen Patienten z-Werte ermittelt werden, die zum einen eine Aussage über den Vergleich „Baseline vs. Therapiephase" und zum anderen über „Baseline vs. Katamnese nach 6 Monaten" erlaubten.

Abweichungen auf dem 1 %- und 5 %-Signifikanzniveau wurden ausgezählt. So entstanden die Kategorien: verbessert, verschlechtert, und unverändert.

Im Vergleich „Baseline vs. Therapiephase" waren die Ergebnisse der 3 Untersuchungsgruppen in der Tendenz ähnlich, nämlich deutlich verbessert, bei einem kleinen Vorsprung der kognitiv verhaltensorientierten Gruppe (Abb. 1).

Anders zeigten sich die Ergebnisse aus der Katamnese nach 6 Monaten. Hier schnitt die kognitiv-verhaltensorientierte Gruppe am besten ab. Die Peak-flow-Werte konnten gehalten oder noch geringfügig verbessert werden. Teilnehmer der autogenen Trainingsgruppen verschlechterten sich, ebenso die Asthmatiker der Kontrollgruppe (Abb. 2).

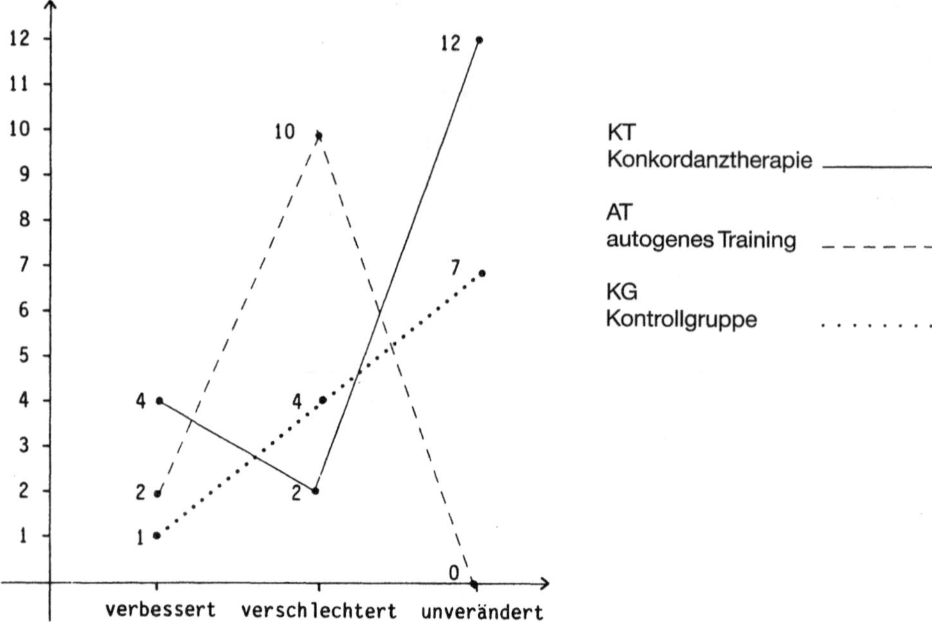

Abb. 2. Peak-flow-Werte „Baseline vs. Katamnese nach 6 Monaten" der 3 Untersuchungsgruppen in den Kategorien „verbessert", „verschlechtert" und „unverändert";
n = 18 in der kognitiv-verhaltensorientierten Gruppe,
n = 14 in der autogenen Trainingsgruppe
n = 12 in der Kontrollgruppe

Die weiteren Ergebnisse bestätigen, daß nach einer 6wöchigen Behandlung
mit psychologischen Verfahren auch in anderen Bereichen meßbare Veränderungen aufgetreten sind. Bezüglich der Parameter „Häufigkeit der Atemnot"
und „Anfallsbewältigung durch Selbsthilfe" konnten sich in der Behandlungs-
phase die autogene-Trainingsgruppen und die Konkordanztherapiegruppen
auf dem 1%-Signifikanzniveau („Häufigkeit der Atemnot") und auf dem 5%-
Signifikanzniveau („Anfallsbewältigung durch Selbsthilfe") verbessern. In der
Katamnese zeigten nur noch die Asthmatiker, die an der Konkordanztherapie
teilgenommen hatten, eine Verbesserung. Daraus läßt sich folgern, daß die
rechtzeitige Wahrnehmung einer sich anbahnenden Atemnot erlernbar ist. Dies
wirkt sich vorteilhaft auf die Anfallsbewältigung durch Selbsthilfe aus. Überdauernd – für den von uns überprüften Zeitraum von 6 Monaten – ist das Verhalten jedoch nur dann, wenn die Beeinflussung nicht nur auf der Ebene der
körperlichen Entspannung (autogenes Training), sondern als viszeral-kognitiv-
verhaltensmäßige Strategie gelernt wurde. Interessant hierzu wären allerdings
katamnestische Erhebungen nach einem noch größeren Zeitraum.

Das Ergebnis der Beschwerdelistendaten legt nahe, in den gebesserten körperlichen Beschwerden eine stärkere Zufriedenheit mit dem Befinden zu sehen. Betrachtet man die Ergebnisse der Katamnese, so fällt auf, daß keine si-

gnifikanten Veränderungen blieben. Das verstärkt den Eindruck, daß die Ergebnisse am Ende des Heilverfahrens den sog. „Kureffekt" erfassen, vergleichbar mit den Daten der Studie von Fersching u. Kury (1979).

Zur Angstentwicklung zeigte sich, daß die Konkordanztherapieteilnehmer situationsbezogene Angst – evtl. bezogen auf das konkrete Atemnot- oder Anfallsgeschehen – reduziert hatten. Die State-Angst, die den emotionalen Zustand bezüglich Besorgtheit und Ängstlichkeit allgemein erfaßte, war auch zum Katamnesezeitpunkt auf dem Stand wie zu Ende des Heilverfahrens geblieben. Die Daten aus der Asthmasymptomliste zeigten, daß nur Konkordanztherapieteilnehmer in der Therapiephase ihre Hyperventilationssymptome und obstruktive Atembeschwerden verbesserten.

Alle Untersuchungsteilnehmer stuften die therapeutischen Maßnahmen der Klinik zum Katamnesezeitpunkt als gut ein und waren mit der therapeutischen Versorgung zufrieden. Signifikant häufiger verteilte die Konkordanztherapiegruppe einen höheren Punktwert über das Andauern des Kurerfolgs.

Die Daten zeigen die gesundheitspolitische und sozialmedizinische Bedeutung von Rehabilitationsmaßnahmen, die aber nur dann wirkungsvoll und überdauernd sind, wenn das individuelle Verhalten symptomspezifisch auf den Ebenen der viszeralen Wahrnehmung, der kognitiven Verarbeitung und des konkreten Handelns gesteuert oder beeinflußt wird.

Unsere Ergebnisse lassen die Forderung entstehen, daß eine psychologische Mitbehandlung von Asthmatikern nicht nur auf Rehabilitationskliniken beschränkt werden sollte. Ein für den ambulanten Bedarf weiterentwickeltes Therapieprogramm könnte noch überzeugendere Ergebnisse erbringen.

Themenzentrierte Gruppenarbeit bei Patienten mit aortokoronarem Bypass – Ein Erfahrungsbericht*

G. Titscher, U. Göbel-Bohrn

Einleitung

Die stationäre und ambulante Rehabilitation von Koronarkranken nimmt heute einen wichtigen Platz im Behandlungsprogramm dieser Erkrankung ein. Die Erfolge der Bypasschirurgie und neuerdings der PTCA (Koronardilatation) haben das überwiegend aus therapeutischer Hoffnungslosigkeit entstandene Interesse der rein somatisch orientierten Kardiologen an psychotherapeutischen Interventionen rasch erlahmen lassen und bei diesen in letzter Zeit zu einer „antipsychosomatischen" Gegenströmung geführt. Um so wichtiger erscheint es daher, Therapiemethoden an kardiologischen Abteilungen und Rehabilitationskliniken zu etablieren, die psychosomatischen Ansätzen entsprechen.

Etwa seit 1970 werden gruppentherapeutische Methoden bei Koronarkranken eingesetzt. Seitdem gibt es zahlreiche Berichte über Gruppentherapie bei Herzinfarktpatienten (Adsett u. Bruhn 1968; Karstens 1970; Rahe 1975; im deutschsprachigen Raum Hahn 1971; Egger 1982; Ohlmeier 1985; Esser 1987). Dahingegen lassen sich nur wenige Arbeiten über gruppentherapeutische Interventionen bei Herzoperierten finden.

Rombouts u. Kraimaat (1985) haben ein verhaltenstherapeutisch orientiertes Gruppentherapiekonzept für Herzoperierte oder Herzinfarktpatienten und deren Partner entwickelt. Therapieziele sind Bewältigung der negativen Emotionen und Anspannungen, Bewältigung belastender Situationen und Umstellungen im Lebensstil. Diese Ziele werden auf Individual-, Paar- und Gruppenebene durch Analyse des Problemverhaltens zu erreichen gesucht. Auf der Individualebene konnte bezüglich Lebensqualität kein Behandlungserfolg erzielt werden. Die Partnerinnen bezeichneten sich nach der Behandlung als unabhängiger.

Franke et al. beschreiben ein Modell zur Vorbereitung und Nachbetreuung von herzoperierten Patienten und deren Partner an einer Fachklinik für Angiologie und Rehabilitation. In 4 Sitzungen zu je 50 min werden Gruppengespräche und Entspannungsübungen kombiniert. Ziele sind Angstabbau, Stützung

---

*Die vorliegende Arbeit wurde auf der 25. Arbeitstagung des Deutschen Kollegiums für Psychosomatische Medizin am 14. 11. 86 in Marburg im Symposion „Gruppen für körperlich Kranke" vorgetragen und diskutiert. Ausschnitte dieser Diskussion finden sich in Teil F, S. 308.

des Selbstwertgefühls, Förderung von Bewältigungsstrategien, Beseitigung von Rat- und Hilflosigkeit bei Patient und Partner und Entspannung. Die Autoren betonen v. a. den günstigen Effekt der Gespräche für die Operationsvorbereitung.

Die Notwendigkeit einer psychischen Betreuung der Patienten nach aortokoronarem Bypass (ACBP) läßt sich am Beispiel der postoperativen Wiederaufnahme der Arbeit zeigen. Allen, die sich mit Koronarkranken befassen, ist bewußt, in welch überproportional hohem Ausmaß die Lebensqualität dieser Menschen von ihrer Arbeitsfähigkeit abhängt. Arbeitsunfähigkeit bedeutet für sie mehr als für andere Identitätsverlust, existentielle Bedrohung und narzißtische Kränkung. Mehr als die Hälfte (57 %) der Koronaroperierten bis zu 50 Jahren nehmen im deutschsprachigen Raum ihre Arbeit nicht wieder auf. Eine in Heidelberg und Wien von Bergmann et al. durchgeführte Untersuchung hat gezeigt, daß der Erfolg bezüglich Wiederaufnahme der Arbeit, aber auch bezüglich der subjektiven allgemeinen Befindlichkeit, nicht nur abhängig vom erfolgreichen Operationsergebnis ist. Depression, Nervosität und die Neigung zu Wehleidigkeit verhindern die Wiederaufnahme der Arbeit und beeinträchtigen die Lebensqualität.

Einem psychosomatischen Verständnis der Krankheit stellt sich die ACBP-Operation als notwendige Palliativmaßnahme, aber nicht als kausale Therapie dar. Der Aufwand für Patient und Arzt bei der Operation rechtfertigt nicht nur psychotherapeutische Maßnahmen, sondern verlangt für den Patienten Bearbeitungsmöglichkeiten seiner spezifischen Probleme.

Durchführung der Gruppen

An der Herzstation des Hanusch-Krankenhauses in Wien wurde im Rahmen des sog. Koronartrainings 40 unausgewählten Patienten mit ACBP das Angebot wöchentlicher Gruppengespräche gemacht. Das Koronartraining ist eine ambulante Einrichtung zur Bewegungstherapie (Ergometertraining etc.) von Koronarkranken unter ärztlicher und physikotherapeutischer Kontrolle.

Als Begründung für diese Gespräche gaben wir an, daß wir die Erfahrung gemacht hätten, daß die neue Situation nach der Operation eine Umstellung der Lebensführung erforderlich machen kann und die Patienten bis jetzt zuwenig Möglichkeiten hatten, dafür ärztliche Hilfe in Anspruch zu nehmen.

Wir boten die Gruppe als Möglichkeit zu Gesprächen und zum Erfahrungsaustausch und nicht als Psychotherapiegruppe an. Damit war es möglich, die häufig beschriebenen Vorurteile gegen jede psychologische Intervention zu umgehen; außerdem war es für uns Therapeuten leichter, nicht mit einem (hohen) psychotherapeutischen Anspruch in die Gruppe zu gehen, der bei solchen Patienten rasch zu einem „koronaren" Leistungsdruck in der Gruppe führen kann.

Von den 40 angesprochenen Patienten nahmen 33 (32 Männer, 1 Frau) unser Angebot an. Das Alter der Patienten lag zwischen 41 und 63 Jahren (m = 54,4 Jahre). Die ACBP-Operation lag zwischen 3 Monaten und 2 Jahren zurück (m = 5,2 Monate).

Tabelle 1. Somatische Daten (*BP* = Bypass, *MI* = Myokardinfekt, n = 33

	n
BP-Anzahl: 3fach	19
2fach	11
4fach	3
komplett revaskularisiert	24
BP-Verschlüsse	3
Präoperativer MI	19

Zu den somatischen Daten s. Tabelle 1.

Mit diesen 33 Patienten wurden 2 Gruppen mit wöchentlich 2stündigen Sitzungen durchgeführt. Insgesamt wurden 15 Sitzungen abgehalten.

Die anfänglich hohe Beteiligung, 33 von 40 Patienten, ließ auf die bei Koronarkranken oft starke Soziabilität schließen. Das bedeutete, daß sie große Anpassungsbereitschaft zeigten; sie machten das, wovon sie glaubten, daß es von ihnen erwartet wurde – in diesem Fall, an der Gruppe teilzunehmen.

Von diesen 33 Patienten (Gruppe I: 16, Gruppe II: 17 Patienten) beendeten 17 (Gruppe I: 8, Gruppe II: 9 Patienten) die Gruppenarbeit. Die Drop-out-Rate von etwa 50 % entspricht den Erfahrungen vergleichbarer Gruppen (Franke 1987).

Für psychostrukturelle Änderungen der Teilnehmer ist ein Zeitraum von 4 Monaten, besonders für Koronarkranke, selbstverständlich viel zu kurz. Das Hauptziel der therapeutischen Bemühungen war aber die Bearbeitung der aktuellen Problematik rund um die Bypassoperation, und so konnte eine zeitliche Beschränkung akzeptiert werden. Eine Begrenzung auf 4–5 Sitzungen, wie es vor kurzem von Rehabilitationskliniken bei Koronargruppen beschrieben worden ist (Esser 1987; Mittag 1987; Franke 1987; Boll 1987), bringt unserer Meinung nach für Therapeut und Patient die Gefahr mit sich, unter Zeitdruck zu geraten, sich also koronargefährdend zu verhalten.

Ziele der Gruppenarbeit und Patientenerwartungen

Therapieziele

- Hilfe bei der Bewältigung der postoperativen psychischen Situation der Patienten, Aufarbeitung der Operationserlebnisse
- Verbesserung der Copingmechanismen
- Änderung der Patienteneinstellung zur Krankheit von einer somatischen zu einer psychosomatischen Sichtweise. Damit eine Ausweitung der Sekundärprävention vom Somatischen zum Psychosomatischen.
- Änderung krankmachender Verhaltensweisen
- Modifikation der Risikopersönlichkeit. Dieses Ziel scheint im gegebenen

Rahmen zu hoch gegriffen und unrealistisch zu sein. Trotzdem schwingt es als Idealvorstellung mit und sollte bei der Selbstreflexion des Therapeuten berücksichtigt werden.
– Wissenschaftliches Interesse.
Um diese Ziele anzustreben, erscheint uns für Menschen mit Identitäts- und Isolationsproblemen, wie den Bypasspatienten, die Gruppe als ideales Instrument.

Die *Erwartungen der Patienten an die Gruppe* können zu folgenden Punkten zusammengefaßt werden:
Sicherheitsgewinn durch
– Information über die Bypassoperation (Auf den Zusammenhang zwischen Information und Sicherheit hat auch Hahn hingewiesen).
– zusätzlicher Kontakt mit den Ärzten
Hilfe bei körperlichen Beschwerden
– Beschwerden an der Venenentnahmestelle am Bein wurden bei unseren Patienten am häufigsten beklagt. Wir halten diese Beschwerden allerdings nicht nur für ein chirurgisches Problem, sondern glauben, daß hier eine Symptomverschiebung vorliegt. Es ist weniger bedrohlich, wegen Beinschmerzen eingeschränkt zu sein, als aus kardialen oder psychischen Gründen.
– *nichtanginöse Thoraxschmerzen*
– *Belastungsdyspnoe, Nachlassen körperlicher Leistungsfähigkeit*
Hilfe bei psychischen Beschwerden
– Schlaflosigkeit, Alpträume
– Nervosität und Unruhe
– Angst vor Herzinfarkt bzw. Reinfarkt, Bypassverschluß, andere Erkrankungen
Soziale Hilfestellung
– Fehlen einer sinnvollen Tätigkeit (Beruf, Freizeitbeschäftigung)
– Aufrechterhaltung sozialer Kontakte. Mehrere Patienten haben als Grund für ihre Teilnahme angegeben „Damit ich von den Ärzten nicht vergessen werde", „Ich sitze sonst nur zu Hause herum" oder „Ich habe ja jetzt genug Zeit für so etwas".

Hilfe bei sexuellen Problemen, wie sie nach einem Herzinfarkt häufig auftreten, wurden von unseren Patienten nicht angesprochen bzw. nicht erwartet.

Auffallend sind die Unterschiede zwischen unseren Zielvorstellungen als Gruppenleiter und den Erwartungen der Gruppenteilnehmer. Wir halten diese Beobachtung für ein häufiges, mehr oder weniger reflektiertes Phänomen psychosomatischer Gruppen. Dies kann mit ein Grund dafür sein, daß solche Gruppen vom Therapeuten häufig als schwierig empfunden werden.

Methodik

Die Schwierigkeiten mit abstinenter psychoanalytischer Gruppentherapie bei psychosomatischen Patienten, besonders bei homologer Gruppenzusammensetzung, sind wiederholt beschrieben worden (Hahn 1971; König 1983; Vogt 1983). Deshalb und auch aufgrund eigener Erfahrungen mit Hypertoniker-gruppen (Titscher 1983) glauben wir, daß eine streng analytisch geführte Therapie für Menschen mit einem so ausgeprägten Strukturierungsbedürfnis wie Koronarkranke eine Überforderung darstellt.

Wir sehen ein klar strukturiertes Vorgehen als notwendige Voraussetzung für eine erfolgreiche Gruppenarbeit mit Koronarpatienten. Ähnlich wie Freund (1987) halten wir ein Vorgehen gegen den Widerstand dieser Patienten nicht für sinnvoll.

Andererseits sind für uns Kenntnisse der tiefenpsychologischen Zusammen-hänge der Persönlichkeit und der spezifischen Problematik von Koronarkran-ken unabdingbare Erfordernisse für die Arbeit mit diesen Patienten.

Als geeignete Methode, die diesen Ansprüchen gerecht wird, erscheint uns die themenzentrierte Interaktion nach Cohn. Über erste Erfahrungen mit Her-zinfarktpatienten hat Halhuber berichtet (1980); in jüngster Zeit auch Esser (1987), Hübel (1987) und Mittag (1987). Bei der themenzentrierten Interaktion stellt ein vom Gruppenleiter oder den Teilnehmern festgesetztes Thema die Ver-bindung dar zwischen der Einzelperson und der Gruppe. Diese Methode er-möglicht, sowohl die Situation und das Erleben des einzelnen als auch die Gruppendynamik zu berücksichtigen.

Themenbereiche

In unseren Gruppen ließen wir die Teilnehmer jeweils am Beginn der Sitzung ein Thema bestimmen, über das sie Erfahrungen austauschen konnten. Dabei ergaben sich folgende Themenschwerpunkte:

Subjektiver Operationserfolg

Obwohl die anginöse Symptomatik bei fast allen Teilnehmern gebessert wor-den war, war das Allgemeinbefinden oft unbefriedigend.

Bemerkenswert ist, daß die Patienten mit der Erwartung an die Operation herangegangen waren, nachher wieder völlig gesund, ganz „fit" („repariert") zu sein. Zum einen ist dies eine verständliche Vorstellung von Menschen mit Koronarpersönlichkeit, denen es darum geht, möglichst rasch wieder leistungs-fähig zu werden. Zum anderen wird diese oft unrealistische Annahme von den Ärzten unterstützt. Gut gemeinte Ratschläge wie „Lassen Sie sich operieren, dann sind Sie wieder wie neu" sind keine Seltenheit. Die Möglichkeit von Kom-plikationen, Aufklärung über peri- und postoperative Schwierigkeiten und Be-einträchtigungen werden bei der Information zu wenig berücksichtigt. Die Angst des Arztes, der Kranke würde sich dann vielleicht nicht operieren lassen, kann eine Motivation für dieses Verhalten sein.

Erste peri- und postoperative Erlebnisse

Wir waren tief betroffen von der Unmittelbarkeit dieser doch schon länger zurückliegenden Ereignisse. Schilderungen von völliger Hilflosigkeit, totalem Ausgeliefertsein während der Intubationsphase, vom Gefühl des Sterbenmüssens bei jedem postoperativen Absaugen führen immer wirder zu einer Atmosphäre der Trauer und Hoffnungslosigkeit.

Ängste und Schlafstörungen

- Angst vor Abhängigkeit und Unselbständigkeit
  Ausgedrückt als Angst, auf andere (z. B. den Partner) angewiesen zu sein, Hilfe zu brauchen oder pflegebedürftig zu werden. An diesen Ängsten zeigt sich der abgewehrte Wunsch nach Geborgenheit, Versorgung und Zuwendung.
- Angst vor sozialer Isolation
  Das Gefühl, nichts mehr wert zu sein, nicht arbeiten zu können, den Partner zu verlieren.
- Angst vor Kontrollverlust
  Das Wissen, ständig Kontrolle über sich und möglichst auch über andere zu haben, kann für das psychische Gleichgewicht von Koronarkranken essentiell sein. Kontrollverlust kann zur psychischen Dekompensation (z. B. als Depression) führen. Diese Problematik zeigte sich in den Gruppen in der Angst, das Schicksal nicht selbst bestimmen zu können, die Medikamente beim Fortgehen vergessen zu haben oder in übertriebener Angst vor Unfällen.

Verringerung des Selbstwertgefühls nach der Operation

Die Patienten erleben sich nach der Bypassoperation verändert. Ihre Krankheit ist nun sozusagen nach außen sichtbar geworden („Ich trage jetzt einen Reißverschluß auf der Brust"). Im Unterschied zu Herzinfarktpatienten läßt sich das Kranksein nun nicht so leicht verleugnen. Als weiterer Grund für die Verringerung des Selbstwertgefühls gaben die Teilnehmer die verminderte körperliche Leistungsfähigkeit an („Ich gehöre schon zum alten Eisen", „Ich bin nicht mehr der, der ich vorher gewesen bin").

Grenzen der Leistungsfähigkeit

Immer wieder tauchte die Frage auf „Wie weit kann ich nach der ACBP-Operation gehen?" Eine sehr symbolische Frage, hinter der die Frage nach der eigenen Abgrenzung, der eigenen Identität steht, ein Grundproblem der Koronarkranken (Moersch 1980).

Partnerproblematik

Die Vorstellung, durch die Abnahme der Leistungsfähigkeit für den Partner wertlos geworden zu sein, führt, ähnlich wie nach einem Herzinfarkt, zu Ängsten, verlassen zu werden, und mobilisiert Abhängigkeitswünsche („Ich bin nicht mehr der, den meine Frau geheiratet hat"). Diese Versorgungswünsche werden durch den Drang nach Selbständigkeit und Aktivität abgewehrt („Ich weiß selbst, was ich mir zumuten kann").

Die Gruppenteilnehmer berichten von der für sie oft überfürsorglichen und einengenden Reaktion der Ehefrauen. Diese Paardynamik kann einen völligen Rückzug und tiefe Depressionen des Mannes bewirken, mehr noch als nach einem Infarkt, da ja die Hoffnung, nach der Operation werde alles wie früher, enttäuscht worden ist.

Diese Problematik war so vordringlich, daß auch wir uns entschlossen haben, künftige Gruppen als Paargruppen durchzuführen.

Körperwahrnehmung

Es zeigte sich, daß die Teilnehmer bis zum Auftreten der Erkrankung ihre Körpersignale lange Zeit unterdrückt hatten, daß sie es verlernt hatten, ihren Körper differenziert wahrzunehmen. Auch das Dissimmulieren bzw. Verleugnen der anginösen Symptomatik steht in diesem Kontext. Ohne damit in die Diskussion über die Alexithymie einsteigen zu wollen, meine ich doch, daß unsere Wahrnehmung mit diesem Konzept in Übereinstimmung zu bringen ist.

Besonders nach einer Bypassoperation werden die Patienten von ihren Körperempfindungen, den perioperativen Schmerzen und Beschwerden geradezu überschwemmt. Diese neuen Gefühle verunsichern und ängstigen sie. Die Patienten können sie nicht zuordnen, und beziehen unter dem Eindruck der Herzoperation alle Mißempfindungen auf das Herz (also nicht nur unspezifische Thoraxschmerzen, sondern auch Schluckbeschwerden nach der Intubation und anderes).

Bei Betrachtung dieser Themenschwerpunkte fällt auf, daß neben der sexuellen Problematik auch andere Bereiche fehlen. Darauf angesprochen, reagierten die Teilnehmer ängstlich zurückhaltend und wechselten bald das Thema. Ähnliche Erfahrungen bei Koronarkranken machten auch andere Gruppenleiter (Mittag 1987). Die Patienten meiden Themen wie Medikamente, Rauchen, Übergewicht und Diät, die in anderen Koronargruppen oft viel Zeit einnehmen (z. B. Halhuber 1980).

Einerseits liegt das sicher an unserem Angebot an die Gruppe. Andrerseits scheint mir ein Teil der Bypasspatienten vielleicht psychotherapeutischen Ansätzen weniger Widerstand entgegenzubringen und problembewußter zu sein als nichtoperierte Koronarpatienten.

Damit sind nicht die Patienten gemeint, die postoperativ somatisch und psychisch beschwerdefrei und zufrieden sind. Zu diesen gehört auch ein Teil unserer Drop-out-Patienten. Wir meinen die Bypasspatienten, deren Erwartungen enttäuscht worden sind, die nicht beschwerdefrei, sondern hilf- und hoffnungslos sind. Ihr Leidensdruck scheint so groß zu sein, daß sie auch psychische Hilfe anzunehmen bereit sind.

Zum Sprech- und Kontaktverhalten in der Gruppe

Obwohl die Gruppenmitglieder einander vom Ergometertraining kannten, nahmen sie längere Zeit nur mit dem männlichen Gruppenleiter Kontakt auf und beschränkten sich auf Zweiergespräche. Erst in den letzten Stunden fanden Gespräche unter den Patienten statt, ohne daß versucht wurde, den Gruppenleiter miteinzubeziehen.

Die Therapeuten wurden oft mitten im Satz unterbrochen oder es wurden von ihnen begonnene Sätze von den Patienten beendet. Die Teilnehmer waren sehr daraufbedacht, keinen „Leerlauf" entstehen zu lassen; Schweigen war für sie schwer zu ertragen.

Gruppendynamik

Diese wurde von den spezifischen Strukturmerkmalen der Koronarpatienten bestimmt.

Ich-Schwäche und tiefe Angst vor Identitätsverlust, Identitätssuche durch Identifikation mit Autoritätspersonen und Anpassung an soziale Normen, orale Abhängigkeits- und Versorgungswünsche, deren Abwehr durch den Drang nach Selbständigkeit und Unabhängigkeit wurden in der Gruppensituation sichtbar.

Die Gruppe identifizierte sich mit Vaterfiguren, in erster Linie den behandelnden Ärzten, und idealisierte sie („Die Chirurgen, das sind die wahren Götter in weiß, was die leisten" oder „Wenn ich Chirurg wäre, ich würde …"). Sie durften auch nicht kritisiert werden, für Fehler wurden Entschuldigungen gefunden („Die Ärzte haben viel Wichtigeres zu tun, für so etwas haben sie keine Zeit"). Alle Kritik fiel den Mutterfiguren, den Krankenschwestern zu. Die Versorgung durch die Schwestern und die damit verknüpften Passivitätswünsche machten Angst und mußten abgewehrt werden.

Nur einmal übten die Teilnehmer Kritik an der Gruppe. Als der Gruppenleiter einmal verhindert war, und die Gruppe von den beiden Frauen (der Psychologin und der Physikotherapeutin) allein getragen wurde, wurden Fragen gestellt wie „Wozu sitzen wir hier überhaupt?", „Es werden keine klaren Aussagen gemacht". Die beiden weiblichen Leiter wurden von der Gruppe negiert und ausgeschlossen, ebenso die einzige Patientin, die auch bald ausblieb. Diese Feindseligkeit gegenüber Frauen kann als Abwehr einer latenten homosexuellen Tendenz interpretiert werden und dient der Stabilisierung der sexuellen Identität als Mann (s. Ohlmeier 1980).

Für den Gruppenleiter war es manchmal anstrengend, die Idealisierung und Reduplikationen der Patienten zu ertragen. Es ist unangenehm, vom anderen nicht als eigenständige Person gesehen zu werden, sondern als dessen „Duplikat": „Herr Doktor, Sie kennen das ja von sich …" (Zum Phänomen der Reduplikation vgl. Stephanos 1979).

Zusätzlich erschwerend wirkte die Tendenz der Gruppenmitglieder, Autoritätspersonen zu institutionalisieren. Nicht der Mensch, sondern die Institution (die Klinik) steht im Vordergrund. Die Koronarkranken identifizieren sich nicht mit der Person, sondern mit dem dahinterstehenden System; es vermittelt Sicherheit und, immer wieder, Identität.

Veränderungen

Im Anschluß an die Gruppe wurden von den Patienten angegeben
– Verringerung der Angstzustände,
– Rückgang der Schlafstörungen,
– Besserung der Extrasystolen und Palpitationen,
– größere Zufriedenheit mit dem derzeitigen Gesundheitszustand.

Wir führen diese Veränderungen v. a. auf das Gemeinschaftserlebnis in der Gruppe zurück, das zur Ich-Stärkung, zum Sicherheitsgewinn, zu einer adäquateren Krankheitseinstellung und zur Aufgabe des Rückzugs in die Isolation geführt hat.

Schlußbemerkungen

Wie zu erwarten, decken sich unsere Beobachtungen mit den Erfahrungen in anderen zitierten Koronargruppen (s. Einleitung zu diesem Beitrag). Wir meinen aber, daß sich Bypassgruppen in einigen Punkten von anderen Koronargruppen unterscheiden.

Bei unserer geringen Patientenzahl sind Aussagen über ein ganzes Patientenkollektiv (den Patienten mit ACBP) natürlich nur mit großer Vorsicht zu machen. Wir möchten aber doch auf einige Unterschiede zwischen Herzinfarkt- und Bypasspatienten hinweisen.

Herzinfarktpatienten befinden sich in einer akuten lebensbedrohlichen Situation oder werden von deren Folgeerscheinungen beeinträchtigt. Die Beschäftigung damit braucht alle Bewältigungsmechanismen und läßt meist keine Kapazitäten für psychische Fragestellungen frei. Alle Bestrebungen gehen zunächst dahin, die Situation vor dem Infarkt wiederherzustellen und nichts ändern zu müssen. Der Patient sucht nach dem Herzinfarkt verständlicherweise v. a. somatische Hilfe und keine psychotherapeutische Intervention.

Anders ist die Situation der Patienten nach aortokoronarem Bypass (weitgehend unabhängig davon, ob diese vorher einen Herzinfarkt erlitten haben oder nicht).

Ein Teil dieser Patienten ist nach erfolgreicher Operation beschwerdefrei und zufrieden. Sie empfinden die Operation oft als Beseitigung ihrer Krankheit und weitere Therapiemaßnahmen als unnötig.

Ein anderer Teil, zu diesem gehörte die Mehrzahl unserer Gruppenteilnehmer, ist auch postoperativ trotz erfolgreicher Operation nicht beschwerdefrei. Diese Patienten haben die invasivsten somatischen Therapiemaßnahmen genützt und sind in ihren inadäquaten Erwartungen enttäuscht worden. Bei ihnen besteht auch ein psychischer Leidensdruck. Überdies ist ihr Hauptabwehrmechanismus, die Verleugnung, durch die Realität der Operation erschwert worden. Sie sind psychotherapeutischen Angeboten gegenüber empfänglicher und motivierter als andere koronare Patienten.

Unsere Erfahrungen konnten die themenzentrierte Gruppenarbeit als geeignete Methode für diese Patienten bestätigen.

Als Modifikation unseres Konzeptes werden wir künftige Gruppen als offene Gruppen über mindestens 6 Monate führen. Sie sollen für Patienten und deren Partner als Vorbereitungs- und Nachbetreuungsgruppen angeboten werden. Damit kann die für die Betroffenen belastende Wartezeit auf die ACBP-Operation genützt und eine realistischere Einstellung zur Operation ermöglicht werden.

Gruppenpsychotherapie mit Schlaganfallpatienten*

L. DRACH, O. ULLRICH

Bereits Kraepelin (1904) bemerkte Irritabilität, emotionale Labilität und Anfälligkeit für Depressionen bei Patienten mit zerebrovaskulärer Insuffizienz. Dieser Aspekt der Erkrankung stand jedoch in der Literatur wie in der Praxis stets im Hintergrund. Im Zentrum des Interesses stehen die viel auffälligeren motorischen und sensiblen Störungen sowie die Aphasien.

Die gesundheitspolitische Bedeutung der Schlaganfälle ist enorm. Laut Mumenthaler (1979) ist die zerebrovaskuläre Insuffizienz für ca. 15 % aller Todesfälle ursächlich. Wenn man den Angaben von Barolin (1980) und Peterson (1982) Glauben schenkt, sind 30–35 % aller Apoplektiker jünger als 50 Jahre. Davon kehren heutzutage nur 10 % ins Erwerbsleben zurück (Sahs 1979; Barolin 1980). In den USA und Großbritannien galt der Schlaganfall Anfang der 80er Jahre als die dritthäufigste Todesursache. Nach Felger et al. (1961) haben Schlaganfälle eine akute Mortalität von 20,7 % und nach 7 Jahren sind weitere 48,1 % der Patienten verstorben. Ford u. Katz (1966) fanden eine 5-Jahres-Mortalität von 50 %.

Nach Angaben von Felger et al. sind nach Abklingen der akuten Symptomatik 8,3 % der Patienten bettlägerig, 14 % konnten sich nur innerhalb ihrer Wohnung bewegen, knapp die Hälfte konnte sich trotz Bewegungseinschränkungen weitgehend selbst versorgen und etwa ein Viertel war beschwerdefrei. Ford u. Katz geben ähnliche Zahlen an.

Ullman (1962) beschreibt den Ablauf der Reaktion des Patienten auf den Schlaganfall auf Grund der Ergebnisse strukturierter Interviews. Zu Beginn wird das Ereignis gar nicht als Krankheit erkannt, da die üblichen Zeichen von Krankheit wie Schmerz, Fieber und Abgeschlagenheit fehlen. Ein Teil der Patienten reagiert mit großer Angst, wobei dies offenbar als Spiegelung des Schreckens zu verstehen ist, den der Betroffene z. B. bei seinen Familienangehörigen wahrnimmt. Die vom Hausarzt gestellte Diagnose wird oft nicht geglaubt, was häufig zu einer Verzögerung der Krankenhausaufnahme führt. Erst in der Klinik beginnt der Patient die Diagnose zu realisieren. Dabei spielt die Konfrontation mit Leidensgenossen eine Rolle.

---

* Die vorliegende Arbeit wurde auf der 25. Arbeitstagung des Deutschen Kollegiums für Psychosomatische Medizin am 14. 11. 86 in Marburg im Symposion „Gruppen für körperlich Kranke" vorgetragen und diskutiert. Ausschnitte dieser Diskussion finden sich in Teil F, S. 310.

Die Angst, lebenslang ein Krüppel zu bleiben und auf fremde Hilfe angewiesen zu sein, scheint bei den Patienten viel wichtiger zu sein als die Angst zu sterben. Der Tod wird initial häufig als die gnädigere Aussicht erlebt.

Die weiteren Reaktionsweisen sind sehr unterschiedlich und reichen von der realistischen Integration der Erfahrung bis zur psychotischen Dekompensation.

Die weitere Entwicklung ist abhängig von:
1. Der Größe und Lokalisation der Hirnläsion, die sowohl das Ausmaß und die Dauer der körperlichen Behinderung mitbestimmt als auch kognitive Funktionen wie Orientierung, Gedächtnis und Urteilsvermögen beeinträchtigt.
2. Den Stärken und Schwächen der prämorbiden Persönlichkeit, wobei sich vorbestehende Trends häufig akzentuieren (z. B. paranoide, psychopathische oder passiv-abhängige Tendenzen).
3. Den Möglichkeiten und Begrenzungen der sozialen Situation.

Depressive Reaktionsweisen sind sehr häufig, wobei die Abgrenzung zwischen realistischer Aufgabe und Resignation angesichts übermächtiger Lebensprobleme und pathologisch zu wertenden Depressionen schwierig ist.

Janzik (1984) gibt an, daß 30 % der Schlaganfallpatienten an hirnorganischen oder reaktiven psychischen Störungen leiden, wobei insbesondere die depressiven Verstimmungen den Rehabilitationsverlauf ungünstig beeinflussen.

Folstein et al (1977) zeigen, daß Schlaganfallpatienten signifikant stärker depressiv sind als gleichermaßen behinderte orthopädische Patienten. Die Arbeitsgruppe um Robinson konnte Anfang der 80er Jahre in mehreren Verlaufsstudien an größeren Kollektiven von Schlaganfallpatienten zeigen, daß das Risiko, innerhalb von 2 Jahren nach einem Schlaganfall an einer „major depression" (DSM III) zu erkranken, davon abhängt, wie nah die Hirnläsion am frontalen Pol der dominanten Hemisphäre liegt bzw. wie weit sie vom frontalen Pol der nichtdominanten Hemisphäre entfernt ist. Medikamentöse Behandlungsversuche mit Nortriptylin waren erfolgreich. Daraus wurde die Hypothese abgeleitet, daß katecholaminerge Bahnen, die vom Hirnstamm durch den frontalen Kortex ziehen, etwas mit der Ätiologie der schlaganfallbedingten Depression zu tun haben.

Eine Läsion nahe am frontalen Pol der nicht dominanten Hemisphäre soll eine „heitere Apathie" zur Folge haben.

Diese Ergebnisse seien durch Tierversuche gestützt, neuroanatomische Korrelate für die postulierten Bahnen seien aber nicht bekannt. In Anlehnung an Caine (1981) wird von einer depressionsbedingten Pseudodemenz gesprochen, die sich durch „einen Mangel an Motivation und Antrieb, Schwierigkeiten mit sprachlichen Feinheiten und schlechte Gedächtnisleistungen" verbunden mit „einer Verbesserung des klinischen Bildes durch Anstachelung der Patienten" definiert und reversibel ist (Robinson et al. 1986).

Thomae et al. (1985) beschreiben in ihrem Vergleich zweier Patientengruppen mit rechtshemisphärischen Insulten, einmal kurz nach dem Schlaganfall und zum zweiten mit Jahre zurückliegenden Ereignissen, Reaktionshierarchien.

In der Akutphase „empfinden jüngere [Patienten] die Belastung als weit schwerer als ältere und tendieren zu Abwehrreaktionen oder zu Mechanismen der Leugnung und Verzerrung" (S. 227). Mit zeitlichem Abstand tritt dies in den Hintergrund und macht der Herausforderung durch den Schlaganfall Platz. Ein, wenn auch labiles, Akzeptieren der Erkrankung im Sinne gedanklicher und emotionaler Verarbeitung wurde z. T. erst durch den Vergleich mit dem Grad der Behinderung anderer Patienten ausgelöst. Es komme dann zu einer besseren Anpassung an die institutionellen Aspekte der Situation im Sinne einer besseren Compliance.

Im Vergleich mit der Gruppe der Langzeitpatienten zeigt sich die Labilität aller Bewältigungsversuche. Die Ambivalenz zwischen der Tendenz aufzugeben oder der Situation Herr zu werden besteht fort. Diametral entgegengesetzte Denkweisen existierten im selben Menschen entweder zur gleichen Zeit oder sich kurzfristig ablösend. Das habe im schnellen Wandel Fortschritte und Rückschritte zur Folge. Mit fortschreitender Zeit nach dem Insult weisen die Reaktionen dann deutlicher in eine Richtung. Folgende Daseinstechniken können resultieren:

1. Aktive Bewältigung des Ereignisses, die Situation wird als veränderbar erlebt.
2. Es wird auf Veränderungen im Inneren hingezielt, die Situation und die durch die Krankheit gesetzten Grenzen werden akzeptiert.
3. Resignative Haltung mit Niedergeschlagenheit, Bemühungen um eine Verbesserung der Situation werden als nicht lohnenswert erlebt.
4. Auch nach Jahren ist kein Anpassungsmodus gefunden, Hadern mit dem Schicksal und aktiver Widerstand gegen ärztliche Empfehlungen sind die Folge.

Für eine erfolgreiche Rehabilitation von Schlaganfallkranken ist die Motivation zur Teilnahme an einer differenzierten krankengymnastischen, ergotherapeutischen und ggf. auch logopädischen Übungsbehandlung entscheidend.

Für die Überlebenszeit ist die Befolgung ärztlicher Empfehlungen wichtig, die bezüglich einer Therapie der Risikofaktoren für Arteriosklerose häufig einschneidende Veränderungen der Lebensgewohnheiten zur Folge haben (Diäten, Verzicht auf Rauchen und Alkohol). Spätestens seit der Arbeit von Jaswinder et al. (1986) ist bekannt, daß starker Alkoholkonsum (mehr als 300 g reiner Alkohol pro Woche) ein unabhängiger und wichtiger Risikofaktor für Schlaganfälle ist. Schon Ullman beschreibt bei seinen Fällen viele Alkoholiker, die nach dem Schlaganfall häufig „trocken" bleiben, entweder weil die Beschaffung von Alkohol auf Grund der körperlichen Gebrechen schwieriger wird oder weil eine konstruktivere Umorientierung des Lebens stattgefunden hat.

Die Motivation der Patienten zur Teilnahme an einem Rehabilitationsprogramm hängt zum einen von den verbliebenen physischen und kognitiven Möglichkeiten, zum anderen von der prämorbiden Persönlichkeit ab.

Dabei sind grob vereinfacht 4 Fälle denkbar:

1. Der Patient möchte bewußt seine Fähigkeiten nicht verbessern, z. B. um eine Rente zu erlangen.
2. Der Patient behindert unbewußt seinen Entwicklungsprozeß in Richtung Wiederherstellung seiner Fähigkeiten.

3. Das Ziel der Rehabilitationsmaßnahme war angesichts der verbliebenen Entwicklungsmöglichkeiten zu ambitioniert gewählt und deshalb nicht erreichbar.
4. Der Patient möchte bewußt wie unbewußt seine Fähigkeiten verbessern und das gewählte Ziel ist erreichbar.

Warum das Ziel einer Rehabilitationsmaßnahme nicht erreicht wird, ist häufig aber nicht einfach zu entscheiden.

Aus dem Obengesagten sollte deutlich werden, daß es sich bei der Rehabilitation von Schlaganfallpatienten um eine sehr komplexe Aufgabe handelt, bei deren Erfüllung somatisch-neurologische, psychodynamische und soziale Faktoren eine Rolle spielen und Wechselwirkungen zwischen allen diesen Faktoren zum Scheitern der Rehabilitationsbemühungen führen können. Im folgenden soll dargestellt werden, inwieweit gruppentherapeutische Verfahren angewandt wurden, um den Rehabilitationsprozeß positiv zu beeinflussen.

Singler (1975, 1977, 1981) beschreibt als Ziele für ihre Gruppenpsychotherapie mit Schlaganfallpatienten die Reduktion von Angst, Isolation, Egozentrik und Depressivität. Eine starke Gruppenidentifikation soll nicht aufgebaut werden. Ihre Patienten geben nach ca. 10 Gruppensitzungen eine Reduktion der Isolation, vermehrtes Interesse an anderen, mehr Selbstbewußtsein und „vermehrte persönliche Befriedigung" (increased personel satisfaction) an. Sie empfiehlt einen direktiven Interventionsstil.

Chubon (1981) dagegen hält einen nichtdirektiven Interventionsstil für zweckmäßiger, da es so leichter sei, auf die negativen Affekte der Patienten wie Wut, Frustration über mangelnde Fortschritte und Neid einzugehen.

Bucher et al. (1984) haben zur Überprüfung der Effizienz verschiedener Interventionsstile 3 parallele Gruppen mit jeweils 7–8 Schlaganfallpatienten an einer neurologischen Rehabilitationsklinik durchgeführt. Die Ziele entsprachen den bei Singler beschriebenen. Als besondere Probleme dieser Gruppe erwiesen sich die emotionale Labilität, die Selbstbezogenheit und die Konzentrationsstörungen der Patienten.

Eine Gruppe, in der die Therapeuten die negativen Themen und die Aggressivität der Patienten nicht ertragen konnten und abwechselnd fehlten, wurde von den Patienten als die unbefriedigendste erlebt. Am erfolgreichsten bezüglich der vorgegebenen Ziele wird die Gruppe mit „mittlerem" Interventionsstil beurteilt.

Hier wurden, nach anfänglich ausführlicher Einleitung durch die Gruppenleiter und unter Eingehen auf die Informationsbedürfnisse der Patienten, die Interventionen der Therapeuten von Stunde zu Stunde allmählich zurückgenommen.

Trotz dieses „optimierten" Vorgehens erwies sich die Gruppe für manche Patienten als Überforderung.

Kein in den oben angeführten Projekten behandelter Patient war Aphasiker und die überwiegende Zahl war gehfähig.

Im folgenden Teil wollen wir unsere eigenen Erfahrungen darstellen.

Die Klinik Hainerberg in Königstein im Taunus ist eine psychosomatisch ausgerichtete Rehabilitationsklinik der Landsversicherungsanstalt Hessen mit neurologischen und internistischen Stationen. Folglich sind die Patienten vor allem Arbeiter.

Im Jahre 1986 haben die Verfasser 2 Gruppen von 7 bzw. 8 Teilnehmern mit der Diagnose ischämischer zerebraler Insult behandelt. Anhand der Krankenakten für die in der Klinik angemeldeten Patienten suchten die Verfasser diejenigen Patienten aus, die dann innerhalb von 2 Wochen in die Klinik aufgenommen wurden. Alle ausgewählten Patienten waren gehfähig, nicht aphasisch, konnten sich selbst anziehen, essen etc.: die Patienten bedurften somit keiner besonderen pflegerischen Betreuung. Die Altersspanne reichte von 39 bis 63 Jahren. In der einen Gruppe waren die Patienten im Durchschnitt über 50, in der anderen unter 50 Jahre alt. Ein Patient war Ausländer. In der einen Gruppe waren 2 Frauen und 5 Männer, in der anderen 2 Frauen und 6 Männer, Frauen waren also unterrepräsentiert.

Alle Patienten waren auf der gleichen Station mit 23 Betten. Sie wurden durch Chefarzt, Oberarzt – beide Neurologen und Psychiater –, Stationsarzt und den Stationspsychologen, der allerdings gleichzeitig für eine weitere Station zuständig war, betreut. Zum Behandlungsteam gehörten außerdem Krankenschwestern, Werktherapeutinnen, die Malen und Töpfern anboten, eine Krankengymnastin und Masseure. Außer einem individuellen krankengymnastischen und balneologischen Behandlungsprogramm umfaßte die Behandlung eine Leichtgymnastikgruppe und eine Werktherapiegruppe. Zusätzlich wurde eine Gruppe für funktionelle Entspannung angeboten.

Neben 3 ausführlichen Visiten in der Woche (eine Chefarztvisite, eine Visite vom Stationsarzt und dem Diplompsychologen und einer Arztvisite) fanden 2mal in der Woche Gruppentherapiesitzungen statt. Die Patienten wurden im Durchschnitt 5 Wochen behandelt. In den 2 Gruppen fanden 10 bzw. 11 60 min dauernde Gruppensitzungen statt. Wir sehen die geringe Anzahl an Gruppensitzungen als einen Mangel an. Da die Behandlungsdauer durch das Rehabilitationsprinzip vorgegeben ist, hätte nur die Anzahl der Gruppensitzungen von 2 auf 4 oder 5 pro Woche erhöht werden können.

Nach kurzer Überlegung haben wir diesen Gedanken verworfen, da wir dies als eine zu große Belastung für die Patienten einschätzten und wir ausgeprägte regressive Prozesse befürchteten. Die Gruppentherapie war von einer analytisch orientierten Grundhaltung bestimmt und im Gegensatz zu anderen Autoren (z. B. Singler) nicht direktiv. Sie wurde vom Stationspsychologen geleitet, der auch Pychoanalytiker ist. An den Gruppensitzungen nahm der Stationsarzt als Kotherapeut teil.

Zum Austausch von Erfahrungen fanden außerdem regelmäßig Konferenzen mit der Krankengymnastin, Mitarbeitern der Badeabteilung und den Werktherapeutinnen statt. Außerdem wurde mit den 3 für die Station zuständigen Krankenschwestern in morgendlichen Frühbesprechungen und Visitenvorbesprechungen die Entwicklung der Patienten verfolgt.

Im Aufnahmegespräch mit anschließender umfassener Untersuchung wurde den Patienten mitgeteilt, daß sie im Rahmen des Behandlungskonzeptes 2mal in der Woche an einer Gruppenpsychotherapie teilnehmen würden.

In der 1. Gruppensitzung wurde den Patienten nach einigen einleitenden Worten gesagt, daß das Ziel der Gruppentherapie der gegenseitige Erfahrungsaustausch mit anderen Schlaganfallpatienten sei. In der Gruppe könnte über alle Probleme, die im Zusammenhang mit ihrer Erkrankung stehen, gesprochen werden. Informationsfragen wurden explizit in die Visiten verwiesen, um Dialoge zwischen einzelnen Patienten und Therapeuten zu verringern.

Während in der BRD keine Selbsthilfegruppen zu bestehen scheinen, was uns von Herrn Prof. M. L. Möller, Frankfurt, schriftlich bestätigt wurde, existieren in den USA sog. Stroke Clubs als Selbsthilfeorganisationen. Nach unserer Erfahrung lehnen die Patienten Leidensgenossen so stark ab, wie sie selbst die Tendenz haben, ihre Erkrankung zu verleugnen.

In der 1. Gruppenstunde litt ein Patient, der selbst sehr stark seine Depressionen abzuwehren versuchte, unter der sich ausbreitenden depressiven Stimmung. Er begann nach einer längeren Schweigepause: „Er wolle mit solchen Leuten (gemeint sind die anderen Gruppenmitglieder) nichts zu tun haben, er sei hier in der Klinik, damit die Schmerzen in seinem Bein nachließen."

In der 5. Gruppensitzung stellte sich heraus, daß die Patienten untereinander keine Namen (auch nicht die Vornamen) kannten.

In der letzten Gruppensitzung betonten die Patienten, daß die anderen Gruppenmitglieder nicht so wichtig gewesen seien. Als die Therapeuten sagten, vielleicht bleibe in der Zukunft der Kontakt zu dem einen oder anderen erhalten, konnten sich dies die Patienten nur kurzfristig vorstellen.

Wir sehen in der gegenseitigen Ablehnung einen Hauptgrund dafür, warum anscheinend keine Selbsthilfegruppen bestehen.

Auch von Psychotherapeuten werden, wohl wegen den sehr starken Entwertungen der Behandler, keine Gruppen angeboten. Ein weiterer Grund scheint die Schwere der somatischen Erkrankung zu sein. Nach unserer Kenntnis werden selbst im stationären Bereich keine Psychotherapiegruppen angeboten.

Durch Interventionen versuchten wir, die emotionalen Anteile der Patienten zu unterstützen, ihr Über-Ich zu entlasten und die Wahrnehmung der Patienten auf ihren Körper zu richten. Wir sind der Meinung, daß alle unsere Patienten ihren Körper zu leugnen versuchten.

Ein Patient erzählt: „Ich war bei einem Bekannten zu Besuch. Als mein rechtes Bein und mein rechter Arm taub wurden, wurde ich müde. Ich setzte mich deshalb in mein Auto und fuhr die 10 km nach Hause. Als nach 3 Tagen keine Besserung eintrat, bin ich zum Arzt gegangen."
Eine Patientin berichtete folgendes: „Ich selbst habe nichts bemerkt. Als ich aufwachte, war mein Arm eingeschlafen. Ich wäre am liebsten arbeiten gegangen. Meine Mutter hat heimlich den Arzt bestellt, der mich in ein Krankenhaus überwies. Als man mir dort sagte, ich könne vielleicht nicht wieder arbeiten, habe ich das nicht verstanden. Ich drängte auf meine Entlassung, da meine Tochter ein Kind bekam."
Die Schwere der Erkrankung der Patienten stellte für die Therapeuten eine besondere Schwierigkeit dar: Der Diplompsychologe fühlte sich in der Gegenübertragung in seiner Spontanität und Emotionalität stark eingeschränkt. Bei jeder Intervention überlegte er für sich, ob die Patienten diese verkraften konnten. Der Stationsarzt fühlte sich durch die Schwere der Krankheit der Patienten in der Gegenübertragung in besonderer Weise in die Verantwortung genommen.

Die Patienten lehnten aber nicht nur die anderen Patienten, sondern auch die Therapeuten sehr stark ab. Ein Patient erzählte in der 8. Gruppenstunde von Nackenschlägen, die er durch die Therapeuten bekommen habe. Ein anderer berichtete von einem Bekannten, der erst in der Kur krank geworden sei. Manche meinten, daß sie jetzt höheren Blutdruck hätten. Unausgesprochen stand die Befürchtung im Raum, die Patienten bekämen von uns untaugliche Blutdruckmittel. Sie erlebten ihr Leiden als persönliche Kränkung und schienen uns um unsere Gesundheit zu beneiden. In beiden Gruppen berichteten die Patienten von gesunden Bürgermeistern oder Chefärzten, die eines Tages einen Schlaganfall erlitten hatten und jetzt gelähmt oder verstorben seien. Dabei konnten wir die Deutung des Übertragungszusammenhanges zwischen hochgestellten Persönlichkeiten und uns den Patienten verständlich machen. Die Angst vor einem erneuten Schlaganfall wurde zwar bewußt abgewehrt, aber es wurde dennoch deutlich gezeigt, wie schwer diese zu ertragen ist.

Die meisten Patienten nahmen an der Rehabilitationsmaßnahme mit dem Ziel, die volle Arbeitsfähigkeit zu erlangen, teil. Ein Erholungsaspekt, der bei Patienten mit weniger schweren somatischen Erkrankungen oft im Vordergrund stand, wurde von den Patienten nicht gesehen. Von den 15 durch uns behandelten Patienten waren alle bis auf 1 Patienten, der sehr depressiv war, an der Arbeitsfähigkeit sehr interessiert. Dieser Patient berichtete von seiner Ehefrau, die seit einem Schlaganfall gelähmt sei, von seiner Tochter, die an einer „Hirnviruserkrankung" vor 10 Jahren verstorben sei und von seinem Sohn, dem eine Nierentransplantation nicht geholfen habe und der deshalb 2mal in der Woche zur Dialyse gehe.

Ein Patient, der seit einem Jahr arbeitsunfähig ist, umschrieb seine Erwartung an die Kur folgendermaßen: „Ich erwarte von der Kur nicht viel, an sich verachte ich Kuren. Ich will hier nur gesundgeschrieben werden."

Eine Patientin, die schon seit 7 Jahren berentet ist, kam ins Schwärmen und Träumen, als sie in einer Gruppenstunde von ihrer Arbeit als Floristin erzählte. Man spürte, daß sie alles geben würde, wenn sie wieder arbeiten gehen könnte.

Ein Patient mit 2 ischämischen Insulten 1977 und 1985, der einzige Ausländer und der einzige, der vor der Kur nicht krankgeschrieben war, kam direkt von der Arbeit als Eisenbieger in die Klinik. Seine Tätigkeit war trotz der Unterstützung durch Maschinen eine schwere körperliche Tätigkeit, weshalb wir ihn nach der Behandlung als nichtarbeitsfähig entließen.

Eine der beiden Therapiegruppen konzentrierte sich gleich in der 1. Gruppenstunde auf die Frage, ob wir die Patienten als arbeitsfähig entlassen könnten. Ein Patient hatte Angst, wir hielten ihn für arbeitsscheu.

Außerdem schilderten die Patienten immer wieder den Insult, den sie noch nicht verarbeitet hatten. In den ersten Gruppensitzungen hatten wir das Gefühl, die Schilderungen seien reine Monologe. Mit der Zeit aber wuchs das Interesse der anderen Gruppenmitglieder und sie verglichen die Berichte mit ihren Erfahrungen. Ohne die Gruppe hätten die Patienten wohl kaum die Möglichkeit gehabt, so viel über ihren Schlaganfall zu sprechen.

Ein Patient sagte in der letzten Gruppenstunde: „Uns Schlaganfallpatienten geht es doch im Prinzip ähnlich, was ich vorher nicht wußte. Die Gruppe war eine gute Möglichkeit zum Austausch."

Eine Patientin beschrieb dies so: „Hier habe ich reden können, wo kann ich das sonst schon im Leben."
In dieser Gruppenstunde fragte auch ein Mann einen anderen, ob er vor der Kur Angst gehabt habe. Daß ein Mann Gefühle eines anderen Mannes ansprach, wäre zu Beginn der Gruppentherapie ausgeschlossen gewesen.

Durch die Möglichkeit des Austausches in der Gruppe mit ihren korrektiven Erfahrungen glauben wir, daß die Patienten ihre eigenen Grenzen eher erkennen und vielleicht Überanstrengungen in Zukunft vermeiden können.

Dies wirkte sich auch auf die in den Visiten gegebenen Empfehlungen positiv aus. Durch die Intensivierung der Beziehung zwischen Behandlern und Patienten und durch die Berücksichtigung der eigenen Bedürfnisse hatten wir das Gefühl, daß medizinische Empfehlungen mit der Zeit nicht mehr als aggressive Angriffe von unserer Seite empfunden wurden.

Ein weiteres bestimmendes Thema der Behandlung war die Frage nach dem individuellen Verschulden. Daß die Patienten an einer Gruppe teilnehmen mußten, die von Therapeuten ohne Schlaganfall geleitet wurde, erlebten sie (in dem sie ihre eigenen Gefühle auf die Therapeuten projizierten) als beständigen Vorwurf.

Es war bei den Patienten auffällig, daß zumindest vor dem Schlaganfallereignis häufig eine Alkoholproblematik vorlag: In der einen Gruppe bei 6 von 8 Patienten, in der anderen bei 3 von 7 Patienten.

Zusammenfassend läßt sich der Verlauf der Gruppendynamik so beschreiben: Zu Beginn versuchten die Patienten als Individuen ihre einzelnen, sie selbst betreffenden Fragen von den Gruppenleitern beantwortet zu bekommen. Nachdem die Patienten erkannten, daß ihre orale Versorgungshaltung in der Gruppentherapie nicht befriedigt wurde, daß die von ihnen gestellten Fragen nicht beantwortet wurden, versuchten die Patienten ihre Versorgungserwartung abzuwehren, indem sie sich einander zuwandten, um ihre Unabhängigkeit zu zeigen.

Als notwendige Folge entstand ein Interesse an den anderen Gruppenmitgliedern. So bildete sich ein Gruppenzusammenhalt mit einem Gruppengefühl heraus. Nachdem die Patienten zuerst die anderen als „lebende Vorwürfe" (Beschreibung eines Patienten) ihrer eigenen Behinderung ansahen, setzten sie sich nach und nach mit der eigenen Problematik im anderen auseinander.

Die Gruppe erreichte ein neues Niveau, auf dem sie gemeinsam als Gruppe Fragen an die Thrapeuten stellte oder selbst Probleme bearbeitete. Insgesamt war im Verlauf der Gruppentherapie das hohe aggressive Niveau auffällig, besonders zu Beginn der Behandlung wurde den Gruppentherapeuten ihre Gesundheit geneidet. Im Verlauf der Behandlung wirkten die einzelnen Patienten weniger fassadenhaft.

Wir erlebten sie als nicht mehr so starr und ängstlich, sondern entspannter. Sie waren Gefühlen eher zugänglich und wirkten damit echter. Aufgrund der nachlassenden Abwehr wirkten sie aber auch mehr verunsichert.

Die Patienten wurden realistischer in der Selbsteinschätzung: Aufgabe des Wunsches nach der vollen Wiederherstellung der Arbeitsfähigkeit und der neurologischen Defizite. Mit der Zeit gingen sie weniger dissimulierend mit ihrer Krankheit um, mußten diese weniger bagatellisieren und schienen insgesamt weniger angepaßt. Dadurch, daß sie die eigene Einstellung und das eigene Verhalten im anderen wiedererkannten und gleichzeitig untereinander kritisch würdigen konnten, erfolgte bei den Patienten erstmals eine Auseinandersetzung mit verschiedenen Aspekten ihrer Erkrankung. Dies führte zur Aufgabe von überzogenen Zielen und damit zur verstärkten Akzeptanz der eigenen Versehrtheit und Unvollständigkeit.

Ein Hauptproblem in der psychotherapeutischen Behandlung von Schlaganfallpatienten stellt die mehr oder weniger ausgeprägte hirnorganische Beeinträchtigung dar, die sich in starrem Verhalten, eingeschränkter Auffassungsgabe und Neigung zu Perseverationen äußert. Trotzdem glauben wir, daß die zusätzliche gruppentherapeutische Betreuung der Patienten hilfreich war. Für die Therapeuten stellte die Schwere der somatischen Erkrankung dieser Patienten eine höhere Belastung dar, als sie es mit anderen Patienten gewohnt waren. Besonders wünschenswert wäre eine längere Behandlungsdauer, was wir als den größten Mangel der Gruppenbehandlung ansahen, da dadurch die Illusion einer schnellen Wiederherstellung eher unterstützt wurde. Wir bevorzugen weiterhin einen nichtdirektiven Interventionsstil, da dieser es den Patienten unserer Erfahrung nach am ehesten ermöglicht, ihre negativen Affekte in die Gruppe einzubringen.

C. 3. Gruppen in der medizinischen Spezialambulanz

*Ambulante Gruppentherapie bei Patienten mit chronischer Polyarthritis**

R. BRINKMANN, H.-C. DETER, H. EISELE, J. BROHL

Literaturüberblick[1]

Die unklare Ätiologie und Pathogenese der chronischen Polyarthritis (cP) veranlaßte zahlreiche Autoren, neben endokrinologischen, immunologischen und biochemischen Erklärungsmodellen, sich der Untersuchung psychologischer, psychosomatischer, psychophysiologischer und psychosozialer Faktoren zuzuwenden und ihren Anteil an der Entstehung und am Verlauf dieser Erkrankung zu klären. Der jeweils unterschiedliche theoretische Ausgangspunkt erklärt die Vielfalt der Arbeiten und ihre mangelnde Vergleichbarkeit.

Seit den Arbeiten von Dunbar (1949) und Alexander (1971, 1977) wurde die chronische Polyarthritis als psychosomatisches Krankheitsbild im engeren Sinn angesehen und unter verschiedenen Aspekten intensiv untersucht. Wie bei anderen sog. psychosomatischen Erkrankungen erbrachten die verschiedenen Studien zur psychoanalytischen Aufdeckung ähnlicher Konfliktkonstellationen (Alexander) oder zur allgemeinen Klärung psychosozialer Aspekte bei diesem Krankheitsbild (King 1955; Moos 1964; Hoffmann 1974) eine deutliche Erweiterung des Wissens über die Voraussetzungen einer psychosomatisch orientierten Behandlung.

---

* Die vorliegende Arbeit wurde auf der 25. Arbeitstagung des Deutschen Kollegiums für Psychosomatische Medizin am 14. 11. 86 in Marburg im Symposion „Gruppen für körperlich Kranke" vorgetragen und diskutiert. Ausschnitte dieser Diskussion finden sich in Teil F, S. 311.

[1] Diese Literaturübersicht wurde über das eigentliche Gruppentherapiethema hinausgehend etwas ausführlicher dargestellt, um dem Leser beispielhaft einen Überblick über die Voraussetzungen einer psychosomatischen Behandlung bei einem Krankheitsbild wie der chronischen Polyarthritis zu geben. In ähnlicher Weise gelten solche Voraussetzungen auch für die anderen im Buch dargestellten Krankheitsbilder, wie z. B. den Diabetes mellitus oder das Asthma bronchiale, die aber in der dort zitierten neueren Literatur schon in ihren Voraussetzungen ausreichend gut zusammengefaßt sind (d. Hrsg.).

Spezifitätshypothese[2]

Ausgehend von übereinstimmenden klinischen Beobachtungen zahlreicher Autoren über psychische Auffälligkeiten und Ähnlichkeiten von an chronischer Polyarthritis Erkrankten, beschäftigen sich viele Studien damit, eine „Rheumapersönlichkeit" zu beschreiben und nachzuweisen, daß diese Persönlichkeitsmerkmale bereits vor Ausbruch der Erkrankung bestanden und deren Entstehung in unterschiedlichem Ausmaß mitbedingten. Dieser Nachweis ist bis heute nicht schlüssig gelungen. Dazu wären aufwendige, noch nicht durchgeführte, prospektive Langzeitverlaufsstudien notwendig.

Booth (1937), Halliday (1942), Cobb (1959), Alexander (1977), Dunbar (1949), um nur einige der wichtigsten Autoren zu nennen, fanden weitgehend übereinstimmende Merkmale bei Patienten mit cP: zahlreiche Patienten haben einen Hang zur Selbstaufopferung, sie zeigen ein starkes Bedürfnis, anderen zu dienen, sind übergewissenhaft und oft unfähig, Emotionen, insbesondere Wut und Ärger, offen zu zeigen. Vielen fällt es schwer, Freundschaften und enge Beziehungen einzugehen. Sie haben große Angst vor Verlusten und reagieren auf Trennung von engeren Bezugspersonen mit inadäquater Trauer. Alexander fiel auf, daß alle 29 Patientinnen seiner Untersuchungsgruppe ihre weibliche Rolle ablehnten. Eine andere Studie (Mc Laughlin, 1953) zeigte auch bei Männern mit cP in 9 von 10 Fällen eine gegengeschlechtliche Identifikation.

Neben der Feststellung von Persönlichkeitsmerkmalen interessierte die Frage, mittels welcher Mechanismen die von vielen Autoren beschriebenen unbewußten feindlich-aggressiven Impulse, die oft mit sadistisch-destruktiven Phantasien kombiniert waren, abgewehrt wurden.

Booth (1937), Ludwig (1952) und andere fanden, daß Patienten mit cP vor Ausbruch der Krankheit eine besondere Vorliebe für sportliche Aktivitäten (Leistungssport, Wettkämpfe) oder für harte körperliche Arbeit zeigten. Sie deuten dies im Sinne einer sozial akzeptierten Aggressionsverarbeitung und sahen darin Hinweise für eine psychodynamische Prädisposition.

Die Untersuchungen zum psychosozialen Hintergrund befassen sich mit elterlichen Einflüssen und frühkindlichen Erlebnissen von später an cP Erkrankten. Alexander (1977), Cleveland u. Fisher (1954) und Booth (1937) fanden bei der Mehrzahl ihrer Patienten, daß diese ihre Mutter als stark, dominant und gleichzeitig fast „märtyrerhaft" selbstaufopfernd erlebten. Der Vater wurde als eher schwach und in seinen Verhaltensweisen nicht vorhersehbar beschrieben. Booth beschreibt in über 50% ihrer Fälle den Verlust eines Elternteils oder einer wichtigen Bezugsperson in der Kindheit oder Adoleszenz.

Gottschalk et al. (1950) berichten, daß Patienten mit cP psychische Spannungs- und Konfliktzustände mit einer Erhöhung des Muskeltonus beantworten. Als Kontrollgruppe diente ein Kollektiv von Bluthochdruckpatienten, das auf gleiche Belastung mit einer Erhöhung des Blutdruckes reagierte.

Alexander (1977) bestätigte an seinen Patienten die Erhöhung des Muskelktonus auch in entspannten Situationen; er beobachtee darüberhinaus, daß unter psychischer Belastung in bestimmten Situationen durch starke Tonuserhöhung und Muskelspasmen ein rheumatoider Schub ausgelöst werden konnte.

Alexander formulierte aufgrund dieser und anderer Untersuchungen eine weitreichende psychoanalytisch orientierte Hypothese, in der er folgendes spezifisch dynamische Grundgeschehen postuliert:

---

[2] Sie geht davon aus, daß spezifische psychologische Charakteristika oder Persönlichkeitsmerkmale bereits vor dem Ausbruch der Erkrankung bestanden und deren Entstehen wesentlich mitbedingten.

„Einschränkende elterliche Einflüsse in der Kindheit führen zu Protest gegen diese Einschränkung. Der Protest führt zu Angst, diese wiederum zur Verdrängung der aufsässigen Tendenz infolge der exzessiven Abhängigkeit, die durch übergroße Kontrolle der Eltern erzeugt wird. Als Kompensationsversuch werden in der Kindheit und Jugend konkurrierende Sportarten betrieben, im späteren Leben nach Ausbruch der Erkrankung abgelöst durch eine Kombination von Bedienen und Beherrschen der Umgebung (wohlwollende Tyrannei, Märtyrerrolle). Bei Frauen findet sich darüberhinaus eine Ablehnung der weiblichen Rolle (männlicher Protest).

Eine Unterbrechung des erfolgreichen Abfuhrschemas von Beherrschen und Bedienen der Umgebung führt zu gesteigertem Muskeltonus, kompensatorisch auch der Antagonisten. Dies führt über fortgesetzte Mikrotraumen zur Arthritis" (Alexander 1977, S. 158).

Andere tiefenpsychologisch orientierte Autoren wie Booth u. Halliday schlugen vor, die Gelenksymptome als symbolische Manifestation des zugrundeliegenden Konflikts zu deuten (z. B. steifer Nacken bei Angst, sich jemanden zuzuwenden).

Müller u. Lefkovits (1956) untersuchten 29 Patienten mit cP, als Kontrollgruppe dienten 29 männliche Neurotiker. Auf Vergleichbarkeit hinsichtlich Alter, Intelligenz, Ausbildung und Beruf wurde geachtet. Sie fanden bei den cP-Patienten eine größere Tendenz, Aggressionen gegen die eigene Person zu richten. Im Rorschach-Test zeigten sie vermehrt ungelöste Eltern-Kind-Konflikte, fehlende emotionale Reife und Gehemmtheit im Ausdruck von Emotionen.

Cleveland u. Fisher (1960) kamen bei ihren Untersuchungen über das „Körperschema", bei denen sie 33 männliche Patienten mit cP mit 33 gleichfalls männlichen Patienten mit Ulcus duodeni verglichen, zu folgendem Ergebnis: bei der Anwendung eines projektiven Tests und eines Kurzinterviews zeigte sich eine hochsignifikante Besonderheit des Körpererlebens bei den Patienten mit cP: Sie erlebten sich als hohles Gefäß, das von einer harten, undurchdringbaren Oberfläche umgeben wird. Im Gefäß befinde sich eine weiche undefinierbare Masse. Die Autoren deuten diese Betonung der beschützenden und abgrenzenden Züge als starke Abwehr eines sich bedroht fühlenden Individuums gegen chaotische, aggressive Impulse. Die Ulkuspatienten erlebten ihre Körpergrenzen im Gegensatz dazu als verletzlich und leicht durchdringbar. Diese Ergebnisse wurden 4 Jahre später von Williams u. Krasnoff (1964) überprüft und bestätigt.

Bräutigam u. Christian (1981) haben die „Rheumapersönlichkeit" folgendermaßen beschrieben:

„Vor allem 3 Charakterzüge sind übereinstimmend von allen Untersuchern bei Kranken mit cP immer wieder festgestellt worden

a) ein zwanghafter Zug, mit Übergewissenhaftigkeit, Perfektionismus und scheinbarer Fügsamkeit, verbunden mit der Neigung, alle aggressiven und feindseligen Impulse wie Ärger und Wut zu unterdrücken.

b) Ein masochistisch-depressiver Zug mit einem starken Bedürfnis nach Selbstaufopferung und übertriebenem Helferwillen, verbunden mit übermoralischem Verhalten und Neigung zu depressiven Verstimmungen.

c) Ein starkes Bedürfnis nach körperlicher Aktivität vor Ausbruch der Krankheit.

Diese 3 Charaktereigenschaften haben bei Patienten mit rheumatoider Arthritis etwas Übertriebenes und Starres an sich. Sie sind nicht flexibel und den Umwelterfordernissen nicht angepaßt" (S. 356).

Eine solche Charakterisierung, die sich in erster Linie auf klinische Beobachtungen, retrospektive Erhebungen und Einzelfallstudien stützt, ist nicht ohne Widerspruch geblieben.

Hoffman (1974) kommt zu dem Schluß, daß die von zahlreichen Autoren beschriebene Persönlichkeitsstruktur von Patienten mit cP duchaus existieren mag, jedoch keineswegs spezifisch sei und auch keine Aussage darüber zu treffen sei, ob diese Struktur bereits vor Krankheitsausbruch bestand oder Folge der chronischen Erkrankung ist. Auch die von Moos u. Solomon (1965) und anderen Autoren übereinstimmend beschriebene signifikante Erhöhung der „neurotischen Trias" (Hypochondrie, Depression, Hysterie) im MMPI sei keineswegs spezifisch für an cP Erkrankte.

Zum gleichen Ergebnis kommt eine von Crown u. Crown (1973 b) durchgeführte Untersuchung an 80 weiblichen und 56 männlichen Patienten mit cP, die bei allen weniger als 1 Jahr bestand.:

Diese Patienten wurden mittels des Middlesex Hospital Questionnaire mit Kollektiven von psychoneurotischen und gesunden Probanden verglichen, wobei sich weitgehende Ähnlichkeiten der cP-Patienten mit den Probanden des Normalkollektivs ergaben. Bei Patienten mit längerer Krankheitsgeschichte fanden sich jedoch mehr psychische Auffälligkeiten, wie z. B. erhöhte Depressivität, Ängstlichkeit und soziale Unsicherheit.

„Disease-onset-Hypothese"[3]

Andere Autoren untersuchten die Frage, ob es einen Zusammenhang gibt zwischen bestimmten Lebensereignissen (Trennung, Tod eines Partners, familiäre Konflikte u. a.) und dem Krankheitsausbruch.

Untersuchungen, die einen Zusammenhang herstellen konnten, stehen solchen gegenüber, die den Erkrankungsbeginn unabhängig von psychischen Auslösemechanismen sehen, womit dieser Ansatz kontrovers bleibt.

Die Frage der krankheitsauslösenden Lebensereignisse, unter denen „all jene inneren und äußeren Ereignisse im Leben des Patienten verstanden werden, die zeitlich mit dem Ausbruch der Krankheit oder mit dem Auftreten eines neuen Schubes zusammenhängen" (Beck 1972, S. 41), läßt sich nach Hoffman (1974) nicht eindeutig beantworten: Studien, die einen Zusammenhang herstellen, basieren hauptsächlich auf retrospektiven Einzelfalldarstellungen und Interviews (Edwards et al. 1964; Ludwig 1952; Robinson 1972).

Rimon (1969) fand bei 55 von 100 untersuchten Patienten eine in zeitlichem Zusammenhang mit dem Krankheitsausbruch stehende belastende Lebenssituation.

Die Palette der Faktoren, die möglicherweise einen cP auslösen, reicht weit. Finanzielle Probleme (Cobb 1959), Schwierigkeiten in der Familie (Halliday 1937), Trauer bei Verlust oder Trennung von einer geliebten Person (Ludwig 1952) sowie lang unterdrückter Zorn werden im Zusammenhang mit dem Ausbruch der Erkrankung beschrieben.

Cobb (1959) fand in seiner Studie, in der 300 cP-Patienten über 30 Monate beobachtet wurden, seine Hypothese weitgehend bestätigt, daß das Unvermögen, feindselige Gefühle auszudrücken, in Zusammenhang mit dem Ausbruch akuter Schübe steht.

Beck (1972) verweist darauf, daß sowohl körperliche Streßsituationen wie chirurgische Traumata, Erschöpfungszustände, Schwangerschaft, Geburt, Menopause als auch psychische Belastungssituationen in Form von Enttäuschungen in zwischenmenschlichen Beziehungen, Tod eines Familienmitgliedes, Trennung von wichtigen Bezugspersonen, Ehe- und Autoritätskonflikte usw. den Ausbruch der cP begünstigen können. Entscheidend sei dabei allerdings nicht das äußere Ereignis als solches, sondern die Bedeutung dieses Ereignisses für das Individuum in seiner aktuellen Persönlichkeitskonstellation und Lebenssituation.

Zu einem interessanten Ergebnis kommt Rimon (1969), der eine longitudinale Studie mit 100 ambulanten Patientinnen durchführte, bei denen die cP weniger als 7 Jahre bestand und die jeweils zu Beginn der Studie, nach 6 Monaten und nach 1 Jahr einem Interview und zahlreichen Tests unterzogen wurden.

Aufgrund seiner Untersuchungen unterteilte Rimon dieses Kollektiv in 2 Untergruppen:

55 Patientinnen zeigten einen plötzlichen und akuten Krankheitsausbruch mit rapider Progredienz („major conflict-group"). Bei dieser Gruppe stand der Krankheitsausbruch in Zusammenhang mit schwerwiegenden emotionalen Konfliktsituationen, wobei gleichzeitig eine erhebliche Vorbelastung nicht nachzuweisen war, während bei der anderen Gruppe (33 Patientinnen, „non-conflict-group") die Krankheit schleichend begann, nur langsam progredient verlief und nicht mit aktuellen Konfliktsituationen in Zusammenhang zu bringen war. Die Mitglieder dieser Gruppe zeigten Vergleich zur „major conflict-group" eine ver-

---

[3] Im Mittelpunkt dieser Hypothese steht die Frage, inwieweit ein Zusammenhang zwischen bestimmten Lebensereignissen und dem Erkrankungsbeginn besteht.

stärkte Aggressionskontrolle, eine mangelnde Fähigkeit, aggressive Impulse auszudrücken, wenig Neigung zu Wutausbrüchen und auch weniger starke Schuldgefühle.

Dieses Ergebnis deutet auf 2 prinzipiell unterschiedliche Entstehungsmechanismen hin; es weist jedoch auf jeden Fall psychischen Belastungssituationen eine bedeutende Rolle für den Ausbruch der Krankheit.

Insgesamt scheinen zumindest bei einem Teil der an cP Erkrankten psychisch belastende Situationen am Krankheitsausbruch beteiligt zu sein, wenn auch in Rechnung gestellt werden muß, „daß persönliche Annahmen und Vermutungen seitens der Patienten oder implizite Hypothesen von Untersuchern die Erfassung eventuell auslösender Faktoren mitbestimmen können" (Köth 1979 S. 26).

Verlaufshypothese[4]

Wegen der letztlich unbefriedigenden Ergebnisse der Arbeiten zur Spezifitäts- und Disease-onset-Hypothese wandte man sich hauptsächlich seit Mitte der 60er Jahre der Frage zu, inwieweit die psychologische Charakteristika Folgeerscheinungen der Erkrankung sind und dadurch wiederum einen Einfluß auf den Krankheitsverlauf ausüben. Psychische Auffälligkeiten werden von den meisten Autoren als Folge der chronischen Erkrankung und als keineswegs spezifisch für an cP Erkrankte gesehen. Dies ist v. a. im Hinblick auf therapeutische Implikationen von Bedeutung.

Die methodischen Schwächen früherer Arbeiten wurden allmählich abgebaut. Problematisch blieb v. a. wegen unterschiedlicher theoretischer Prämissen und verschiedener Meßinstrumentarien die Vergleichbarkeit der Ergebnisse.

Den psychologisch bedeutsamen Variablen, die den Krankheitsverlauf und den Umgang des Betroffenen mit der cP zu beeinflussen vermögen, wurde über lange Zeit hinweg nur recht wenig Beachtung geschenkt, obwohl Ihnen gerade im Hinblick auf therapeutische Konsequenzen erhebliche Bedeutung zukommt.

Diesem bislang vernachlässigten Aspekt wird seit Ende der 60er Jahre mehr Bedeutung beigemessen.

Allerdings zeigen auch hier Untersuchungen, die sich die Analyse von möglichen Zusammenhängen zwischen dem Grad der Funktionsbeeinträchtigung und Auffälligkeiten in der psychischen Struktur zum Ziel gesetzt haben, kein einheitliches Bild.

Moos u. Slomon (1965) stellten 11 stark behinderten Patientinnen 18 Patientinnen mit nur geringen Funktionseinschränkungen gegenüber und verglichen sie anhand eines Persönlichkeitstests (MMPI).

Dabei zeigten sich bei der Gruppe, die nur leichte Beeinträchtigungen aufwies, signifikant niedrigere Werte in den Skalen „Angst", „Depression", „soziale Isolation" und „Introversion".

Im Gegensatz dazu konnten Crown u. Crown (1973 b) im Hinblick auf Auffälligkeiten der Persönlichkeitsstruktur keine Unterschiede zwischen stark und weniger stark behinderten Personen feststellen.

Zu einem bemerkenswerten Resultat kommen Moldofski u. Chester (1970) bei ihrer Analyse möglicher Zusammenhänge zwischen Schmerz und Stimmungslage. Ihre Studie wurde an 16 cP-Patienten durchgeführt und erstreckte sich über einen Zeitraum von 2 Jahren. Die

---

[4] Hier wird der Überlegung nachgegangen, inwieweit die psychologischen Charakteristika und Auffälligkeiten Folgeerscheinungen der Erkrankung sind und dadurch wieder einen Einfluß auf das Krankheitsgeschehen ausüben.

Autoren fanden 2 Gruppen von Patienten, denen jeweils 8 Patienten zugerechnet wurden. In der „Synchrongruppe" („synchronous state group") verliefen Stimmungs- und Schmerzveränderungen parallel, d. h. daß sich bei vermehrten Schmerzen eine Stimmungsverschlechterung einstellte, während sich in der „Paradoxgruppe" („paradoxical state group") eine genau umgekehrte Beziehungsstruktur ergab. Hier hatte ein Rückgang der Schmerzen eine verschlechterte Grundstimmung zur Folge, eine Intensivierung der Schmerzen bewirkte, daß die Patienten freundlicher, gelassener und geduldiger wurden. In der weiteren Beobachtung stellte sich heraus, daß die Patienten der „Synchrongruppe" verglichen mit denen der „Paradoxgruppe" in der Folgezeit mit ihrer Erkrankung zurecht kamen, weniger medizinische Betreuung in Anspruch nahmen, weiterhin ihrem Beruf weniger eingeschränkt nachgehen konnten und sich sozial besser integriert zeigten. Die Autoren schließen daraus, daß die Patienten der „Paradoxgruppe" aus dem Zustand des Krank- und Hilfloseins ein gewisses Maß an Selbstbestätigung und Anerkennung ziehen.

Kiviniemi (1977) weist darauf hin, daß aus dem nicht vorhersehbaren rheumatischen Krankheitsprozeß Angst, soziale Unsicherheit und, wahrscheinlich als Folge des Schmerzes, passive Verhaltensweisen resultieren.

Köth (1979) ging der Frage der Depressivität bei 50 Patienten mit cP nach, die sich zu einem 4wöchigen Kuraufenthalt in einer Rheumaklinik aufhielten, indem sie unterschiedliche Fragebögen zur Erfassung von „Depression" einsetzte. Sie untersuchte u. a. den Zusammenhang zwischen Depressivität, Krankheitsdauer und Krankheitsaktivität: es ließen sich zwischen Depressivität und medizinisch-somatischen Parametern keine einfach-linearen Beziehungen nachweisen. Zwischen der Einteilung in die Krankheitsstadien 1–4 nach Steinbrocker deutet sich ein kurvilinearer Zusammenhang an: die Depressionswerte steigen in den ersen 3 Krankheitsstadien an, Patienten, die im 4. Stadium, der Endphase sind, zeigen im Durchschnitt die wenigsten depressiven Symptome.

Dies erlaubt, den Verlauf der Depressivität als eine Folgeerscheinung der chronischen Erkrankung zu betrachten. Der Verlauf kann, wenn man Zeidler et al. (1978) folgt, die einen engen Zusammenhang zwischen Krankheitsaktivität und Depression nachwiesen, so interpretiert werden, daß die relative Inaktivität der cP im Stadium 4 ein Absinken der Depressionswerte nach sich zieht. Er könnte aber auch so gedeutet werden, daß es den meisten Patienten im Verlauf ihrer Krankheit gelungen ist, eine positive Bewältigung zu erzielen.

Weintraub (1977) nennt vor allem 4 Auswirkungen der cP als ursächlich für sekundär psychische Folgeerscheinungen: Schmerz, Chronizität, morphologische Veränderungen und funktionale Einbußen, wobei sich v. a. letztere durch Einschränkungen im Lebensvollzug und den daraus entstehenden psychosozialen Problemen im Alltag, Beruf und Familie bemerkbar machen.

In anderen Studien wurde deutlich, daß die Persönlichkeitsmerkmale von an unterschiedlichen chronischen Krankheiten leidenden Patienten sehr ähnlich waren (Robinson 1972; Moldofski 1970). Letzterer schreibt: „Verhaltensauffälligkeiten bei cP-Patienten scheinen also nicht Bedingung, sondern Folge der organischen Krankheit zu sein und eher eine besondere Variante von Persönlichkeitsveränderungen bei chronischen organischen Krankheiten darzustellen" (S. 109).

Ähnlich äußert sich Köth (1979): „... daß es wohl schwerlich möglich erscheint, von einer prämorbiden Persönlichkeit zu sprechen, die für den Rheumatiker typisch sei. Das Bild, da sich nach Jahren zeigt, ist beeinflußt von der ursprünglichen Persönlichkeit, den Einflußfaktoren der Krankheit und der Reaktion der Umwelt. Die vielfältigen Arten des Zusammenwirkens dieser Variablen führen zu einer solch großen Unterschiedlichkeit zwischen den Patienten, daß eine Aussage über die ganze Gruppe äußerst problematisch sein dürfte" (S. 22).

In diesem Sinne äußern sich auch Ward (1971): „Those studies which claim that (rheumatoid personality) exists have no objective attempt" (S. 160) und Wolf (1971, S. 660): „Consequently, the concept of a ‚rheumatoid personality' appears to be unwarranted".

Ein ähnlicher Forschungsansatz wird seit Anfang der 80er Jahre v. a. von Raspe (1983) verfolgt.[5]

Am Ende ihrer Studie räumen Raspe et al. (1983) allerdings ein (wohl weil bestimmte Bereiche nicht durch andere Facetten der Erkrankung erklärt werden konnten): „wahrscheinlich kommt der prämorbiden Persönlichkeit und ihrer Struktur und Dynamik eine größere Rolle zu, als wir es bisher angenommen hatten. Es mag überhaupt sein, daß eine chronische Krankheit in erster Linie die Probleme ans Licht bringt oder verstärkt, die vor ihrer Manifestation bereits latent ... vorhanden waren" (S. 285).

Psychosomatisch orientierte Therapieverfahren bei Patienten mit primär chronischer Polyarthritis

Das ärztliche Gespräch soll durch Aufklärung, Beratung und emotionelle Stützung dem Patienten bei der Krankheitsverarbeitung helfen. Besonders bei der Diagnosestellung ist es wichtig, den Patienten über die Erkrankung, deren Verlauf und deren Behandlung zu informieren. Dabei sollte man die eigenen Vorstellungen der Patienten ernst nehmen, da diese nicht nur die therapeutischen Maßnahmen modifizieren (Compliance), sondern auch Ausgangspunkte für die weitere innere psychische Krankheitsverarbeitung sind. In Zeiten, in denen die Krankheitsaktivität steigt, bedarf der Patient einer stärkeren emotionellen Stützung (Straube 1978; Zeidler 1980; Raspe u. Zeidler 1982). Kommt es beim Patienten durch die Erkrankung zu stärkeren psychischen Veränderungen, kann auch eine regelmäßige psychotherapeutische Behandlung indiziert sein, wobei verschiedene Verfahren, je nach Persönlichkeit des Patienten, in Frage kommen und die Behandlung in diesen Fällen meistens von Fachkräften vorgenommen wird.

Die wenigen speziellen *psychosomatischen Verfahren*, die sich bisher in der allgemeinen Patientenbehandlung durchgesetzt haben, erlangten für das Gros der den Internisten aufsuchenden, meist chronisch kranken Patienten (Illig 1981) kaum eine umfassendere Bedeutung.

Die Indikationsstellung für eine solche Form von Psychotherapie war entweder zu restriktiv oder die durch die Psychotherapeuten angebotenen Verfahren schienen das den Patienten und seine Krankheit betreffende „zentrale Problem" nicht ausreichend eng zu berühren. So kommt es, daß erstaunlich wenige Kranke mit chronischer Polyarthritis eine psychosomatische Ambulanz aufsu-

---

[5] „Fragen nach einer psychosomatischen Genese oder Auslösung der cP nach einer cP-typischen Rheumapersönlichkeit liegen außerhalb unserer Reichweite und unserer Interessen. Dies um so mehr, als die bisherigen Überlegungen und Befunde u. E. keine substantiellen Erkenntnisse gebracht haben. Sie spiegeln denn meist mehr die theoretische Präokkupation der Autoren wieder als die somatische und psychosoziale Wirklichkeit der cP-Patienten. So spricht u. E. kaum etwas für eine psychosomatische Entstehung der cP sensu strictiori und ebenso wenig für eine spezifische Rheumapersönlichkeit. Gewiß ist dagegen, daß eine sich entwickelnde cP eine Vielzahl psychischer, verhaltensmäßiger und weiterer sozialer Implikationen und Folgen hat, und daß sie um so mehr Gleichgewichte berührt, bedroht und auslenken wird, je länger sie besteht und je schwerer sie verläuft. Wahrscheinlich ist, daß diese Implikationen und Folgen ihrerseits Rückwirkungen auf den Krankheitsverlauf also eine prognostische Valenz haben" (S. 285).

chen: 1979 war beispielsweise von 1000 Kranken der Ambulanz der Psychosomatischen Klinik Heidelberg lediglich ein Patient wegen einer rheumatoiden Arthritis zur Untersuchung gekommen (3 weitere cP-Patienten wegen anderer Symptome, Bräutigam 1980).

Psychosomatische Verfahren, die auf körperliche Beschwerden Einfluß nehmen können, sind einmal sog. *übende Verfahren* wie das autogene Training.

Schon der Begründer des autogenen Trainings Schultz (1979) wandte seine Methode auch bei gelenkerkrankten an. Durch Entspannung und Schmerzdistanzierung konnten die körperlichen Beschwerden positiv beeinflußt werden. Köhler (1981) wandte dieses Verfahren in seinem Schmerzbewältigungsprogramm an der Rheumaklinik Oberammergau an. Die Patienten können die autogenen Trainingsübungen auch alleine durchführen.

Erfahrungen mit *Gruppen von cP-Patienten* liegen fast ausschließlich aus den USA vor, aber auch im deutschsprachigen Raum gibt es einige Ansätze.

Diese Gruppen unterscheiden sich beträchtlich in Dauer, Setting, Teilnehmerzahl sowie Inhalten in Zielen, wie im folgenden deutlich wird.

Die ersten beiden hier vorgestellten Studien hatten sich zum Ziel gesetzt, die Informationen der Patienten über die Krankheit und deren Behandlungsmöglichkeiten zu verbessern, um so über ein besseres Krankheitsverhalten hinaus auch zu Verbesserungen im psychosozialen Bereich zu kommen.

Vignos et al (1976) führten bei 20 stationären Patienten ein „education program" durch, das aus dem Lesen eines Patientenhandbuches und der Vermittlung von Information über pathogenetische Prinzipien, konservative Therapie und die Bedeutung von Entspannung bestand. Vorher und hinterher wurden jeweils 12 Multiple-choice-Fragen zu den behandelten Bereichen gestellt. Schon bei der Voruntersuchung fiel auf, daß intelligente und gebildete Patienten ein recht hohes Wissen über die Erkrankung hatten, unabhängig von der Anamnesedauer und Krankenhausaufenthaltsdauer. Nach Abschluß des Programms verbesserte sich das Wissen der Patienten signifikant ohne jedoch eine Beziehung zu den oben erwähnten Variablen zu zeigen.
Das von Kaye u. Hammond (1976) durchgeführte „education program" bestand aus Beratungsgesprächen und schriftlichen und audiovisuellen Informationen. Auch hier konnte bei 48 Patienten eine signifikante Verbesserung des Wissensstandes festgestellt werden, was sich auch positiv auf die Kommunikation mit dem Arzt und mit der Familie auswirkte. Im gleichen Maße wurden die Patienten bezüglich der Medikamenteneinnahme zuverlässiger und konnten besser mit dem erkrankten Körper umgehen.

Folgende Autoren führten Gruppenbehandlungen im engeren Sinn durch:
Am Phönix Arthritis Center gaben Udelman u. Udelman (1977) cP-Patienten während ihres stationären Aufenthaltes die Möglichkeit, 3mal pro Woche an jeweils 3stündigen Gruppensitzungen teilzunehmen, die von ihnen als Kotherapeuten geleitet wurden. Einer der Vorteile der Kotherapie ist die Darbietung von unbewußtem Material ohne eine offene Herausforderung der Patienten, was besonders bei Patienten mit einer somatischen Erkrankung wichtig ist.

Die Ziele der Gruppe waren: Information, soziale Integration und die Möglichkeit Gefühle frei zu äußern und unbewußte Konflikte und Abwehrprozesse zur Sprache zu bringen.

Insgesamt 169 Patienten (130 weibliche und 39 männliche) nahmen an solchen Gruppen teil. Zunächst wurden nur Patienten mit cP zugelassen, später auch Patienten mit anderen Erkrankungen des rheumatischen Formenkreises.

Die folgenden Themen standen im Vordergrund der Sitzungen: Schmerzen, Körperwahrnehmung, berufliche Situation und Krankheitsverarbeitung.

Der Therapieerfolg wurde von den Autoren qualitativ eingeschätzt. Sie berichteten über eine Verbesserung der Stimmung, eine verbesserte Adaptation an die stationäre Behandlung, verbesserte Kommunikation innerhalb der Familie der behandelnden Patienten und einige Fälle von Rekonvaleszenz; die quantitative Erfassung dieser Veränderungen steht damit noch aus.

In einer mehr auf die Psychodynamik eingehenden Veröffentlichung geben Udelman u. Udelman (1978) auch einige Einzelfallbeschreibungen der teilnehmenden Patienten.

In einer kontrollierten Studie teilten Kaplan u. Kozin (1981) 34 stationäre Patienten nach Durchführung eines „education program" von 2,5 h in eine Behandlungs- und Kontrollgruppe ein. Die Behandlungsgruppe nahm an 12 klientenzentrierten gruppentherapeutischen Sitzungen teil, die von einem Psychiater und einem Patientenberater geleitet wurden. Vor Behandlungsbeginn wurden alle Patienten nach ihren spezifischen Problemen mit der Erkrankung gefragt.

Die Patienten beider Gruppen unterzogen sich vor der Einteilung in die beiden Gruppen und nach Behandlungsende verschiedenen Tests und einer klinischen Einschätzung.

Als Ergebnis dieser ersten kontrollierten Studie von Gruppenbehandlung bei Patienten mit cP fand man, daß sich der Wissensstand beider Gruppen signifikant verbessert hatte; bei der Behandlungsgruppe nahmen die erhöhten Depressionswerte ab.

Im deutschsprachigen Raum berichtete Köhler (1981) über ein in einer Gruppe stattfindendes Schmerzbewältigugsprogramm, an dem 44 Patienten mit cP, die sich während eines Kuraufenthaltes in der Rheumaklinik Oberammergau befanden, in Gruppen von 4–6 Personen teilnahmen.

Das Programm dauerte für jeden Patienten 3 Wochen mit je drei 1 1/2stündigen Sitzungen. Neben der Vermittlung von Informationen über Schmerzentstehung und -wahrnehmung wandte Köhler verschiedene Entspannungstechniken und Rollenspiele an. Ziele der Gruppe waren neben besserer Schmerzbewältigung eine Veränderung fehlerhaften Krankheitsverhaltens.

Den Behandlungserfolg maß Köhler in einer 3 Monate nach Beendigung der Therapie durchgeführten Follow-up-Erhebung über Schmerzen, Depressivität und Ängstlichkeit.

Koopmann (1981) berichtet über eine Gruppentherapie bei Patienten mit rheumatischen Beschwerden (wobei er sich nicht auf Patienten mit cP beschränkte), deren Ziel es war, über mentale Prozesse zu einer Einwirkung auf vegetative und immunologische Körperfunktionen zu kommen. Dazu wurde das Verfahren der „entspannten Visualisierung" nach Simonton angewandt. Es nahmen 12 Patienten aus der Rheumaklinik Bad Bramstadt teil. Den Erfolg maß Koopmann mittels selbsterstellter „rating-scales".

Über eine *ambulant* durchgeführte Gruppenbehandlung bei Patienten mit cP berichten Schwarz et al. (1978). Die von einem Rheumatologen, einem Psychiater und einem Physiotherapeuten geleitete Gruppe bestandaus 14 Patienten im Alter zwischen 23 und 65 Jahren, begonnen wurde jedoch zunächst einmal mit 6 Patienten.

Man traf sich während eines 1/2 Jahres einmal wöchentlich für die Dauer von 90 min. Die Gruppe hatte folgende Ziele: Kommunikationsverbesserung zwischen Arzt, Patienten und deren Familien; Information über die Krankheit und deren Therapie; das Erlernen eines realistischen Umgangs mit der Erkrankung.

Die Gruppe wurde themenzentriert gestaltet, zeitweise wurden auch Rollenspiele eingesetzt. Die Evaluierung erfolgte qualitativ, eine Kontrollgruppe wurde nicht verwendet.

Der Psychiater hatte gegenüber den beiden anderen Gruppenleitern die Funktion, die Patienten mit gruppendynamischen Prozessen vertraut zu machen. Dies löste bei den Gruppenmitgliedern Ängste aus, psychisch krank zu sein und psychologisch beurteilt zu werden. In der Gruppe behandelte Themen waren: Anpassung an chronische Krankheit, Abhängigkeitsangst. Im weiteren Verlauf, nachdem in der Gruppe Vertrauen und Kohäsion entstanden waren, standen u. a. Themen wie psychische Befindlichkeit und Gefühle wie Wut und Verzweiflung im Mittelpunkt. Gegen Ende der Gruppensitzungen wurden Trennungsängste und Abhängigkeitswünsche deutlich; ein Mitglied drohte sogar mit einem neuen Krankheitsschub, wenn man die Gruppe beenden würde.

Die Autoren beschreiben qualitativ eine Verbesserung der Kommunikation zwischen Arzt und Patient sowie zwischen Patienten und deren Familien nach Abschluß der Gruppensitzungen. Im körperlichen Bereich berichteten die Autoren, ohne dies jedoch quantitativ zu belegen, über eine geringere Anzahl von Krankheitsschüben während der Therapie im Vergleich zum Jahr zuvor.

Neben diesen professionell geleiteten Gruppen gibt es auch Erfahrungen mit Selbsthilfegruppen[6] von cP-Patienten (Schauwecker in diesem Buch[7], S. 235.

Eigene Voraussetzungen

Für den internistisch interessierten und in einer medizinischen Klinik arbeitenden Psychosomatiker erschien das psychosomatische Therapieangebot für Pa-

---

[6] Rheumapatienten selbst sind auch – zusammen mit professionellen Helfern – durch Gründung einer bundesweit verbreiteten Organisation, der Rheumaliga e. V., aktiv geworden. Diese Gruppe bietet Beratung hauptsächlich in Form von Vorträgen, Bewegung (Schwimmen und Gymnastik) und Begegnung (meist als Gesellschaftsnachmittag mit 50–100 Personen). Die Rheumaliga versteht sich als Sammelbecken von Patienten, die an einer der zahlreichen Erkrankungen des rheumatischen Formenkreises erkrankt sind und ist also nicht auf Patienten mit cP beschränkt.

[7] Es wurde innerhalb des Projektes eine *Rheumaselbsthilfegruppe* initiiert, wobei von 10 Interessenten 6 an einer cP litten. Die Motivation, an einer solchen Gruppe teilzunehmen, bestand hauptsächlich darin, konkrete medizinische Informationen über bislang nicht erprobte Behandlungsmöglichkeiten zu erhalten und „bessere Ärzte" in Erfahrung zu bringen.
Als schwierig erwies sich die Heterogenität der Gruppenmitglieder sowohl hinsichtlich des Alters und des sozioökonomischen Status als auch hinsichtlich unterschiedlicher rheumatischer Erkrankungen. Beides stand der Entwicklung einer Gruppe im Wege.

tienten mit primär chronischer Polyarthritis als insgesamt unbefriedigend, so daß die Suche nach psychosomatisch begründeten und auf die Probleme der körperlich Kranken zentrierten Behandlungsverfahren eine wichtige Aufgabe wurde.

Das Studium der Literatur zur psychosozialen Situation von Rheumapatienten und zur Bereitstellung einer adequaten psychosomatischen Therapie zeigte:

1. Patienten mit cP haben ein starkes Bedürfnis nach Information und Aufklärung durch ein medizinisch geschultes Fachpersonal.
2. Viele Patienten mit cP fühlen sich außerhalb einer Klinik emotional nicht unterstützt und ärztlich nicht ausreichend betreut (Zeitmangel des Hausarztes).
3. Gruppenbehandlungen mit cP-Patienten schienen insgesamt therapeutisch aussichtsreich, waren aber mindestens für die Länge eines Jahres zu planen, da sich Gruppenprozesse erst nach längerer Therapiedauer entwickelten.
4. Die Kombination der Gesprächstherapie mit einem Entspannungsverfahren schien bei der psychosomatischen Therapie von cP-Patienten hilfreich.

Die enge Zusammenarbeit des Psychosomatikers mit dem klinisch arbeitenden Internisten führte in der täglichen Praxis zur Spezifizierung klinischer Erfordernisse an den psychosomatischen Fachmann. Eine praxisbegleitende psychosomatisch-psychotherapeutische Intervention schien diesen klinischen Erfordernissen eher gerecht zu werden als ein methodenorientiertes therapeutisches Angebot. Im praktisch-klinischen Alltag zeigten sich insbesondere 5 Problembereiche, die aus Sicht der Kliniker Lösungsmöglichkeiten durch den Psychosomatiker erforderlich machten:

1. Das Informations- und Übermittlungsproblem
2. Das (ungünstige) Krankheitsverhalten der Patienten
3. Die (schwierige) Arzt-Patienten-Beziehung
4. Die typischen psychopathologischen Störungen der Patienten mit chronischen Erkrankungen
5. Die Auslösung bisher latenter neurotischer Mechanismen und Symptome durch die chronische körperliche Erkrankung.

Mit dieser Definition klinischer Problembereiche wurde deutlich, daß der Psychosomatiker auf verschiedenen Ebenen der internistischen Behandlung chronischer Krankheiten in unterschiedlicher Weise miteinbezogen und zur Lösung bestimmter therapeutischer Aufgaben gefordert wurde. Fast alle Patienten einer Diagnosegruppe waren da betroffen, wo es um Fragen der Krankheitsinformation und des Krankheitsverhaltens ging, deren Vermittlung an sich zu den ureigensten ärztlichen Aufgaben gehörte, aber bei manchen schwer behandelbaren Patienten die Zusammenarbeit mit einem Psychosomatiker notwendig machen konnte.

Schwierigkeiten in der Arzt-Patienten-Beziehung hingen zu einem großen Teil unmittelbar mit sog. Compliance-Problemen zusammen. Hier war die ärztliche Beratung des Psychosomatikers ein wichtiges Element umfassenderer Patientenbehandlung. Übliche psychopathologische Anpassungsreaktionen an chronisch körperliche Erkrankungen konnten durch den Internisten oder Allgemeinarzt im Sinne der kleinen Psychotherapie meist aufgefangen und behandelt werden und wurden erst nach einem frustranen Therapieversuch dem Psychosomatiker in einem Beratungsgespräch vorgestellt. Erst wenn auch diese Maßnahmen keine Besserung der Symptomatik der Patienten erbrachte, war bei den (sog. schwierigen) Patienten eine psychosomatische Spezialbetreuung erforderlich.

Die 1 Jahr dauernde ambulante krankheitsorientierte Gruppentherapie, über die im folgenden berichtet wird, verband durch Informationsaustausch, offenes persönliches Gespräch und das Erlernen eines Entspannungsverfahrens verschiedene bereits skizzierte therapeutische Elemente und stand damit in einem Mittelbereich zwischen ärztlicher Patientenführung und intensiv psychotherapeutischer Behandlung. Welchen Wert ein solches Behandlungsverfahren für die Mitbehandlung von Patienten mit chronischer Polyarthritis haben könnte, sollte in der folgenden Pilotstudie mit einem teilweise neu entwickelten differenzierten Meßinstrumentarium geklärt werden.

Die Behandlungsstudie

Aufgrund dieser klinischen Vorerfahrungen boten wir 139 Patienten mit chronischer Polyarthritis aus den Ambulanzen der Medizinischen Universitätsklinik und Poliklinik sowie der Orthopädischen Klinik Heidelberg eine 1jährige ambulante Gruppenbehandlung an, in der ein Informationsaustausch über die Krankheit und deren Therapie ermöglicht, Gespräche über persönliche Schwierigkeiten im Umgang mit der Erkrankung angeboten und als Entspannungstherapie die funktionelle Entspannung nach Fuchs (1974) gelehrt wurde.

Von den 139 angeschriebenen Kranken erklärten sich 21 bereit, an einer solchen Gruppe teilzunehmen. Diese wurden klinisch-internistisch, laborchemisch und psychodiagnostisch voruntersucht und als „matched pairs" einer Behandlungsgruppe (n = 10) bzw. einer Wartegruppe (n = 11) zugeteilt.

Die Untersuchung (siehe auch Brinkmann u. Brohl 1986) läßt sich unter 4 Aspekten beschreiben:
1. Erfassung wichtiger klinischer und psychosozialer Daten der Gesamtstichprobe.
2. Beobachtung des Gruppenverlaufs.
3. Vorher-nachher-Vergleich der Daten der behandelten und Kontrollpatienten sowie
4. Einzelfallverläufe der behandelten Kranken.

Charakteristika der Gesamtstichprobe

Die Gesamtstichprobe bestand aus 17 Frauen und 4 Männern, deren Durchschnittsalter bei 34 (21–47) Jahren lag. Der Schweregrad der Erkrankung nach Steinbrocker lag durchschnittlich bei Grad 2 bis Grad 3 (minimal 1,5, maximal 3,5; Tabelle 1). Die Anamnesedauer betrug im Mittel 7 Jahre (minimal 2, maxi-

Tabelle 1. Krankheitsstadium der Gesamtstichprobe nach Steinbrocker (n = 21)

	Behandlungsgruppe (n = 10)		Wartegruppe (n = 11)		Gesamt (n = 21)	
Stadieneinteilung nach Steinbrocker (1 = leicht bis 4 = sehr stark)	$\bar{x}$	$\underline{s}$	$\bar{x}$	$\underline{s}$	$\bar{x}$	$\underline{s}$
	2,4	0,7	2,25	0,7	2,35	0,7

Der Mittelwert ($\bar{x}$) der Gesamtstichprobe entspricht einem mittleren bis stark fortgeschrittenem Stadium der cP ($\underline{s}$ = Standardabweichung)

mal 19). Fast alle Patienten hatten sich bereits einer oder mehrerer Basistherapien unterzogen. Ein Drittel der Patienten war mindestens an einem Gelenk operiert worden.

Die bisherige Krankenhausverweildauer betrug im Durchschnitt 20 Wochen.

Soziale Daten: 10 Patienten waren ledig, 10 verheiratet, 1 Patient war geschieden. Beruflich befanden sich 15 Patienten im Angestelltenstatus, 2 waren Akademiker, 4 Arbeiter.

Die Motivation zur Gruppentherapie bestand in erster Linie im Bedürfnis nach Information und Erfahrungsaustausch mit anderen Patienten bzw. einer besseren Krankheitsbewältigung, jedoch nicht nach Verbesserung der medizinischen Behandlung im engeren Sinn (Abb. 1).

Bei den körperlichen Beschwerden war eine mittlere Einschränkung der Beweglichkeit festzustellen (gemessen mit einem Fragebogen zur funktionellen Einschätzung von Rheumapatienten nach Liang 1978). Im Gießener Beschwerdebogen (GBB, Brähler u. Scheer 1983) konnte die für cP-Patienten typische Erhöhung der Skala Gliederschmerzen, Mattigkeit und Beschwerdedruck gefunden werden; alle 3 Skalen waren signifikant erhöht (Tabelle 2).

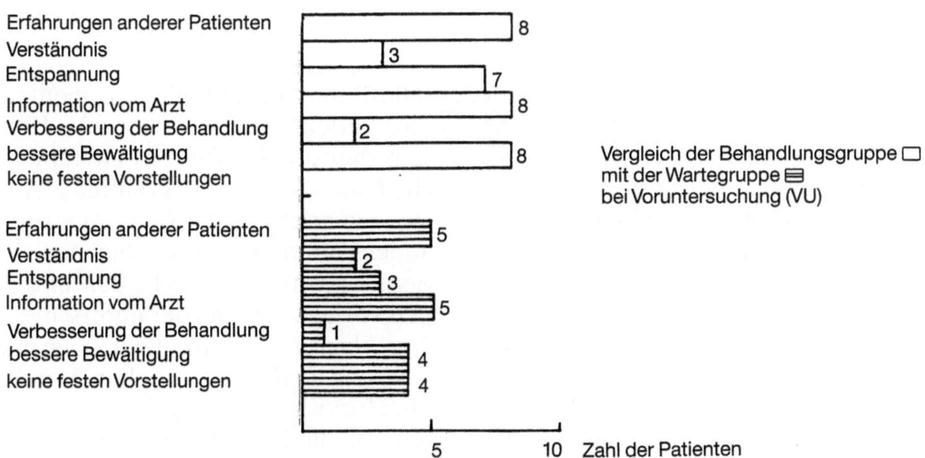

Abb. 1. Erwartungen der Patienten mit chronischer Polyarthritis an die Gruppe (Mehrfachantwort möglich)

Tabelle 2. Antwortverhalten im *Gießener Beschwerdebogen (GBB)* der Gesamtstichprobe (n = 21) im Vergleich zur Eichstichprobe (n = 1601)

Skala	Gesamtstichprobe (n = 21)		Eichstichprobe (n = 1601)		Signifikanz
	$\bar{x}$	$\underline{s}$	$\bar{x}$	$\underline{s}$	p
1 Erschöpfung	9,75	6,7	4,61	4,43	**
2 Magenbeschwerden	4,6	3,5	2,69	3,27	n. s.
3 Gliederschmerzen	10,3	5,8	5,40	4,83	**
4 Herzbeschwerden	5,0	4,1	2,97	3,58	n. s.
5 Beschwerdedruck	29,5	16,5	15,66	13,25	**

** p < 0,01

In den testpsychologischen Erhebungsinstrumenten im Freiburger Aggressionsfragebogen (FAF, Hampel u. Selg 1975) konnte, entgegen unseren Erwartungen aufgrund der Literaturübersicht, keine Abweichung von einem Normkollektiv gefunden werden. In dem von uns aufgrund von Voruntersuchungen eingesetzten projektiven Verfahren der Holtzmann-Inkblot-Technique (Holtzmann et al. 1961) einem dem Rorschach-Test ähnlichen, jedoch besser quantifizierbaren Verfahren) konnten von uns bei der Gesamtpopulation in 5 von 17 Variablen (signifikante) Abweichungen von einer Normalpopulation gefunden werden. Diese Abweichungen wurden folgendermaßen interpretiert: Die von uns untersuchten Patienten verfügten über eine deutlich verstärkte Impulskontrolle, waren wenig spontan im Umgang mit Problemen. Sie hatten Schwierigkeiten, emotionale Impulse adäquat zu integrieren und wehrten Stimuli ab, die ihre unbewußten Phantasien enthüllen konnten (Tabelle 3).

Gruppenverlauf

Die ersten Gruppensitzungen, an denen alle Patienten teilnahmen, dienten dazu, sich gegenseitig kennenzulernen. Jeder Patient berichtete über die Entwicklung seiner Erkrankung sowie über die bisher durchgeführten Therapien. Es ging hier in erster Linie um die somatische Dimension der Erkrankung: Wie geht der einzelne mit seinen Schmerzen um, wie erlebt er die Bewegungseinschränkung, wie die Gestaltveränderung. Jeder Patient hatte seine eigenen Erfahrungen mit den verschiedenen Therapien. Es wurde deutlich, daß in der Gruppe ein breites Spektrum an Erfahrungen vorlag – was bei der unterschiedlich langen Anamnesedauer nicht überraschte. Nach etwa 5 Stunden kamen die Gespräche auf Themen, die sich nicht mehr so eng an den somatischen Aspekt der Erkrankung hielten. Zur Sprache kamen: Hilflosigkeit, Ausgeliefertsein an die Erkrankung, Schwierigkeiten mit Ärzten, die die Erwartungen der Patienten oft nicht erfüllen konnten und unterdrückte Gefühle von Aggressivität. Diese sich mehr der psychischen Dimension der Erkrankung zuwendenden Ge-

Tabelle 3. Antwortverhalten in der *Holtzman-Inkblot-Technique (HIT)* der Gesamtstichprobe (n = 21) im Vergleich zu einer Eichstichprobe (n = 252). (In der Literatur liegen keine Angaben über Mittelwerte ($\bar{x}$) und Standardabweichungen ($\underline{s}$) vor, so daß auf Prozentrangnormen zurückgegriffen werden mußte)

Variable	Gesamtstichprobe (n = 21) $\bar{x}$	$\underline{s}$	Perzentilenrang
1 Reaktionszeit (RT)	29,8	10,7	86*
2 Versager (R)	2,1	1,8	55
3 Lokalisation (L)	30,5	10,8	46
4 Formbestimmtheit (FD)	89,7	12,4	82*
5 Formangemessenheit (FA)	39,5	6,0	22*
6 Farbe (C)	14,7	7,2	42
7 Schattierung (Sh)	7,4	3,5	47
8 Bewegung (M)	23,3	8,4	50
9 Integration (I)	10,8	4,9	35
10 Menschantworten (H)	20,5	9,8	71
11 Tierantworten (A)	28,8	8,9	79*
12 Anatomieinhalte (At)	3,5	2,8	65
13 Ängstlichkeit (Ax)	15,6	6,7	67
14 Feindseligkeit (Hs)	12,0	4,4	50
15 Beschirmungsinhalte (Br)	6,6	3,4	69
16 Durchdringungsantworten (Pn)	6,3	3,2	55
17 Populärantworten (P)	10,8	2,3	80*

* $p < 0,05$

sprÄche lösten bei einigen Kranken starke Angstgefühle aus, was sich auch in einem vorübergehenden Absinken der Teilnehmerzahl auf bis zu 5 Patienten auswirkte.

Das Thema „schlechte Erfahrungen mit Ärzten" stand dann in den nächsten Gruppensitzungen im Mittelpunkt des Interesses. Hier wurden jetzt, insbesondere von den älteren Patienten, Bedürfnisse nach so umfassender Betreuung und Versorgung deutlich, die ein in der Praxis tätiger Arzt häufig nicht erfüllen konnte. Gleichzeitig wurde eine gewisse Enttäuschung darüber geäußert, daß die Gruppe diesen Versorgungsanspruch auch nicht befriedigen konnte, sondern eher die Eigenverantwortlichkeit der Patienten thematisierte. Es war aber sicherlich wichtig für die Patienten, ihre Wünsche und Enttäuschungen formulieren zu können und sich dieser Haltung – die von Patient zu Patient natürlich sehr unterschiedlich ausgeprägt war – bewußt zu werden.

In diesen Stunden ging es auch immer wieder um den Austausch von Informationen über Vorstellungen zur Entstehung der chronischen Polyarthritis und über die verschiedenen Behandlungsmöglichkeiten. Hier erwies es sich als besonders günstig, daß die Gruppentherapeutin, die psychotherapeutisch ausgebildet war, noch in der Rheumaambulanz der Medizinischen Klinik tätig war und so die sachlichen Fragen auch fachkundig beantworten konnte. So waren die Patienten sicherlich leichter in der Lage, ihre oft falschen medizinischen Vorstellungen zu korrigieren und in Bezug auf ihre eigene Erkrankung fachkompetenter zu werden. Diese Vermittlung von Sachkunde bei schwierigen rheumatologischen Fragen war sicherlich ein großer Vorteil gegenüber einer reinen Selbsthilfegruppe.

Es kam häufiger vor, daß bestimmte Patienten gerade anstehende Therapieentscheidungen einbrachten (z. B. welche Haltung die anderen Patienten oder die Gruppentherapeutin zur Frage einer Operation oder der Umstellung einer Basistherapie hätten) und dieses dann exemplarisch in der Gruppe besprochen werden konnte. Hier erfüllte die Gruppe eine wichtige den Hausarzt unterstützende Funktion.

Etwa ab der 10. Gruppenstunde kamen dann tieferliegende psychische Probleme zur Sprache: Wie z. B. die Angst vor dem Verlassenwerden oder die Beeinträchtigung im Zusammenleben mit dem Partner durch die Erkrankung. In diesem Zusammenhang konnten auch suizidale Gedanken von den Patienten angesprochen werden. Diese Themen waren so wichtig, daß sie die Teilnehmer immer wieder bis zum Ende der Gruppe beschäftigten.

Das Thema „Trennung und Verlassenwerden" war insbesondere für die jüngeren Teilnehmer bedeutsam, da sie sich in der Partnerwahl durch die Erkrankung stark beeinträchtigt fühlten. In diesem Zusammenhang wurde auch deutlich, daß viele Patienten sich als minderwertig erlebten. Dies war nur ein Punkt, in dem sich deutliche Unterschiede zwischen jüngeren und älteren Patienten zeigten.

Die Auseinandersetzung fand immer mehr unabhängig von der Therapeutin statt. Kam es am Anfang hauptsächlich zu Zwiegesprächen zwischen der Therapeutin und einzelnen Patienten, fand die Diskussion später wesentlich häufiger unter den Patienten selbst statt. Damit wurde ein wichtiges Ziel der Gruppe, nämlich die Stärkung der Autonomie der Patienten und eine gewisse Emanzipation von der Therapeutin erreicht.

Die funktionelle Entspannung (Fuchs 1974) wurde in der 25. Stunde eingeführt. Die Übungen wurden von einer hinzukommenden Therapeutin mit den Patienten durchgeführt. Es stellte sich heraus, daß einige der stärker behinderten Kranken Schwierigkeiten mit der Entspannung hatten, da sie kaum eine schmerzfreie Lage zur Durchführung der Übungen fanden. Insgesamt zeigte sich jedoch, daß insbesondere die älteren Patienten von diese Art von Behandlung vermehrt profitieren konnten.

In den Stunden vor dem geplanten Ende der Gruppe wurden die Themen Trauer, Abschied, Tod und wiederum Selbstmord behandelt. Inzwischen hatten sich zwischen den Teilnehmern intensivere Beziehungen herausgebildet, und es wurde von einigen Patienten der Wunsch geäußert, die Gruppe über den geplanten Termin hinaus zu verlängern.[8]

Die sehr unterschiedliche Krankheitsschwere brachte es mit sich, daß die weniger stark betroffenen durch die sehr stark erkrankten Patienten einen potentiellen Krankheitsverlauf vor Augen geführt bekamen. Dieses löste initial starke Ängste aus und es zeigte sich die Tendenz, einen solchen möglichen Krankheitsverlauf für sich selbst nicht in Betracht zu ziehen. Dennoch kam es zur Integration dieser durch die Erkrankung stark betroffenen Patienten in die Gruppe und zu einer inneren emotionalen Annäherung aller Patienten an ihre Erkrankung.

Insgesamt wurde die Tendenz deutlich, daß die älteren Kranken sich weniger gern offen mit ihren Konflikten auseinandersetzten. Die jüngeren Patienten sprachen häufiger über ihre Verzweiflung und ihre depressiven Verstimmungen. Dies führte zwischen den Teilgruppen häufiger zu Spannungen.

In der nachträglichen Einschätzung des Gruppenverlaufs anhand eines Fragebogens zur Gruppeneinschätzung (Strupp 1974, übersetzt und modifiziert von Thomä) gaben die meisten Patienten an, daß sich ihre seelische Gestimmtheit im Laufe der Gruppe deutlich gebessert habe. Ihre körperlichen Beschwerden sahen sie als leicht gebessert an. Trotz einer hohen gefühlsmäßigen Beteiligung und einem stark ausgeprägten Gefühl des Angenommenseins wurde die Gruppensituation auch als belastend eingeschätzt. Diese Auswertung deutete darauf hin, daß die Patienten die Gruppe sowohl als stützend als auch teilweise als emotional belastend erlebt hatten.

Von den unterschiedlichen Gruppenangeboten wurde das offene Gespräch von den jüngeren Teilnehmern am positivsten bewertet, von den älteren Teilnehmern die funktionelle Entspannung und der Informationsteil. Letztere gaben an, daß für sie das offene Gespräch oft eine sehr große Belastung gewesen war.

Vorher-nachher-Vergleich ausgewählter Daten der Behandlungsgruppe gegenüber der Wartegruppe

Die Krankheitsaktivität nach Lansbury (1956) nahm in der Behandlungsgruppe ab, in der Wartegruppe leicht zu. Diese Unterschiede waren nicht signifikant. In beiden Gruppen war eine leichte Progredienz der Erkrankung (nach Steinbrocker 1949) festzustellen (Abb. 2).

Der subjektiv empfundene Beschwerdedruck nahm bei der Behandlungsgruppe deutlich ab (Summenskala des Gießener Beschwerdebogens). In jeder einzelnen Skala des GBB (Erschöpfung, Magenbeschwerden, Gliederschmerzen und Herzbeschwerden) konnte eine Abnahme der Symptome verzeichnet werden. In der Wartegruppe blieben die Beschwerden dagegen unverändert bzw. stiegen leicht an (Abb. 3).

---

[8] Unter der Leitung des Zweitautors (H.C.D.) wurde die Gruppe noch ein weiteres Jahr fortgesetzt.

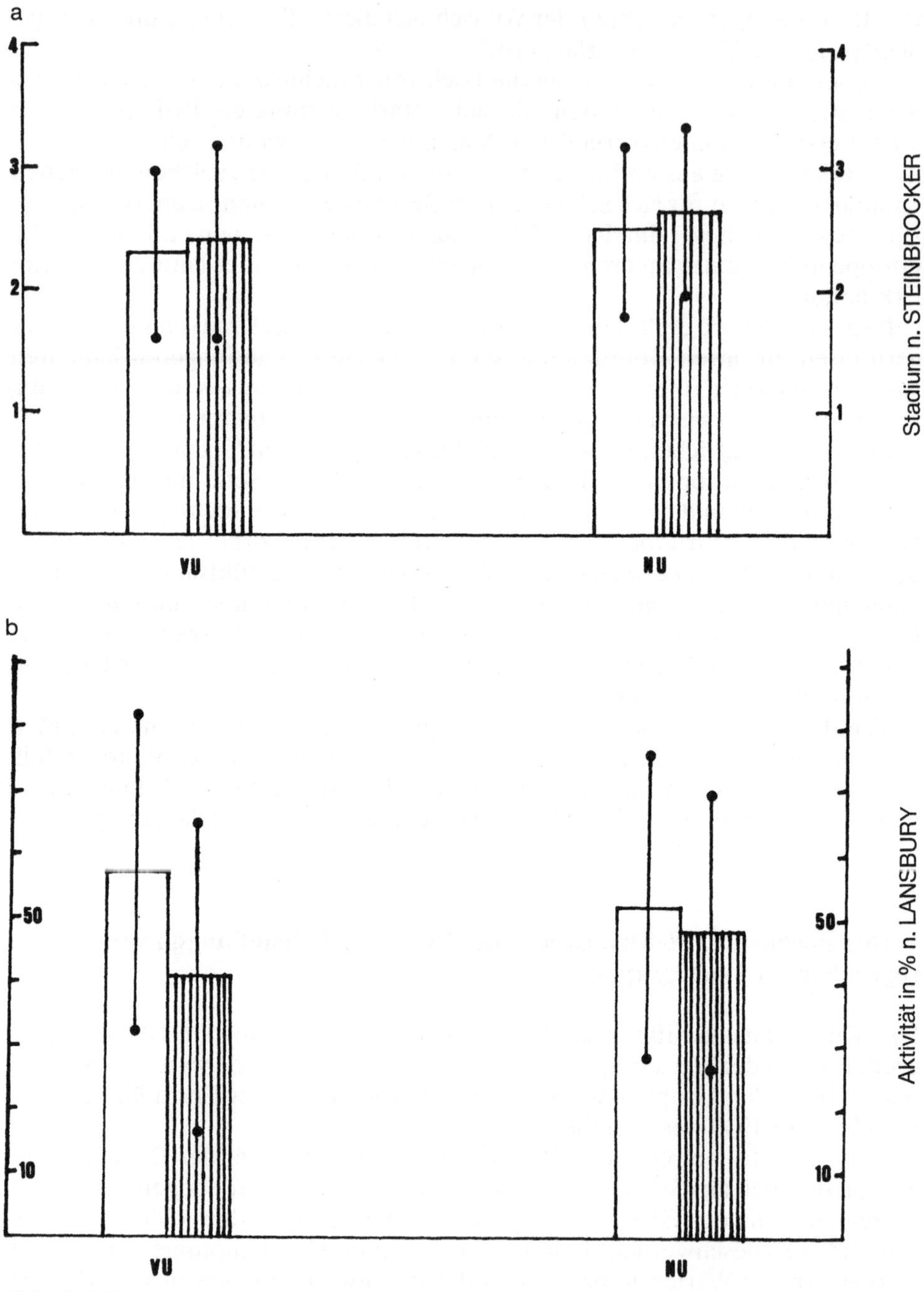

Abb. 2. Mittelwerte und Standardabweichungen des Krankheitsstadiums nach STEIN-BROCKER (a) und des systemischen Aktivitätsindex nach LANDSBURY (b) bei den Patienten der Behandlungsgruppe (n = 10) ☐ und der Wartegruppe (n = 11) ▥ bei Vor-(VU) und Nachuntersuchung (NU)

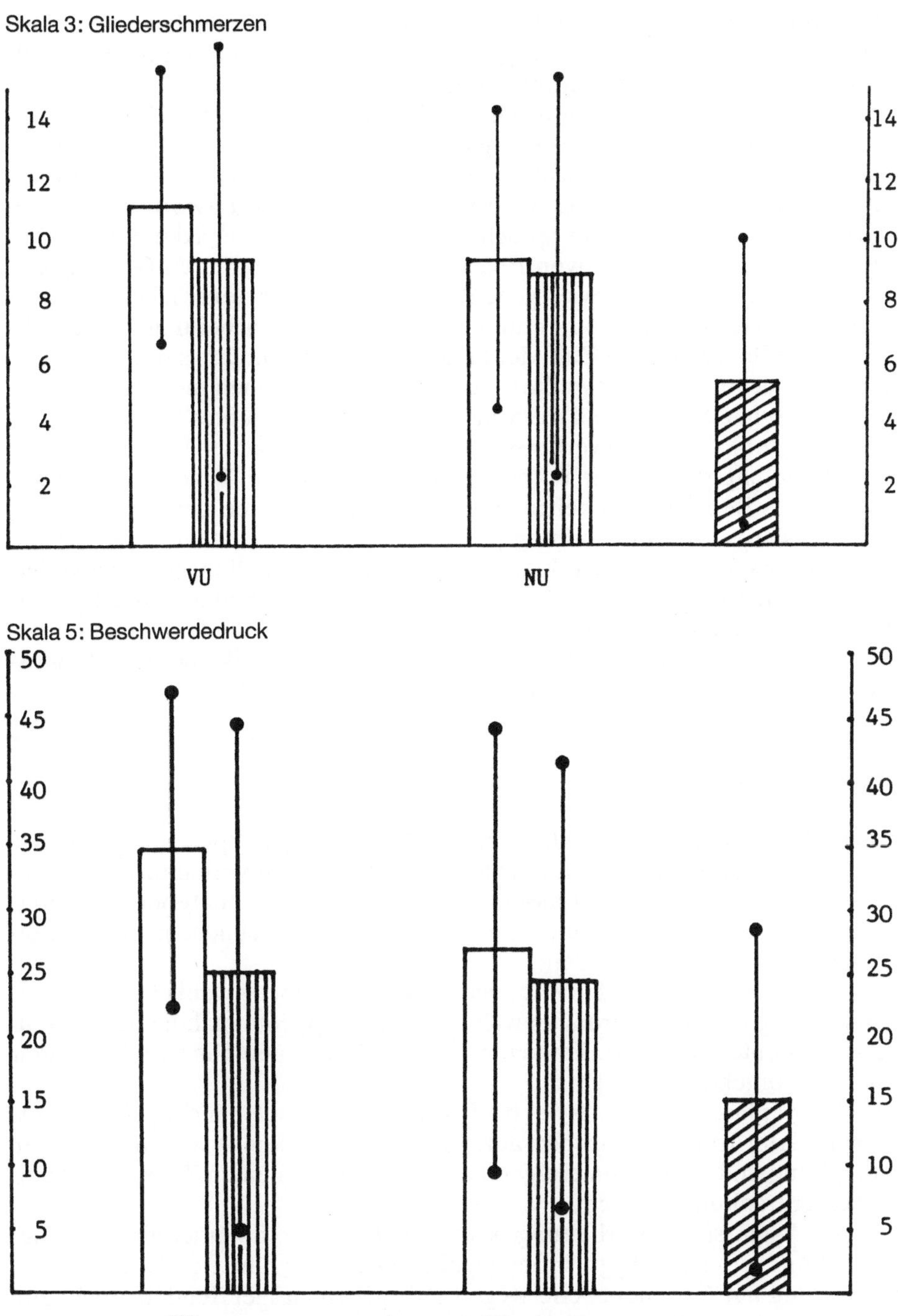

Abb. 3. Mittelwerte und Standardabweichungen der Skala 3 Gliederschmerzen (a) und der Skala 5 Beschwerdedruck (b) des Gießener Beschwerdebogens bei den Patienten der Behandlungsgruppe (n = 10) ☐ und der Wartegruppe (n = 11) ▥ bei Vor- (VU) und Nachuntersuchung (NU) gegenüber einer Eichstichprobe (n = 1.601) ▨.

Die Untersuchung von Veränderungen im aggressiven Bereich mit dem Freiburger Aggressionsfragebogen ergab zwischen Behandlungs- und Kontrollgruppe keine signifikanten Veränderungen im Zeitverlauf.

In der projektiven Testuntersuchung (Holtzmann-Inkblot-Technique) fanden sich bei den behandelten im Vergleich zu den kontrollierten Patienten in 4 Variablen deutliche, aber nicht signifikante Veränderungen: In den Bewegungsantworten, Integrationsantworten, Feindseligkeitsantworten und Beschirmungsantworten. Dieses sprach für eine Abnahme der Rigidität der Patienten, ihrer freieren kreativen Entfaltung und einer stärkeren Öffnung der Patienten ihrer sozialen Umwelt gegenüber. In einem selbstentwickelten Fragebogen zum Krankheitsverhalten und zur Krankheitsverarbeitung zeigte sich, daß sich die überwiegende Zahl der Patienten der Behandlungsgruppe bei der Nachuntersuchung selbstbewußter gegenüber medizinischen Institutionen und Ärzten einschätzte, während die Wartegruppenpatienten hier keine Veränderungen zeigten. Zusätzlich verbesserte sich das Wissen über die Erkrankung bei der Behandlungsgruppe, nicht aber bei der Wartegruppe. Einen Arztwechsel während des Beobachtungszeitraumes nahmen 2 Patienten der Wartegruppe, aber kein Patient der Behandlungsgruppe vor. Die Einschätzung des eigenen Informationsstandes über die Krankheit und ihre Behandlungsmöglichkeiten wurde bei den Patienten der Behandlungsgruppe höher eingeschätzt. Beim Medikamenteneinnahmeverhalten hatte sich eine Patientin der Behandlungsgruppe zu einer regelmäßigeren Einnahme der Basismedikamente entschlossen, ansonsten gab es keine Veränderungen.

Einzelfallverläufe

In Einzelfallverläufen aller Teilnehmer der Behandungsgruppe wurden die somatischen, psychologischen und sozialen Daten sowie das Verhalten der Patienten in der Gruppe unter einer biographischen Perspektive analysiert. Dadurch konnte die zuvor dargestellte 2-Punkt-Erhebung in erheblichem Maße differenziert und spezifiziert werden.

So wurde deutlich, daß der Vergleich auf Gruppenebene wenig über die Problemlage und die Veränderungen während der Gruppenteilnahme bei den einzelnen Patienten aussagte. Folgende Ergebnisse aus den Einzelfallverläufen sollen hervorgehoben werden:

Im biographischen Bereich fiel bei 8 der 10 Patienten ein nicht gelöster bzw. chronifizierter Trennungskonflikt auf. Dieser bestand bereits vor Ausbruch der Erkrankung und wurde von einigen Patienten selbst in einen Zusammenhang mit der Erkrankung gebracht.

In der Aggressionsverarbeitung bestanden bei 7 der 10 Patienten Auffälligkeiten (im Freiburger Aggressionsfragebogen); diese führten jedoch bei der Auswertung auf Gruppenebene wegen teils gegenläufiger Tendenz nicht zur Abweichung gegenüber einem Normalkollektiv.

Bei 4 Patienten fielen eine erhöhte Rigidität in Verbindung mit einer signifikant erniedrigten spontanen Aggression auf.

In der Einschätzung des Vorher-nachher-Vergleichs der wichtigsten Krankheits- und Persönlichkeitsvariablen auf der individuellen Ebene veränderten sich 5 Patienten zum positiven hin, 1 Patient verschlechterte sich, bei 3 Teilnehmern waren die Änderungen nicht eindeutig positiv oder negativ zu bewerten.

Insgesamt pofitierten die älteren Patienten eher von der funktionellen Entspannung und die jüngeren eher von den therapeutischen Gesprächen.

In dem vorgestellten Forschungsprojekt konnte zum ersten Mal eine ambulante krankheitsorientierte Gruppenbehandlung mit an chronischer Polyarthritis erkrankten Patienten über den Zeitraum eines Jahres durchgeführt werden und die verschiedenen Behandlungseffekte auf Gruppen- und Einzelfallebene mit verschiedenen, teilweise neu entwickelten Erhebungsinstrumenten erfaßt werden. Insbesondere zeigten sich bei den meist chronisch Erkrankten Veränderungen im seelischen Bereich und hier v. a. in Bezug auf Krankheitsverarbeitung und Krankheitsverhalten. Darüberhinaus kam es zu einer deutlichen seelischen Entlastung, die sich vorzugsweise an deutlich geringeren Beschwedeangaben zeigte. Für die jüngeren Patienten schien die Gruppentherapie in einer Phase der sozialen Neuorientierung die Möglichkeit einer Stärkung der persönlichen Autonomie herbeizuführen. Die Kontrolle der somatischen Parameter belegt, daß es durch die Gruppenbehandlung sicher nicht zu einer Verschlechterung der körperlichen Situation im Vergleich zur Wartegruppe kam. Positive körperliche Veränderungen können letztlich nur in einem längeren Beobachtungsintervall (Katamneseuntersuchung) belegt werden.

Die von Ärzten geleitete Gruppe mit körperlich kranken Patienten mit chronischer Polyarthritis, die hier in einer Pilotstudie verwirklich werden konnte, ermutigt zu weiteren therapeutischen- und Forschungsaktivitäten in diesem Bereich.

Gruppenpsychotherapie mit Multiple-Sklerose-Kranken

H. FRIEDRICH*

Von einer chronischen Krankheit wie der multiplen Sklerose (MS) betroffen zu sein, bedeutet für den Kranken massive Einschnitte in seine bisherige Identität als intakter und gesunder Mensch und in die bisher erreichte Stabilität und Routine seines Alltagslebens im privaten, beruflichen und familiären Bereich. Die Betroffenen stehen vor der Aufgabe, die Krankheit und ihre Folgen so in ihr Leben zu integrieren, daß sie trotz der Krankheit so normal wie möglich leben können. Damit sind sie vor eine Vielzahl von Problemen gestellt, die durch 3 wesentliche Determinanten geprägt sind.

1. Die MS kann aufgrund unterschiedlicher Lokalisierungen potentiell fast alle Bereiche des körperlichen und geistigen Funktionsgeschehens im Kranken treffen. Es kann zu temporären, aber auch anhaltenden chronischen Störungen, Defekten und Ausfällen zentraler Körperfunktionen wie Sehen, Tasten, Greifen, Gehen, Fühlen, Sprechen, zu Störungen und Verlusten der Blasen- und Darmkontrolle kommen; wie auch geistige Funktionen können betroffen werden. So empfindet der Kranke oft seine Identität gerade in den zentralen Teilen bedroht oder beeinträchtigt: in den zentralen Körperregionen, die als Fundament für seine Leistungs- und Arbeitsfähigkeit, für Genuß- und Glucksmöglichkeit, Regulierung von Spannung und Entspannung, von Lust und Unlust und zur Affektkontrolle dienen.

2. Die Ursachen für die Entstehung der MS sind noch immer unbekannt, es gibt folglich auch keine Kausaltherapie, sondern nur symptomatisch orientierte Therapien. Der Kranke muß sich mit dem Problem auseinandersetzen, daß seine Krankheit nicht heilbar, höchstens zu lindern oder zu mildern ist, und daß auch die Möglichkeiten der Beeinflussung des Krankheitsverlaufs beschränkt sind. Neben der Chronizität der Krankheit muß er sich daher auseinandersetzen mit der Ungewißheit der Prognose in bezug auf den Krankheitsverlauf, ob sich die MS schubförmig oder vom schubförmigen in einen progredienten oder von Anfang an in einen progredienten Verlauf entwickelt. Er muß sich also mit der Gefahr von neuen Störungen, Einbußen und Verlusten wichtiger körperlicher oder geistiger Funktionen ständig auseinandersetzen.

---

* In Zusammenarbeit mit P. Eiben, H.-J. Görres, G. Lücke, S. Poser, R. Schipper, G. Ziegeler.

3. Die Symptome bedingen psychische und soziale Folgeprobleme, da oft das Selbstgefühl, Kommunikationsfähigkeiten und Verhaltensmöglichkeiten beeinträchtigt und damit schwere emotionale Störungen ausgelöst werden, die von Scham- und Stigmatisierungsängsten über Trauer und Drepression bis zu Verzweiflung und Resignation reichen; die psychische und soziale Stabilität und Identität der Betroffenen ist permanent bedroht.

Da erfahrene Verluste von körperlichen oder geistigen Funktionen und eingetretene Behinderungen nicht ein für allemal gegeben sind, sondern im Gefolge eines nicht vorhersehbaren Krankheitsverlaufs sich neue Symptome und Verschlechterungen einstellen können, stehen die Kranken vor der Aufgabe, ihr erworbenes Selbstbild und ihre psychosoziale Identität immer wieder überprüfen zu müssen. Zudem wird durch diese Ungewißheit des Verlaufs und damit verknüpfter latenter oder manifester Ängste vor Verschlechterung eine langfristige Lebensplanung weitgehend unmöglich.

Krankheitsbewältigung bedeutet daher für den MS-Kranken, daß er die somatisch-biologischen, die psychischen und die sozialen Folgen seiner Krankheit allo- und autoplastisch in seine innere und äußere Realität integriert. Ausgangsbasis für diese adaptive Integration der Krankheitsfolgen ist die *vor* Ausbruch der Krankheit entwickelte psychische und soziale Identität des Betroffenen. Dabei kann der Prozeß der Bewältigung weder in klar gegliederte Phasen gefaßt, noch auf bestimmte Endpunkte orientiert gedacht werden, weil die Krankheit selbst zu unberechenbar ist.

Gruppentherapie mit MS-Kranken als Prozeß der Auseinandersetzung mit der Bedrohung der Identität und den psychischen und sozialen Folgen der Krankheit auf dem Hintergrund der Lebensgeschichte und -situation

Im Rahmen einer empirischen Längsschnittuntersuchung bei 60 Patienten nach Diagnosestellung in den Jahren 1981–1988, die von der Abteilung für medizinische Soziologie in Zusammenarbeit mit der Neurologischen Klinik der Universität Göttingen durchgeführt wurde, wurden zur Unterstützung bei der Entwicklung von Bewältigungsmöglichkeiten 2 Gruppentherapien mit MS-Patienten durchgeführt. Die Gruppentherapie wurde an dem Konzept der auto- und alloplastischen Adaptation orientiert, wie es von S. Ferenczi und F. Hartmann beschrieben worden ist. Dieser psychodynamische Ansatz hat den Vorteil, daß er keinen statischen Begriff von Bewältigung enthält, der in ein fixiertes Gerüst von Copingstrategien gefaßt wird, wie es in der Copingliteratur oft der Fall ist, sondern er geht von der Annahme aus, daß Bewältigung auf verschiedenen sich ineinander verschränkenden Ebenen geschieht. Für die von uns entwickelte Gruppentherapie haben wir 3 Dimensionen zugrundegelegt:
1. Bewältigung der MS als aktiver Lernprozeß in der Auseinandersetzung mit der Krankheit, der folgende Aspekte umfaßt:
   – Verstehen der Diagnose und der unsicheren Prognose in bezug auf den Krankheitsverlauf;

- Auseinandersetzung mit den Hypothesen über die Ätiologie der Krankheit bzw. dem Nichtwissen über die Ursachen der Krankheitsentstehung und den damit verbundenen magischen Vorstellungen im Sinne von subjektiven Krankheitsvorstellungen;
- Verstehen und Lernen der Therapieansätze und des praktischen Umgangs mit der Krankheit und ihren Folgen;
- der Auseinandersetzung mit der Medizin als Bestandteil des Alltagslebens und mit Außenseitermethoden;
2. Bewältigung der MS als Auseinandersetzung mit der latenten und manifesten Bedeutung der Krankheit in bezug auf die Bedrohung der psychosozialen Identität der Kranken, um eine jeweils sinnvolle und mögliche Mischung der Identitätselemente als Gesunder, akut Kranker, chronisch Kranker und Behinderter zu ermöglichen;
3. Bewältigung der MS als Prozeß der Verschränkung von lebensgeschichtlichen und aktuellen interpersonellen, insbesondere familialen und beruflichen Eigenheiten des Kranken und seiner Bezugsgruppe.

Der letzte Punkt erschien uns wichtig, weil die psychodynamische Verarbeitung von Konflikten und Belastungen sich oft nur stumm vollzieht, wobei von Psychotherapeuten, Ärzten, Psychologen und Soziologen der Fehler gemacht wird, bei Krankheiten mit unklarer Ätiologie psychische und psychosomatische Ursachen zu hypostasieren und damit unzulässigerweise aus somatisch chronischen Krankheiten psychosomatische Erkrankungen zu machen. Die Verschränkung der Biographie und der aktuellen interpersonellen Situation des Patienten mit seiner Krankheit soll also nicht heißen, daß hier nach psychodynamischen Ätiologien gefahndet wird, sondern daß die Biographie und die aktuelle Lebenssituation des Kranken als maßgebliche, die Form und die Möglichkeit der Verarbeitung der MS beeinflussende Wirkungszusammenhänge betrachtet werden.

Die therapeutische Konzeption wurde weitgehend nach dem Muster der Gruppenpsychotherapie vorgenommen, mit einigen wenigen Modifikationen: In das Gruppengespräch wurde die Thematik der Bewältigung der MS, der Auseinandersetzung mit ihr und den damit verbundenen biologischen, psychischen und sozialen Problemen akzentuiert formuliert, aber mit der psychoanalytischen Grundregel der freien Assoziation und der gruppentherapeutischen Interaktionsregel der aufeinander bezogenen unbewußten, vorbewußten und bewußten Beziehung zueinander verbunden. Eine wesentliche Modifikation wurde durch die Bildung des gruppenpsychotherapeutischen Teams hergestellt: Neben dem Psychotherapeuten nahm als Kotherapeut ein Neurologe/eine Neurologin an den Sitzungen teil, um sowohl die Auseinandersetzung mit der Bewältigung der Krankheit in ihren spezifischen medizinischen und praktischen Folgen zu gewährleisten als auch die besondere Thematik der Arzt-Patient-Beziehung in den Gruppenprozeß hineinzubringen. Dabei gingen wir von dem Sachverhalt aus, daß die Neurologie im Leben der MS-Patienten permanent eine Rolle spielt und damit ein besonderes Element im Alltag repräsentiert, das zu wenig innerhalb der direkten Interaktion zwischen Ärzten und Patienten thematisiert werden kann.

Zur Zusammensetzung der Gruppe ist zu sagen, daß eine Gruppenstärke von bis zu 10 Teilnehmern als angemessen erschien. Das Angebot selbst wurde allen in der Langzeitstudie beteiligten Patienten gemacht. Diese Patienten waren dadurch charakterisiert, daß die Diagnosestellung ihrer MS bis zu 3 Jahren zurückreichte, von daher anzunehmen war, daß alle Betroffenen mit den Aufgaben der Bewältigung in ähnlicher Weise konfrontiert waren und die Verläufe der MS sich in bezug auf Dauer und Schwere noch nicht zu stark voneinander unterschieden.

In beiden Gruppen bestand die Gruppe entsprechend der epidemiologischen Verteilung zu 2/3 aus Frauen und zu 1/3 aus Männern, die meisten waren verheiratet; Altersspanne: 22–50 Jahre; in bezug auf Ausbildung und Beruf entsprachen die Teilnehmer dem bevölkerungsmäßigen Durchschnitt.

Verlaufsaspekte der Gruppentherapie

Die Konzeption der Gruppentherapie, die zwischen den Polen „Bewältigung der Krankheit" und „Einbeziehung der Krankheit in die Lebensgeschichte und aktuelle Lebenssituation" angesiedelt und auch durch das Therapeutenteam in Gestalt des Neurologen und des Psychotherapeuten repräsentiert ist, hat zur Folge, daß bereits in den Eröffnungsphasen der Gruppe die Dynamik sich nach den genannten beiden Polen ausrichtet:

So nahm in den Gruppen bereits in den ersten Sitzungen auf der einen Seite das Thema der Krankheitsbewältigung in Gestalt des Diskutierens der Diagnose und der unsicheren Prognose, der Schwierigkeiten des Umgangs mit der Therapie, den Ängsten vor der Zukunft, den Ängsten vor der Bedrohung durch die Krankheit und die Erörterung möglicher Ursachen für die Entstehung der Krankheit einen breiten Raum ein. Daneben aber entwickelte sich aufgrund des offenen Rahmens der Gruppentherapie auch das Thema biographischer, familialer und persönlicher Konflikte, was bei den Teilnehmern anfänglich wie in jeder Gruppentherapie auf große Verängstigung, Unruhe und massive Abwehrmanöver stieß.

In der ersten Gruppensitzung berichtete ein 38jähriger Mann, in welchem Ausmaße er von der MS betroffen worden war: er hatte schwere Sehstörungen, litt unter motorischen Ausfällen, während er sprach, zitterte sein ganzer Körper, auch seine Sprache war von der MS leicht gestört. Er berichtete auch von dauerhaften Schmerzen durch die Krankheit und von Parästhesien in Armen und Beinen. Durch seine Erkrankung hatte er seine Arbeitsstelle verloren, befand sich im Prozeß der Berentung und fühlte sich völlig abhängig von seiner berufstätigen Frau. Nach diesen Äußerungen trat Schweigen ein, die Teilnehmer waren äußerlich sichtbar angespannt, die Atmosphäre wirkte angstgeladen. Die darauf einsetzenden Reaktionen verstärkten noch die Ängste, weil über die unsichere Zukunft und mögliche Krankheitsverläufe gesprochen wurde. Auch andere berichteten nun vom Aufteten der ersten Symptome, den ersten Erfahrungen, von Verlusten von Körperfunktionen, von ihren Unsicherheiten und Beunruhigungen in bezug auf Gegenwart und Zukunft. Erste Abwehrmanöver mit dem Ziel der Entspannung wurden vorgenommen, die Angst mußte gemildert werden; dies wurde erreicht durch Kritik an den Ärzten: man fühlte sich nicht genug aufgehoben, die Diagnose wurde zu spät vermittelt, überhaupt ließen Information und Aufklärung zu wünschen übrig. Andere wiederum berichteten von Störungen, die auch wieder verschwunden seien, äußerten Zweifel an der Diagnose. Sie berichteten von der Möglichkeit, daß man die Gefahren auch herunterspielen könne, daß die Krankheit längst nicht so schrecklich sein müsse, daß man damit leben könne, ja daß möglicherweise die Symptome nie wieder aufträten. Nach der gelungenen ersten Abwehr drängten dann freilich wieder die Bedrohungsängste in den Vordergrund, als eine Teilnehmerin berichtete, daß sie ihre ersten Symptome sofort verstanden hätte, weil sie sie von ihrer Mutter her schon kannte, die ebenfalls MS gehabt hätte. Als ein weiterer Teilnehmer berichtete, daß auch in seiner Familie schon MS aufgetreten war, stieg das Angstniveau stark an, so daß nicht mehr Verunsicherung zu spüren war, sondern eine leichte Panikstimmung auftrat, weil die meisten Teilnehmer sich eher Trost und Hilfe von der Gruppe erwartet hatten und nicht die Konfrontation mit Erblichkeit und Siechtum und gar Tod, wovon jetzt ebenfalls berichtet wurde. An dieser Stelle waren entlastende Interventionen durch die Therapeuten notwendig, z. T. durch medizinische Informationen und Relativierungen, z. T. durch das Ansprechen der vorhandenen Ängste. Danach rückte der andere Pol in den Vordergrund, als über das Thema der Reaktion der Familienangehörigen plötzlich Familienprobleme und persönliche Konflikte thematisiert wurden, was wiederum starke Angstabwehrmanöver provozierte. Als eine Frau erzählte, daß die Krankheit von ihrem Partner nicht akzeptiert würde, aber ihre Ehe schon immer schlecht gewesen sei und sich die Krankheit nicht verschlimmert hätte, sie jedoch unter ihrer Ehe sehr litte, wurde spürbar, daß alle über dieses „Abgleiten ins Private" tief erschreckten. Die aufkommenden Gedanken und Phantasien über eigene persönliche Konflikte und die der anderen wurden in Form einer Gruppenabwehr bekämpft, indem vorsorglich den Therapeuten mitgeteilt wurde, daß man eigentlich was anderes erwartet hätte, nämlich mehr Ratschläge und Informationen und nicht so viel „Herumwühlen in Problemen".

Nach den ersten Sitzungen setzt sich dann das Thema der Bewältigung und Auseinandersetzung mit der Krankheit durch. Es entstand in der ersten Phase der Gruppenentwicklung eine überraschend dichte Dynamik, die durch eine doppelte Bedrohung in Gang gesetzt wurde:
– Die erlebten Gefahren, die die MS mit sich brachte, konnten durch die bisherige Abwehr von Verleugnung nicht in Schach gehalten werden, sondern die Betroffenen ergänzten sich in bezug auf die vielen Möglichkeiten der Bedrohung durch die Krankheit, indem sie sich untereinander und miteinander austauschten, wie die Krankheit sich allmählich durchsetzte und allmählich auch ins Bewußtsein drang. Als beispeilsweise ein Mann berichtete, daß er plötzlich nicht mehr gehen konnte, schilderte eine Frau, wie es ihr ergangen war, als sie plötzlich alles nur noch durch einen Nebel sehen konnte, ein dritter berichtete von einem schmerzhaften und nicht verschwindenden Brennen in den Beinen, während ein vierter von seinen Sprechstörungen berichtete. Das Bewußtsein der Gefährlichkeit der Krankheit und der Breite der Bedrohung in Gestalt von unterschiedlichen Störungen körperlicher und geistiger Funktionen, gegen die die bisher vorhandene Abwehr nicht mehr ausreichte, breitete sich in der Gruppe immer mehr aus. Das gegenseitige Erzählen von den erlebten Bedrohungen führte nicht zur Angstminderung im Sinne des mitgeteilten Leides als „halben Leides", sondern vergrößerte das Spektrum und die Intensität der Angst. Die Gruppe geriet dadurch immer stärker in eine Fluchtbewegung. Die Fluchtmanöver waren Abwehrformierungen, die einen verzweifelten Versuch darstellten, der Panik und Katastrophenstimmung zu entkommen.
– Der zweite Aspekt der Bedrohung durch die Krankheit wurde durch die Thematik der Abhängigkeit oder der möglichen zukünftigen Abhängigkeit von Partnern und Familienangehörigen intensiviert, so daß persönliche und familiale Themen (d. h. Probleme und Konflikte) immer wieder in das Gruppengeschehen eindrangen, wobei keinerlei Möglichkeit bestand, sie fernzuhalten

oder sich gegen sie abzuschotten. Auch hier waren Fluchtbewegungen zu beobachten, die aus der Gefahr herausführen sollten. Die Fluchtbewegungen bestanden darin, daß die Gruppe sich zusammenschloß, zuerst einmal eine eigene Atmosphäre und Beziehungsstruktur entwickelt wurde, in der das einigende Band die Betroffenheit durch eine gefährliche Krankheit darstellte. Diese Einigung hob alle Unterschiede zwischen den Teilnehmern auf – man war zuerst einmal in seiner Identität Betroffener und Bedrohter und erst dann Frau, Mann, Angestellter, Arbeiter, Verheirateter, Lediger, jemand mit mehr oder weniger qualifizierter Schul- und Berufsausbildung. Die Gruppe war eine Fluchtgruppe auf der Suche nach Schutz und Sicherheit und Angstminderung geworden, die alle hinderlichen Unterschiede einebnete.

Die Flucht erfolgte in 3 Richtungen: Die erste Bewegung ging in Richtung Hilfe durch die Medizin, indem man sich verstärkt an die Neurologin wandte und von ihr vermehrte Information, Erklärung und Möglichkeiten der medizinischen Intervention und Sicherung gegen die auftretenden Symptome verlangte und erhoffte. Die zweite Bewegung ging in Richtung Psychotherapeut, der gegen die aufkommenden Ängste und Panik und Katastrophenstimmung schützen sollte, indem er durch seine psychologischen Interventionen einen Schutzwall gegen den Zusammenbruch der Abwehr ermöglichen sollte. Da beide Fluchtbewegungen nicht sicher genug waren, erfolgte die dritte Bewegung in Richtung Veränderung der Gruppenstruktur durch Umwandlung der Gruppe von einer Therapie- und Copinggruppe in eine Freizeit- und Vereinsgruppe, eine Gruppe, die sich wohl durch ein gemeinsames Merkmal zusammenfindet, aber durch Aktivitäten wie Feiern, Kegeln, Ausflüge, kurzum durch viele Aktivitäten sich gegen die inneren und äußeren Gefahren abschottet. So wurde der Versuch gemacht, Sommer- und Weihnachtsfeste zu organisieren und zu planen, wobei langfristige Vorbereitungen auch die Befürchtungen eines Zerfalls und des Ausbrechens aus der Gruppe bannen sollten: durch Geldsammeln und Planung sollte der Zukunft eine Perspektive gegeben werden.

Je nachdem, wie die verschiedenen Fluchtbewegungen aussahen, ergaben sich unterschiedliche gruppendynamische Konstellationen. Bei der Hinwendung zu den Ärzten, die als Partner, Fachleute, Experten in ihrer väterlichen/ mütterlichen Funktion der aktiven Bekämpfung der Krankheit gesucht wurden, waren es v. a. diejenigen Teilnehmer, die im aktiven Kampf gegen die Krankheit mit dem Versuch von deren Kontrolle solche Gruppenaktivitäten initiierten, wohingegen die Fluchtbewegung in Richtung Psychotherapeut von solchen Teilnehmern vorangetrieben wurde, die die Bearbeitung persönlicher und familialer Konflikte betrieben und diese Themen auch in der Gruppe durchsetzen. Die Gruppe als Freizeitvereinigung umzufunktionieren, wurde hingegen von denjenigen versucht, die die Krankheit eher durch Verleugnung und Ignorieren bekämpfen wollten.

Nachdem sich die 3 Bewegungslinien der Gruppe in Richtung Flucht abwechselnd etablieren konnten, wurde die Gefährdung des Gruppengeschehens durch die reale Flucht von 2 Mitgliedern, die durch den entschiedenen Widerstand der Mehrheit der Gruppe verunsichert waren, ebenfalls vermindert. Beide waren Repräsentanten der Bedrohung durch zu starke konflikthafte persönliche Belastungen in ihren Biographien und aktuellen Familiensituationen: Eine Teilnehmerin bekämpfte durch ausgeprägte Ungeduld ihre Angst, indem sie meinte, durch besonders offenes Auftreten in der Gruppe für eine Lösung ihrer Konflikte sorgen zu können, dabei auf Ablehnung stieß und sich dadurch erst recht bedroht fühlte. Die andere fühlte sich durch die Thematisierung der Krankheit – als Quelle vieler Arten von Bedrohung – so verängstigt, daß sie ihre bis dahin entwickelte Technik der Verleugnung in Frage gestellt sah, sofern sie weiterhin an der Gruppe teilnahm. Das diente auch der Verstärkung des komplexen Zusammenspiels der verschiedenen Fluchtbewegungen im Sinne der Herstellung einer relativen Stabilität, die durch das wechselnde Thematisieren der verschiedenen Schwerpunkte aufrechterhalten werden konnte.

Auf diesem Hintergrund wurde es möglich, immer gefährlichere und bedrohlichere Themen hereinzunehmen und sie miteinander zu diskutieren. So tauchte neben den vielen Facetten des Schocks, der traumatisierenden Erlebnisse, der vielfältigen Ängste in bezug auf Diagnose, Prognose und geringen Wirkungsmöglichkeiten der Therapie auch allmählich das Thema der Verursachung der Krankheit auf. Dieses Thema bot die Möglichkeit des Austausches über die vielfältigen Hypothesen über die Entstehung der MS, über Klimaeinflüsse, über Viren, über Belastungen bis hin zu psychosomatischen Ideologien in bezug auf Einfluß von Belastungen in früher Kindheit und Schädigung des Immunsystems. Dabei war es möglich, daß die Teilnehmer sich immer stärker als Opfer der Krankheit verstanden, die sich solidarisch fühlen konnten und ein gemeinsames Schicksal spürten, indem sie hilflos einem Geschehen ausgesetzt waren, das niemand erklären konnte – selbst herausragende Wissenschaftler nicht. In gewisser Weise war auch dies ein Trost, der v. a. von Schuld und Strafe in bezug auf die eigene Krankheit befreite. Das schuf auch Voraussetzungen in den vielen Gruppensitzungen, um sich über die Probleme des Lebens mit einer Krankheit zu verständigen, die hauptsächlich durch ihre Ungewißheit gekennzeichnet ist. Eine Patientin formulierte dies drastisch in einer Gruppensitzung so, daß sie von der „MS als einem anstrengenden Beobachtungsjob" sprach, der für alle das gemeinsame Erleben zum Ausdruck brachte, daß man bereits morgens aufwachte, den Körper betrachtete, ihn abtastete, auf Veränderungen hin beobachtete und abends ins Bett ging, um erneut zu sehen, ob nicht doch Anflüge von Veränderungen zu verzeichnen seien. Die gemeinsame Erfahrung von Ängsten, die alle bei sich und den anderen spüren und erleben konnten (Zweifel an den Aussagen der Ärzte über die Krankheit, Enttäuschung durch den Umgang mit Kliniken, Fachärzten und Hausärzten, Ausprobieren und Austesten von Normalität und von Grenzen der Belastbarkeit, das Gefühl von Normalisierung in bezug auf die Möglichkeiten des eigenen Körpers, das Erleben von Grenzüberschreitungen und den entsprechenden Belastungen und ängstigenden Erfahrungen der Hilflosigkeit und Abhängigkeit von anderen Menschen, der Austausch über die Zukunftsängste und die Unsicherheit in bezug auf die Zukunftsperspektive und schließlich v. a. die Erlebnisse mit Verschlechterungen und Besserungen im Krankheitsverlauf) – dies ließ langsam einen Gruppenzusammenhalt entstehen, der neue Entwicklungsmöglichkeiten für die Mitglieder eröffnete. Die Gruppe hatte sich von einer Flucht- zu einer Schutz- und Solidaritätsgruppe entwickelt.

Auf diesem Hintergrund war es möglich, sich gegenseitig bei neuen Schüben zu trösten und nicht in Flucht und Vermeidung auszuweichen, wie es bis dahin der Fall war, weil einfach die Angst zu groß wurde. Die Fähigkeit der Gruppenmitglieder war gewachsen, gegenüber der Bedrohung standzuhalten, sich aufeinander zu beziehen und denjenigen, die besonders hilflos waren, Unterstützung zu geben, ohne daß man selber flüchten mußte.

Erst jetzt konnte man sich der Bearbeitung der Ängste nähern. Dies geschah durch Verschiebung der Ängste auf andere Bereiche: man diskutierte über den Vergleich zwischen Krebs und MS, wobei alle froh waren, keinen Krebs zu haben, weil man damit dem Tod geweiht war, man diskutierte über verschiedene Möglichkeiten, den Tod zu finden, und stellte fest, daß es beispielsweise mehr Unfalltote gäbe als Opfer der MS. Es kam zu makabren Diskussionen über Sterbehilfe, die durch Professor Hackethals Aktionen ausgelöst worden waren, wobei die Gruppe anfing, sich in verschiedene Lager aufzuteilen, ein Phänomen, das seit der ersten Phase der Gruppe in dieser Deutlichkeit nicht mehr zu beobachten war. Es handelte sich hier um eine Verschiebung der Vernichtungs- und Todesängste, die über diese Themen abgehandelt wurde. Die Diskussion erinnerte jedoch die Teilnehmer daran, daß man bereits in den ersten Gruppensitzungen über die Bedrohung des absoluten Verlustes der Kontrolle über den eigenen Körper und den Geist gesprochen hatte und daß auch das Thema des eigenen Sterbens angesprochen worden war. Man war jetzt eher in der Lage, über bedrohliche Themen zu sprechen, weil Möglichkeiten der Entlastung gefunden worden waren. Dabei erweiterten sich die Themen, weil der Umstand, daß es neben der MS auch noch andere Krankheiten in den Familien gab, es möglich machte, über Vergänglichkeit, Verletzlichkeit, aber auch Sterblichkeit zu sprechen und im Grunde damit die Sehnsüchte und Phantasien über die eigene Unsterblichkeit als eigentliches Thema zu behandeln.

Erst nachdem die Gruppe sich zu einer Schutzinstanz gewandelt hatte und die zahlreichen Ängste miteinander diskutiert, ausgetauscht und „ausphantasiert" wurden und damit die Fähigkeit zur Antizipation von möglichen Einbrüchen und Verlusten von bisher intakten Körperfunktionen und von Verschlechterung bereits bestehender Symptome gewachsen war, wurde es möglich, über die verschiedenen Umgangsformen und Einstellungen zur Krankheit und den Bedeutungsgehalt der Krankheit zu sprechen. Fast alle Teilnehmer kämpften gegen die Krankheit an. Der Kampf wurde von den einzelnen allerdings unterschiedlich geführt, je nachdem wie auch die Verläufe, Symptomatik und Befindlichkeit variierten. So war es nur einem Teilnehmer gelungen, durch einmaliges Auftreten der Symptome bedingt, seinen eigenen Zustand als unbeeinträchtigt zu definieren und diese Selbstdefinition auch als Gesunder aufrechtzuerhalten. Bei allen anderen Teilnehmern zielte der Kampf gegen die Krankheit auf die Erhaltung eines größtmöglichen Maßes an Gesundheit ab, z. B. durch die Bemühung, alle sozialen Rollen im Bereich des Berufes, der Familie, des Bekanntenkreises und der Freizeitaktivitäten unverändert aufrechtzuerhalten, soweit es die Symptome zuließen. Die Betroffenen diskutierten über die Frage, wieweit man sich als chronisch krank definieren mußte in dem Sinne, daß die Symptome nicht verschwanden, teilweise noch neue hinzutraten oder einige Symptome durch andere ersetzt wurden, wieweit man sich durch die

Krankheit als Behinderter zu betrachten hatte und in welcher Form man die verschiedenen Elemente von gesund, chronisch krank und behindert aufeinander beziehen konnte. Dieses Problem entzündete sich an der Frage des Behindertenausweises, der ja nicht nur sozialpolitische Sicherungen bietet, sondern auch eine Identitätsverunsicherung impliziert, da erhebliche Ängste in bezug auf Diskriminierung, Vorurteile und Selbstwertprobleme damit verbunden sind. Heftige Konflikte tauchten hierbei auf, die allerdings nicht persönlich, sondern scheinbar sachlich geführt wurden, weil man anfing zu unterscheiden zwischen Einstellungen der Gesunden gegenüber Kranken, sich selbst aber als jemand empfand, der wie ein Gesunder auf chronisch Kranke schaute und so die Behinderung in ihrer öffentlichen ambivalenten Diskussion mitdiskutierte.

In dem Maße, wie es möglich war, die verschiedenen Aspekte zu sortieren, entfaltete sich als nächster Schritt das Thema von Berentung, der Entscheidung also über die Akzeptanz der Chronizität der Krankheit. Hierbei zeigten sich auch deutliche Unterschiede zwischen den Teilnehmern hinsichtlich dem Umgang mit der Krankheit und deren Bedeutung. Während die Hälfte der Gruppe an dem Festhalten von soviel Normalität wie möglich orientiert blieb, entschied sich die andere knappe Hälfte für ein Nachgeben gegenüber der Krankheit in bezug auf berufliche Belastungen und rang sich unter schweren Gewissensängsten und Selbstwertzweifeln zu der Entscheidung durch, den Antrag auf Berentung zu stellen. Dieses sind deutliche Indikatoren dafür, daß die Gruppe begann, sich zu jenem Zeitpunkt stärker mit dem Leben mit der Krankheit zu befassen, ohne daß es zu Angst- und Panikeinbrüchen kam, wie in der Anfangsphase. Man war jetzt erfahrener, wagte es, Gefährdungen und Beeinträchtigungen zu antizipieren, und damit ergab sich die Möglichkeit, daß man ein Stück Zukunftsorientierung (Planung von persönlichen Lebenswünschen, Familienplanung, Urlaub – bis hin zu Berufsplanungen) wieder aufnahm. Eine weitere Voraussetzung hierfür war die von allen – wenn auch in unterschiedlicher Ausprägung – entwickelte Fähigkeit, durch ständiges Austesten der eigenen Grenzen in bezug auf Normalität auch eine Normalisierung der Gefühle gegenüber der Krankheit auszubilden, so daß die Ängste jeweils auf die Zeiten beschränkt wurden, in denen ein Schub eingetreten war oder sich die Symptome verschlechterten, aber auch erneut die Erfahrung gemacht wurde, daß sie „in den Griff zu kriegen" waren, daß man sie in Schach halten konnte, und vor allem ,daß sie einen nicht mehr in den Abgrund stürzten.

In dieser Phase zeigte sich ein neuer Strukturaspekt der Gruppendynamik. Es hatte sich eine *Arbeitsgruppe* entwickelt, die Probleme des Alltagslebens diskutierte und zu lösen versuchte. Auf der Basis der Arbeitsgruppenstruktur kam jetzt freilich die andere Seite der Gruppenthematik stärker zum Zuge: Zunehmend wurden mehr private, persönliche, eheliche, familiale und berufliche Krisen, Probleme, Belastungen und Konflikte eingebracht, so daß Sexualität ein Thema werden konnte wie der Alkoholismus von Partnern oder Familienangehörigen, Depressionen, Ehestreitigkeiten, Konflikte mit Verwandten. Selbst das Problem von Aggressivität, das gemeinhin erheblichen Tabus unterliegt, konnte nun in der Gruppe eine Rolle spielen. Außerdem orientierten sich die Teilnehmer wieder zurück auf den Sinn des Lebens, der für alle spürbar mit dem Verlauf der Krankheit verbunden war. Die Bearbeitung von biographisch getönten Konflikten brachte freilich jetzt auch die Beziehung der Mitglieder der Gruppe zueinander in den Vordergrund. Plötzlich spielten die nicht krankheitsgebundenen Unterschiede zwischen den Teilnehmern wieder eine erhebliche Rolle:

So wurde in einer Sitzung über Vor- und Nachteile verschiedener Diäten in bezug auf die Beeinflussung der MS diskutiert. Es entstand eine zunehmend heftiger werdende Diskussion über Sinn und Unsinn der Diät, aus der heraus eine Teilnehmerin plötzlich eine andere angriff, indem sie ihr vorwarf, sie als die bessergestellte und feine Dame, die großen Wert auf ihr Bessersein legte, nicht körperlich arbeitete, würde natürlich Diät für wichtig halten und sich diese auch leisten können, während sie, die körperlich Arbeitenden, die sich nicht für etwas Besseres halten würden, schon wüßten, daß diese Diät nichts taugte. Daraufhin spaltete sich die Gruppe in diejenigen, die sich sozial schlechter gestellt sahen, die jetzt Statusunterschiede betonten und die anderen angriffen, die wiederum nicht auf der sachlichen Ebene, sondern auf einer persönlichen Ebene einen Rückangriff begannen, indem sie sich beschwerten, daß die ersteren die Schweigepflicht nicht einhielten, so daß sie Angst hätten, daß etwa in ihrem Betrieb ihr MS bekannt würde, was zu einem neuen erregten Streit führte.

Die Gruppe war jetzt nicht mehr eine gegen die Gefahr geeinigte Gruppe, in der alle gleich waren, sondern selbst in bezug auf Maßnahmen gegenüber der Krankheit zeichneten sich jetzt die Unterschiede auf dem Hintergrund des Sozialstatus ab. Dies ermöglichte eine weitere Phase der Gruppenentwicklung, weil jetzt intensiver die unterschiedliche individuelle Lebenslage mit den biografischen Hintergründen und dem Umgang der Krankheit bearbeitet werden konnte. Auch wenn es dabei zum Teil heftige Konflikte gab, die allerdings auch durch therapeutische Interventionen geregelt und gelöst werden konnten, so wandte man sich doch jedem einzeln zu, so daß die Frage des Umgangs mit der Krankheit jetzt im engen Zusammenhang mit der jeweiligen Situation in der Familie, Partnerschaft, Beruf und der Lebensgeschichte diskutiert wurde. So wagten einige Teilnehmer nach langem Zögern, von ihren Ängsten wegen des Versagens ihrer Kinder in Schule und Beruf zu sprechen, wobei die eigene persönliche Entwicklung aus Kindheit und Jugend damit in Zusammenhang gebracht wurde. Andere brachten ihr Familienleben ins Spiel, indem sie ihre Depressivität nicht mehr nur auf die Krankheit bezogen, sondern auf die Unzufriedenheit mit der Ehe oder auf die Schwierigkeit, daß die Kinder das Haus verließen und das Leere-Nest-Syndrom eintrat. Es wurden Kränkungen und Konflikte eingebracht, die durch Vorgesetzte oder Kollegen entstanden, in denen Geschwisterrivalität oder Autoritätskonflikte mit früheren Elternproblemen in Beziehung gesetzt wurden. Die inzwischen erreichte Stabilität der Gruppe zeigte sich an einem besonderen Vorfall:

Der Krankheitsverlauf einer Teilnehmerin verschlechterte sich während der zweieinhalbjährigen Gruppentherapie so, daß er chronisch progredient wurde und die Gruppe den tapferen Kampf und das unentwegte Bemühen der Teilnehmerin nach neuen Funktionsverlusten nicht nur verfolgte, sondern sie auch aktiv unterstützte und Hilfestellungen leistete, bis sie in einer Sitzung über einen Traum berichtete:
    Sie hatte geträumt, daß sie im Krankenwagen in die Klinik gefahren würde. Dort angekommen, öffneten die Fahrer die Tür und setzten sie in einen Rollstuhl.
    Unter verzweifeltem Weinen berichtete sie, daß sie real kurz vor dem Rollstuhl stünde, sie könnte sich jetzt nur noch auf allen Vieren bewegen, in ihrer Wohnung bewegte sie sich auf einem Bürostuhl, der Rollen hätte. Sie hätte aber das Gefühl, daß, wenn sie im Rollstuhl säße, sie dann nie wieder herauskäme und es immer schlimmer würde.

Obwohl dieser Traum mit dem Rollstuhl die latenten Ängste von allen im hohen Maße berührte, brach keine Panik aus, sondern die Gruppe war in der Lage, sich über ihre Ängste vor dem Rollstuhl und der damit endgültigen Behinderung auszutauschen und die Teilnehmerin zu trösten, ihr zu versprechen, daß sie jedenfalls bei ihr bleiben würden. Und zugleich wurden auch Phantasien über Regressivität deutlich, daß, wenn man mal im Rollstuhl säße, der Zwang zu Aktivität, zum Kämpfen, zum Ständig-präsent-Sein entfiele.

Ein solcher Traum wäre sicherlich in einer psychoanalytischen Gruppentherapie anders anzugehen. Hier entsprach er realen Verhältnissen, der vielleicht noch den Charakter eines Problemlösungstraumes hatte, aber eine Problemlösung, die zugleich auch heftigste Realängste beinhaltete.

Ein bedeutsames Element in der Entwicklung der Gruppendynamik ist die Arzt-Patient-Beziehung. Da von den Gruppentherapeuten stets einer Neurologe war, war es möglich, daß das sonst zumeist nicht offen artikulierte Verhältnis der Kranken zur Medizin, zum Arzt und zur Klinik in seinen verschiedensten Aspkten thematisiert wurde. Anfänglich überwog eine zwiespältige Haltung: Auf der einen Seite war man enttäuscht und kritisch, oft auch mißtrauisch und ärgerlich auf die Medizin, die z. T. auch der Angstabwehr durch Schaffung eines „halben Schuldigen" diente. Es kam dann die Hoffnung auf Heilung hinzu, auf neue Durchbrüche in den Erkenntnissen oder die Hoffnung auf besondere Kompetenz und Fähigkeit der Ärzte und der Kliniken, die zumindest in gewissem Maße Hilfe geben könnten. Auch hier wurde diese Hoffnung mit erheblichen Ambivalenzen besetzt, weil sie allzuoft enttäuscht werden mußte. Günstig war, daß die Kranken die Gelegenheit hatten, in Ruhe und zu wiederholten Malen die Diagnose, Prognose, Probleme der Ätiologie und der Therapie mit dem in der Gruppe anwesenden Arzt zu diskutieren, ohne daß man sich jetzt in einer Abhängigkeitssituation befand, so daß wichtige Lernprozesse nachgeholt und erweitert werden konnten. Die Gruppe insgesamt war am Ende der Gruppentherapie über die medizinischen, sozialpolitischen und psychosozialen Aspekte der MS sehr gut informiert, weil sie diese in Zusammenhang mit ihren Ängsten und Enttäuschungen mit dem Arzt aufarbeiten konnten. Überwog anfangs die Erwartungshaltung mit an die Medizin in ihrer „väterlichen Funktion" (d. h. Medizin soll praktisch heilen, helfen, reparieren, lindern, im Kampf gegen die Krankheit unterstützen), so wurde in der zweiten Hälfte der Gruppenprozesse der Medizin auch eine „mütterliche Funktion" zugedacht, nämlich nach D. Winnicott eine „holding function" im Sinne des Haltens, Schützens, Tröstens, Vertrauengebens und der in Krisen jederzeit vorhandenen Verfügbarkeit; es wurden die Hoffnungen und Wünsche sichtbar, daß man, insbesondere wenn nichts mehr zu tun war, von der Medizin und vom Arzt nicht verlassen, sondern begleitet wird. Daß die „mütterliche Funktion" überhaupt so deutlich werden konnte, lag auch an der Entwicklung der Haltung der Neurologen, die an der Gruppe teilnahmen, weil sie durch die Interaktions- und Kommunikationsprozesse auch mehr verstehen lernten, was es heißt, mit der MS zu leben, insbesondere daß sie – trotz aller Ohnmacht bei bestimmten Problemen – begreifen lernten, was es heißt, mit einer Spastik konfrontiert zu sein, gegen die man nicht ein passendes und wirksames Medikament einsetzen kann, dann aber trotzdem beim Patienten zu bleiben und ihn nicht mit medizinischen Erklärungen abzuspeisen. Es ergab sich somit eine vergrößerte Möglichkeit des gemeinsamen Ertragens der Krankheit, d. h. der Arzt wurde Partner im Prozeß der Bewältigung und des Leidens und nicht nur beim praktischen Management.

Die Schlußphase der Gruppe wurde gemeinsam erarbeitet. Die Festlegung des Termins war Teil des Gruppenprozesses, um zu verhindern, daß sich die Teilnehmer durch eine gegenseitige Entscheidung der Gruppentherapeuten verlassen fühlten, und um deren Phantasien in bezug auf das Verlassenwerden (z. B. „für die Forschung nicht mehr interessant zu sein" oder „die Therapeuten wollten sich anderen Themen zuwenden" oder „die Gruppe könnte in bezug auf die Inhalte nichts mehr bieten") zu bearbeiten. So war am Schluß viel Trauerarbeit zu leisten, weil noch einmal die anfänglich thematisierten Ängste virulent wurden und in den letzten Sitzungen das Geschehen dominierten – wie ein Appell an die Therapeuten, den Patienten nicht im Stich zu lassen. Das Element der Vereinsgruppe wurde reaktiviert, indem man sich trennte und festlegte, daß man sich einmal im Jahr, entweder zu Weihnachten oder zu einem Sommerfest, treffen würde, so daß eine lose Organisationsstruktur als Verbindungselement bestehen blieb.

Gesichtspunkte für psychosoziale Beratungstätigkeit und Gruppenpsychotherapie bei multipler Sklerose

Die geschilderten Prozeßaspekte haben wir auch in anderen Gruppentherapien mit MS-Kranken wiedergefunden. Natürlich gleicht keine Gruppe der anderen, das hängt von Einflußfaktoren wie Zusammensetzung der Gruppe, Persönlichkeit der Patienten, Qualifikation der Therapeuten, Schweregrad und Dauer der Erkrankung, soziale Lebenslagen, unterschiedliche Biographien etc. ab. Regelmäßig aber fanden wir die Aspekte von Flucht-, Schutz-, Solidaritäts- und Problembewältigungsgruppen. In dieser Hinsicht ähneln sich die Dynamik und die sich entfaltende Konfliktstruktur von allen Gruppen, die durch den Ansatz – die Verbindung von Krankheitsbewältigung (als einem Zentralthema) und dem biographischen, aktuellen psychischen und sozialen Kontext – erhebliche Tiefendimensionen entwickeln. Ein wichtiges Ergebnis ist nach unseren Erfahrungen dabei, daß die Bedrohung der psychosozialen Identität durch die Krankheit im Rahmen eines Gruppenprozesses vertieft bearbeitet und damit eine relativ stabile Verarbeitungsform entwickelt werden kann, die für andere Patienten sich, wenn überhaupt, erst nach längerer Zeit herausbildet. In unserer Längsschnittstudie fanden wir, daß ohne Gruppentherapie und psychosoziale Beratung die Kranken im Durchschnitt 6 Jahre brauchten, um eine relativ stabile Form des Umgangs mit der Krankheit zu entwickeln, die für längere Zeit dann dauerhaft zur Verfügung steht. Diese Bearbeitung von auftauchenden Bedrohungen und Ängsten wird im Rahmen einer Gruppentherapie verbessert, wenn man von der ausschließlichen Zentrierung auf die Krankheit abkommt und sie einbettet in die Lebensgeschichte und in die persönliche und familiale aktuelle Situation. In diesem Sinne sind Elemente der Gruppenpsychotherapie ohne weiteres anzuwenden.

Interessant ist, daß sich die beschriebenen Aspekte der unterschiedlichen Gruppenthemen auch dann durchsetzen, wenn man andere Formen von Gruppenarbeit anbietet: In Zusammenarbeit mit der „Multiple-Sklerose-Informations- und Beratungsstelle" hat unsere Abteilung für medizinische Soziologie themenzentrierte Gruppen für MS-Patienten durchgeführt, in denen die zentralen Themen der Auseinandersetzung und Bewältigung der Krankheit in Form von kurzen Vorgaben zu Beginn einer jeden Sitzung in die Gruppe eingebracht wurden. Trotz einer solchen thematischen Strukturierung zeigte sich im Ansatz, daß auch diese Gruppen immer wieder die Tendenz entwickelten, die Themen mit tieferen persönlichen, sozialen und biographischen Dimensionen zu verbinden. So können diese Gruppen ein gutes Mittel sein, im Sinne von Kurztherapien Prozesse anzuregen, die dann überführt werden können in länger dauernde psychodynamisch orientierte Gruppentherapien. Ähnliche Prozesse zeigen sich auch bei Angehörigengruppen, in denen v. a. Gefühle wie Schuld, Verpflichtung, Ambivalenz und die Angst vor dem Verlust der eigenen Autonomie zusätzliche Themen abgeben, insbesondere dort, wo die Partner längere und z. T. auch schwere Verläufe durchmachen müssen.

Grenzen und Kontraindikationen für eine Gruppentherapie sind bei Patienten angezeigt, die von der Bedrohung der MS so beherrscht werden, daß sie in einer chronisch latenten Panikstimmung leben, gegen die sie entweder mit einer übersteigerten Verleugnung und Verdrängung oder mit einer Überakzentuierung ankämpfen. Bei diesen Patienten wird die Panik durch die Gruppe so gesteigert, daß sie Gefühle von Überflutetwerden fürchten und die Panik manifestiert wird. Sie brechen die Gruppentherapie in der Regel früh ab, während sie für Kriseninterventionen, Einzelberatung und längerfriste Einzeltherapien gut ansprechbar wären. Bei einer anderen Gruppe von MS-Patienten sind aufgrund der Schwierigkeiten der gemeinsamen Bewältigung der Krankheit durch die Ehepartner oder Familienangehörigen Paar- und Familientherapien angezeigt, bei denen wir v. a. dann gute Erfahrungen gemacht haben, wenn die Therapeuten auch eine aufsuchende und nachgehende Beratungstätigkeit anboten, in denen regelmäßige Hausbesuche und Therapie und Beratung in den Wohnungen durchgeführt wurden.

Schließlich sind die Interventionen in der Gruppentherapie bestimmt von einer zweifachen Perspektive: Wenn es z. B. um die Bearbeitung der vielfältigen Formen und Intensitäten der Angst geht, dann ist zu beachten, daß es sich hier im Zweifelsfall immer erst einmal um eine Realangst handelt, weil reale Bedrohung und Verluste erfahren werden. Diese Realängste verbinden sich oder vermischen sich dann mit Phantasien, die mit frühen biographischen und sonstigen intrapsychischen und realen Lebenserfahrungen zusammenhängen. Hier muß der Therapeut darauf achten, daß er die Angst frühzeitig anspricht und artikuliert, sie als Realangst erst einmal behandelt, um dann in die Phantasieprozesse hineinzugehen bzw. die Gruppe zu befähigen, individuelle und gemeinsame Phantasien stärker zu verbreitern. In den Deutungen sollte er dabei die Verbindung von realer Bedrohung und inneren Phantasien herausarbeiten, was in der Regel zu einer erheblichen Entlastung und Chance wird, sich intensiv mit den unterschiedlichen Bewältigungsmöglichkeiten auseinanderzusetzen.

Ein besonderes Problem ist dabei die Gegenübertragung der Therapeuten, die ebenfalls 2 Perspektiven zu beachten hat: Erstens muß der Gruppentherapeut sich immer wieder verdeutlichen, daß er eine Therapie mit körperlich chronisch Kranken durchführt, die nicht neurotisch oder psychosomatisch erkrankt sind. Das heißt, er muß immer wieder der Versuchung widerstehen, kausaltherapeutisch arbeiten zu wollen, wie er es in Gruppentherapien mit psychisch Kranken tut, wo er sich der Hoffnung hingeben kann, daß durch die therapeutischen Prozesse die Krankheiten auch zum Verschwinden oder gar zur Heilung gebracht werden können, d. h. für die Hoffnung des Therapeuten, durch die therapeutischen Prozesse den Bewältigungsprozeß so zu beeinflussen, daß dadurch etwa die Symptome oder das Entstehen neuer Symptome zum Verschwinden gebracht oder verhindert werden könnte, findet sich kein Platz in einer Gruppentherapie mit MS-Kranken.

Falls er sich unterschwellig doch kausaltherapeutischen Zielsetzungen hingeben sollte, erlebt er erhebliche Ohnmachtsgefühle und tiefe Enttäuschung bei neuerlichen Schüben. Noch ein weiteres Problem stellt sich in diesem Zusammenhang: das der eigenen normativen Bewertung von Bewältigungsstrategien bei den Patienten. Therapeuten haben innere Bilder von Gesundheit, Stabilität, Stärke und Normalität, die sie in der Regel zu kontrollieren versuchen. Gegenüber der Bedrohung durch eine so unberechenbare und gefährliche Krankheit wie die MS aber kommt es bei fast allen Therapeuten zu einer solchen Angst, die sie per identifikatorischer Annäherung oft erst einmal bewältigen, indem sie selber MS-Symptome entwickeln. Um sich gegen die Verunsicherung und Entstehung von Ängsten und v. a. von Hilflosigkeit und Verzweiflung gegenüber erschreckenden, traumatisierenden und bedrohenden Krankheitsverläufen zu schützen, entwickeln sie unbewußt oder vorbewußt Bilder von Stabilität, die sie dann auf Bewältigungsformen in Gestalt ihrer Bewertung übertragen. Da keinerlei Möglichkeit besteht, Wertungen gar in bezug auf Krankheitsverhalten auszuweichen, bedarf es hier einer kontinuierlichen Reflexion und Kontrolle der Gegenübertragungsphantasien und -gefühle, um nicht in eine einseitige Betrachtungsweise zu verfallen, die sich wertmäßig dann in den Interventionen durchsetzt. Wenn das gelingt, ist es oft möglich, eine Bewältigungsform zu verstehen und zu akzeptieren, die etwa zum Rückzug und zur passiven Übernahme einer Identität von chronisch Kranken oder Behinderten geführt hat, die von außen, sozusagen objektiv betrachtet, noch gar nicht notwendig wäre, weil der Kranke noch über genügend Funktionsmöglichkeiten verfügt. Schließlich gibt es auch für den Therapeuten wie für die Gruppenmitglieder Situationen und Probleme, die nicht lösbar sind, wo allen Beteiligten nur übrigbleibt, wenigstens eine mütterliche Haltung zu entwickeln, wenn die Verzweiflung gegenüber einem chronisch progredienten Verlauf auftritt, bei der man spürt, daß es zur Zerstörung des Betroffenen kommen wird. Hier gilt es, den Kranken zu halten und ihn nicht zu verlassen, trotz der eigenen inneren Hoffnungslosigkeit.

Erfahrungen mit der tiefenpsychologisch fundierten Therapie Adipöser in einer Stoffwechselambulanz der Medizinischen Klinik*

M. EHL, L. GERICH

Adipositas entsteht in der Regel auf der Basis einer gestörten Energiebilanz durch ein Ernährungsverhalten, das in bezug auf den jeweiligen Stoffwechsel eines Individuums inadäquat ist. Auf die vielfachen organischen und psychischen Ursachen der Adipositas kann hier nicht eingegangen werden. Wir halten es in der Therapie aber für entscheidend, sich der Vielfalt der pathogenetischen Faktoren bewußt zu sein, um damit dem Aberglauben zu entgehen, mit einem spezifischen Verfahren die beste Methode zur Gewichtsreduktion zu besitzen.

Bisher konnten mit keiner Behandlungsmethode zufriedenstellende Ergebnisse erzielt werden. Wie aus der einschlägigen Literatur ersichtlich ist, liegen die Langzeiterfolge von Gewichtsreduktionsbehandlungen bei motivierten Patienten zwischen 20 % und 50 %. Die Quote der Patienten, die die Therapie vorzeitig abbrechen, liegt bei Untersuchungen zu verhaltenstherapeutischen Behandlungen zwischen 40 % und 70 % (nach 1 bzw. 2 Jahren Therapie). Die Zahl der Patienten, die zu einer Nachuntersuchung erscheinen, übersteigt selten 50 % (Ditschuneit u. Wechsler 1980). Relativ günstige Therapieerfolge werden von einer groß angelegten Studie der Freiburger und Hamburger Arbeitsgruppen (Gromus et al. 1984; s. auch Gromus et al. in diesem Band) berichtet: Von 265 Patienten brachen 60 die Behandlung ab; die anfangs günstige durchschnittliche Gewichtsabnahme von 11,4 kg betrug bei der Einjahreskatamnese jedoch noch 8 kg (11 % wurde bei der Katamnese nicht erreicht). Die tiefenpsychologisch orientierten Therapiestudien haben eher schlechtere Ergebnisse aufzuweisen. Freyberger berichtet von einer gruppentherapeutischen Behandlung über einen Zeitraum von 10 Monaten, die lediglich 67 von 225 Patienten regulär beendeten. Dabei nahmen 20 von 48 Frauen und 17 von 19 Männern erfolgreich ab (Freyberger 1960, 1963).

Die unbefriedigenden Langzeitergebnisse mögen teilweise darin begründet sein, daß viele Übergewichtige, die während eines Therapieregimes erfolgreich an Gewicht abnehmen, später wieder in das alte Ernährungsverhalten zurückfallen und dann ihr reduziertes Gewicht nicht halten können. Das inadäquate Eßverhalten, das sich meist an externen statt an internen Stimuli orientiert, dürfte häufig Ausdruck einer tiefsitzenden Identitäts- und Selbstwertproblematik sein, die sich z. B. in der Überzeugung äußert: „Ich bin so gestört und wenig

---

* Die vorliegende Arbeit wurde auf der 25. Arbeitstagung des Deutschen Kollegiums für Psychosomatische Medizin am 14. 11. 86 in Marburg im Symposion „Gruppen für körperlich Kranke" vorgetragen und diskutiert. Ausschnitte dieser Diskussion finden sich in Teil F, S. 316.

wert, daß ich mich auf meine inneren Signale gar nicht verlassen kann." Während eines stärker direktiven Therapieverfahrens kann ein solcher Patient recht erfolgreich sein, z. B. im Sinne einer Mutterübertragung auf den Therapeuten, gerät aber später, wenn er sich wieder selbst überlassen ist, in Gefahr, seine basalen Konflikte erneut nicht meistern zu können. Daher war es unser Ziel, die Psychodynamik von Adipösen und ihr Eßverhalten zu verstehen und Möglichkeiten einer psychotherapeutischen Bearbeitung der Konflikte zu verfolgen. Wir wollten von der „Therapieverordnung" und von der „Gewichtskosmetik" wegkommen und stattdessen den Patienten Raum geben, Vorstellungen von einer eigenen psychischen und leiblichen Identität zu entwickeln, aus denen sie dann selbständige Entscheidungen treffen konnten.

In unserer Arbeit mit Übergewichtigen spielte die ambulante niederfrequente Einzelbetreuung in der Stoffwechselambulanz der Medizinischen Universitätsklinik Würzburg die größte Rolle, da dieser Weg für die meisten Patienten am ehesten realisiert werden konnte. Zur ambulanten Gruppenpsychotherapie entschlossen sich dagegen nur relativ wenige Patienten. Wir möchten daher im folgenden zunächst auf unser Behandlungskonzept in der Stoffwechselambulanz und danach auf die Gruppenarbeit mit Adipösen eingehen.

In der folgenden Darstellung wurden alle Patienten erfaßt, die während eines Zeitraums von 2,5 Jahren in der Stoffwechselambulanz der Medizinischen Universitätsklinik Würzburg eine Behandlung wegen Übergewichts begannen und beendeten:

Erfaßte Patienten

Anzahl:	*166 (130 Frauen, 36 Männer)*
Alter (Ø):	37,3 Jahre (14–66 Jahre)
Ausgangsgewicht (Ø):	98,2 kg (61,9–151,0 kg)
Übergewicht nach Broca:	10,5–228,8 %

Die meisten Patienten waren von Hausärzten, Fachärzten oder einer Klinik zur Diagnostik und zur Gewichtsreduktion überwiesen worden. Der kleinere Teil kam aus eigenem Interesse. Die Patienten erwarteten von ihrem Ambulanzbesuch, daß einerseits die Ursache des Übergewichts diagnostiziert und andererseits eine kausale Behandlungsmethode eingesetzt würde. Alle Patienten hatten schon mehrfache, auch stationäre Gewichtsreduktionsbehandlungen mit unterschiedlichem Erfolg hinter sich. Sämtliche Kranke standen einer psychotherapeutischen Betreuung ablehnend oder skeptisch gegenüber. Sie wünschten vielmehr eine diätetische oder medikamentöse Therapie unter strenger Führung.

Die Untersuchungsabfolge, die Parameter, die untersucht wurden, sowie unser Therapieangebot werden nachfolgend tabellarisch wiedergegeben.

In den Beratungsgesprächen versuchten wir zunächst, eine Entlastung der Patienten zu erreichen und zeigten auch Verständnis für ihre oft passive und ab-

Untersuchungsdesign

1. Untersuchung	**n 166 (130 F., 36 M.)**
Beratungen (im Zeitraum von 1,4–11 Monaten):	
1 mal	72
2 mal	45
3- bis 6 mal	40
> 6 mal	9
2. Untersuchung	**94**
Katamnese (nach 6–30 Monaten):	
persönliche Vorstellung	30 ⎫ 42,2 %
Briefantwort	40 ⎭
unbekannt verzogen	11
verstorben	1
keine Antwort	84

Therapieangebote

1. Beratungsgespräche (30 Minuten)
2. Diätberatung
3. Gewichtskontrolle
4. internistische Behandlung

wehrende Haltung. Aus diesem Grund boten wir mit der Diätberatung auch eine mehr „somatisch" orientierte Hilfe an. Es wurde jedoch keine Diät verordnet, sondern es wurden lediglich diätetische Möglichkeiten aufgezeigt und erläutert. Damit wollten wir einerseits Ängste vor der ärztlichen Autorität nehmen, gleichzeitig aber auch Erwartungen autoritätsgläubiger Patienten in Frage stellen. Unmißverständlich brachten wir zum Ausdruck, daß wir nicht wissen, welche Therapie jedem einzelnen Patienten mit Sicherheit helfe. Der Versuch, die Patienten zu entlasten, ging also gleichzeitig mit der Förderung der Eigenverantwortlichkeit einher. Ihrem Bedürfnis, versorgt zu werden, gaben wir nicht nach; ebensowenig entsprachen wir ihrem Wunsch, die Verantwortung für die Störung auf den Arzt abzuschieben. Die von den Patienten häufig

Untersuchungsparameter

1. Untersuchung 2. Untersuchung	Katamnestische Untersuchung
	a) persönlich b) Briefantwort
Körpergewicht Körpergewicht	Körpergewicht Körpergewicht (mitgeteilt)
Körperlänge Blutdruck	Blutdruck
Körperliche Untersuchung	
Laborparameter Laborkontrolle (Triglyzeride, Cholesterin, Harnsäure, Schilddrüsenhormone, Dexamethasonhemmtest)	Laborkontrolle
Themen der 1. (persönlichen) Untersuchung:	Untersuchung mit Fragebogen:
Jetziger Grund der Vorstellung?	Beschwerdenänderung
Wer riet dazu?	Beurteilung der Therapie
Einstellung zum Symptom?	Schwierigkeiten bei der Diäteinhaltung
Überlegungen zur Genese?	
Dauer bzw. Auslösesituation?	Weswegen war der Patient nicht mehr gekommen?
Frühere Versuche abzunehmen?	
Erwartungen an die Therapie?	
Jetziges körperliches und psychisches Befinden	

geäußerte Hoffnung auf ein „Wundermittel" wurde mit den Patienten von Anfang an intensiv besprochen. In der darauffolgenden Phase der Enttäuschung und Verärgerung versuchten wir, den Blick der Patienten vom ausschließlichen Ziel der Gewichtsabnahme weg und zu sich selbst zu lenken und damit eine Konfrontation mit der eigenen inneren und äußeren Situation zu ermöglichen. Wir versuchten, etwas über das Ausmaß und die Art des Leidens zu erfahren, den biographischen sowie den aktuellen psychischen und sozialkommunikativen Hintergrund zu erfassen, die Entstehungsgeschichte der Adipositas zu verfolgen sowie den emotionalen und psychosozialen Kontext des Eßverhaltens zu verstehen. Die sich daran anschließende Auseinandersetzung mit weiteren psychosozialen Bereichen, die in der Beratung nur kurz angerissen werden konnte, wurde von vielen Patienten oft allein weiterverfolgt.

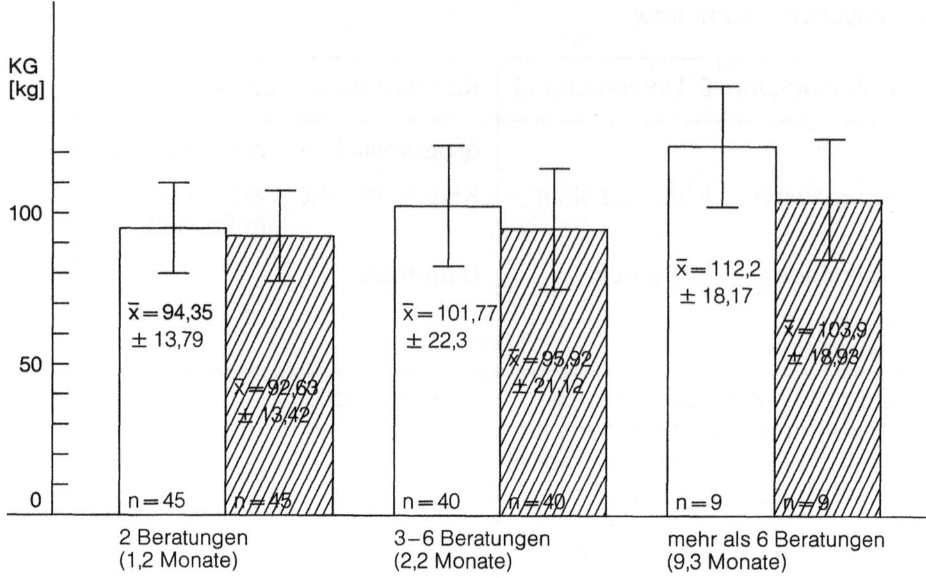

□ 1. Untersuchung vor Therapie;   ▨ 2. Untersuchung nach Therapie

Abb. 1. Gewichtsverlauf während der Therapie

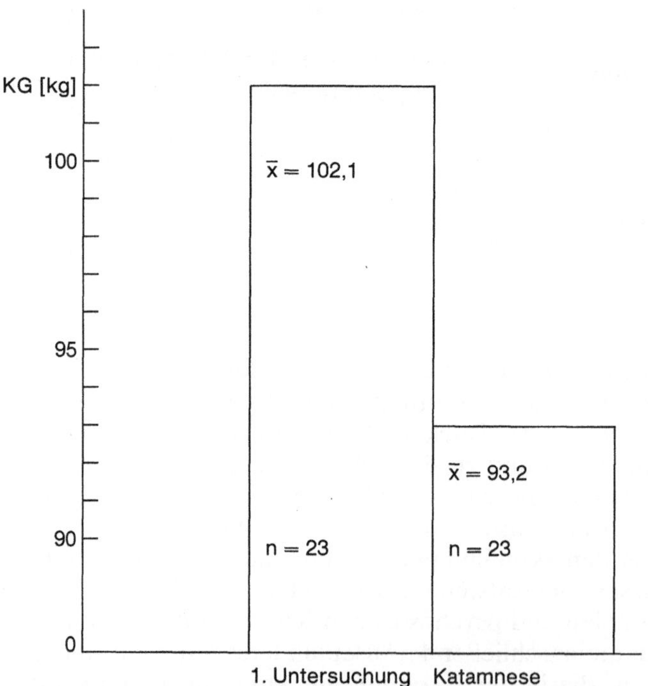

Abb. 2. Katamnese nach mehr als 2 Jahren

Abb. 1 zeigt die Gewichtsverläufe während der Therapie.

Jeweils 0,5–2,5 Jahre nach der letzten Vorstellung wurden alle 166 Patienten zu einer Kontrolluntersuchung einbestellt. 30 Patienten kamen persönlich, 41 schickten den ihnen zugesandten Fragebogen ausgefüllt zurück, 11 Patienten waren unbekannt verzogen, 1 war verstorben, 83 meldeten sich nicht. Insgesamt hatten von 71 Patienten, die geantwortet hatten, 30 weiter an Gewicht abgenommen (durchschnittlich 12,0 kg), 15 konnten ihr Gewicht halten (± 1,0 kg); 8 Patienten hatten zwar wieder zugenommen, lagen aber noch durchschnittlich 3,2 kg unter ihrem Ausgangsgewicht; 17 zeigten einen Gewichtsanstieg über das Ausgangsgewicht hinaus. Diejenigen, bei denen ein Katamnesezeitraum von mehr als 2 Jahren erfaßt werden konnte, zeigten insgesamt einen günstigen Gewichtsverlauf (Abb. 2).

Darüber hinaus wurde bei vielen Patienten eine im Vergleich zum Erstgespräch offenere und mitteilungsbereitere Einstellung sichtbar. In der Gesamtbeurteilung wurde deutlich, daß die offene, nicht direktive Art der Beratung, in der die Patienten ermutigt wurden, die eigene Problematik zu hinterfragen, bei einem Großteil der Kranken zu einer beginnenden Auseinandersetzung mit dem Symptom „Übergewicht", mit ihrem Eßverhalten und ihrer psychosozialen Situation geführt hatte; häufig war diese auch mit einer Gewichtsreduktion gekoppelt.

Gruppentherapie

Allen Patienten, die sich in der Adipositassprechstunde vorstellten, wurde im Rahmen des Therapiesettings auch eine Gruppenpsychotherapie angeboten. Innerhalb eines Zeitraums von einem halben Jahr äußerten 18 Patienten (17 Frauen, 1 Mann) Interesse an einer solchen Behandlung. Nach Durchführung eines tiefenpsychologischen Interviews wurden 2 von diesen Patienten wegen einer im Vordergrund stehenden neurotischen Entwicklung in Einzeltherapie übernommen; 8 Patienten waren unter Angabe verschiedener Gründe nicht zu einer kontinuierlichen Arbeit in der Gruppe bereit, 8 Patientinnen entschlossen sich zur Teilnahme. Sie waren zu Beginn der Therapie durchschnittlich 35 Jahre alt (28–52 Jahre), das Übergewicht betrug im Durchschnitt 75 % (von 31 % bis 112 %). Alle Patientinnen waren verheiratet, eine Teilnehmerin war kinderlos, die übrigen hatten 2 oder 3 Kinder. Das Übergewicht bestand seit vielen Jahren, mehrfache Therapieversuche konnten keine bleibende Gewichtsabnahme erzielen.

Aus den tiefenpsychologischen Interviews und den Antworten zum Würzburger Fragenkatalog von Wyss (1982) wurden bei den Patientinnen folgende Problembereiche und Konflikte deutlich:

1. Übergewicht und inadäquates Eßverhalten waren verknüpft mit Angst, Alleinsein und Niedergeschlagenheit.
2. Partnerschaftsprobleme standen im Zusammenhang mit dem Übergewicht; dies gaben die meisten Patientinnen als Grund für die Teilnahme an der Gruppentherapie an.
3. Es bestanden Schwierigkeiten, eigene Gefühle adäquat wahrzunehmen und zu interpretieren. Insgesamt wurde das „Leibliche" nur peripher erkundet.

4. Dem Übergewicht wurde kein Krankheitswert beigemessen. Seine Bedeutung für körperliche Einschränkungen, für das Aussehen oder als gesundheitlicher Risikofaktor wurde als relativ gering erachtet.
5. Es bestanden Unsicherheiten in der Beurteilung des Übergewichts hinsichtlich seiner Bedeutung für psychosoziale Probleme: War das Übergewicht Folge oder Ursache psychosozialer Schwierigkeiten?
6. Oft fanden sich eine Selbstwertproblematik, eine soziale Isolierung und übergroße Wünsche nach Anerkennung, gleichzeitig im Sinne einer überhöhten „Über-Ich-Funktion" unrealistisch hohe Erwartungen und Anforderungen an sich selbst, die bis zur scheinbaren Selbstlosigkeit bei der Betreuung von Ehemann und Kindern gingen. Die Patientinnen hatten dennoch eine dominierende Rolle innerhalb der Familie.

Insgesamt handelte es sich bei den Patientinnen mit einer vielfach zu bulimischen Attacken neigenden Eßstörungen um Menschen mit einer strukturellen Ich-Störung bei überwiegend schizoid-narzißtischer Persönlichkeitsstörung.

Behandlungsverfahren

Über einen Zeitraum von 1,5 Jahen wurde eine psychoanalytisch orientierte Gruppenpsychotherapie von 50 Doppelstunden bei 8 Patientinnen durchgeführt. Die Gruppe wurde von einem Assistenzarzt der Klinik geleitet, der sich in internistischer Facharztausbildung befand und seine psychoanalytische Weiterbildung abgeschlossen hatte. Kotherapeut war der Leiter der Stoffwechselambulanz. 2 Patientinnen brachten die Therapie ab, eine bereits nach den ersten Stunden, die andere nach der 10. Stunde. Hierfür wurden 2 weitere Patientinnen in die Gruppe aufgenommen, die bis zum Schluß an der Gruppentherapie teilnahmen. Die Patientinnen konnten nach ihren eigenen Wünschen internistische Betreuung, insbesondere Laborkontrollen, sowie Diätberatungen in der Stoffwechselambulanz durchführen lassen.

Themenschwerpunkte der Therapie

1. *Versuche, die Entstehung des Übergewichts zu erklären:* familiäres Vorkommen von Übergewicht; Einstellung der Eltern zum Übergewicht; Eßerziehung im frühen Kindesalter.
2. *Schwierigkeiten beim Versuch, das Körpergewicht zu reduzieren:* aktuelle soziale Bedingungen (Kochen für die Familie, Essen in der Kantine oder im Gasthaus); Unfähigkeit, sich gegen Freunde, die mit guten Speisen verwöhnen wollen, zur Wehr zu setzen; Diätprobleme (Rezepte, Schlankheitsdiäten, Appetitzügler, Akupunkturbehandlung). Die Patientinnen führten es schließlich ein, sich vor jeder Gruppensitzung im Raum der Stoffwechselambulanz selbst zu wiegen und sich in ihren Bemühungen, Gewicht zu verlieren, gegenseitig anzuspornen.

3. *Sozialkommunikative Beeinträchtigung durch das Übergewicht:* Minderwertigkeitsgefühl, Schwierigkeiten im Umgang mit dem eigenen Leib hinsichtlich Ästhetik und körperlicher Leistungsfähigkeit. Folge: Meiden sozialer Kontakte und körperlicher Aktivitäten (Sport, Gymnastik). Dabei wurde deutlich, daß die Schwierigkeiten, die zunächst als Folge des Übergewichts gedeutet worden waren, eher Ausdruck einer grundlegenden Unsicherheit innerhalb sozialer Kontakte waren: Unsicherheit, sich zu behaupten, sich durchzusetzen, ausgeprägte Kränkbarkeit und Verletzlichkeit, ausgeprägtes Bedürfnis nach Anerkennung. Auf diese Weise löste sich die Thematik immer wieder vom ursprünglichen Ausgangspunkt, dem Übergewicht, und wandte sich Fragen der Persönlichkeit und ihres sozialen Umfelds zu.

4. *Empfindungen, Gedanken, Konflikte, die Anlaß für inadäquates Eßverhalten darstellen:* z. B. Angst vor Auseinandersetzungen mit dem Ehemann, anderen wichtigen Familienangehörigen oder Vorgesetzten. Indem jetzt, losgelöst von dem Symptom „Übergewicht", diese Konflikte angesprochen wurden, konnten die Patientinnen ihr Eßverhalten als Reaktion verstehen, sich von Selbstvorwürfen zu entlasten und nach adäquaten Lösungsmöglichkeiten zu suchen. So konnte z. B. eine Teilnehmerin, der ihre Partnerschaftsproblematik durch klärende Gespräche innerhalb der Gruppe verständlicher geworden war, sicherer in eine Auseinandersetzung mit ihrem Mann eintreten. Im Zusammenhang damit ergab sich eine kontinuierliche Gewichtsreduktion.

5. *Selbstwahrnehmung:* Die meisten Patientinnen vermieden es, sich selbst im Spiegel zu betrachten. Sie lehnten ihren Körper völlig ab und verwehrten es sich aufgrund einer tiefsitzenden Identitätsproblematik, körperliche Empfindungen, insbesondere auch körperliche Bedürfnisse, adäquat zu beachten. Bei 3 Teilnehmerinnen wurde erst innerhalb der Therapie deutlich, daß diese Kommunikationsstörung mit dem Körper schon zu erheblichen medizinischen Anstrengungen ohne somatische Indikation, einschließlich Operationen, geführt hatte. Andererseits führte dies auch zu Schwierigkeiten im umgekehrten Sinne, d. h. somatische Störungen wurden als psychogen interpretiert. – Im Zusammenhang mit dieser entwertenden Einstellung zur eigenen Leiblichkeit stand auch die innere Abwehr sexueller Bedürfnisse durch eine Regression auf die orale Stufe. Hierin war auch vielfach die Basis für tiefgreifende Partnerschaftsprobleme zu sehen.

6. *Partnerschaftskonflikte:* Viele Patientinnen entwerteten ihren Partner dadurch, daß sie sich selbst entwerteten. Fast alle Teilnehmerinnen der Gruppe hatten Partner, die ihnen intellektuell unterlegen erschienen. Die ausgeprägte Selbstunsicherheit der Patientinnen hatte sie einen eher unterlegenen Partner wählen lassen, um ihr ohnehin schwaches Selbstwertgefühl nicht zusätzlich zu belasten. Die Partnerwahl, deren Problematik in den meisten Fällen zunächst tabuisiert wurde, führte somit zu einer weiteren Fixierung auf das Thema der Selbstwertproblematik und damit auch zu einer Fixierung des Übergewichts. Auf die intensive Bearbeitung ihrer Partnerschaftskonflikte folgte bei 2 Patientinnen eine deutliche Gewichtsreduktion.

Gruppendynamik

Während die Patientinnen vor und nach der Gruppensitzung im Plauderton recht gut in Kontakt zu sein schienen, fiel es ihnen während der Stunde schwer, ins Gespräch zu kommen. Zu Beginn wandten sie sich meist an einen der beiden Gruppenleiter, wobei diese, insbesondere am Anfang, einmal als psychologischer und einmal als internistischer Fachmann angesprochen wurden. Die Gruppenleiter schienen zunächst für die Teilnehmerinnen Über-Ich-Funktionen zu repräsentieren: Es wurden häufig ernährungstechnische Probleme angesprochen, Selbstvorwürfe wegen Nichteinhaltung der sich selbst auferlegten Diät geäußert. Hierin wirkte die Gruppe recht einmütig und geschlossen. Sobald dann aber eine Patientin tieferliegende Probleme ansprach, stand sie plötzlich völlig allein da, wurde regelrecht von den anderen gemieden, als ob sie ein Tabu gebrochen hätte. Immer wieder kam es vor, daß eine Patientin, die es schließlich nach langem Ringen wagte, ihren Kummer mitzuteilen und dabei in starke emotionale Erregung geriet, keinerlei Anteilnahme von den anderen erfuhr. Schließlich versuchten die Mitglieder sogar, eine Patientin, die sich in ihrem Kontaktverhalten gegenüber ihren Bezugspersonen gut entwickelt hatte, häufig wegen dieses Erfolges zu entwerten.

Erst nach mehreren Monaten gelang es den Patientinnen, neben Ähnlichkeiten in ihrer Stoffwechselproblematik auch Parallelen in ihren persönlichen Konflikten zu erkennen und sich gegenseitig zur Aussprache zu ermutigen. Dies geschah zunächst nur in recht starr festgehaltenen Zweierkoalitionen, anfangs bezogen auf einen der Gruppenleiter, dann jeweils auf ein Mitglied der Gruppe. Erst gegen Ende der Therapie ertrugen es die Mitglieder, bei einer sehr persönlichen Mitteilung auch von mehreren anderen Teilnehmerinnen angesprochen zu werden. Es wurde deutlich, daß sie in ihren Kommunkationsmöglichkeiten sowohl innerhalb als auch außerhalb der Gruppe profitiert hatten.

Veränderungen

1. *Auf der sozialkommunikativen Ebene:* Die Patientinnen waren nach Abschluß der Gruppentherapie sehr viel offener in der Mitteilung ihrer Probleme, konnten eigene Gefühle rascher und adäquater wahrnehmen und in der Gruppe darüber sprechen. Dadurch, daß sie sich in der Gruppe auch mit ihren Wünschen, Ängsten und in ihrer Wut angenommen fühlten, konnten sie sich auch selbst besser annehmen, Selbstvorwürfe vermindern und in der Selbsreflexion freier werden. Sie entwickelten neue eigenständige Einstellungen, zu denen sie stehen konnten und die sie durchzusetzen versuchten. Da sie im Schutz der Gruppe gelernt hatten, Konfrontation und Kritik zu ertragen, ohne gleich massiv verletzt zu sein, waren sie in der Lage – zunächst in der Gruppe, später auch außerhalb – ihre Vorstellungen trotz des Risikos, dadurch Schwierigkeiten zu bekommen, durchzusetzen. Sie konnten sich von dem Zwang befreien, ihr Tun und Denken ständig danach auszurichten, von anderen anerkannt zu werden, und erweiterten damit ihren Handlungsspielraum.

2. *Auf der psychischen Ebene:* Überwiegend als Folge der Veränderungen im sozialkommunikativen Bereich kam es zu einer Verminderung von Selbstvorwürfen und Schuldgefühlen, von Ängsten vor Kritik und sozialer Diffamierung. Nach der Konfrontation mit Traumen und Enttäuschungen in der Kindheit setzten sich die Patienten mit ihren kindlichen Bedürfnissen und mit verschiedenen Formen von Abhängigkeit auseinander – mit dem Ziel, durch das Bewußtwerden ihres Abhängigkeits-Autonomie-Konfliktes zu einer realitätsgerechteren Haltung zu kommen.

3. *Auf der Ebene des Krankheitsverhaltens:* Die Therapie führte über eine Entlastung von Schuldgefühlen zu einer zunehmenden Offenheit, die wiederum die Wahrnehmung eigener Gefühle sowie realer Gegebenheiten förderte. Auf diese Weise wurde inadäquates Eßverhalten als Reaktion auf verschiedene Gefühle erlebt und diese als solche akzeptiert. Man ging dazu über, andere Möglichkeiten der Wunscherfüllung oder der Spannungsabfuhr, die adäquater als das Essen schienen, zu erproben. Durch die verbesserten sozialkommunikativen Fähigkeiten gelang es den Patientinnen, aktuelle Interaktionen rascher zu erfassen und sinnvoller darauf zu reagieren.

4. *Auf der somatischen Ebene:* Die Gewichtsabnahmen waren vergleichsweise gering: 2 Patientinnen nahmen je 8 kg an Gewicht ab, 4 Patientinnen je 4 kg, 2 zeigten keine Gewichtsveränderung. Aufgrund organisatorischer Schwierigkeiten ließen sich katamnestische Daten nicht erheben. Hervorzuheben ist, daß sich die deutlichsten Gewichtsveränderungen bei den 2 Patientinnen zeigten, die in eine intensive Auseinandersetzung mit ihren Partnerschaftskonflikten eingetreten waren und begonnen hatten, ihre Partnerschaft selbst aktiv zu gestalten.

Hauptschwierigkeiten beim Umgang mit adipösen Patienten

Die ausgeprägte Verletzlichkeit vieler Adipöser, ihre Selbstentwertung, Selbstvorwürfe und Schuldgefühle, verstärkt durch Vorwürfe und Schuldzuweisungen durch die Gesellschaft, zwangen die Patienten dazu, sich mit einer Schutzmauer zu umgeben, die sich u. a. in ihrem Kommunikationsstil zeigte und auch in ihrem Körpersymptom symbolischen Ausdruck fand. So bestand ein wichtiges technisches Problem der Behandlung darin, in der Gruppe eine vertrauensvolle Atmosphäre zu schaffen, in der die Patienten es wagen konnten, etwas von ihren Gedanken und Gefühlen zu äußern, ohne befürchten zu müssen, sofort einer vernichtenden Kritik ausgesetzt zu sein. Jedes Infragestellen der eigenen Position bedeutete eine enorme Verunsicherung. Eine Patientin äußerte die „Angst, auseinandergenommen zu werden", wenn sie etwas sage. Alle wollten möglichst in Unauffälligkeit verharren, gerade weil sie mit ihrem Körpersymptom so auffielen und meinten, schon allein durch ihr Auftreten Ablehnung und Vorwürfe zu provozieren. Eine Patientin äußerte den Wunsch, auch Schlanke in die Gruppe mit aufzunehmen, um nicht immer alles auf das Übergewicht beziehen zu müssen.

Eine generelle Schwierigkeit zeigte sich im unbewußten Festhalten der Patientinnen an ihrem Symptom und an ihrer Haltung. Gründe für diese Angst vor Veränderungen lagen u. a. in der ausgeprägten Verletzlichkeit vieler Adipöser, in ihren partnerschaftlichen und familiären Koalitionen, in denen sie wie durch ein Korsett gehalten wurden, aber vielfach auch in masochistischen Tendenzen.

Aus dem hier vorgestellten Bericht wird deutlich, daß die Ziele, die wir uns zu Beginn gesteckt hatten, nur in Ansätzen erreicht werden konnten. Möglicherweise war die Behandlungsdauer für diese Gruppe schwer gestörter Patientinnen zu kurz. Insgesamt stützen die mit dieser Gruppe gemachten Erfahrungen aber unsere Überzeugung, daß bei den meisten Adipösen Körpersymptome und Eßverhalten so stark mit der jeweiligen Psychopathologie verknüpft sind – damit meinen wir das Niveau der psychischen Entwicklung der Ich-Funktionen sowie der sozialkommunikativen Kompetenz –, daß eine Adipositasbehandlung ohne Berücksichtigung dieses Bereiches unzureichend bleiben dürfte.

Gruppentherapie mit Übergewichtigen. – Prozeßbeobachtungen in einem verhaltensorientierten Behandlungsansatz

B. Gromus, J. Zuber, U. Koch

Vorbemerkungen

In diesem Beitrag wird über die Erfahrungen, die mit einer interdisziplinären Behandlungskonzeption während der letzten 12 Jahre in der Behandlung von mehr als 500 Patienten in 39 Behandlungsgruppen gesammelt wurden, berichtet. Nach der Darstellung des Therapiemodells und einer Übersicht über die wichtigsten Ergebnisse der Evaluationsforschung wird ausführlicher auf die konkreten Erfahrungen mit der Patientenarbeit eingegangen. Damit soll versucht werden, einen Einblick in die Handlungsprinzipien eines solchen Therapieansatzes und in die Schwierigkeiten bei dessen Umsetzung zu geben. Wir haben den Eindruck, daß gerade Publikationen über verhaltenstherapeutische Therapieansätze hierüber meist wenig Auskünfte geben. Dadurch entsteht der unzutreffende Eindruck, als bestünde für verhaltenstherapeutisches Handeln ein Set von Anordnungen und Regeln. Nach unserer Auffassung können zwar Veränderungspläne auf der Grundlage sorgfältiger Verhaltensanalysen außerordentlich nützlich sein, sie sind aber nur ein Element der Therapie. Die Bearbeitung der Schwierigkeiten, die bei der Umsetzung des therapeutischen Plans auftreten, kann als eigentliche Aufgabe des Verhaltenstherapeuten angesehen werden.

Das interdisziplinäre Behandlungskonzept, bisherige Ergebnisse

Das Therapieprojekt kann inzwischen auf eine 12jährige *Geschichte* zurückblikken. Nach einer mehrjährigen Vorphase (1976–1979) an der Hamburger Universitätsklinik wurde das Vorhaben 1980–1983 als Modellprojekt des Bundesministeriums für Jugend, Familie, Frauen und Gesundheit an den Universitäten Freiburg und Hamburg gefördert. Nach Vorlage des Projektberichts (Gromus et al. 1985) und eines Behandlungsmanuals (Koch et al. 1985) wird das Projekt seit 1983 bis heute durch die AOK Freiburg weiterfinanziert. Seit 1987 hat das BMJFFG darüber hinaus erneut eine Finanzierung übernommen. In letzterem soll filmisches Material für interdisziplinäre Fortbildung als Beitrag zur Qualitätssicherung der therapeutischen Leistung bei der Übernahme des Behandlungsansatzes durch andere Therapeutenteams erarbeitet werden und eine Metaevaluation der Therapieergebnisse vorgenommen werden.

Komponenten und Prinzipen des Therapiemodells in der Übersicht

---

- Interdisziplinäre Kooperation unter Einschluß von Internisten, klinischen Psychologen und Diätberatern

- Ambulante Gruppentherapie

- Lerntheoretische Rahmenkonzeption zur Veränderung des Eßverhaltens (Selbstkontrollansatz)

- Problemorientierte Bearbeitung der Entwicklung, Ursachen und Folgen des individuellen Übergewichts

- Integration der Partner und der Familie (ohne deren permanente Anwesenheit in der Therapie)

- Selbsthilfebezogene Nachversorgung

Organisatorische Bedingungen und Modalitäten

- 24 wöchentliche Sitzungen à 2 h

- bis 15 Patienten pro Gruppe

- Zuweisungsmodalitäten: Direktanmeldungen
  Überweisung durch Kliniken
  niedergelassene Ärzte

- Behandlungsteam: Klinischer Psychologe
  (100%ige Anwesenheit)
  Diätberater
  (75%ige Anwesenheit)
  Arzt
  (50%ige Anwesenheit)

- Anzahl der bisher an der Behandlung beteiligten Therapeuten: ca. 35 Psychologen
  ca. 20 Diätberater
  ca. 20 Ärzte

- Varianten des Modells: Standardmodell
  Kotherapeutenmodell
  Modell „Ärztliche Praxis"
  (vgl. Gromus et al. 1985)

- Indikationskriterien:
  Mindestens *20 % Übergewicht* (Broca)
  Mindestmaß *an Therapiemotivation* (klinisches Urteil)
  Gruppenfähigkeit (klinisches Urteil)
  keine *schweren körperlichen Erkrankungen*
  keine *schweren psychischen Störungen*

Die Therapie läßt sich in 3 Phasen untergliedern (s. Übersicht, S. 188):
- eine stärker strukturierte *einleitende Therapiephase* (ca. 6–8 Sitzungen). Sie dient der Förderung der Gruppenbildung, dem Aufbau der Motivation, der Schaffung der Voraussetzungen des Selbstkontrollansatzes sowie der Festlegung der therapeutischen Zielsetzungen;
- die *Hauptphase* der Therapie (ca. 16–18 Sitzungen). Sie beinhaltet neben den Maßnahmen zur Durchführung und Aufrechterhaltung des Selbstkontrollansatzes Bemühungen um die Erweiterung des psychologischen Behandlungsansatzes in Richtung auf ein Verständlichmachen der Entwicklung, der Bedeutung und Auswirkung des Übergewichts auf andere Lebensbereiche. Weiterhin wird hier der ernährungsmedizinische und diätetische Behandlungsansatz bearbeitet; ärztliche Beratungen und Kontrollen sowie die Planung körperlicher Aktivitäten ergänzen das Programm in dieser Phase;
- das *Nachsorgekonzept* (1–2 Jahre) zielt auf eine Fortsetzung der professionell geführten Gruppen in Form von Selbsthilfegruppen. Diese Überleitung wird bereits während der Hauptphase vorbereitet.

Die Therapie wurde von Anfang an systematisch dokumentiert und evaluiert, wenn auch in den einzelnen Abschnitten seit 1976 mit unterschiedlicher Intensität wegen des unterschiedlichen Ausmaßes an zur Verfügung stehenden Ressourcen.

Neben medizinischen und anthropometrischen Variablen wurde eine größere Zahl von psychologischen Merkmalen in Form von teilstrukturierten Interviews, Fragebogentechniken, Verhaltensprotokollen sowie in Form von Ton- und Videoaufzeichnungen erfaßt. Regelmäßige Erhebungszeitpunkte waren zu Beginn, am Ende der Therapie und zu den Follow-up-Zeitpunkten 6, 12 und 24 Monate nach Beendigung der Therapie; daneben stand eine intensive Verlaufsdokumentation. Die Zahl der behandelten Patienten sowie die *Stichprobenzusammensetzung* der therapierten und untersuchten Gruppen geht aus Tabelle 1 hervor.

In der besonders intensiv erforschten Entwicklungs- und Evaluationsphase des Modells (1980–1983) wurden 18 Gruppen mit insgesamt 265 Patienten untersucht; in der Praxisphase (seit 1983) weitere 21 Gruppen mit 270 Patienten.

Nicht inbegriffen sind hierin die 5 % der Patienten, die aufgrund der Eingangsdiagnostik (s. Tabelle 1) abgelehnt wurden.

Die durchschnittliche Abbrecherquote im Verlauf der Therapie lag bei 23 %.

Bei den Teilnehmern dominierten eindeutig Frauen. Weiterhin überwogen Patienten aus den unteren Schichten. Das durchschnittliche Übergewicht bei Therapiebeginn lag 43 % über Broca-Normalgewicht, d. h. daß die Zielgruppe, Patienten mit erheblichem Übergewicht, erreicht werden konnte. Als Beleg dafür kann die Vielzahl der bisherigen erfolglosen Behandlungsversuche der Patienten angesehen werden.

Die *durchschnittliche Gewichtsabnahme* bei Therapieende über alle bisher untersuchten Gruppen lag bei ca. 12 kg. Dies scheint zwar im Vergleich zu anderen Behandlungsverfahren (Stunkard 1986) recht hoch, bedeutet aber gleichzeitig, daß innerhalb der 6 Monate dauernden Therapie nur knapp die Hälfte des vorhandenen Übergewichts abgebaut werden konnte. Unter den besonders günsti-

Übersicht über Inhaltsbereiche und therapeutische Übungen

A. Einleitende Therapiephase

1. Maßnahmen zur Förderung der Gruppenbildung und zum Aufbau der Therapiemotivation

   Übung 1: Vorstellen des Therapeutenteams und der Konzeption der interdisziplinären Behandlung

   Übung 2: Gegenseitiges Kennenlernen der Patienten und Exploration der Therapiemotivation

   Übung 3: Auseinandersetzung mit dem Risikofaktor „Übergewicht"

   Übung 4: Informationen über alternative Behandlungsverfahren des Übergewichts, deren Erfolge und Risiken

   Übung 5: Mitteilung der Ergebnisse der medizinischen Eingangsuntersuchung

---

2. Schaffung der Voraussetzungen des Selbstkontrollansatzes

   Übung 6: Lerntheoretische Grundlagen des Selbstkontrollansatzes

   Übung 7: Bestimmung des Körpergewichts und Führen von Ernährungsprotokollen

   Übung 8: Beschaffung und Benutzung von Diätwaagen und Führen von Ernährungsprotokollen

   Übung 9: Benutzung von Nährwerttabellen und Auswertung von Ernährungsprotokollen

   Übung 10: Registrieren des Eßverhaltens, Auswertung der Verhaltensprotokolle und Bestimmung problematischer Eßverhaltensweisen

   Übung 11: Suche nach individuell bedeutsamen Verstärkern

---

3. Entscheidung für therapeutische Zielsetzungen

   Übung 12: Berechnung des Energiebedarfs des eigenen Körpers und Entscheidung über die Begrenzung der täglichen Energiezufuhr

   Übung 13: Entscheidung über angestrebte Veränderungen des Eßverhaltens

   Übung 14: Entscheidung über Umstellungen der Ernährung

   Übung 15: Festlegung der Verstärker für das Einhalten der selbstgesetzten Ziele

   Übung 16: Gestaltung des „Therapievertrags"

Übersicht über Inhaltsbereiche und therapeutische Übungen (Fortsetzung)

B. Hauptphase der Therapie

1. Maßnahmen zur Aufrechterhaltung des Selbstkontrollansatzes

a) Fortsetzung der regelmäßigen Beobachtungen und Auswertungen des Eß- und Ernährungsverhaltens sowie des Gewichtsverlaufs
b) Regelmäßige Zwischenbilanz über die Einhaltung des Therapievertrags (wöchentlicher Rückblick)
c) Vertiefung des Verständnisses von Lernprinzipien im Rahmen des Selbstkontrollansatzes
d) Bearbeitung schwieriger Situationen bei der Umstellung des Eßverhaltens

---

2. Erweiterung des psychologischen Behandlungsansatzes

a) Individuelle Entwicklung des Übergewichts
b) Erleben des eigenen Körpers
c) Belastungen und Einschränkungen im bisherigen Leben durch das Übergewicht
d) Interessenspektrum, alternative Verhaltens- und Erlebensmöglichkeiten
e) Bedeutung von Partner und Familie für die Therapie
f) Bedeutung des sozialen Umfelds (Freunde, Verwandte, Kollegen) für die Therapie
g) In der Therapie auftretende weitere psychische Problembereiche

---

3. Erweiterung des ernährungsmedizinischen und diätetischen Behandlungsansatzes

a) Einführung in die Ernährungslehre
   1. Allgemeine Prinzipien der Ernährungslehre
   2. Eiweiß. Fett und Kohlehydrate
   3. Wasserhaushalt. Getränke, Alkohol
   4. Vitamine, Mineralstoffe, Spurenelemente, Ballast- und Geschmacksstoffe
b) Empfehlungen, Tips, Rezeptbeispiele
c) Schwierige Situationen bei der Umstellung des Ernährungsverhaltens
d) Durchführung von Kochabenden

---

4. Ärztliche Kontrollen und Beratungen

a) Ärztliche Beratungen bei auftretenden Beschwerden
b) Ärztliche Sprechstunden in der Gruppe und ernährungsmedizinische Schwerpunktthemen

---

5. Maßnahmen zur Förderung körperlicher Aktivitäten

C. Nachsorgephase

1. Maßnahmen zur Vorbereitung der Nachsorge
2. Nachsorgetreffen

Tabelle 1. Behandlungszahlen und Zusammensetzung der bisher behandelten Patientengruppen

	Gruppen	Patienten
Entwicklung und Evaluation	18	265
Praxisphase (nur Freiburg)	21	270
Zurückgewiesene Bewerber	aufgrund des Erstgesprächs	5%
Abbrecherquote		23%
Erreicht in der Follow-up-Befragung nach 12 Monaten		89%
Patientenzusammensetzung		
Geschlecht	14% männlich, 86% weiblich	
Alter	$\bar{x} = 38$ Jahre; Range = 16–67 Jahre	
Sozialstatus	80% untere Mittelschicht und untere Schicht	
Durchschnittliches Übergewicht bei Therapiebeginn	43% (bezogen auf Broca-Index)	
Durchschnittliche Zahl bisheriger Abnahmeversuche	4 (ernsthafte und erfolglose Versuche)	

gen Bedingungen des Standardmodells konnte zum 6-Monate-Follow-up-Zeitpunkt ein leichter Zuwachs der Gewichtsabnahme festgestellt werden, in der längerfristigen Perspektive zeigten sich dann allerdings deutliche Einbußen des in der Therapie Erreichten. So sind im Durchschnitt nach 2 Jahren noch etwa 60% des ursprünglichen Therapieeffekts zu registrieren. Dabei ist das Ausmaß der Rückfallneigung abhängig von der Bereitschaft, an der selbsthilfeorientierten Nachsorgegruppe teilzunehmen (vgl. Lottner-Arnold u. Dinger 1985).

Tabelle 2. Gewichtsabnahmen am Ende der Therapie und im weiteren Verlauf

		Ende der Therapie	6 Monate Follow up	12 Monate Follow up	24 Monate Follow up[b]
Phase der Modellentwicklung und Evaluation [1] Standardmodell	Fallzahlen[a] n = 109	12,7 kg	14,4 kg	11,6 kg	7,5 kg
[2] andere Varianten: Kotherapie, niedergelassene Praxis	n = 76	9,8 kg	7,5 kg	5,9 kg	4,5 kg
Praxisphase	n = 210	11,5 kg			

[a] Ohne Abbrecher
[b] Extra poliert wegen hoher Zahl von „missing data"

Bei den zwischenzeitlich erprobten *Varianten des Therapiekonzepts* (Kotherapeutenmodell, Modell „Ärztliche Praxis") ergeben sich deutliche Effizienzeinbußen, die sich v. a. in den Follow-up-Daten niederschlagen.

Die weiteren Ergebnisse der Begleitforschung lassen sich wie folgt zusammenfassen (vgl. Gromus et al. 1985):

- Die Mehrzahl der Patienten berichtet, daß sie durch das veränderte Eßverhalten Mahlzeiten besser genießen können. Der gelegentlich der Verhaltenstherapie unterstellte Effekt, sie verderbe die Lust am Essen, muß hier als widerlegt angesehen werden.
- Das Therapieziel, unangemessenes *Eßverhalten zu verändern*, wird nur partiell erreicht. Nur ein Drittel des als unangemessen eingestuften Verhaltens (z. B. schnell essen oder essen, während man fernsieht) kann reduziert werden.
- Die Gewichtsabnahme hat positive und klinisch relevante Effekte auf fast alle mituntersuchten *somatischen Variablen*. Dies gilt insbesondere für Patienten, die zu Beginn der Therapie erhöhte *Blutdruckwerte* aufwiesen.
- In der Therapie ergaben sich weiterhin positive Auswirkungen im Sinne einer deutlichen *Abnahme von Depressivität und sozialer Angst* und einer Zunahme der Selbstakzeptanz und Arbeits- und Partnerzufriedenheit.
- Wir haben auch versucht, eine vergleichende *Kostenanalyse* zwischen unserem Behandlungsansatz und der bei dieser Patientengruppe sonst meist stationär durchgeführten Reduktionsbehandlung vorzunehmen. Das entwickelte Modell weist einen Kostenvorteil in der Relation von 1:6 bis 1:8 bei besser belegten Erfolgen auf.

Erfahrungen im Therapieprozeß

Allgemeine Aspekte verhaltenstherapeutisch orientierter Gruppentherapien

Bevor die Erfahrungen bei der Diagnostik und v. a. bei der Durchführung der einzelnen therapeutischen Maßnahmen dargestellt werden, sollen einige übergreifende Aspekte verhaltenstherapeutisch orientierter Gruppentherapien für Übergewichtige angesprochen werden, die vermutlich aber auch Bedeutung für andere Diagnosegruppen und andere Therapieeinrichtungen haben.

- Eine wesentliche Voraussetzung für eine erfolgreiche Therapie ist die Schaffung und Erhaltung einer *Gruppenatmosphäre*, die eine offene Kommunikation gestattet. Nur der Patient, der sich in der Gruppe wohlfühlt, Vertrauen zu Therapeuten und Mitpatienten entwickelt, wird die Hilfe der anderen annehmen können. Dabei zeigen unsere Erfahrungen mit Übergewichtsgruppen, daß es durchaus möglich ist, den Patienten in seinen Problemen und Sorgen ernstzunehmen und gleichzeitig eine lockere, gelegentlich sogar heitere Stimmung zuzulassen. Nach den häufigen, vergeblichen Versuchen abzunehmen, brauchen viele Patienten die Ermutigung. Insofern ist es wichtig, dem Patienten gegenüber Vertrauen in dessen eigene Veränderungsmöglichkeiten zu signalisieren und Optimismus bezüglich des Gelingens seiner therapeutischen Bemühungen auszustrahlen. Auf den Therapeuten kommt in diesem

Zusammenhang die Aufgabe einer Kommunikationssteuerung zu. Dabei ist es wichtig, daß er trotz seiner zentralen Rolle in der Gruppe durch seine Intervention dazu beiträgt, daß ein intensiver Austausch unter den Gruppenmitgliedern zustandekommt.

– Ein behavioristisch orientierter Therapieansatz kann sicher nicht ganz auf eine geplante Vorgehensweise bzw. auf Strukturierung verzichten. Dies gilt noch mehr bei einer Gruppenbehandlung, bei der die Mitglieder mit der gemeinsamen Erwartung kommen, Hilfe bei Gewichtsproblemen zu erhalten. Unsere Erfahrung zeigt jedoch, daß eine sorgfältige Vorplanung der Therapie bzw. der einzelnen Therapiesitzungen nicht zu einer „Verschulung" der Therapie führen muß. Die Planung bietet zwar einen Rahmen für die Therapie, in jeder Sitzung treten jedoch zahlreiche Situationen und Interaktionen auf, die zu vorher nicht geplanten therapeutischen Interventionen auffordern. Letztlich muß der Therapeut entscheiden, ob er ein von einzelnen Patienten oder der Gruppe spontan eingebrachtes Problem in der Sitzung ausführlich behandelt oder die Therapie im Sinne der Vorplanung fortsetzt. Für das erste Drittel unseres Therapieansatzes sind relativ viele Programmelemente in Form von Übungen ausformuliert worden (vgl. Koch et al. 1985); dementsprechend sind hier die Freiräume der Therapeuten begrenzter als im weiteren Verlauf. Dabei sind die Übungen als Arbeitsmaterial der Therapeuten zu verstehen; therapeutisch damit zu arbeiten heißt für uns, sich mit den Ängsten, Unsicherheiten, Widerständen, Aggressionen oder auch Hoffnungen im Zusammenhang mit den Maßnahmen bzw. den angestrebten Verhaltensänderungen auseinanderzusetzen.

– Ein anderes bedeutsames allgemeines Therapieprinzip betrifft die Entfaltung von *Eigeninitiativen* und die *Selbständigkeit* der Gruppe und ihrer Mitglieder. Dieses Ziel erscheint bei unserem Behandlungsmodell besonders wichtig, da die Nachsorgekonzeption darauf zielt, die Gruppe in eine Selbsthilfegruppe zu überführen. Bei allen Maßnahmen sollten die Therapeuten deshalb jeweils überlegen, welche Aufgaben und Rollen die Gruppenteilnehmer selbst übernehmen können.

Der diagnostische Prozeß und die Aufnahmeentscheidung

Die Entscheidung über die Aufnahme eines Patienten in die Therapiegruppe geschieht aufgrund der medizinischen und psychologischen Eingangsuntersuchungen. Im Rahmen einer Begleitdiagnostik, die v. a. auch Forschungszwecken dient, werden darüber hinaus die im Verlauf der Therapie auftretenden Risiken kontrolliert.

Grundlage der Entscheidung, ob ein Patient in die Adipositasgruppentherapie aufgenommen wird, ist u. a. die somatische (Anamnese, körperlicher Status, Laborparameter) und psychologische (Fragebogen und Interview zu Motivation, Eß- und anderen Problemen, sowie zum sozialen Netz) Untersuchung (näheres hierzu siehe Koch et al. 1985).

Sowohl der Arzt als auch der Psychologe nehmen Funktionen in der Eingangsuntersuchung wahr, die über die Ausschlußdiagnostik hinausgehen. Neben der somatischen Diagnostik dient der Kontakt mit dem Arzt der Motivierung besonders von Patienten, die eine eher somatische Sichtweise ihrer Probleme haben. So kann der Arzt aufgrund seiner Akzeptanz bei diesem Problem die Grenzen der bisher praktizierten internistischen und diätetischen Verfahren sowie deren Risiken aufzeigen.

Im klinischen Eingangsinterview kann der Psychologe dem Patienten Einblick in die Therapie geben und eventuelle Ängste nehmen.

Die Entscheidung zur Aufnahme in die Gruppe erfolgt anhand verschiedener Kriterien:

- *Therapiemotivation*
  Wenn im Therapieeingangsfragebogen sowie im psychologischen und ärztlichen Gespräch deutlich erkennbar ist, daß der Patient nicht ernsthaft abnehmen will, daß er eher fremd- als eigenmotiviert ist oder der Patient völlig andere Erwartungen an die Therapie hat, sollte eine Aufnahme in die Gruppe nur dann erfolgen, wenn eine günstige Beeinflussung dieser Haltung vorauszusehen ist. Dies kann in einem eventuellen zweiten Gespräch, wenn der Patient mit den therapeutischen Bedenken konfrontiert wird, eher abgeschätzt werden.

- *Alter*
  Das Alter der bisher behandelten Patienten schwankt in der Regel zwischen 18 und 60 Jahren. Während man für noch jüngere Patienten die Frage der Integrationsmöglichkeit in die Gruppe überlegen muß, kann die Altersgrenze nach oben als flexibel betrachtet werden. Gegebenenfalls sind spezielle Angebote für Jugendliche und ältere Patienten zu erwägen.

- *Geschlecht*
  Erfahrungsgemäß melden sich sehr viel mehr Frauen als Männer zur Therapie an. Die Geschlechtszugehörigkeit stellt zwar kein Ausschlußkriterium dar, die Gruppen sollten jedoch so zusammengestellt sein, daß mindestens 3 Anmeldungen von Männern vorliegen.

- *Sozialschicht*
  Auch die Sozialschichtzugehörigkeit stellt kein Ausschlußkriterium dar. Die Erfahrung zeigt hier, daß das Arbeiten in der Gruppe schwieriger ist, wenn eine zu große Heterogenität bezüglich Bildungsniveau besteht. So zeigten gelegentlich Personen der oberen Schichten Integrationsprobleme oder Personen der unteren Schichten Verständnis- und Verbalisationsschwierigkeiten. Unter diesem Gesichtspunkt empfiehlt es sich, Gruppen mittlerer Heterogenität bezüglich der Sozialschicht zusammenzustellen.

- *Intellektuelle Voraussetzungen*
  Für eine erfolgreiche Teilnahme muß vorausgesetzt werden, daß der Patient intellektuell den Erläuterungen bezüglich der lerntheoretischen Genese von falschem Eßverhalten bzw. Übergewicht folgen kann. Des weiteren muß er in der Lage sein, nach ausführlichen Erläuterungen den Energiegehalt der Nahrung, die pro Tag zugeführt wurde, zu errechnen. Unter Umständen muß man überlegen, für Patienten, bei denen hier Probleme zu vermuten sind, gesonderte Angebote zu machen, bei denen die einzelnen Therapieschritte sehr viel langsamer aufeinander aufbauen.

- *Körperliche Erkrankungen*

Absolute Ausschlußkriterien dürften hier selten gegeben sein. Die diagnostische Frage stellt sich vielmehr unter dem Gesichtspunkt, welcher Nutzen für den entsprechenden Patienten entsteht und welcher Schaden durch Belastungen und Einschränkungen für den Patienten und gelegentlich für die Gesamtgruppe damit verbunden sind.

Bei Zuständen nach Herzinfarkt, Diabetes oder Hypertonieerkrankungen ist die Gewichtsabnahme gerade indiziert, allerdings mit regelmäßigen medizinischen Kontrollen. Diabetiker und chronisch Nierenkranke benötigen meist spezifische Diätformen, auf die speziell eingegangen werden kann. Bei Tumorerkrankungen wurde die Teilnahme der Therapie vom Einzelfall abhängig gemacht. So wurden in der Vergangenheit einige Patienten aufgenommen, die sich in länger andauernden Remissionsphasen befanden und einen besonders ausgeprägten Wunsch zur Teilnahme an der Gruppe geäußert hatten.

- *Psychische Erkrankungen*

Patienten mit schweren psychiatrischen Erkrankungen haben wir in der Regel nicht in die Therapiegruppen aufgenommen. Der Einfluß von Psychopharmaka auf die Behandlung und die Gewichtsabnahme ist schwer kontrollierbar. Bei Suizidalität haben wir die Entscheidung vom Ausmaß dieser Neigung abhängig gemacht. Die bisherigen Erfahrungen zeigen, daß bestimmte Patienten, bei denen von therapeutischer Seite zunächst Bedenken gegen die Aufnahme bestanden, sich in der Behandlung als vergleichsweise unproblematisch erwiesen und unter der Therapie eine Abnahme von Suizidgedanken zeigten. Bei stark appellativem Verhalten empfehlen wir die Ablehnung und Überweisung des Patienten zum gegenwärtigen Zeitpunkt, da bei diesen Patienten eher andere Probleme im Vordergrund stehen. Außerdem können diese Patienten eine zu starke Fokussierung der Aufmerksamkeit von Therapeuten und Gruppe auf sich bewirken und u. U. die anderen Gruppenmitglieder verängstigen.

Bei einer gleichzeitig stattfindenden psychotherapeutischen Behandlung von Patienten sollte zumindest überlegt werden, wieweit die Konzepte dieser Behandlung und der interdisziplinären Therapie kompatibel sind und welche möglichen Nachteile sich im konkreten Falle durch zwei gleichzeitig stattfindende psychotherapeutische Behandlungen ergeben können. Gegebenenfalls muß nach Einwilligung des Patienten Rücksprache mit dem behandelnden Psychotherapeuten genommen werden.

Erfahrungen bei der Durchführung der Therapie

Die folgenden Beschreibungen unserer Erfahrungen mit der Durchführung der Therapie orientiert sich an der auf S. 188/189 gegebenen Übersicht über die therapeutischen Maßnahmen. Während der einleitenden Phase ist der Therapieablauf durch verschiedene Übungen stärker strukturiert, in der Hauptphase ist eine solche Strukturierung nicht sinnvoll.

Nachfolgend wird auf eine detaillierte Beschreibung der einzelnen therapeutischen Maßnahmen verzichtet (s. hierzu Koch et al. 1985), der Schwerpunkt der Betrachtung liegt bei den Erfahrungen mit dem Versuch der praktischen Umsetzung.

Einleitende Therapiephase

Zur einleitenden Therapiephase gehören 16 therapeutische Maßnahmen, die unter 3 Zielsetzungen zusammengefaßt sind, nämlich
a) Maßnahmen zur Förderung der Gruppenbildung und zum Aufbau der Therapiemotivation
b) Schaffung der Voraussetzungen des Selbstkontrollansatzes
c) Entscheidung über therapeutische Zielsetzungen.

Zu a): Maßnahmen zur Förderung der Gruppenbildung und zum Aufbau der Therapiemotivation (vgl. Übersicht S. 188, Übung 1–5)
Zu Beginn der Therapie stellen sich 3 vordringliche Aufgaben:
– möglichst schnell eine Arbeitsatmosphäre herzustellen, die offenes und angstfreies Arbeiten in der Gruppe ermöglicht;
– den Patienten den Selbstkontrollansatz nahezubringen;
– die Motivation der Patienten zu stärken.
Diese Ziele sollen durch folgende Maßnahmen erreicht werden: Das Vorstellen des Therapeutenteams und der Konzeption der interdisziplinären Behandlung, das gegenseitige Kennenlernen der Patienten und die Exploration der Therapiemotivation, die Auseinandersetzung mit dem Risikofaktor Übergewicht, die Informationen über alternative Behandlungsverfahren des Übergewichts, deren Erfolge und Risiken und die Mitteilung der Ergebnisse der medizinischen Eingangsuntersuchung.

Die Erfahrungen bei der Durchführung dieser in den ersten 5 Sitzungen stattfindenden Maßnahmen legen folgendes nahe: Bei der Vorstellung des Therapeutenteams sollten immer auch *persönliche Erwartungen* an die Gruppe und das Team geäußert werden. Dadurch wird es für die Patienten leichter, eigene Erwartungen zu formulieren. Bereits bei der Vorstellung des Therapiekonzeptes (meist durch die Psychologen) brauchen die Patienten immer wieder die Ermutigung, Fragen zu stellen. So können gleich zu Beginn Sprechängste in der Gruppe abgebaut werden. Damit sich die Patienten nicht überfordert fühlen, ist der Hinweis wichtig, daß in den weiteren Sitzungen ungeklärte Fragen besprochen werden können.

Das Kennenlernen der Patienten erfolgt über eine Übung, in der die Patienten Paare bilden und sich gegenseitig explorieren. Jeder stellt dann vor der Gruppe seinen Partner vor.

Die *Sprechhemmung* im Zweiergespräch ist im allgemeinen sehr gering; es fällt der Mehrzahl der Patienten auch leichter, eine andere Person in der Gruppe vorzustellen als sich selbst. Durch die Exploration der Therapiemotivation und deren Öffentlichmachung vor der Gruppe können die Patienten in einen ersten therapeutischen Kontrakt eingebunden werden.

Die Auseinandersetzung mit dem *Risikofaktor „Übergewicht"* verdeutlicht häufig bestehende Fehlvorstellungen, Informationsdefizite und auch Ängste der Patienten. Neben der Informationsvermittlung (durch den Arzt) wird den Ängsten der Patienten vor durch das Übergewicht bedingten Folgeerkrankungen genügend Raum gegeben.

Ein meist mit viel Interesse aufgenommenes Thema ist die Information über andere *Behandlungsverfahren* des Übergewichts. Die meisten Patienten haben in der Vergangenheit bereits andere Methoden zur Gewichtsreduktion (oft mehrfach) erfolglos versucht und berichten sehr lebhaft über ihre Erfahrungen. Es ist wichtig, den Patienten die Risiken anderer Methoden, deren wissenschaftlich bestätigte geringe Langzeitwirkung und damit verbunden denVorteil der Selbstkontrollmethode nahezubringen. Die Motivation, das langandauernde Programm konsequent mitzumachen, wird dadurch zusätzlich erhöht.

Die Mitteilung der *Ergebnisse der medizinischen Eingangsuntersuchung* hat einen hohen Stellenwert für die Patienten.Widersprüche gegen eine Mitteilung der Ergebnisse vor der Gruppe sind selten. Sollten bei der Untersuchung schwerwiegende Befunde entdeckt werden, muß der Patient individuell davon in Kenntnis gesetzt werden. Grundsätzlich wird den Patienten nahegelegt, ihren (Ehe-)Partnern Informationen über die Therapie zu geben, um diese einzubinden und nicht über den Therapieverlauf im unklaren zu lassen. Die Entscheidung hierüber sollte jedoch den Patienten überlassen werden.

Zu b): Schaffung der Voraussetzung des Selbstkontrollansatzes
          (s. Übersicht, S. 188, Übung 6–11)
Während die bisherigen therapeutischen Maßnahmen dem Angstabbau, der Information über das Behandlungskonzept und der Motivationsförderung dienten, richten sich die nachfolgenden auf die Voraussetzungen für die Realisierung des Kontrollansatzes. In diesem Kontext werden die lerntheoretischen Grundlagen des Selbstkontrollansatzes vermittelt, lernen die Patienten, ihr Körpergewicht systematisch zu registrieren und Gewichtskurven zu führen. Sie werden in die Benutzung von Diätwaagen und in das Führen von Ernährungsprotokollen eingewiesen, lernen, Nährwerttabellen zu verstehen und Ernährungsprotokolle auszuwerten; sie registrieren ihr Eßverhalten, werten ihreVerhaltensprotokolle aus, beobachten eigene problematische Eßverhaltensweisen und werden in das Prinzip derVerstärkung vonVerhaltensweisen eingeführt.

Bei diesen Maßnahmen zeigen sich folgende Erfahrungen:Wenn die *theoretische Erläuterung* zum Selbstkontrollansatz in gut verständlicher Sprache, verbunden mit gut ausgewählten Beispielen, vorgetragen wird, verstehen die meisten Patienten die Prinzipien des Selbstkontrollansatzes. Eine wichtige Aufgabe derTherapie besteht darin, den Patienten zu motivieren, daß das tägliche Wiegen als leicht durchzuführende Form der Selbstbeobachtung und Kontrolle – gerade auch im Hinblick auf die Nachsorge – in das Alltagsrepertoire übergeht. Für die Mehrzahl stellt dies kein Problem dar. Dennoch gibt es einige Patienten, die die Konfrontation mit ihrem Gewicht vermeiden. Es ist wichtig, daß dieTherapeuten diese Schwierigkeiten des Patienten ernst nehmen und die Bedeutung der Konfrontierung mit diesem Indikator des Problemverhaltens dem Patienten verständlich machen. Andererseits beobachten wir immer wieder Patienten, die die Gewichtskurven mit großem Aufwand und viel Akribie führen; hier erscheint es wichtig, einer zu starken *Fixierung auf die Gewichtsreduktion* entgegenzuwirken und andere positive Ziele wie verändertes Eßverhalten, subjektives Wohlbefinden und Abbau von gesundheitlichen Risiken als gleichrangige Therapieziele hervorzuheben. Nach unserer Erfahrung sollten die Patienten, um einer späteren Frustration vorzubeugen, von Anfang an auch auf Phasen des Gewichtsstillstandes wie auf eine zunehmend langsamere Gewichtsabnahme hingewiesen werden.

Das Führen von *Ernährungsprotokollen* ist von zentraler Bedeutung für die Wirksamkeit des Selbstkontrollansatzes. Bereits während der ersten Sitzungen registrieren die Patienten die Speisen und Getränke, zunächst nur grob beschreibend, dann – nach Einführung von Diätwaagen – die abgewogenen Mahlzeiten, schließlich – nach dem Erlernen der Kalorienberechnung – die Energiegehalte der eingenommenen Lebensmittel. Häufig beklagen sich die Patienten über den (zu Beginn tatsächlich) großen Arbeitsaufwand. Viele Patienten bemerken jedoch recht bald, daß sie allein durch das Registrieren der Speisen bereits deutlich weniger essen und abnehmen, obwohl sie sich in dieser Phase noch nicht dazu verpflichtet haben, eine bestimmte Kalorienzahl einzuhalten. Mit diesen ersten Erfolgen und dem Hinweis, daß sich durch die zunehmende Routine die zeitliche Belastung durch das Notieren erheblich vermindert, können die Bedenken und Widerstände der Patienten meist ausgeräumt werden. Die Begleitforschung zeigt, daß das konsequente Ausfüllen der Protokolle mit höheren Gewichtserfolgen einhergeht – ein meist sehr überzeugendes Argument gegenüber den Patienten. Manche Patienten können aus beruflichen und anderen Gründen nicht jede Mahlzeit abwiegen. Hier muß individuell nach Lösungsmöglichkeiten gesucht werden. Dies ist nicht nur Aufgabe der Therapeuten, auch die Gruppe hat sich in solchen Fällen als kreativ und hilfreich erwiesen.

Wichtig ist, darauf zu achten, daß wirklich alle Speisen (auch die „Handvoll Erdnüsse") und besonders die Getränke, die gerne vergessen werden, notiert werden. Während die meisten Patienten von der Höhe der täglich zugeführten Kalorienzahl überrascht sind, sehen andere die von ihnen errechnete niedrige Kalorienzahl als Beweis ihrer These an, daß Übergewicht bei ihnen nicht Folge des „zuviel Essens" sei, sondern andere Ursachen hätte (z. B. Drüsenkrankheit, guter Kostverwerter etc.). Der Balanceakt, auf der einen Seite die Registriergenauigkeit zu hinterfragen, auf der anderen Seite dem Patienten nicht zu suggerieren, er lüge, gehört zu den schwierigen therapeutischen Aufgaben. Wichtig dabei ist, den Patienten klarzumachen, daß sie selbst für das Ausmaß ihres Therapieerfolges verantwortlich sind.

Der korrekte *Umgang mit Nährwerttabellen* bereitet dem Patienten mehr Schwierigkeiten als das Abwiegen oder das Führen der Gewichtskurve. Deshalb ist es auch sinnvoll, die Einführung in die Benutzung von Nährwerttabellen sehr ausführlich und mit vielen Möglichkeiten für Nachfragen zu gestalten.

Die früheren Therapien haben immer wieder gezeigt, daß den meisten Patienten der Gedanke, längerfristige Verhaltensänderungen seien von *Verstärkungen* bzw. Belohnungen des Verhaltens abhängig, recht wenig vertraut und nicht einfach nahezubringen ist. Insbesondere argumentieren viele Patienten, daß die Gewichtsabnahme selbst für sie schon hinreichende Belohnung darstelle und keiner weiteren Belohnung bedürfe. Das Verstärkerkonzept – obwohl für verhaltenstheoretische Programme von zentraler theoretischer Bedeutung – wird daher dem Patienten gegenüber nicht zur Verpflichtung gemacht, sondern als ein wesentliche Maßnahme zur Unterstützung des Versuchs, seine Therapieziele zu erreichen, vorgestellt. Dabei ist wichtig, dem Patienten den Sinn des Verstärkerprinzips auch als Erklärungsmodell für problematisches Eßverhalten nahezubringen und ein *individuelles Konzept* für ihn zu entwickeln.

Den Patienten sollte im Gespräch der Unterschied zwischen kurzfristigen und langfristigen Zielen erläutert werden. Gerade momentane Handlungen, wie die Wahl einer kalorienarmen statt kalorienreichen Mahlzeit, die dem langfristigen Ziel einer Gewichtsabnahme dienen, bedürfen der Belohnung bzw. Verstärkung. Die Verstärker müssen sich v. a. auf die Handlungen, die zur Gewichtsabnahme führen, richten, denn die langfristige Gewichtsabnahme wird ohnehin als Belohnung erlebt und führt fast automatisch zu weiterem Lob und Anerkennung durch andere.

Fällt es den Patienten bei dem ersten *Gewichtsabnahmestillstand* schon leichter, Möglichkeiten von naturellen Verstärkern zu akzeptieren, so ist es für viele Patienten doch schwer, kognitive Verstärker nutzen zu können. Kognitive Verstärker haben den Vorteil einer unbegrenzten Verfügbarkeit und der Unabhängigkeit von anderen Personen. Manche Patienten argumentieren „Ich kann mich doch nicht ständig selbst loben". Dieses Problem mag damit zusammenhängen, daß bei vielen Patienten eine Beeinträchtigung des Selbstwertgefühls zu verzeichnen ist; sie interpretieren den Verzicht auf kalorienreiche Speisen nicht als eine Leistung, sondern nur als gerade einmal nicht gezeigte Schwäche.

Zu c): Entscheidung über therapeutische Zielsetzungen
        (vgl. Übersicht, S. 188, Übung 12–16)
Nach Vermittlung der wesentlichen Prinzipien des Selbstkontrollansatzes durch Maßnahmen der Selbstbeobachtung des eigenen Ernährungs- und Eßverhaltens sind nun die Voraussetzungen gegeben, mit dem Patienten einen Therapievertrag abzuschließen, in welchem er selbst festlegt, welche Verhaltensweisen er in welchem Ausmaß und auf welchem Wege verändern will. Der Therapievertrag besteht in der Entscheidung
– über die Begrenzung der täglichen Energiezufuhr
– über die angestrebte Veränderung des Eßverhaltens
– über die Umstellung von Ernährungsgewohnheiten und in der
– Festlegung der Verstärker für das Einhalten der selbstgesetzten Ziele.

Im Gegensatz zur Anfangszeit, als wir mit weitgehend standardisierten Gruppentherapieverträgen gearbeitet haben, favorisieren wir heute einen für jeden Patienten individuell gestalteten Therapievertrag. In diesem hält jeder Patient fest, welche Verhaltensweisen er verändert.

Die nach unseren Erfahrungen für die Patienten wichtigste Entscheidung, die *Festlegung einer Kalorienobergrenze,* sollte nicht in einer Sitzung getroffen werden. Selbst wenn sich die Patienten aufgrund ihrer eigenen Energiebedarfsrechnung im Hinblick auf ihr Abnahmeziel sofort und voller Elan auf eine bestimmte Kaloriengrenze (z. B. 800 kcal) festlegen, empfehlen wir, daß sie in der Woche bis zur nächsten Therapiesitzung prüfen sollten, ob sie diese Grenze gut einhalten können. Denn eine aufgrund unrealistischer Vorsätze wiederholt nicht eingehaltene Kaloriengrenze führt zu Frustrationen, negativen Selbstbewertungen und im schlimmsten Fall zum Abbruch der Therapie. Zu niedrig angesetzte Kalorienreduktionen haben dagegen den Nachteil, daß die Gewichtsabnahme nur sehr langsam sichtbar wird. Mit dem Hinweis auf die hohen zeitlichen Investitionen für die Therapie lassen sich diese Patienten allerdings meistens motivieren, eine angemessene Kalorienbeschränkung vorzunehmen.

In den Patientengruppen treten zu diesem Zeitpunkt immer wieder Diskussionen um die Begriffe *„guter Kostverwerter"* und *„Idealgewicht"* auf. Auch wenn noch nicht alle Fragen im Zusammenhang mit einem spezifischen Metabolismus Übergewichtiger wissenschaftlich geklärt sind, dürfte ein solcher Metabolismus kaum etwas an der Tatsache ändern, daß das Übergewicht im wesentlichen die Folge von „zuviel essen" und „zuwenig Bewegung" ist. Das Idealgewicht als Theapieziel zu wählen, lehnen wir ab. Denn ein solches Ziel ist bei unseren Patienten *weit* von ihrem gegenwärtigen Gewichtszustand entfernt.

Einige Patienten möchten möglichst exakt wissen, bei welcher kcal-Zahl sie wieviel abnehmen. Hier ist es in den Erklärungen notwendig, die Grenzen einer ganz genauen Vorhersage aufzuzeigen und auch darauf zu verweisen, daß die Schätzungen der Gewichtsabnahmen erst bei der Betrachtung etwas größerer Zeiträume (z. B. 2–3 Wochen) zum Tragen kommen. Auf gelegentlich vorkommende hohe anfängliche Gewichtsabnahmen ist ebenso hinzuweisen, die v. a. auf einer Flüssigkeitsausschwemmung beruhen. Sonst überschätzt der Patient zu diesem Zeitpunkt seine reale Abnahme und ist über den Verlauf der weiteren Abnahme enttäuscht.

Neben der Entscheidung für eine Kalorienobergrenze wird in den individuellen Therapievertrag die Entscheidung jedes Patienten über angestrebte *Änderungen des Eßverhaltens* aufgenommen.

Dabei geht es im wesentlichen um die Kontrolle von folgenden Problemen:
- zu schnell essen
- das Essen kaum oder nicht bewußt wahrnehmen
- das tägliche Essen auf maximal 2 oder 3 voluminöse Mahlzeiten beschränken
- eher externale Reize (z. B. attraktives Nahrungsangebot) als internale Reize
  (z. B. Hungergefühle) als Auslöser für das Essen haben und
- in belastenden Situationen und Stimmungen mit Essen reagieren.

In Kleingruppenarbeit werden die für den jeweiligen Patienten individuellen problematischen Situationen erarbeitet. Darauf aufbauend werden im Therapievertrag 2 bis maximal 5 Ziele möglichst kurz aber konkret formuliert. Dabei sollten diese Ziele nicht nur Verbot und Verzicht, sondern Verhaltensalternativen enthalten (z. B. „Wenn ich mich einsam fühle, werde ich meine Freundin anrufen" oder „Ich werde in Zukunft nicht mehr beim Essen fernsehen, sondern die Mahlzeiten an meinem Eßplatz bewußt zu mir nehmen").

Darüber hinaus hat es nach unseren Erfahrungen nur Sinn, solche Empfehlungen zur Veränderung des Eßverhaltens in den Therapievertrag aufzunehmen, bei denen der Patient tatsächlich eine Änderungsbereitschaft erkennen läßt. Ist der Widerstand trotz offensichtlicher Risiken des bisher gezeigten Verhaltens groß, sollte dieser Punkt *zunächst* zurückgestellt werden. Mit der Formulierung der Zielsetzung ist ohnehin keineswegs bereits die Umsetzung dieser Ziele garantiert. Vielmehr ergibt sich in den nachfolgenden Wochen ein ständiger Auseinandersetzungsprozeß um die Umsetzung. Dabei können Veränderungen und Erweiterungen der Verhaltensziele notwendig werden. Mit der Umsetzung der Verhaltensvorsätze in die Praxis müssen die Therapeuten aber geduldig sein und immer wieder die Zielsetzungen erläutern.

Die 3. Entscheidung, die die Patienten treffen und im Therapievertrag formulieren, bezieht sich auf die *Veränderungen im Ernährungsverhalten*. Wie bei den Eßverhaltensweisen ist auch hier zu bedenken, daß die Beratung durch den Diätassistenten auf die spezifischen Probleme des einzelnen Patienten ausgerichtet sein muß. Deshalb sollte die Beratung in Kleingruppen erfolgen.

Immer wieder berichten Patienten von der Schwierigkeit, auf bestimmte Nahrungsmittel (Süßigkeiten, Erdnüsse o. ä.) nicht verzichten zu können. Im Sinne des Selbstkontrollansatzes sollte die Ernährungsberatung hier keineswegs restriktiv sein. Vielmehr sollten gemeinsam mit dem Patienten und den anderen Mitgliedern der Kleingruppe Möglichkeiten gesucht werden, die „Lieblingsspeise" in angemessenem Umfang in den Tages- oder Wochenplan einzubauen.

Regelmäßig stellen die Patienten auch Fragen zum Nutzen bestimmter Diätformen und verweisen auf angeblich gute Erfolge. Hier ist es wichtig, dem Patienten den Vorteil einer ausgewogenen Mischkost unter ernährungsphysiologischer Perspektive aufzuzeigen. Außerdem ist nach der Reduktionsphase keine qualitative Umstellung der Ernährung notwendig. Davon etwas abweichend haben wir gelegentlich eine leichte Erhöhung des Eiweißanteils zu Lasten des Fett- und Kohlenhydratanteils empfohlen.

Hauptphase der Therapie

Die Hauptphase der Therapie beginnt nach Abschluß des Therapievertrages, also je nach Dauer der einleitenden Phase zwischen der 5. und 8. Therapiesitzung.

Inhaltlich lassen sich die therapeutischen Maßnahmen dieser Phase unter folgenden Gesichtspunkten gliedern (vgl. Übersicht, S. 189, B.1.–B.5.):
a) Maßnahmen zur Aufrechterhaltung des Selbstkontrollansatzes
b) Erweiterung des psychologichen Behandlungsansatzes
c) Erweiterung des ernährungsmediziischen und diätetischen Behandlungsansatzes
d) Ärztliche Kontrollen und Beratungen
e) Maßnahmen zur Förderung körperlicher Aktivitäten.

Für die Hauptphase werden in unserem Therapiemanual (vgl. Gromus et al. 1985) die einzelnen Maßnahmen nicht mehr in Form von Übungen mit einem gemeinsamen Aufbau beschrieben. Eine so formalisierte Beschreibung würde mehr Strukturierung und Standardisierung für diesen Abschnitt der Therapie vortäuschen als es der Realität der Durchführung entspricht und uns wünschenswert erscheint. Nach der Etablierung des Selbstkontrollansatzes besteht somit mehr Freiraum für das Therapeutenteam, auf die aktuellen Bedürfnisse und situativen Erfordernisse der Gruppe einzugehen.

Zu a): Maßnahmen zur Aufrechterhaltung des Selbstkontrollansatzes

Im weiteren Therapieverlauf stellt sich als eine Hauptaufgabe, Maßnahmen zur Aufrechterhaltung des Selbstkontrollansatzes zu treffen. Dies geschieht durch
- Fortsetzung der regelmäßigen Beobachtungen und Auswertungen des Eß- und Ernährungsverhaltens sowie des Gewichtsverlaufes;
- regelmäßige Zwischenbilanz über die Einhaltung des Therapievertrages (wöchentlicher Rückblick);
- Vertiefung des Verständnisses von Lernprinzipien im Rahmen des Selbstkontrollansatzes;
- Bearbeitung schwieriger Situationen bei der Umstellung des Eßverhaltens.

Die *Fortsetzung der regelmäßigen Beobachtungen* und Auswertungen des Eß- und Ernährungsverhaltens sowie des Gewichtsverlaufes ist eine zentrale Maßnahme der Hauptphase der Therapie. Sie bildet nach unserer Erfahrung die Vorausetzung für eine erfolgreiche Therapieteilnahme. Während das tägliche Wiegen meist unproblematisch ist, äußern manche Patienten in der zweiten Therapiehälfte, daß das tägliche Registrieren ihrer Nahrungsmittel überflüssig sei. Sie könnten bereits sehr gut einschätzen, was sie zu sich nähmen. Diesen Patienten empfehlen wir, einige Tage lang nur noch die Art der Speisen und Getränke zu notieren, täglich aber ihr Gewicht zu kontrollieren und z. B. an einem Tag der Woche die Schätzungen durch nachfolgendes Wiegen und Berechnen zu überprüfen. Diese Strategie erweist sich als sinnvolle Vorbereitung für die Nachsorgephase, in der die meisten Patienten ohnehin nicht regelmäßig den Energiegehalt der Nahrung bestimmen.

Um zu demonstrieren, daß auch die Therapeuten das Führen der Ernährungsprotokolle als wesentliche Maßnahme ansehen, sammeln wir wöchentlich die Protokolle ein. In jeder Sitzung alle Protokolle zu kontrollieren, wäre zu arbeitsaufwendig. Nach unseren Erfahrungen ist es ausreichend, wenn der Diätassistent stichprobenartig Rückmeldung gibt. In die Kontrolle der Ernährungsprotokolle können die anderen Gruppenmitglieder in Form von Kleingruppen[1] miteinbezogen werden. Dabei zeigt sich auch, daß Mitpatienten häufig viel direkter Zweifel an der Korrektheit der Protokolle, aber auch an dem

---

[1] In der Kleingruppenarbeit wird die Gesamtgruppe für eine bestimmte Zeit aufgeteilt. Ca. 3–4 Teilnehmer bearbeiten teilweise ohne und teilweise mit einem Mitglied des therapeutischen Teams bestimmte Themen.

Sinn bestimmter Ernährungsverhaltensweisen anderer ansprechen, als sich dies der Therapeut gestattet.

Im Rahmen des *wöchentlichen Rückblicks* berichten die Patienten aus der vergangenen Woche neben den Gewichtsangaben auch über die Einhaltung bzw. Nichteinhaltung ihrer im Therapievertrag formulierten Regeln zum Eß- und Ernährungsverhalten. Es ist kaum vermeidbar, daß bei dem wöchentlichen Bericht die Gewichtsabnahme für den Patienten von zentraler Bedeutung ist. Für eine Abnahme von 1 oder gar 2 kg ist ihm die Anerkennung der übrigen Teilnehmer gewiß. Auch die Therapeuten werden ein solches Gewichtsergebnis in der Regel positiv verstärken, sie müssen sich aber gleichzeitig des Risikos bewußt sein, daß die meist ohnehin bestehende Fixierung auf das Kriterium Gewichtsabnahme durch diese Prozedur verstärkt wird. Um so wichtiger ist es, gezielt auch nach der Veränderung des Eß- und Ernährungsverhaltens zu fragen und immer wieder deutlich zu machen, daß diese Veränderungen für den langfristigen Gewichtserfolg von besonderer Bedeutung sind. Gerade die Vermittlung dieser Überzeugung ist ein zentraler Punkt bei der Vertiefung des Verständnisses von Lernprinzipien im Rahmen des Selbstkontrollansatzes. Hält ein Patient seine Verhaltensregeln ein, hat er aber nur eine geringe oder gar keine Gewichtsabnahme erzielt, ist er genauso zu verstärken wie bei erfolgreicher Gewichtsreduktion.

Eine noch so sorgfältige Planung der Therapie garantiert keinen reibungslosen Verlauf. Immer wieder berichten die Patienten über *Probleme bei der Umstellung ihrer Eß- und Ernährungsgewohnheiten.* Wie die Verhaltensanalysen zeigen, sind private Probleme, Probleme im Beruf, Essen in Geselligkeit, Feiern, Feste, Urlaub, Wochenenden sowie ein unmittelbar erreichbares attraktives Nahrungsangebot die häufigsten Anlässe, die zu nicht geplantem Essen und damit zu Verstößen gegen den Therapievertrag führen.

Die Entscheidung, ob und in welcher Ausführlichkeit man auf eine vom Patienten berichtete (oder nur angedeutete) schwierige Situation eingeht, ist von verschiedenen Faktoren abhängig, so z. B. von der subjektiven Bedeutung, die der Patient selbst dieser Schwierigkeit beimißt, oder von der in dieser Therapiesitzung zur Verfügung stehenden Zeit. Der Therapeut kann auch aktiv das Thema „schwierige Eßsituationen" vorgeben. Dies hat den Vorteil, daß hier ein gezielter Erfahrungsaustausch zwischen den Patienten bei ähnlich gelagerten Problemen initiiert wird.

Schließlich möchten wir betonen, daß im Therapievertrag formulierte Ziele im Laufe der Therapie verändert werden können, z. B. weil sie inzwischen irrelevant sind, oder weil ihre Veränderung therapeutisch sinnvoll erscheint. Diese Veränderungen sollten jedoch der Gruppe bekanntgegeben werden.

Zu b): Erweiterung des psychologischen Behandlungsansatzes

Ein umfassender Therapieansatz zur Veränderung des Übergewichts kann sich nicht auf das Gewichts- oder das Eßverhalten beschränkenn. Dementsprechend erweitern wir die Auseinandersetzungen auf Themen wie:
- Individuelle Entwicklung des Übergewichts
- Erleben des eigenen Körpers

- Belastungen und Einschränkungen im bisherigen Leben durch das Übergewicht
- Interessenspektrum, alternative Verhaltens- und Erlebensmöglichkeiten
- Bedeutung von Partner und Familie für die Therapie
- Bedeutung des sozialen Umfeldes für die Therapie
- Weitere psychische Problembereiche.

Die hier aufgeführten Themen stellen eine Sammlung klinischer Erfahrungen dar, die in der Therapie zu verschiedenen Zeitpunkten Bedeutung erlangen können.

Die Patienten unterscheiden sich in ihrem Bedürfnis bzw. ihrer Bereitschaft, sich mit diesen Themen intensiver auseinanderzusetzen. So löst das Ansprechen von Partnerkonflikten (im Zusammenhang mit dem Gewicht) oder die Selbstwertthematik bei manchen Teilnehmern sehr schnell Ängste aus, andere halten hingegen diese Themen für die eigentlich wichtigen. Insbesondere in den wöchentlichen Rückblicken lassen die Patienten ihren Wunsch, über Selbstwertprobleme, Partnerprobleme etc. zu sprechen, häufig anklingen. Hier haben die Therapeuten einen guten Ansatzpunkt, mit den Patienten zu arbeiten.

Die Frage, wie es gerade bei ihnen zur *Entwicklung eines Übergewichtes* mit allen damit verbundenen Belastungen gekommen ist, bewegt viele Patienten, und sie erwarten häufig in der Therapie auch eine Antwort hierauf. Es hat in der Regel wenig Sinn, zu versuchen, den Patienten die i. allg. komplexen Erklärungsmodelle zu vermitteln. Wir haben von der Informationsseite her den Akzent eindeutig auf die psychologisch-lerntheoretischen Aspekte gelegt. Wichtiger als die wissenschaftliche Sicht ist u. E. die subjektive Sicht der Patienten. Hier findet sich ein breites Spektrum von *persönlichen Theorien.* Dies reicht von psychodynamischen Vorstellungen bis hin zu spezifischen Stoffwechseltheorien. Wir sehen es nicht als unsere Aufgabe an, diese Erklärungsprinzipien grundsätzlich in Frage zu stellen, wenn diese subjektiven Erklärungsansätze nicht Möglichkeiten blockieren, die der von uns verfolgte Behandlungsansatz bietet. Dies könnte z. B. der Fall sein, wenn ein Patient sein Übergewicht ausschließlich in frühkindlicher Vernachlässigung begründet sieht und hier eine kaum veränderbare „Opferhaltung" einnimmt.

Zum Verständnis, weshalb man übergewichtig ist, gehört allerdings nicht nur eine Suche nach dem Ausgangspunkt des Problems. Analysiert werden müssen ebenso die aufrechterhaltenden Mechanismen. Damit verbunden sind Fragen nach den Faktoren, die all die Jahre dazu beigetragen haben, daß der Patient nicht abgenommen hat. Unter Umständen wird der Betroffene auch mit der Einsicht konfrontiert, daß er aus der Übergewichtigkeit trotz aller subjektiv erlebten Belastungen auch Nutzen und Vorteile ziehen konnte, so merkwürdig diese Sichtweise manchem Patienten anfänglich auch erscheinen mag.

Die therapeutischen Interventionen reichen dabei vom Informieren, Zuhören, Verständnis zeigen, Affekte ansprechen bis hin zum Konfrontieren, gelegentlich auch zum Interpretieren oder zur Anwendung von kognitiven verhaltenstherapeutischen Methoden (diese v. a. mit dem Ziel, Veränderungen der Selbstattribution zu erreichen).

Übergewichtige Patienten leiden unter ihrer Körperfülle nicht nur im somatischen Sinne, sondern auch psychisch. Sie berichten Gefühle der Scham (sich z. B. dem eigenen Partner unbekleidet zu zeigen), Ekel vor den eigenen Körpermassen oder Ängste vor Körperschweiß und -geruch. Der Blick in den Spiegel, der Besuch öffentlicher Bäder und sexuelle Kontakte werden gemieden, um nicht mit dem *eigenen Körperbild* konfrontiert zu werden. Auch wenn Patienten in der Therapie erheblich abnehmen, kann nicht davon ausgegangen werden, daß sie damit ein anderes Körperbewußtsein und Körperbild entwickeln. Deshalb ist die Bearbeitung dieses Themas in der Therapie auch so bedeutsam. Die Patienten sollen wieder ein positives Verhältnis zum eigenen Körper entwickeln. Dies setzt voraus, daß man überhaupt bereit ist, den eigenen Körper zur Kenntnis zu nehmen, ihn anzuschauen, ihn zu erproben, um neue Sensibilitäten zu entwickeln.

Therapeutisch ergeben sich eine Reihe von Ansatzpunkten, wie z. B. das Gruppengespräch, körperbezogene Übungen (Phantasieübungen, Körperwahrnehmungsübungen) und Maßnahmen zur Förderung der körperlichen Aktivitäten (nicht nur zur Verbesserung der körperlichen Leistungsfähigkeit, sondern v. a. auch zur Stärkung des Vertrauens zum eigenen Körper). Unsere Erfahrung zeigt, daß bei einem behutsamen Umgang mit körperbezogenen Übungen die Patienten den geschützten Raum der Gruppentherapie gerne nutzen, um sich selbst besser wahrzunehmen.

Im Laufe der Therapie berichten die Patienten außerdem von *Belastungen durch das Übergewicht*: Spott und Beleidigungen durch andere, Selbstverachtung, Depressivität, Ängste, sich in der Öffentlichkeit zu zeigen, und sogar Benachteiligungen am Arbeitsplatz werden immer wieder berichtet. Die Therapie sollte dazu beitragen, reale und vermutete Benachteiligungen zu differenzieren. Neben Gruppengesprächen können Übungen zur Stärkung des Durchsetzungsvermögens für den Umgang mit realen Benachteiligungen hilfreich eingesetzt werden.

Bei einigen Übergewichtigen wird ein sehr eingeengtes Spektrum von Interessen und deren Verwirklichungsmöglichkeiten deutlich. Der Versuch, alternative Verstärkungsmöglichkeiten zum Essen zu finden, bereitet aufgrund dieser Einengung oft Schwierigkeiten. Von therapeutischer Seite initiieren wir z. B. Kleingruppengespräche, in denen jeder Patient seine Interessen äußern kann. Im weiteren Gespräch kann dann geklärt werden, unter welchen Bedingungen und mit welcher Hilfestellung die formulierten Wünsche realisiert werden könnten. Das Gruppengespräch ist insofern hilfreich, als hier gleichermaßen Betroffene gemeinsame Lösungswege suchen und sich u. U. zu gemeinsamen Initiativen entschließen.

Partnerschaft und Familie sind in vielfältiger Weise mit der Entstehung, Aufrechterhaltung und der Veränderung von Übergewichtigkeit verknüpft. Die Änderung von Eß- und Ernährungsgewohnheiten des Patienten tangieren im allgemeinen auch die Partner der Patienten. Die Partner können die Patienten unterstützen, sie können jedoch auch im Hinblick auf angestrebte Änderungen gleichgültig, hemmend oder gar boykottierend wirken.

Die Erfahrung zeigt, daß verschiedene Patienten bei Bedarf dieses Thema auch von sich aus in den Eingangsrunden ansprechen. Dennoch scheint uns dieser Problembereich für die Therapie so wichtig, daß das Thema Partnerbeziehung gezielt von den Therapeuten zur Sprache gebracht werden sollte. Wir haben immer wieder gute Erfahrungen gemacht, solche Themen zunächst im Sinne einer Selbstbesinnungsübung oder durch einen kurzen offenen Fragebogen für jeden Teilnehmer einzuleiten. Im Gruppengespräch kann dann intensiver auf die Beiträge der einzelnen eingegangen werden.

Die Auseinandersetzung mit solchen Fragen und die Veränderungen des Patienten im Verlauf der Therapie (z. B. die größere körperliche Attraktivität oder das gestärkte Selbstbewußtsein) können erhebliche Auswirkungen auf das Beziehungsgefüge von Patient und Partner haben. Diese können sowohl zu der Stabilisierung einer kriselnden Beziehung als auch gelegentlich zu dem Entschluß, sich voneinander zu trennen, führen. Natürlich ist immer zu bedenken, daß eine Adipositastherapie keine Ehe- oder Paartherapie ersetzt. In einigen Fällen haben wir Patienten mit massiven Partnerproblemen ergänzend zur Übergewichtsgruppe eine Eheberatung bzw. eine Ehetherapie angeraten.

Auch *weitere Bezugspersonen* im Leben des Patienten, wie Freunde, Verwandte und Arbeitskollegen, können für den Verlauf der Therapie von erheblicher Bedeutung sein. Ähnlich wie beim Einfluß des Partners können die Patienten auch in diesen Beziehungen Unterstützung erfahren, Gleichgültigkeit erleben oder behindert werden. Wir überlassen es den Patienten selbst, wieviele Bezugspersonen sie von der Therapie informieren wollen. Denn unsere Erfahrung zeigt, daß es für die Patienten zumindest dann nicht von Vorteil ist, möglichst viele Bezugspersonen zu informieren, wenn diese nicht unterstützend erlebt werden.

Die Behinderung des Therapieverlaufes von seiten der Bezugspersonen erfolgt häufig nicht nur im Hinblick auf die reduzierte Nahrungsaufnahme, sondern auch bezüglich eines veränderten Sozialverhaltens der Partner. Denn gerade der Versuch, neue Interessen und Handlungsmöglichkeiten zu entdecken, sich sozial selbstbewußter zu verhalten oder sich gegen das Dickenstereotyp (allzeit gutmütig, gemütlich, fröhlich und gesellig zu sein) zu wenden, stößt bei Freunden, Verwandten oder Arbeitskollegen häufig auf Widerstände. Die Vorbereitung der Patienten auf solche Widerstände gehört zu den wichtigen therapeutischen Aufgaben.

Häufig bringen Patienten in die Gruppengespräche ander *psychische Probleme* mit ein, die erst im Verlauf der Therapie sichtbar werden. Die Therapeuten müssen dann entscheiden, inwieweit diese Probleme mit der Übergewichtigkeit zusammenhängen, welche dieser Störungen das Hauptsymptom bzw. das Nebensymptom ist und ob und in welchem Ausmaß die Gruppentherapie die Mitbehandlung dieser zusätzlichen Probleme gestattet. Ein gleichzeitig bestehender Alkohol- oder Tablettenabusus, ein pychosomatisch bedingtes Asthma oder ein ausgeprägtes Zwangsverhalten z. B. können im Rahmen des allgemeinen gruppentherapeutischen Angebots nicht hinreichend mitbehandelt werden.

Ist für einen solchen Patienten das Übergewicht z. Z. ein bedeutendes Problem, so kann dessen erfolgreiche Bewältigung während der Gruppentherapie das Gefühl vermitteln, überhaupt eine Fähigkeit zur Lösung der Schwierigkeiten zu besitzen. Hierauf aufbauend könnten sich dann weitere therapeutische

Bemühungen anschließen. Stehen allerdings diese Probleme im Vordergrund, ist dem Patienten u. U. zu raten, eine Einzeltherapie aufzusuchen.

Zu c): Erweiterung des ernährungsmedizinischen und diätetischen Behandlungsansatzes

In der Hauptphase der Therapie besteht ein wesentliches Behandlungsziel darin, das Ernährungsverhalten der Teilnehmer grundlegend umzustellen. Dabei sollen den Patienten im Rahmen unseres Behandlungsansatzes gerade eben keine spezifischen Kostformen vorgeschrieben werden, vielmehr wird die Umstellung der Ernährung auf physiologisch ausgewogene Mischkost angestrebt. Denn dadurch kann erreicht werden, daß die Patienten nach Abschluß der Therapiephase zur Stabilisierung des reduzierten Körpergewichts ihre nun veränderten Ernährungsgewohnheiten beibehalten können.

Das Ernährungsproblem ist so auszurichten, daß es unter normalen Lebensumständen für den Patienten gut realisierbar ist. Es ist keineswegs das Ziel, Essen als Quelle des Lustgewinns aus dem Leben des Patienten zu verbannen. Wir streben vielmehr an, daß er hier – durch ein geändertes Eß- und Ernährungsverhalten z. B. durch attraktive Zubereitung der Mahlzeiten oder gesündere oder verträglichere Zusammensetzung der Nahrung – zu einer größeren Genußfähigkeit gelangt.

Diesen Zielsetzungen dienen folgende Maßnahmen:
– Einführung in die Ernährungslehre
– Empfehlungen, Tips, Rezeptbeispiele
– Schwierige Situationen bei der Umstellung des Ernährungsverhaltens
– Durchführung von Kochabenden.
Bei der Vermittlung allgemeiner Prinzipien der *Ernährungslehre* gibt es eine Vielzahl von didaktischen Möglichkeiten, so
– Kurzvorträge, ergänzt durch ausgearbeitete Informationspapiere
Arbeitsbögen, Fragebögen mit anschließendem Gruppengespräch
– bildliche Darstellungen (Fotos, Dias, Folien und Filme)
– Demonstrationen, z. B. mit Lebensmittelattrappen oder Originalverpackungen.
Die Patienten sollten dabei bezüglich ihrer Kapazität, die Informationen aufzunehmen und zu verarbeiten, nicht überfordert werden, auch wenn dem Therapeuten (hier besonders dem Diätassistenten) aus berufsspezifischer Sicht die weitere Vermittlung von Fakten besonders wichtig erscheint. Das Bemühen, den Patienten aktiv in den Lernvorgang einzubeziehen, sollte im Vordergrund stehen, und der Therapeut sollte versuchen, am persönlichen Verhalten und Erleben der Teilnehmer anzuknüpfen, indem er etwa bei den gewählten Beispielen von Ernährungsprotokollen der Teilnehmer ausgeht.

Unsere Erfahrungen zeigen, daß die Themen Eiweiß, Fett und Kohlenhydrate, die in dieser Reihenfolge in je einer Sitzung behandelt werden, in der Regel auf ein großes inhaltliches Interesse der Gruppenteilnehmer treffen. Teilweise laufen die Diskussionen so intensiv ab, daß der Therapeut nicht umhin kann, die Zeit zu begrenzten. So wichtig es einerseits ist, gesicherte ernährungsphysiologische Grundlagen zu schaffen, um dem Patienten zu helfen, Fehler in der Ernährung zu entdecken, so wichtig ist es gleichzeitig, dem Optimismus mancher Patienten entgegenzutreten, daß bessere Kenntnisse in diesem Bereich allein das Übergewichtsproblem lösen.

Es hat sich als sinnvoll erwiesen, die Themen Flüssigkeitsbedarf und Alkoholkonsum mehrfach im Verlauf der Therapie zu behandeln. Die Patienten müssen z. B. immer wieder darauf hingewiesen werden, eine hinreichend große Flüssigkeitsmenge pro Tag zu sich zu nehmen. In vielen Fällen sind auch die mit dem Alkohol verbundenen Probleme wie der hohe Energiegehalt, der Alkohol als Auslöser ungewollten Essens, die hohe soziale Akzeptanz sowie der soziale Druck bei mäßigem Alkoholkonsum und schließlich die Gefahr des Alkoholismus nur wenig bekannt.

In bezug auf Tip und Rezeptbeispiele empfiehlt sich, die Gruppenteilnehmer zu motivieren, eigenständig Rezepte kreativ zu erarbeiten und innerhalb der Gruppe auszutauschen.

Die *Umstellung des Ernährungsverhaltens* läuft nicht bei allen Patienten reibungslos. Immer wieder angesprochene Probleme sind Heißhungerattacken, suchtartiges Verlangen nach Süßem und Ängste vor Festtagen und Ferien. Manche Patienten berichten, daß ihre Heißhungerattacken so stark werden, daß ihr Selbstkontrollsystem zusammenbricht und sie ihre Energieeinschränkung nicht einhalten können. Diese Patienten sind meistens sehr betroffen, erleben sich als Versager und teilen gelegentlich sogar mit, die Therapie abbrechen zu wollen. Von therapeutischer Seite her ist es wichtig, diese Patienten zum einen zu entlasten, zum anderen genau die Situation zu analysieren, in der es zur Heißhungerattacke kam. Häufig zeigt sich, daß der Patient sich physiologisch ungünstig ernährt oder daß er der Empfehlung, seine Nahrung in 4–5 Mahlzeiten über den ganzen Tag zu verteilen, nicht nachkommt.

Immer wieder geäußerte Ängste betreffen Festtage und Feiertage. Betrifft das Fest die Gesamtgruppe (z. B. Weihnachten oder Ostern), so ist eine gemeinsame oder individuelle Vorplanung der für diese Zeit vorgesehenen Speisepläne eine Hilfe.

In jeder Therapiegruppe ist die Durchführung mindestens eines Kochabends mit Therapeuten, Patienten und deren Partnern vorgesehen. Ziel dieses Abends ist zum einen, den Patienten zu demonstrieren, daß auch bei einer Energiebegrenzung ein vielseitig gestaltetes, mehrere Gänge umfassendes Menü zubereitet werden kann. Zum anderen wird durch diesen Abend Gelegenheit zu einem geselligen Kontakt mit den Partnern gegeben.

Diese Kochabende werden i. allg. von den Patienten sehr positiv bewertet; gerade die Geselligkeitskomponente wird besonders hervorgehoben. Manche Patienten, besonders Männer, berichten, daß sie durch die Kochabende Mut gefaßt hätten, auch kalorienarme Gerichte zu kochen. Freude an dem gemeinsamen Kocherlebnis mit dem Partner wird uns auch immer wieder von den Patienten bestätigt. Für den Therapeuten ergibt sich beim Kochabend eine ungezwungene Möglichkeit, die Patienten zusammen mit ihren Partnern zu erleben.

Zu d): Ärztliche Kontrollen und Beratungen

Die meisten ärztlichen Interventionen während der Hauptphase der Therapie sind nicht bestimmten Zeitpunkten der Therapie zuzuordnen, sondern eher kontinuierlicher Art und somit auch nur teilweise vorausplanbar.

Die Patienten klagen immer wieder über verschiedene körperliche Beschwerden wie Kältegefühle, Kreislaufbeschwerden oder Verdauungsstörungen. Während Kältegefühle und Kopfschmerzen meist nur vorübergehend auftreten und bereits der Hinweis auf den passageren Charakter der Beschwerden die Patienten beruhigt, sollten bei fraglichen Blutdruckschwankungen oder zuvor bestehendem Bluthochdruck Kontrollmessungen veranlaßt werden.

Da meist mehrere Patienten in der Gruppe über Verdauungsstörungen klagen, ist dieses Thema als medizinisches Schwerpunktthema gut geeignet. Bei Beschwerden über Ödeme sowie Schmerzen in den Gelenken oder der Wirbelsäule sind gezielte Kontrollen angezeigt.

Besondere Kontroll- und Beratungsaufgaben muß der Arzt bei Patienten mit zusätzlichen Risikofaktoren (z. B. erhöhter Blutdruck, Diabetes, Fettstoffwechselstörungen) oder mit schweren chronischen Erkrankungen (z. B. Zustand nach Herzinfarkt oder Nierenerkrankungen) durchführen. Alle Maßnahmen sind jedoch immer mit dem behandelnden Hausarzt abzusprechen.

Die Verbesserung von medizinischen Werten im Rahmen von Zwischenkontrollen während der Therapie wird von den Patienten subjektiv als äußerst wichtiges Feedback für den Erfolg der Behandlung angesehen.

Während die geschilderten Beratungsaufgaben kontinuierlich während der Therapie anfallen, kann es sinnvoll sein, bestimmte ärztliche Maßnahmen in etwas stärker strukturierter Form in den Sitzungen zu organisieren, im Sinne einer ärztlichen Gruppensprechstunde in bestimmten Therapiesitzungen. Die Patienten haben dann Gelegenheit, ihre Beschwerden vorzutragen.

Medizinische Themen, die mehrere Patienten betreffen oder interessieren, sollten als Schwerpunktthemen in der Gruppe behandelt werden. Als solche Themen eignen sich Verdauung und Verdauungsstörungen, ernährungsphysiologische Faktoren, die das Tempo der Gewichtsabnahme bestimmen, und Medikamentenabusus (vor allem Laxantien, Diuretika, Schlafmittel, Appetitzügler und Psychopharmaka).

Besonders wichtig bei der Vermittlung dieser Themen ist die Verständlichkeit des Beitrages für die Patienten.

Der Arzt sollte in seinen Antworten auf Patientenfragen nicht Attributionen in Richtung auf eine somatische Bedingtheit des Übergewichtes fördern. Wichtig ist, daß der Patient versteht, daß Änderungen seiner Gewichtssituation letztlich nur über Verhaltensänderungen bewirkt werden können.

Zu e): Maßnahmen zur Förderung körperlicher Aktivitäten

Während der Hauptphase der Therapie wird das Thema „Positive Auswirkungen körperlicher Aktivitäten" von den Therapeuten immer wieder unter verschiedenen Gesichtspunkten angesprochen.

Der durch Bewegung erhöhte Verbrauch zum Ausgleich übermäßiger Energiezufuhr wird von den Patienten dabei meist als zu hoch eingeschätzt. Eine Gewichtsabnahme kann zwar durch Bewegungsmaßnahmen sinnvoll unterstützt werden, die direkten Auswirkungen eines erhöhten Bewegungspensums auf das Ausmaß der Abnahme sind aber eher gering. Von größerer Bedeutung sind die Bewegungsmaßnahmen allerdings für die Nachsorge. Hier können sie, wenn sie regelmäßig praktiziert werden, eine zu hoch angesetzte Energieobergrenze u. U. ausgleichen.

Unter medizinischen Gesichtspunkten ist eine intensive körperliche Aktivität zur Erhöhung der körperlichen Belastbarkeit wünschenswert. Sie hat darüber hinaus auch kosmetische Nebeneffekte, wie Förderung der Muskelbildung oder Straffung des Gewebes. Bei zu starker Hautfaltenbildung ist allerdings nur mit einer geringen Rückbildung der Falten zu rechnen.

Mindestens ebenso bedeutsam für die Patienten sind die subjektiven Auswirkungen von Bewegung und Sport im Hinblick auf ihr Körpererleben und ihr Selbstwertgefühl: Steigerung der Aufmerksamkeit, Erleben zunehmender körperlicher Leistungsfähigkeit und Geschicklichkeit, Abnahme von Ängstlichkeit und stärkeres Selbstbewußtsein sind wesentliche psychische Effekte.

Darüber hinaus bieten Bewegungs- und Sportprogramme gute Möglichkeiten für gemeinsame Unternehmungen mit Partnern, Kindern, Freunden oder anderen übergewichtigen Gruppenmitgliedern. Unsere Erfahrung zeigt, daß die Patienten mit gemeinsamen Aktivitäten ihre Hemmungen überwinden können (z. B. ins Schwimmbad zu gehen).

Zu bedenken ist jedoch, daß die in der Therapie besprochenen Sport- und Bewegungsarten für die Patienten realisierbar sein müssen und an individuellen Interessen des einzelnen anknüpfen sollten. Nach unseren Erfahrungen und den Berichten unserer Patienten eignen sich hierfür besonders Sportarten mit Ausdauercharakter wie Waldläufe, Radfahren, Wandern (mit dem Partner), Schwimmen, Besuch von Gymnastikgruppen, gelegentlich auch Skilanglauf. Zusätzlich berichten die meisten Patienten, daß sich auch ihr Bewegungsausmaß im Alltagsleben erheblich erhöht hat (z. B. Treppensteigen).

Nachsorgephase

Viele unserer Patienten geben bereits bei Beginn der Therapie an, daß für sie das Halten des reduzierten Gewichts nach Therapieende ein zentrales Therapieziel darstelle, denn die meisten mußten früher die Erfahrung machen, daß sie nach erfolgreicher Gewichtsreduktion wieder in Kürze ihr altes Gewicht erreichten.

Ziel des Selbstkontrollansatzes ist aber, den Patienten zu ermöglichen, ihr Eß- und Ernährungsverhalten selbst zu steuern und damit auch nach Therapieende kontrollieren zu können. Die mit der Realisierung verbundenen Schwierigkeiten müssen jedoch in der Gruppe ausführlich besprochen werden. Während der letzten Therapiesitzungen wird deshalb verstärkt das Thema „Nachsorge" vorbereitet.

In der Nachsorgephase treffen sich die Patienten als Selbsthilfegruppe in regelmäßigen Abständen. Im Hinblick auf den Erfolg dieser Selbsthilfegruppen hat es sich als wichtig erwiesen, organisatorische Fragen wie Ort, Zeit, Frequenz der Treffen sowie Inhalte der Sitzungen zu besprechen und konkret zu vereinbaren. Zur Motivierung der Patienten für die Zeit nach Therapieende sollte jeder Teilnehmer eine persönliche Bilanz bezüglich des Erreichens seiner Therapieziele, der Zufriedenheit mit den Therapieergebnissen und hinsichtlich fördernder und hemmender Faktoren in der Therapie ziehen. Gerade der letzte Punkt ist für die Nachsorge relevant. Denn Schwierigkeiten treten auch nach Ende der Therapie weiter auf. Deshalb empfiehlt es sich, solche Situationen zu antizipieren, Möglichkeiten der Lösung der Schwierigkeiten in der Gruppe zu erarbeiten und die Patienten daran zu erinnern, daß sie häufig solche Situationen bereits während der halbjährigen Therapiephase meistern konnten.

Geplant werden muß auch die weitere Zielsetzung im Hinblick auf das Gewicht. Mehr als die Hälfte der Patienten will weiter abnehmen, die übrigen möchten ihr Gewicht halten. Grundsätzlich ergibt sich jedoch die Notwendigkeit, sich mit der Obergrenze der täglichen Energiezufuhr für die Zeit nach Therapieende auseinanderzusetzen. Bei der Heraufsetzung der täglichen Energiezufuhr empfehlen wir einen stufenweisen Übergang.

Unsere Erfahrungen zeigen, daß im 1. Jahr nach Therapieende ein Teil der erreichten Gewichtsabnahme wieder verloren geht, und daß nur ein geringer Teil der Patienten das Vorhaben verwirklichen kann, weiter abzunehmen. Wir halten es für sinnvoll, diese Informationen an die Patienten weiterzugeben, nicht um sie zu entmutigen, sondern um ihnen Enttäuschungen zu ersparen und ihnen eine realistische Zielsetzung zu ermöglichen.

Aufgrund der gesammelten Erfahrungen favorisieren wir für die Nachsorge unserer Therapiegruppe eine Kombination aus Patientenselbsthilfegruppen und therapeutengestütztem Angebot. Die Gruppen werden in oben geschildertem Sinne zur Selbstinitiative aufgefordert. Gleichzeitig bieten wir für die Übergangsphase des 1. Jahres ergänzende therapeutische Sitzungen an.

Zusammenarbeit der 3 Berufsgruppen

Die Zusammenarbeit der 3 Berufsgruppen bietet u. E. eine effiziente Möglichkeit zur Behandlung von schwer übergewichtigen Patienten. Allerdings sehen wir in den Regelausbildungen der verschiedenen Berufe keine hinreichende Voraussetzung zur Durchführung der Therapie. Vielmehr muß die jeweilige Qualifikation erweitert werden, nicht nur im Hinblick auf Kenntnisse des Krankheitsbildes, sondern auch in bezug auf eine interdisziplinäre Zusammenarbeit. Schwierigkeiten bei diesem Ansatz liegen auf institutioneller Ebene (z. B. wenige Einrichtungen, in denen alle 3 Berufsgruppen arbeiten) und auf persönlicher Ebene.

Auf persönlicher Ebene muß die Bereitschaft vorhanden sein, veränderte Rollen zu akzeptieren: vom Arzt hinsichtlich seiner ärztlichen Autorität, die die Patienten ihm besonders zu Beginn der Therapie zudiktieren; vom Ernährungsberater, der in der Hierarchie in seiner sonstigen Berufsausübung eher eine untergeordnete Rolle spielt, wird eine größere Selbständigkeit gefordert; der Psychologe muß die somatischen Begleitsymptome und die Erkrankungen in Verbindung mit Adipositas kennen und die anfänglich von manchen Patienten entgegengebrachte Skepsis gegenüber Psychologen akzeptieren.

Für die Durchführung des interdisziplinären Ansatzes ist es unerläßlich, sich vor Therapiebeginn das Konzept gemeinsam zu erarbeiten und im Verlauf der Therapie anhand einer kontinuierlichen Supervision die jeweiligen Rollen zu reflektieren und die Erfahrungen aufzuarbeiten. Unsere Arbeit hat gezeigt, daß die neuen Rollen erlernbar sind, und daß bei Respektierung der Kompetenzen der jeweils anderen Berufsgruppe positive und neue Erfahrungen möglich werden.

Fazit

Am Beispiel einer Gruppenbehandlung von erheblich übergewichtigen Patienten konnte gezeigt werden, welche therapeutischen Überlegungen und Erfahrungen bei der Umsetzung einer verhaltenstherapeutischen Konzeption von Bedeutung sind. Dies erscheint uns wichtig, weil sich Publikationen über solche Therapiemodelle aus verschiedenen Gründen meistens auf die Darstellung der allgemeinen Grundlagen und auf die Ergebnisse der Behandlung beschränken. Dagegen wird der Schilderung der Praxis, d. h. der Umsetzung im therapeutischen Alltag, wenig Raum gegeben. Damit ist aber die Chance einer wirksamen Übernahme von einer Arbeitsgruppe entwickelten therapeutischen Konzeption durch andere Behandlerteams stark eingeschränkt.

Nach unseren Erfahrungen kommt der jeweiligen theoretischen Rahmenkonzeption – hier der verhaltenstheoretischen – lediglich die Funktion einer allgemeinen Orientierung zu; aus ihr leiten sich aber keine verpflichtenden Handlungsprinzipien für die konkrete Gestaltung *einzelner* Therapiemaßnahmen ab. Diese dürften vielmehr in hohem Maße durch die jeweiligen therapeutischen Aufgabenstellungen und Möglichkeiten für das betreffende Individuum bzw. Klientel und durch das Behandlungssetting bestimmt sein.

Diese Relativierung des therapieschulenspezifischen Einflusses gilt unserer Erfahrung nach nicht nur für übergewichtige Patienten. Wie bei anderen Gruppen, bei denen sich die gesundheitliche Störung eindeutig körperlich manifestiert, gilt für stark übergewichtige Patienten, daß bei ihnen zwar eine Vielzahl von darüber hinausgehenden psychischen Beeinträchtigungen festzustellen ist, sie unterscheiden sich aber vom klassischen psychotherapeutischen (psychoneurotischen) Klientel.

Dies gilt einerseits für soziodemographische Variablen, wie v. a. Alter und soziale Schicht, aber auch im Hinblick auf die Selbstsicht und Krankheitsattribution. Übergewichtige Patienten attribuieren die Ursachen ihrer Gesundheitsstörung und deren Kontrollmöglichkeiten in hohem Maße körperlich und erwarten zunächst auch von Ansätzen der somatischen Medizin – also besonders vom Arzt – Hilfe. Ein psychotherapeutischer Behandlungsansatz muß dieser Ausgangslage Rechnung tragen. Ein pragmatischer und am konkreten Problem des Patienten orientierter Behandlungsansatz wie der der Verhaltenstherapie mit relativ klar strukturierten Behandlungszielen, kommt hier sicher der Vorstellungswelt des Patienten näher und hat es dementsprechend etwas einfacher als andere Therapierichtungen. Auf der anderen Seite hat ein Behandler, der seine Aufgabe im Sinne einer Außensteuerung sieht und dem Patienten Behandlungskonsequenzen aufdrängt, seinen Auftrag falsch verstanden. Gerade in der Verhaltenstherapie muß Fremdkontrolle möglichst bald durch Selbstkontrolle ersetzt werden. Therapieschritte müssen verständlich gemacht werden, was nur möglich ist, wenn der Patient die Mechanismen der Entstehung und Aufrechterhaltung seiner Störung begreift; dazu gehört auch, daß die einfachen somatischen Attributionen des Patienten in Frage gestellt werden und komplexere psychologische Theorien im Gespräch für den Patienten verstehbar gemacht werden müssen. Das heißt auch, daß die Verhaltenstherapie eine intensive kognitive Auseinandersetzung einschließt und sich damit in ihrem Ansatz anderen psychotherapeutischen Richtungen annähert.

Ein anderer Aspekt, der zu einer gewissen Nivellierung der Unterschiede der Psychotherapieschulen beiträgt, soll abschließend noch erwähnt werden. Das Gruppengeschehen liegt erfahrungsgemäß nicht nur in den Händen des Therapeuten. Das Ziel verschiedener gruppentherapeutischer Ansätze ist es, möglichst bald die verschiedenen Mitglieder der Gruppe in einen Dialog über das jeweils zu behandelnde Problem und dessen Lösungsmöglichkeiten einzubeziehen. Dies führt dazu, daß neben den Patienteninteraktionen, die der Therapeut steuern könnte, zahlreiche Patienteninteraktionen stehen, auf die der Therapeut nur bedingt Einfluß hat. Wir haben versucht, diese Patientenkommunikation intensiv zu fördern und haben sie in der Regel als sehr konstruktiv für den Gruppenprozeß erlebt. Sie stellen aber nach unseren Erfahrungen einen eigenständigen Einflußfaktor jenseits der jeweiligen therapeutischen Rahmenkonzeption dar.

Symptomzentrierte ambulante Einzel- und Gruppentherapie der Bulimia nervosa – Programmbeschreibung und erste Ergebnisse

T. HABERMAS, U. NEUREITHER

Zur Begriffsbestimmung der Bulimia nervosa

In den 70er Jahren fielen immer mehr überwiegend weibliche Patienten mit einem Symptombild auf, das in Deutschland bereits 1966 von Ziolko beschrieben worden war:
- Die Betroffenen leiden unter Eßanfällen, während denen sie dem Impuls nachgeben, meist große Mengen von Nahrung zu verschlingen.
- Sie praktizieren verschiedene Methoden der Körpergewichtskontrolle wie Fasten, exzessive sportliche Betätigung, selbstinduziertes Erbrechen oder den Abusus von Laxantien (meist unmittelbar im Anschluß an einen Eßanfall).
- Das angestrebte Körpergewicht liegt im Normalbereich bzw. entspricht dem in der Altersgruppe geltenden ästhetischen Ideal; das reale Körpergewicht liegt ebenfalls in diesem Bereich.

Abgesehen von ganz vereinzelten Fallbeschreibungen (z. B. Wulff 1932; Benedek 1936; Bruch 1957) wurde das Syndrom häufiger erst in der zweiten Hälfte der 70er Jahre beschrieben, und dann von Boskind-Lodahl (1976) als Bulimarexie, von Russell (1979) als Bulimia nervosa, von Lacey (1982) als Bulimiesyndrom, und im *Diagnostic and Statistic Manual III* (DSM-III; APA, American Psychiatric Association 1980) einfach als Bulimie benannt. Inzwischen hat sich weitgehend der Begriff der Bulimia nervosa durchgesetzt.

Mehrere Aspekte der Begriffsbestimmung sind zu beachten bzw. umstritten. Erstens ist die Bulimia nervosa als Syndrom von der Bulimie als Symptom im Sinne des krankhaften Sichüberessens zu unterscheiden, bei dem das Körpergewicht subjektiv keine Rolle spielt (Ziolko 1985), dessen Geschichte Ziolko u. Schrader (1985) in einem bislang einmaligen Unternehmen bis zur Antike zurückverfolgt haben. So leiden ca. 10–20 % der Adipösen unter meist nächtlichen bulimischen Attacken (das sogenannte „night eating syndrome", s. Stunkard 1959, Kuldau u. Rand 1986). Das Problem des Begriffs der Bulimia nervosa liegt darin, daß er nur das psychisch bedingte Sichüberessen, nicht aber die Sorge um das Körpergewicht anspricht. Die Unterscheidung des gemeinten Syndroms von der ebenfalls psychogenen „Bulimie als Symptom" wird nicht verdeutlicht – dies bringt der Begriff des Bulimiesyndroms deutlicher zum Ausdruck.

Zweitens wurde die Bulimia nervosa zuerst im Kontext der Pubertätsmagersucht bemerkt und als eine ihrer Unterformen oder möglichen Ausgänge formuliert (z. B. Russell 1979). Das DSM-III von 1980 unterschied die Magersucht (ob bulimisch oder nicht) von der Bulimia nervosa bei Normalgewicht. In der zwischenzeit zielten viele Vorschläge darauf, alle unter Heißhungeranfällen leidenden und Maßnahmen zur Gewichtskontrolle ergreifenden Personen der einen, alle fastenden Magersüchtigen einer anderen diagnostischen Kategorie zu subsumieren (z. B. Herzog u. Norman 1985; Fairburn u. Garner 1986; s. auch Paul et al. 1987). Diese Autoren berufen sich dabei v. a. auf Untersuchungen, die psychometrisch und klinisch eine größere Ähnlichkeit bulimisch Magersüchtiger mit normalgewichtigen Bulimikerinnen denn mit fastenden Magersüchtigen ergaben. Für diese Aufteilung spricht auch die historische Evidenz, daß die bulimische Form der Magersucht und die Bulimia nervosa bei Normalgewicht historisch neueren Datums sind als die Form der nur fastenden Magersucht.

Gegen die Verwendung bulimischer Anfälle und selbstinduzierten Erbrechens als Hauptkriterien für die Differenzierung zwischen den beiden diagnostischen Kategorien der Anorexia nervosa und der Bulimia nervosa sprechen jedoch psychopathologische Überlegungen und therapeutische Notwendigkeiten. Beide Formen der Magersucht zeichnen sich aus durch die verzerrte Selbstwahrnehmung, insbesondere des eigenen Körpergewichts, und den primären Krankheitsgewinn, den sie aus dem Abmagern beziehen. Sie lösen, zusammen mit der tatsächlichen extremen Abmagerung, eine fulminante Familien- und dann auch Behandlungsdynamik aus. In ihr steht für Patientin und Behandelnde erstmal das Körpergewicht im Vordergrund. Bei der Psychotherapie normalgewichtiger Bulimikerinnen hingegen (von denen allein die folgenden Ausführungen handeln werden) spielt das tatsächliche Gewicht zunächst keine zentrale Rolle; allein die Befürchtung, es könne sich verändern, bindet die Patientin an ihr Symptomverhalten der Gewichtskontrolle. Normalgewichtige Bulimikerinnen schätzen ihr Gewicht realistisch ein, auch dann, wenn sie beispielsweise durch erfolgreiche Kontrolle der Heißhungeranfälle und Beibehalten des Fastens) zeitweise untergewichtig werden. In der revidierten Fassung des DSM-III (APA 1987) wurde nun insofern ein Kompromiß gefunden, indem deskriptiv Magersucht und Bulimia nervosa als 2 getrennte, aber nicht notwendigerweise einander ausschließende Diagnosen definiert wurden. Wir stellen hier ein Therapieprogramm (von Lacey 1985) und einige vorläufige Behandlungsergebnisse vor, das in diesem Sinne für Frauen mit Bulimia nervosa aber ohne Magersucht gedacht ist.

Die Bulimia nervosa wird von einigen Autoren, mit Implikationen für eine medikamentöse Therapie, als eine Äußerungsform einer Depression angesehen, wofür auf den ersten Blick Verstimmungszustände und eine Häufung depressiver Zustände in der näheren Verwandtschaft von Bulimikerinnen angeführt werden; andere bemerken Übereinstimmungen des Erscheinungsbilds mit bestimmten Mechanismen der Borderlinepersönlichkeit. Inzwischen hat sich aber die Erkenntnis durchgesetzt, daß die Gruppe der Bulimikerinnen weder eindeutig einer psychiatrischen Kategorie wie der der Depression noch einem bestimmten Niveau der Ichstruktur zuzuordnen ist. Sie ist Ich-strukturell und bezüglich der Persönlichkeit relativ heterogen. Dem tragen neuerdings Paul (1987) und Aronson (1986) Rechnung; jener unterschied mittels einer Clusteranalyse der Subskalenwerte auf dem FPI eine Gruppe der sozial zurückgezogenen von einer Gruppe impulsiver Frauen und einer unauffälligen Gruppe, dieser konnte die Ergebnisse des Blatt-Tests zur Bestimmung des Niveaus der Objektrepräsentanzen, auf dem Bulimikerinnen recht unterschiedlich abschnitten, gar mit dem Ausmaß des Symptomverhaltens korrelieren.

Auf einen Überblick über die weitere Symptomatik und Fomulierungen zur Psychodynamik der Bulimia nervosa bei normalem Körpergewicht möchten wir hier verzichten zugunsten einer ausführlicheren Darstellung des von uns durchgeführten Therapieprogramms (s. dazu Brand-Jacobi 1984; Habermas u. Müller 1986; Paul et al. 1987).

Notwendigkeit einer symptomzentrierten Therapie der Bulimia nervosa

Unser Ausgangspunkt für die Durchführung einer symptomzentrierten Therapie der Bulimia nervosa war der Eindruck, daß
1. die bulimische Symptomatik sich im Laufe psychoanalytischer Psychotherapien als ziemlich resistent erweisen kann (vgl. Bruch 1985; Igoin-Apfelbaum 1985),
2. mit Hilfe der bulimischen Symptomatik (durchaus nicht immer, aber häufig genug) Enttäuschungen und Konflikte verdeckt werden und so sich einer psychotherapeutischen Bearbeitung entziehen. Im Erleben vieler Patientinnen erscheinen Konflikte und Enttäuschungen nur noch als das Gefühl der inneren Leere oder als unspezifische Unrast und Anspannung, die im Anfall „abgeführt" werden.

Die Resistenz der bulimischen Symptomatik gründet in ihrer *Eigendynamik*. Sie besteht primär in dem Teufelskreis zwischen dem Versuch abzunehmen bzw. das Gewicht zu kontrollieren und den dadurch begünstigten Heißhungeranfällen. Diese verstärken ihrerseits die Angst zuzunehmen und führen so wiederum zu erneuten und verstärkten Gewichtskontrollmaßnahmen. Die Betroffenen halten sich bei der Bemessung der Essensmenge in der Regel an selbstgesetzte restriktive Maßstäbe, so daß sie sich des normalen Hunger- und Sättigungsgefühls entwöhnen. Überschreiten sie dann einmal ihre selbstgesetzten Grenzen, kann das normale Sättigungsgefühl nicht mehr wirksam eingreifen, und sie überessen sich (s. Polivy u. Herrmann 1985). Aber auch die soziale Regulation der Nahrungsaufnahme durch Konventionen wird außer Kraft gesetzt, indem die Patientinnen der Selbstkontrolle und schlanken Linie halber beginnen, ganze Mahlzeiten auszulassen, und vorzugsweise alleine essen. Die Nahrungsaufnahme verliert so ihre zeitliche Struktur und Strukturierungsfunktion für den Tagesablauf; die Bemessung der Essensmenge nach konventionellen Maßstäben, auf deren Einhaltung beim gemeinsamen Mahl geachtet wird, entfällt.

Das Eßverhalten polarisiert sich nicht nur quantitativ (Enthaltsamkeit vs. Anfall), sondern auch qualitativ: Die „gute" (nichtfettmachende) Nahrung

(Joghurts, Äpfel, Salate etc.) wird in Zeiten der Enthaltsamkeit in Maßen genossen, die „böse" (fettmachende) Nahrung hingegen, zumeist kohlenhydrat- und fetthaltige Speisen (v. a. Süßigkeiten) wird im Heißhungeranfall bevorzugt verschlungen. Die „böse" Nahrung ist zugleich die verlockende, die die Patientinnen sich vorenthalten: deshalb kommt es ihnen im Heißhungeranfall so vor, als holten sie etwas nach, was ihnen eigentlich zustände.

Auf der psychologischen Ebene verstärken die Anfälle das ursprüngliche Gefühl mangelnder Selbstkontrolle und Wertlosigkeit, was wiederum zu verstärkten Abnehmbemühungen motiviert. Im weiteren Verlauf der Symptomatik ziehen die Betroffenen sich zusehends von Freunden und Bekannten zurück, um die Anfälle allein und heimlich durchzuführen. Sie befürchten, plötzlich vom Heißhunger überfallen zu werden und sich nicht zurückziehen zu können, um ihm heimlich und abgeschieden nachzugeben. Der soziale Rückzug verstärkt dann seinerseits wieder das Gefühl der inneren Leere und die Tendenz, Affekte nicht in der Auseinandersetzung mit anderen zu äußern, sondern über die Nahrungsaufnahme zu „regulieren".

Die symptomzentrierte Therapie bietet sich schließlich noch aus einem anderen Grunde an, nämlich für Patientinnen, die sich auf eine konfliktzentrierte Psychotherapie nicht einlassen mögen oder deren Leidensdruck primär symptombezogen bleibt.

Somatische Folgebeschwerden

Bulimische Praktiken über längere Zeit können auch auf der somatischen Ebene zur Etablierung von sich selbst verstärkenden Kreisläufen führen. So kann ein infolge Fastens gesunkener Metabolismus dazu beitragen, daß die Wahrscheinlichkeit der Gewichtszunahme nach einem Anfall steigt. Der Abusus von Laxantien und Diuretika setzt jeweils eigene „Teufelskreise" in Bewegung. Bei der häufigen Einnahme von Diuretika, anfänglich oft gegen die als Folgesymptom auftretenden Ödeme genommen, kommt es zu Reboundeffekten. Der Laxantienabusus hat zum einen nicht den gewünschten Effekt, die Verdauung der verschlungenen Speisen zu verhindern (Lacey u. Gibson 1986), zum anderen führt er mittelfristig zur Abhängigkeit.

In populären Veröffentlichungen werden die körperlichen Folgesymptome bulimischer Praktiken oft zu dramatisch dargestellt, obgleich sie in Einzelfällen gravierend sein mögen. Jedenfalls haben sie oft die Funktion, die Betroffenen zum ersten Arztkontakt zu movitieren, bei dem wegen der mit ihnen verbundenen enormen Scham, die bulimischen Praktiken nicht selten verschwiegen werden. Einige Patientinnen kommmen erst nach einer längeren Ärzteodyssee mit dem vagen Verdacht auf psychische Hintergründe der körperlichen Beschwerden zu uns in die Klinik. Oft bedarf es der eingehenden Aufklärung der Patientinnen, um sie davon zu überzeugen, daß es sich bei ihren körperlichen Beschwerden um Folgen ihrer bulimischen Praktiken handelt. Manche Patientinnen können das erst dann wirklich glauben, wenn sie durch die symptomzentrierte Behandlung ihre Symptomatik kontrolliert haben und meist erst nach einigen Wochen, wenn sich ihre somatischen Beschwerden bessern.

Zu den möglichen Folgesymptomen gehören im Anfangsstadium Hals-, Magen- und Kopfschmerzen sowie vegetative Beschwerden. Später können schwere Bauchkrämpfe, Ödeme, Haarausfall und trophische Störungen der Nägel, eine Ösophagitis, Zahnschäden, eine chronische Schwellung der Glandula parotis, evtl. auch der Glandula submandibularis hinzutreten. Besonders bedrückend sind für die Patientinnen die möglichen Beeinträchtigungen des Aussehens durch Ödeme, Parotitis und die wohl durch das häufige Kauen zustandekommende Masseterhypertrophie (vgl. Brotman et al. 1985; Fichter 1985). Primäre Krankheiten, die zur Entstehung einer Bulimia nervosa beizutragen vermögen, da sie die gerade in der Adoleszenz psychologisch so prekäre Körperkontrolle unterminieren, sind erfahrungsgemäß schwere orthopädische Beeinträchtigungen, Epilepsie und Diabetes mellitus (Hillard u. Hillard 1984; Szmukler 1984; Rodin et al. 1985).

Die psychotherapeutische Gruppenbehandlung der Bulimia nervosa unterscheidet sich von der primär somatisch Erkrankter vor allem dadurch, daß die Teilnehmerinnen ihr Leiden selbst „verursachen". Um so größer sind ihre Scham und ihre Schuldgefühle, nicht nur wegen der bereits per se „unzivilisierten" Symptomatik, sondern zusätzlich auch wegen ihrer mangelnden Selbstkontrollfähigkeit. Die „Selbstverschuldung" ermöglicht der Gruppe andererseits auch eine weitergehende Zielsetzung, nämlich die Aufhebung der Symptomatik.

Ziel und Form der symptomzentrierten Bulimiebehandlung

Das von uns durchgeführte Programm weist große Ähnlichkeiten mit den meisten anderen symptomzentrierten Behandlungen der Bulimie auf (vgl. Boskind-White u. White 1983; Brisman u. Siegel 1985; Mitchell et al. 1985; Paul u. Jacobi 1986). Von diesen eher pragmatischen lassen sich explizit verhaltenstherapeutisch (z. B. Fairburn 1981) oder psychoanalytisch inspirierte Gruppentherapieformen unterscheiden (Roy-Byrne et al. 1984; zum Überblick s. Oesterheld et al. 1987). Wir haben uns explizit an das Programm von Lacey (1985) angelehnt, dessen Durchführung ich (Habermas) bei einem Studienaufenthalt in London beobachten konnte. Da wir die Gruppen im Rahmen einer Klinik mit einem psychoanalytischen Selbstverständnis durchführten, legten wir bei der Durchführung mehr Wert auf ein Verstehen der Symptomatik und hielten die Patientinnen weniger strikt zur Einhaltung des Programms an, als Lacey das tut.

Primäres Ziel des Programms ist es, die Eigendynamik des Symptoms zu durchbrechen und das Symptomverhalten zu reduzieren. Es dauert 10 Wochen und besteht aus wöchentlichen, 1 1/2ständigen Gruppensitzungen mit 5–6 Bulimiepatientinnen und 2 Leitern, sowie wöchentlich einem halbstündigen Gespräch mit je einem der beiden Leiter. In jeweils 3monatigem Abstand werden mindestens 2 Nachgespräche durchgeführt, die für die Patientinnen eine stützende, für uns eine informative Funktion haben.

In einem Vorgespräch stellen wir der Patientin das Programm vor. Es besteht aus einer Reihe gegenseitiger Vereinbarungen. Die Patientin wird über die 4fache Zielsetzung des Programms informiert:

1. aufhören sich zu überessen, sich zu übergeben, Laxantien o. ä. zu mißbrauchen,
2. normal essen,
3. sich mit Auslösesituationen bewußt auseinandersetzen,
4. alternative Bewältigungsstrategien einüben.

Wir vermitteln die Erwartung, daß sie es spätestens nach 3–4 Wochen schafft, das Symptom zu kontrollieren, daß Rückfälle wahrscheinlich und ihre Bearbeitung wichtig ist, und daß sie anfangs bei erfolgreicher Symptomkontrolle mit einer verstärkten Gefühlsintensivät zu rechnen hat (s. Lacey 1985).

Der Schlüssel zum Symptomabbau liegt auf der Verhaltensebene in der Normalisierung des Eßverhaltens. Ziel ist es, einen Mittelweg zwischen Enthaltsamkeit und „Fressen", „guten" und „bösen" Speisen zu finden.

Normalisierung des Eßverhaltens durch Vereinbarungen in der Einzelsitzung

Die mit den Patientinnen zu Beginn vereinbarte Struktur des Programms umfaßt 5 Punkte, die zum Behandlungsvertrag gehören:
1. an allen 10 Sitzungen teilnehmen,
2. das Körpergewicht während der 10 Wochen konstant zu halten ($\pm$ 1,5 kg),
3. sich an den Eßplan halten; dieser bestimmt:
   - 3 Mahlzeiten täglich einnehmen, dafür eine Mindestzeit vorsehen und sie unabhängig von vorangegangenen „Freßattacken" einhalten; zwischendurch sind maximal 2 Zwischenmahlzeiten zulässig;
   - eine vorgegebene Quantität von Kohlenhydraten und ggf. anderer „böser" Speisen zu jeder Mahlzeit zu sich nehmen,
4. das Eßtagebuch stets und überall bei sich tragen und benutzen; dieses enthält:
   - den Eßplan;
   - pro Tag eine Seite, auf der eingetragen wird: Menge und Qualität der aufgenommenen Nahrung, Ort und Zeit der Nahrungsaufnahme, „Freß"-attacken, Sichübergeben und Einnahme von Abführmitteln. Eine weitere große Spalte für die je vorangehende bzw. auslösende Stimmung bzw. Situation für einen „Freßanfall" oder auch nur Gedanken ans Essen;
   - Raum für wöchentlich ausgemachte Vereinbarungen zur Reduktion des Symptomverhaltens und zur Notierung des wöchentlichen Gewichts;
5. Raum für wöchentlich zu treffende Vereinbarungen zur stufenweisen Symptomreduktion.

Erläuterungen

Die *Gewichtskonstanz* wird durch wöchentliches Wiegen zu Beginn des Einzeltermins vom Therapeuten überprüft. Die Vereinbarung hat mehrere Funktionen:

- Das Gewicht wird so künstlich vom Eßverhalten abgetrennt, was eine Voraussetzung für die Normalisierung des Eßverhaltens ist, da die Frauen sonst dazu tendieren, ie 10 Wochen als Abmagerungskur zu betrachten, und das Bestreben abzunehmen ja die eine Seite des selbstperpetuierenden Kreislaufes ausmacht.
- Sie entlastet die Patientinnen, da wir ihnen versichern, daß ihr Gewicht sich bei Einhaltung des Programms nicht ändern wird, und sollte es sich doch ändern, wir mit ihnen zusammen darauf achten, daß sie nicht zunehmen.
- Das wöchentliche Wiegen soll es der Patientin erleichtern, ihre meist zwanghaften Gewichtskontrollen aufzugeben und sie dem Programm zu überlassen.

Mit dem *Eßplan* wird eine Normalisierung des Eßverhaltens angestrebt. Das chaotische Essen soll sich wieder auf 3 volle Hauptmahlzeiten konzentrieren, außerhalb derer nur 2 Zwischenmahlzeiten zulässig sind. Damit wird mehreres erreicht:

a) eine zeitliche Strukturierung des Tagesablaufes,
b) die Zeiten zwischen den Mahlzeiten werden vom Denken ans Essen entlastet,
c) durch die regelmäßige Einnahme voller Mahlzeiten sinkt die Versuchung zu einem Freßanfall, da kein ständiger Hunger mehr auftritt und die Patientin nicht mehr das Gefühl hat, sich etwas vorenthalten zu haben.

Die Mahlzeiten sollen normalen Umfangs und normal zusammengesetzt sein. Die Menge „böser" Speisen, in der Regel kohlenhydrathaltige Speisen, im Einzelfall aber auch individuell besonders verpönte Speisen, wird im Eßplan festgelegt. Während z. B. die Overeaters Anonymous, an den Anonymen Alkholikern ausgerichtet, totale Abstinenz von im „Freßanfall" bevorzugten Speisen fordern, meinen wir, daß die Patientinnen aus dem binären Denken (Abnehmen versus „Fressen", „gute" versus „böse" Speisen) herauszuführen sind. Sie üben in den 10 Wochen, „gefährliche" Speisen zu essen und entgegen ihren Befürchtungen und Erfahrungen sich mit einer normalen Menge zu begnügen. Die Wahl der anderen Speisen wird der Patientin überlassen – wichtig ist allein, daß die Mahlzeiten im konventionellen Rahmen bleiben, und nicht z. B. aus 2 l Suppe oder nur Obst bestehen. So behält die Patientin selbst die Kontrolle über die Auswahl des Großteils der Speisen und fühlt sich nicht völlig kontrolliert. Zudem kann sie so im Laufe der Zeit ihre Lust am normalen Essen wiederentdecken.

Die von uns festgelegten Mengen sind in unpräzisen, alltäglichen Begriffen angegeben. Damit signalisieren wir der Patientin, daß es im Programm nicht ums Kalorienzählen geht, sondern darum, die Beschäftigung mit Essensmengen ins Alltägliche zurückzuholen.

Die Patientinnen erleben den Eßplan anfangs als Überforderung. Sie sind sich sicher, zuzunehmen, wenn sie „so viel" essen. Die Gewichtsvereinbarung und eine versichernde Haltung des Therapeuten erleichtern es ihnen, ihre Befürchtungen durch praktisches Ausprobieren von Woche zu Woche abzubauen.

Die Patientin erhält ein kleinformatiges sogenanntes *Eßtagebuch.* Bereits das Aufschreiben der Nahrungsaufnahme und Freßanfälle führt zu einer heilsamen Konfrontation mit dem Symptomverhalten, das bislang oft nur wie hinter einem Schleier wahrgenommen wurde. Es läuft quasi automatisch ab und wird nach dem „Freßanfall", der selbst eine Art bewußtseinstrübende Funktion hat, möglichst schnell vergessen. Oft merkt die Patientin erst jetzt, wie sie wirklich ißt. Die auffallende Vagheit der Angaben zum Eßverhalten im Vorgespräch läßt sich nicht nur auf die Scham der Patientin, sondern häufig eben auch auf ihr mangelndes Gewahrsein ihres Symptomverhaltens zurückführen.

Das Dokumentieren des Eßverhaltens ermöglicht es der Patientin und dem Therapeuten zweitens, in der wöchentlichen Einzelsitzung gemeinsam den Verlauf der vergangenen Woche detailliert durchzusprechen. Die Patientin kann so sicher sein, daß dem Therapeuten nichts entgeht (es sei denn, sie sei unehrlich, was aber kaum vorkommt). Zusammenhänge zwischen Nichteinhalten des Eßplans und dem Auftreten von Freßanfällen, die fast immer vorliegen, treten so klar zutage: z. B. tritt am Spätnachmittag ein „Freßanfall" ein, nachdem die Patientin das Mittagessen hatte ausfallen lassen, vielleicht weil sie froh war, gerade keinen Hunger zu haben, oder als intendierter Ausgleich für ein vermeintliches oder tatsächliches Sichüberessen am vorangegangenen Tage.

In den ersten Sitzungen wird die knapp bemessene halbe Stunde ausgefüllt von der gemeinsamen Rückschau auf das Eßverhalten der vergangenen Woche und das gemeinsame Überlegen, welches die nächsten Schritte auf dem Weg zur Normalisierung und Symptomreduktion sein könnten. Diese Schritte werden am Ende der Sitzung dann *vereinbart* und in das Eßtagebuch eingetragen. Sie müssen immer begründbar und der Patientin einsichtig sein. (Manche Patientinnen beginnen immer wieder Diskussionen über Sinn und Unsinn des Programms, auf die, in gewissen Grenzen, aufklärend einzugehen ist.) Erweist sich eine Vereinbarung nach einer Woche als nicht praktikabel, wird gemeinsam überlegt, ob und wie sie zu modifizieren sei.

Je mehr Fortschritte die Patientin auf der Ebene des Eßverhaltens macht, desto mehr verlagert sich der Fokus der Einzelsitzungen auf die *Analyse der Auslösesituationen*. Diese markiert die Patientin ebenfalls in ihrem Eßtagebuch. Sie setzt sich, möglichst bereits dann, wenn sie die ersten Anzeichen eines „Freßdrucks" zu verspüren beginnt, hin und vergegenwärtigt sich schreibend ihre momentanen Gefühlszustände. Typische Auslösesituationen werden erst dann erkennbar, wenn die Freßanfälle nicht mehr fest in den Tagesablauf eingebaut sind. Es sind solches des durch sich selbst oder andere Enttäuschtwerdens, unstrukturierte, als leer empfundene Zeiten, in denen die Patientin alleine ist (z. B. abends oder am Wochenende) oder Situationen, in denen die Patientin unfähig ist, sich gegenüber anderen (Mutter, Freund) abzugrenzen oder zu behaupten. Oft reagieren Bulimikerinnen mit einem Anfall auch auf ein nur diffus wahrgenommenes körperliches Bedürfnis, nicht nur Hunger, sondern auch Müdigkeit, Abgespanntheit und Frieren. Durch das Identifizieren von Auslösesituationen wird das bislang meist als fremd und sinnlos wahrgenommene Symptomverhalten sinnvoll, so daß die Patientin es sich schrittweise wiederanzueignen und zu verantworten vermag. Zugleich wird so der Bezug zu aktuellen Konflikten deutlicher. In der Einzelsitzung versuchen wir, aufgrund der beschränkten Zeit allerdings nur punktuell, diese Konfliktsituationen zu verstehen und mit den Patientinnen alternative Bewältigungsstrategien zu überlegen, die sie per Vereinbarung dann einüben sollen.

Die Gruppensitzung

Während die Einzelsitzungen stark strukturiert sind, verlaufen die Gruppensitzungen offen. Da die Gruppe monosymptomatisch zusammengesetzt ist und die Symptomatik in der Regel mit einer großen Heimlichkeit und Scham verknüpft ist, dient sie erst einmal der subjektiven Entlastung durch die Erfahrung, nicht allein mit dem als pervers erlebten Symptomverhalten zu sein. Es ist oft erschütternd, mit welcher Offenheit Patientinnen „auspacken". Die Beteiligten erleichtert, daß sie in dieser Runde keinem etwas vormachen können: „Die anderen kennen ja alle Tricks!". Die Teilnehmerinnen tauschen sich aus über Selbstkontrolltechniken und alternative Bewältigungsstrategien. Besondere Bedeutung kommt der Gruppe bei Rückfällen zu: hier können sie eingestanden und besprochen, die Betroffene zum Weitermachen ermutigt werden. Es wird zur gemeinsamen Erfahrung, daß ein Rückfall nicht, wie es das typische Alles-oder-nichts-Denken der Betroffenen nahelegt, alles bislang Erreichte zerstört, sondern aufgefangen werden kann. Schließlich schützen die Therapeuten davor, in der Gruppe suchtartig Beziehungen aufzunehmen, ihre Grenzen zu verlieren. Da die Therapie zeitlich sehr begrenzt ist, sprechen wir unsererseits auch in der Gruppe relativ bald die herannahende Beendigung an. Hinsichtlich der weiteren Themenwahl lassen sich kaum Gemeinsamkeiten zwischen den von uns durchgeführten 4 Gruppen finden. Mal ging es um die Identität als Frau, um Beziehungen zu Männern oder den Umgang mit dem eigenen Körper. Die Therapeutin (in dem immer gemischtgeschlechtlichen Therapeutenpaar) wurde in der Gruppe häufig zum Vorbild einer nichteßgestörten und im Umgang mit dem männlichen Therapeuten unbefangenen Frau.

Patient-Therapeut-Beziehung

In der Einzelsitzung vertritt der Therapeut einen eindeutigen Standpunkt, nämlich das Programm, erläutert es aufklärend und begründet es als funktional für das Ziel der Patientin, von dem Symptom loszukommen. Er bietet der Patientin eine Strukturierungshilfe für ihr Eßverhalten, die er konsequent vertritt. Diese strukturierende Haltung gewährt der Patientin eine Entlastung von ihrem strengen Gewissen. Sie kan die Kontrolle über sich selbst für die 10 Wochen zumindest teilweise an den Therapeuten abgeben. Entsprechend gab es bei fast allen Patientinnen eine Phase, in der sie gegen das „externe über-Ich" in Form des Therapeuten bzw. Programms rebellierten, die Vereinbarungen als „zwängig" empfanden und ihre Einhaltung zumindest mit einer symbolischen Verletzung verweigerten. Die Gefahr, daß der Therapeut dann in eine überstrenge, strafende Rolle gerät, wird bereits dadurch gemildert, daß das Programm sehr viel weniger streng ist, als die Patientin mit sich selbst verfährt, insofern es ihr volle Mahlzeiten und den, wenn auch beschränkten Genuß der „gefährlichen" Speisen erlaubt, ja gar vorschreibt. Wichtig ist, daß der Therapeut auf Verletzungen der Vereinbarungen und Rückfälle verständnisvoll und stützend reagiert, sich deshalb aber nicht weniger strukturierend verhält. Andernorts haben wir ausführlicher verschiedene typische Reaktionsweisen auf das Angebot dieses Behandlungsprogramms dargestellt (Habermas et al. 1987).

Verlauf nach Gruppenende

Bereits während der ersten 10 Wochen fungierte das Eßtagebuch als eine ständige Verbindung zwischen Patientin und Therapeut. Wir hoffen, daß nach Gruppenende die Patientinnen eine so gute Erfahrung mit dem Eßplan gemacht und ihn soweit „verinnerlicht" haben, daß sie ihn und das „Eßtagebuch„ weiterhin nutzen bzw. die Gewißheit haben, auf sie in kritischen Phasen zurückgreifen zu können. Mindestens 2mal sehen wir die Patientinnen, je im Abstand von 3 Monaten, zu Nachgesprächen. Sie dienen der weiteren Unterstützung und Beratung der Patientinnen sowie unserer Information über den Erfolg der Therapie. (Inzwischen scheint es uns günstiger, die Nachgespräche anfangs in kürzerem Abstand durchzuführen.)

Erste Ergebnisse und Spekulationen

Die nachfolgenden vorläufigen Angaben zu den Behandlungsergebnissen basieren auf den in den Nachgesprächen erhobenen Informationen. Es handelt sich um die Ergebnisse von 4 Gruppen, die von den beiden Autoren sowie Horch und M. Müller mit der Unterstützung W. Bräutigams und aller Kollegen an der Psychosomatischen Universitätsklinik Heidelberg 1985 und 1986 durchgeführt wurden.

Während der letzten der 10 Behandlungswochen hatten 10 der 21 Patientinnen (48%) das Symptomverhalten (Heißhungeranfälle und Sichübergeben bzw. Laxantienabusus) ganz aufgegeben, 8 (38%) hatten es z. T. erheblich reduziert, bei 3 Patientinnen hatte sich sich jedoch nichts verändert. Nach 3 Monaten waren nur noch 7 (33%) Patientinnen im oben bestimmten Sinne symptomfrei, während 11 (52%) sich auf einem Niveau z. T. stark reduzierten Symptomverhaltens (im Vergleich zur Ausgangssymptomatik) hielten (s. Abb. 1)

Eine endgültige Bewertung der Ergebnisse möchten wir einem zukünftigen Bericht über die halbjährige Katamnese vorbehalten. Bereits jetzt lassen sich 3 wichtige Einschränkungen anführen, die bei der Beurteilung der Ergebnisse zu berücksichtigen sein werden. Erstens befand sich ein guter Teil der Teilnehmerinnen parallel und auch in der weiteren Folge in einer psychoanalytischen Therapie, so daß die Symptomaufgabe höchstens z. T. auf die symptomzentrierte Therapie zurückzuführen ist. Gleiches gilt allerdings auch für viele der Patientinnen, über die Lacey (1983) berichtet. Zweitens besagen diese Daten noch wenig über tiefergehende psychische Veränderungen der Patientinnen, die eine Symptomaufgabe stabilisieren konnten. Diese können allerdings auch gar nicht von einer derart kurzfristigen, symptomzentrierten Therapie allein erwartet werden. Im günstigen Fall kann gehofft werden, daß psychisch gesündere Patientinnen die Symptomaufgabe zu einem auch weitergehenden Neubeginn im Umgang mit sich selbst und anderen zu nutzen vermögen. Drittens ist für die

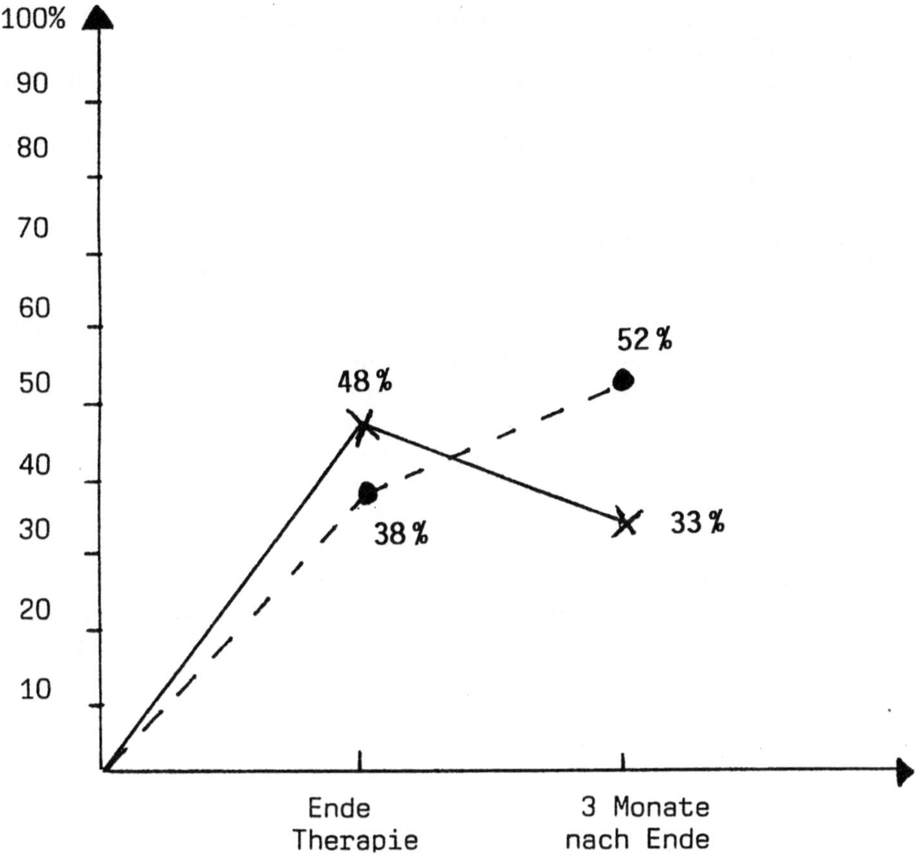

Abb. 1. Veränderung der Symptomfrequenz der Gruppen I–IV (n = 21) während und nach der Therapie (– – – – verminderte Symptomfrequenz, ⎯⎯⎯ vollständige Symptomaufgabe)

Beurteilung der vorläufigen Ergebnisse die stützende Wirkung der katamnestischen Gespräche selbst zu berücksichtigen, die hier wie bei Lacey von den jeweiligen Therapeuten selbst durchgeführt wurden. Unser Eindruck ist, daß für einige Patientinnen dieses zeitlich limitierte „check up" für die Stabilisierung der Symptomaufgabe wichtig bleibt.

Überlegungen zur Indikation

Aufgrund der Erfahrungen mit einzelnen Patientinnen möchten wir thesenartig einige Überlegungen zur Indikationsstellung formulieren. Diese hängt natürlich zusätzlich von dem gegebenen institutionellen Rahmen und verfügbaren Alternativen ab. Für Voraussetzungen zur Teilnahme halten wir:
– die Motivation zur Teilnahme an einer symptomzentrierten Therapie, u. a. das Eingeständnis der eigenen Ohnmacht gegenüber dem Symptomverhalten und die Bereitschaft, auf dieses zu „verzichten",

- das Vorliegen einer ausgeprägten Symptomatik in termini von Heißhungeranfällen und Sichübergeben bzw. Laxantienabusus,
- ein nicht zu große Abweichung des Körpergewichts vom Normgewicht (maximal 15 %),
- daß die Beschwerden monosymptomatisch sind, da sonst die Gefahr besteht,
  daß andere Symptome sich verstärken,
- keine ausgeprägten Süchte (außer Laxantienabhängigkeit),
- daß überhaupt eine ambulante Behandlung indiziert ist, also keine akute Suizidalität, Gefahr der Dekompensation etc. in Betracht zu ziehen sind.

Prognostisch eher ungünstig scheinen sich auszuwirken: ein sekundärer Krankheitsgewinn (der im Zuge des Bekanntwerdens der Bulimia nervosa inzwischen bei einigen, noch wenigen Patientinnen gegeben ist) sowie möglicherweise die Tendenz zu einer „typisch anorektischen" Form der Beziehungsaufnahme (vgl. Habermas et al. 1987 sowie Laceys schlechtere Ergebnisse von Bulimikerinnen, die früher magersüchtig gewesen waren). Schließlich scheint es
für Patientinnen mit einer generalisierten (nicht nur symptombezogenen) mangelnden Impulskontrolle sowie ausgeprägter Angst- und Frustrationsintoleranz
sinnvoll, eine symptomzentrierte Therapie erst dann zu beginnen, wenn sie sich
auf die Symptomaufgabe in einer längerfristigen therapeutischen Beziehung
vorbereitet haben, in der sie auch parallel die dann auftretenden Ängste intensiver aufarbeiten können als dies im vorgestellten Rahmen möglich ist.

D. Die Seite der Betroffenen und ihre Möglichkeiten in der „Selbsthilfe" – Ein Versuch, sich zwischen den Systemebenen zu orientieren

Diabetikergruppen – aus der Sicht einer Betroffenen

A. KUHN-PRINZ

Diagnose „Diabetes mellitus – lebenslänglich"

Diabetes mellitus (Zuckerkrankheit), eine Stoffwechselstörung, die auf relativem oder absolutem Insulinmangel beruht, begleitet die Betroffenen lebenslänglich – von ganz wenigen Ausnahmen abgesehen. Beginnend mit der Entdeckung des Insulins (1922) hat sich die medizinische Behandlung, die vom Diabetiker selbst und mehrmals täglich in eigener Entscheidung und Verantwortung durchgeführt wird, nicht grundsätzlich verändert. Wie 1922 sind das Spritzen von Insulin und die entsprechende Nahrungsaufnahme hierfür maßgebend (bei zu berücksichtigenden einflußnehmenden Faktoren wie Muskelarbeit, Krankheit oder Situationen, in denen Adrenalin ausgeschüttet oder der Glykogenabbau gehemmt werden). Die Heilung von Diabetes durch Transplantation der insulinproduzierenden Zellen wird wohl für alle Diabetiker auch in den nächsten Jahren nicht möglich sein.

Die heute angewandte Therapie und die Erkenntnis, daß trotz aller Hilfsmittel (Formeln, Computer, Insulinpumpe, Pen,[1] Blutzuckermeßgeräte usw.) die Stoffwechselregulierung nicht so funktioniert wie bei Gesunden, hat zu der Ansicht geführt, daß ein Mensch allein medizinisch nicht „einstellbar" ist und daß hier psychische Komponenten eine ebenso bedeutende Rolle spielen. Diese Erfahrung findet mit dem Erfolg von Selbsthilfegruppen stetig mehr öffentliche Beachtung, auch im humanmedizinischen Bereich. Die Unterstützung von öffentlicher und besonders von medizinischer Seite hängt jedoch davon ab, inwieweit die Betroffenen durch die Selbsthilfegruppen selbständiger werden und ggf. durch mehr Wissen selbst in ihre Behandlung eingreifen. Wird der Patient durch die Gruppe mündiger, wird die ärztliche Unterstützung der Gruppe so lange ausbleiben, bis der Patient den Beweis liefert, daß die *neue Behandlung* besser ist und der Arzt nicht überflüssig oder degradiert, sondern eher mehr gefordert wird.

Welche Möglichkeiten die verschiedenen Formen von Gruppen haben, wo ihr Grenzen sind und was erfahrungsgemäß zu berücksichtigen ist, soll in dem folgenden Beitrag dargestellt werden. Sicher sind die in fast 20 Jahren gesammelten Erfahrungen nicht immer übertragar und reproduzierbar, aber ich hoffe, daß sie Hilfestellung und Anregung geben werden und eine Aufforde-

---

[1] Automatische Spritze (Novo).

rung sind zur Änderung einiger Unzulänglichkeiten. Ich habe versucht, diesen Beitrag ausgewogen zu formulieren, was durch eigenes Betroffensein nicht immer leicht war. Nach langem Zögern habe ich zur Verdeutlichung einiger mir wichtiger Punkte meine Diabetes- und Gruppengeschichte angeführt.

Beispiel

Mit heute 32 Jahren bin ich seit fast 20 Jahren Diabetikerin. Als Kind war die Diagnose für mich nach monatelangem Trinken- und Urinierenmüssen mit ständiger Schlappheit eine Erlösung; für meine Familie war es ein Schock. Die Spritze und das zeitlich und mengenmäßig festgelegte Essen machten die Krankheit ständig bewußt. Die ärztlichen Kontrollen terrorisierten meine Mutter, die sich mit der Ernährung unendliche Mühe gab. Der Sinn der Selbstkontrolle von Urin- und Blutzucker blieb unerklärt, die Kontrolle ausschließlich dem Arzt vorbehalten. Als Jugendliche versuchte ich den Diabetes möglichst geheim zu halten und ihn (für mich) durch bessere Leistungen auszugleichen. Zu Beginn der Erkrankung habe ich außer der Handhabung der Spritzpistole keine Erklärungen bekommen, in den folgenden Jahren wollte ich sie nicht mehr. Mühsam war es, als 18jährige an Informationen heranzukommen, die ausreichend waren – und das trotz einer Tätigkeit im medizinischen Bereich.

Erst die Frage eines Vorgesetzten, ob ich denn wirklich so perfekt sein müsse, wie es den Anschein habe (– und dieses Bestreben sei ja wohl sehr unrealistisch), ermutigte mich hin und wieder dazu, mir und anderen kleine Schwächen einzugestehen. Dieser Prozeß weckte das Bedürfnis, andere Diabetiker kennenzulernen, was sich als sehr schwierig erwies. Die wenigen Interessenten wollten einen möglichst medizinischen Vortrag hören und mit beruhigtem Gewissen und in dem Glauben, etwas für die Gesundheit getan zu haben, schnell wieder nach Hause gehen. Erst ganz langsam (nach etwa 2 Jahren) waren regelmäßige Teilnehmer von Informationstreffen zu einem Gespräch bereit. In dieser Zeit war ich aber – gewollt oder gedrängt – in einer Positon, die mich zwang, eigene Bedürfnisse in Bezug auf den Diabetes zurückzustellen.

Bedingt durch einen Umzug begann ich am neuen Wohnort bald wieder Diabetiker zu suchen. Diesmal sollte es anders ablaufen: ich wollte auch Teilnehmer sein. Bei den Treffen zum Erfahrungsaustausch saßen wir länger als ein Jahr zu dritt oder viert. Eine Vortragsveranstaltung lockte dann etwa 150 Teilnehmer an. Dabei wurde einmal deutlich, daß für viele Diabetiker erst einmal die Information und später der Erfahrungsaustauch wichtig waren. Die zweite Erkenntnis war, daß die meisten Diabetiker seit vielen Jahren mit ihrer Erkrankung lebten, ohne zu wissen, was es mit diesem Defekt auf sich hat, und ohne daß es die Umgebung wußte. Die Konsequenz war, daß die langsam wachsende Gruppe sich nicht nur regelmäßig zum Erfahrungsaustausch traf, sondern auch Informationsveranstaltungen anbot. Die nächsten Schritte im Zeitraum von etwa 6 Jahren waren intensive Gesprächsgruppen, gemeinsame Wochenenden, Schulungskurse und die Organisation von Treffen für stationäre Patienten im Krankenhaus.

Diagnosestellung und Auseinandersetzung

Bei all diesen Veranstaltungen zeigte sich, daß verschiedene Diabetiker nur mit unterschiedlichem Angebot erreicht werden konnten. Und immer wieder stellte sich die Frage: Warum wollen so viele Diabetiker „unerkannt" bleiben?

Ein Geheimnis für sich behalten, heißt hier wohl erst einmal, *selbst* dieses Geheimnis entdecken, für sich selbst aufdecken und sich selbst schützen wollen. Der Diabetiker lernt nach der Diagnosestellung, mit sich, seinen Reaktionen auf Insulin, Ernährung, Muskelarbeit, mit Testmaterial und Emotionen umzugehen und Situationen einzuschätzen sowie Konsequenzen zu ziehen aus gemachten Erfahrungen. Sofern er dies alles will!

Hat er die Grundlagen an Information und entsprechende Gesprächspartner, wird er Sicherheit gewinnen. Mitleidsbekundungen und gut gemeinte und teure Ratschläge für irgendwelche Heilmittel sind nicht nur unangebracht, sondern stören die Entwicklung und verunsichern. Weitere Gründe für die Geheimhaltung können die Hoffnung sein, daß vielleicht doch alles nur ein Irrtum war, ein Lebensabschnitt, in den die Diagnose überhaupt nicht paßt (Pubertät), oder der Wunsch, sich nicht ständig als Diabetiker rechtfertigen zu müssen, für Dinge, die man im Gegensatz zu anderen tut oder läßt. Diese Zeit der Geheimhaltung kann sehr kurz sein (Tage), aber auch – und das ist häufig der Fall – Jahre beanspruchen. Die Dauer hängt maßgeblich von der Diagnosestellung ab. Wie wird vermittelt, daß Diabetes künftig ein treuer Begleiter sein wird, lebenslänglich nicht geheilt, *aber* behandelt werden kann? Wie werden die Hilfsmittel und der Sinn der Selbstkontrolle erklärt? Wie wird die Verantwortung für die Therapie dem Betroffenen übertragen und welches Handwerkszeug bekommt er, um die Verantwortung übernehmen zu können? Welche Ansprechpartner bieten sich ihm, wenn er Rat und Hilfe oder *nur* eine Schulter zum Ausruhen braucht?

Aber nicht nur die Zeit der ersten Auseinandersetzung mit dem Diabetes, sondern wohl der gesamte Verlauf hängen von der Diagnosestellung, von den Antworten auf diese Fragen ab. Dabei geht es sicher nicht um die große Psychologie, sondern einfach um ein bißchen Menschlichkeit, Einfühlungsvermögen und Zeit. Einige Minuten, vielleicht auch Stunden für Information und Zuhören gegen ein ganzes Leben als Diabetiker. Bereits in diesen ersten Gesprächen muß der Betroffene deutlich spüren, daß er als Diabetiker genauso ernst genommen wird wie vorher, daß er mit seiner Erkrankung akzeptiert wird. Dabei wird er auch erfahren, wie wichtig es ist, Erfahrungen auszusprechen bei der Suche nach Erklärungen. Spätesens dann wird das Bedürfnis geweckt sein, andere Diabetiker zu erleben.

Was aber, wenn zu Beginn alles ganz anders verläuft?

Daß Diabetes bei sog. schlechter Einstellung Blutgefäße und Nerven schädigen kann, ist überall zu hören und zu lesen: vom Nachbarn als Horrormeldung, vom Arzt als Druckmittel für mehr Disziplin bei der Diät. Wie jedoch ein Folgeschaden zu verhindern ist, steht kaum irgendwo geschrieben und wird vom Arzt in diesem Zusammenhang auch nicht erwähnt; damit wäre der Trumpf ja an falscher Stelle ausgespielt. Daraus resultiert Angst: nicht nur Angst vor dem Arztbesuch mit der Bestätigung wie schlecht der Zucker eingestellt ist, sondern auch Angst vor Blindheit, kaputten Nieren, schmerzenden Nerven und schwarzen Füßen. Angst, die entweder lähmt und Hilflosigkeit vermittelt oder die zum Ablehnen und Ignorieren des Diabetes führt.

Bedürfnis nach einer Gruppe

Sicher wird hier deutlich, welcher Diabetiker im weiteren Verlauf nicht nur mehr Möglichkeiten haben wird, mit seiner Erkrankung umzugehen, sondern auch motiviert ist, sich zu informieren und an einer Gruppe teilzunehmen. Daß es trotzdem oft sehr schwer ist, Diabetiker zu finden, die sich öffentlich zu erkennen geben, die an Informationsveranstaltungen teilnehmen und die eine Gruppe wollen, hängt auch ab von dem Stadium des Akzeptierens, in dem sich der Diabetiker gerade befindet (Gfeller u. Assal 1983).

Meine Erfahrung zeigt, daß das Bekenntnis zum Diabetes nach außen verbunden ist mit einer relativen, d. h. subjektiven Sicherheit. Wird diese durch die Gruppe in Frage gestellt, kommt es in der Regel zum Rückzug. Daher gilt: Erst bestätigen, dann *gemeinsam* das *Aber* erarbeiten!

Mediziner und Psychologen fragen oft nach einem Schlüsselerlebnis, das den Anstoß gibt für die Teilnahme und Mitarbeit in einer Gruppe. Sicher gibt es Situationen wie eine plötzlich gut wirkende Therapie oder eine erneute geglückte Auseinandersetzung mit dem Diabetes. Solche Erfahrungen oder negativ erlebte Situationen wie schwere Hypo- oder Hyperglykämie und das Auftreten von Folgeschäden sind nach meinen Beobachtungen selten eine Motivation, an der Gruppe teilzunehmen.

Für entscheidend halte ich dagegen erste Erlebnisse im Kontakt mit anderen Diabetikern, ähnlich der Situation der Diagnosestellung. Wie groß ist das gegenseitige Vertrauen und Verständnis? Wie werden eigene Erfahrungen toleriert oder als falsch abgetan? Wie realisierbar für die Betroffenen sind die Tips und wie hilfreich ist das Gefühl von Gemeinsamkeit?

Das einmal erlebte Gefühl des ohne große Erklärungen Verstandenwerdens von anderen Diabetikern weckt das Bedürfnis nach weiteren Treffen. Auch hier wird erst allmählich die Maske fallen und darüber gesprochen, daß die Ernährung eben doch Schwierigkeiten mit sich bringt, daß die gesamte Therapie, die ja bestenfalls einen normalen Blutzuckerspiegel zur Folge hat, (zeitweise) als Belastung empfunden wird und daß die Angst vor Folgeschäden manchmal recht groß ist.

In einer Zeit, in der es gilt, normal zu sein und gut zu funktionieren, wird unter Betroffenen ein befreiendes Gefühl vermittelt: frei von dem Zwang, ebenso zu sein wie die Gesunden – eher noch besser, frei von dem Kampf, als Diabetiker ohne Mitleid angenommen zu werden, und frei von dem ständigen Erklärenmüssen, was in unterschiedlichen Situationen wichtig ist. Das bedeutet nicht, daß Diabetiker untereinander bleiben sollen und die Umgebung nicht aufgeklärt werden soll über gewisse Reaktionen. Im Gegenteil. Der Freiraum der Treffen dient dazu, sich als Diabetiker zu üben, abzuwägen, was in welcher Situation wichtig zu tun oder auch zu lassen ist, und darüber Klarheit zu gewinnen, wie Außenstehende verständlich und ausreichend über Verhaltensweisen informiert werden können, ohne überfordert und belästigt zu werden.

Ziele von Diabetikertreffen können also sein:
- das Training, „als Diabetiker aufzutreten",
- die Informationsvermittlung,
- der zwanglose Erfahrungsaustausch,
- das intensive Gespräch mit Lösungen und Hilfestellung,
- die Organisation verschiedenster Veranstaltungen und
- die Information der Öffentlichkeit.

Verschiedene Formen von Diabetikergruppen

So wie alle Menschen sind auch Diabetiker durch verschiedene Veranstaltungen ansprechbar. Demzufolge muß es auch ein unterschiedliches Angebot von Treffen geben, wenn man das Ziel hat, möglichst viele Diabetiker zu erreichen und langfristig zu interessieren.

So gibt es bei uns das monatliche (ggf. 14tägige) *Stammtischtreffen*, das in einem Lokal oder öffentlichen Raum (Gemeinde, Kirche, karitative Einrichtung, Krankenhaus, Krankenkasse, Volkshochschule) stattfindet und bei dem die Teilnehmerzahl und Thematik je nach Wetter, Bedürfnis und anderen Interessen schwanken. Hier finden sich Betroffene, Partner, Interessierte (Studenten, Diätassistenten usw.) und Eltern von diabetischen Kindern mit oder ohne diese Kinder (möglichst getrennt von der Jugendlichen-/Erwachsenengruppe) zum Erfahrungsaustausch und zum Erleben, wie andere mit dem Diabetes umgehen. Diese Gruppe braucht keinen Leiter, aber einen „harten Kern" zum Verteilen der Aufgaben, wie z. B. Einführung der neuen Teilnehmer, Öffentlichkeitsarbeit bei außergewöhnlichen oder veränderten Terminen, Weitergabe von Informationen, Kontakte zu anderen (Diabetiker)gruppen.

Anders ist es bei einer *Schulungsgruppe*, die sich für einen festgelegten Zeitraum (bei uns ca. 3 Monate einmal wöchentlich) trifft mit dem Ziel, möglichst viel zu lernen im Umgang mit dem eigenen Diabetes oder dem des Partners, des Kindes, der Eltern. Auch wenn hier der äußere Rahmen gegeben ist (oder gerade deshalb), findet sich schnell eine Gruppe, die Inhaltsschwerpunkte festlegt und meist zur weiteren aktiven Teilnahme in anderen Gruppen bereit ist.

So wie das Ziel der Schulungsgruppe die Wissensvermittlung ist, sind es in der *Gesprächsgruppe* der intensive Erfahrungsaustausch und die Bewältigung von Schwierigkeiten, die sich durch Diabetes ergeben oder verstärkt werden. Nach den Richtlinien von Pelser (1983) nehmen daran ausschließlich Diabetiker teil, maximal 10, sowie ein Gruppen- und ein Protokollführer. Der Gruppenleiter bestimmt weder die Thematik, noch greift er in die Diskussion ein, außer bei sachlichen Fehlern, unbeantworteten Fragen, zur Zusammenfassung bei stockender Diskussion. Der Protokollführer hält stichwortartig den Gesprächsverlauf fest, um die Gruppenentwicklung zu verfolgen und um mit Hilfe der Supervision gezielt intervenieren zu können. Die Gesprächsgruppen treffen sich für ein halbes oder ein Jahr wöchentlich, danach meist auf eigenen Wunsch in selbst bestimmten Abständen noch nach Jahren. Grundlagen sind das gegenseitige Vertrauen, Offenheit, Verschwiegenheit nach außen und regelmäßige Teilnahme.

Daneben gibt es eine Gruppe, die sich zur *Fortbildung*, d. h. zu Vortrags- und Diskussionsveranstaltungen trifft. Dazu kommen auch Teilnehmer aus den anderen Gruppen, um Informationen zu erhalten und Fragen an den jeweligen Experten stellen zu können. Viele der Teilnehmer, die ausschließlich zu diesen Veranstaltungen erscheinen, bleiben anonym, zeigen sich unsicher, aber durchaus wißbegierig und können sich selbst als Diabetiker meist nicht akzeptieren, um sich intensiver damit auseinanderzusetzen. Bei diesen Treffen beruhigen sie ihr Gewissen, indem sie sich die Bestätigung holen, alles richtig zu machen oder dem behandelnden Arzt eine völlig andere und vielleicht bequemere Auffassung zuschreiben. Oder aber sie werden unruhig und ängstlich. Viele Diabetiker, die ihre Behandlung ändern oder den Arzt wechseln möchten, kommen immer wieder, ohne etwas geändert zu haben. Sie holen sich die Bestätigung, daß sie es tun müssen, bis sie es nach langem Ringen schaffen. Für diese Teilnehmer ist dann das Angebot der anderen Gruppen sehr hilfreich.

Die Kontakte zu anderen Diabetikern gehen oft über den eigenen Wohnort hinaus bzw. bleiben auch nach einem Umzug, den Ferien, einer Weiterbildung oder einem Klinikaufenthalt bestehen. So ist es für viele Gruppen hilfreich, sich mit Vertretern anderer Gruppen zu treffen, auch weil man viele organisatorischen Dinge gemeinsam bewältigen kann. Daraus hat sich bei uns eine *Wochenendgruppe* gebildet, die sich in der Regel 2mal jährlich trifft und deren fester Kern Teilnehmer der Insulinergruppen des Bundesgebietes sind (s. S. 233). Die Atmosphäre dieser Wochenenden ist schwer zu beschreiben: hier sind plötzlich rund 70 Diabetiker, die hunderte von Kilometern anreisen, um sich in der Mehrheit zu fühlen. Das eigentliche Lernen geschieht hier am Rande, durch Erleben und Beobachten.

Alle Treffen erfordern eine gewisse Organisation, die von möglichst vielen getragen werden soll. Dazu treffen wir uns zu regelmäßigen *Teamsitzungen*, etwa vierteljährlich. Zur jährlichen Programmfestlegung bietet sich ein Arbeitswochenende an. Nicht nur für die Teilnehmer dieser Sitzungen, sondern auch für diejenigen der einzelnen Gruppen ist es wichtig, daß in regelmäßigen Abständen die Zielsetzung verdeutlicht wird, ggf. ergänzt und/oder geändert wird. Dabei muß auf Bedürfnisse und Erwartungen möglichst vieler eingegangen werden und zumindest ein für alle Beteiligten annehmbarer Kompromiß erzielt werden.

Natürlich braucht nicht jeder Diabetiker eine Gruppe, aber wissen sollte er davon und die Chance haben zu erfahren, was in einer Gruppe geschehen kann. Erst dann kann er entscheiden, ob und wie lange sie für ihn wichtig und hilfreich ist.

Braucht ein Diabetiker Insulin oder Tabletten usw., bekommt er seine Therapie. Sollte dann nicht auch eine Gruppenteilnahme *rezeptiert* werden können, um sich die Motivation für die Anwendung dieser Therapie zu holen?

Was kann eine Diabetikergruppe (nicht) leisten?

Eine Diabetikergruppe, gleich in welcher Form sie arbeitet, wird den Teilnehmern Sicherheit geben, als Diabetiker das zu berücksichtigen, was für ihn wichtig ist. Ohne eine Seite zu überfordern werden Umgangsformen mit der Familie, dem Freundeskreis, den Arbeitskollegen, dem Arzt usw. gefunden. Daneben wird das Gefühl vermittelt, nicht alleine der *schlechte Diabetiker* zu sein, der Blutzuckerwerte hat außerhalb des Normalbereichs, der es auch einmal satt hat, sich an die Regeln zu halten und gegen sein Wissen etwas tut, weil ihm die Situation wichtiger ist, der vor Hypoglykämien, Folgeschäden und Hilflosigkeit Angst hat, die nachzuempfinden schwer ist, und der sich immer wieder entscheiden muß, die Verantwortung für seinen Stoffwechsel selbst zu übernehmen. Die Atmosphäre und das Gefühl der Vertrautheit schaffen die Grundlage, immer wieder neu zu motivieren und gemeinsam nach den möglichst besten Lösungen zu suchen. So kann die Gruppe auch Anlaufstelle sein, um

– Informationen und Ratschläge zu geben an Eltern, Partner, Lehrer, Krankenpflegepersonal usw.,
– einen Beitrag zur Kostendämpfung im Gesundheitswesen zu leisten durch die Motivation zu optimaler Stoffwechselführung. (Die Einrichtung einer Verteilerstelle für notwendige Hilfsmittel in Zusammenarbeit mit den Kostenträgern führt zu erheblichen Einsparungen.)
– Die Gruppe kann Ausgangspunkt sein, um Ärzte aufzufordern, die Diabetesbehandlung nach heutigen Erkenntnissen zu gestalten.

Dabei muß ein Punkt klar herausgestellt werden: Eine Diabetikergruppe, wie aktiv und stark sie auch sein mag, kann und darf keine medizinischen Leistungen übernehmen! Diabetesbehandlung *heute* heißt nicht nur Einleitung einer Therapie, sondern und vor allem umfassende (fortlaufende) Information des Patienten. Ist Letzteres nicht gegeben, hat die Gruppe die Aufgabe, auf diese Mißstände hinzuweisen und eine Änderung zu fordern. Versucht die Gruppe – als Übergangslösung – ihren Mitgliedern durch entsprechende Veranstaltungen das notwendige Wissen zu vermitteln, sollte dies als Verstärkung der Forderung an medizinische Einrichtungen und Kostenträger verstanden werden und zumindest moralisch von diesen öffentlich unterstützt werden.

Insulinergruppen

Die aufgeführten Treffen und deren Beschreibung beruhen auf der Erfahrung mit Insulinerselbsthilfegruppen, die z. Z. in Deutschland mit 45–50 Gruppen vertreten sind und vornehmlich insulinpflichtige Mitglieder zwischen 16 und 40 Jahren haben, teilweise sind auch Eltern-Kind-Gruppen angeschlossen. Die Verbindung untereinander wird nicht nur durch 2 jährliche Treffen von Gruppenvertretern hergestellt, sondern auch durch eine gemeinsam erstellte Zeitung. Diese Zeitung wird von den einzelnen Gruppen als unbedingt notwendig erachtet als Zeichen der Gemeinsamkeit nach außen. Sie erscheint 2mal jährlich und wird überwiegend durch Spenden aus den Gruppen finanziert.

Praktische Hinweise

Je konkreter die Einladung zur Gründung einer Gruppe, um so ausgewählter und auch zahlenmäßig geringer werden die Interessenten sein. Läßt die Ankündigung außer Treffpunkt und Uhrzeit alles offen, werden die Teilnehmer des ersten Treffens über den weiteren Verlauf entscheiden. Dieser Entscheidungsprozeß *muß* so schnell wie möglich abgeschlossen sein, damit nicht ständig Erklärungen gegeben werden müssen. Erfahrungsgemäß sollte für das erste Treffen ein neutraler Ort (z. B. Lokal, Räumlichkeit von Gemeinde, Kirche, caritativen Einrichtungen) gewählt werden. Private Treffen sind möglich, bieten jedoch für neue Teilnehmer eine zusätzliche Hemmschwelle. Je öfter private Treffen stattfinden, um so mehr wird der Diabetes in den Hintergrund treten.

Die Einladung erfolgt erst über Zeitung, lokale Mitteilungsblätter und ggf. über Diabetikerzeitungen unter Angabe einer Kontaktadresse. Später ist es sinnvoll, Teilnehmer direkt anzuschreiben oder eine Telefonkette zu bilden. Werbung für die Gruppe kann auch über Handzettel in Apotheken, Reformhäusern und Drogerien ablaufen, sowie in Arztpraxen durch Verteilung über die zuständigen Stellen der Kassenärztlichen Vereinigung. Die Einladung über die Apotheken hat sich dabei als sehr werbewirksam erwiesen.

Im weiteren Verlauf ist darauf zu achten, daß – je nach Gruppenform – Aufgaben und Kosten verteilt, Ziele wiederholt und Wünsche formuliert werden. Für das Wachsen der Gruppe ist die Geduld eine wichtige Voraussetzung! Der- oder diejenigen, die den Wunsch nach einer Gruppe haben, sollten sich bewußt machen, wie lange sie selbst bis zu diesem Schritt gebraucht haben. Auch ihre Funktion als Organisator(en) muß von Anfang an klar formuliert werden, ggf. unter den Teilnehmern wechselnd übernommen werden.

Wer eine Gruppe gründen *will*, wird es schaffen. *Anfangen* – es ist die einzige Möglichkeit!

Noch ein Punkt darf nicht verschwiegen werden: Es gibt Diabetikergruppen, die sich wieder auflösen, oder in private Gruppen übergehen. Ein schlechtes Zeichen? Durchaus nicht. Sind die Bedürfnisse der Teilnehmer an die Gruppe erfüllt worden, gibt es keinen Grund für weitere Treffen. Es ist ja gerade das Ziel einer Gruppe, ihre Teilnehmer selbständig zu machen und damit unabhängig von der Gruppe.

Voraussetzung für die Auflösung ist, daß der Wunsch von den Teilnehmern kommt, von allen akzeptiert werden kann und diese Möglichkeit bereits bei der Gründung besprochen wurde. Als Alternative kann – sofern bei einigen das Bedürfnis vorhanden ist – eine Neugründung diskutiert werden.

Die Gefahr, daß (Diabetiker)selbsthilfegruppen aussterben, halte ich für sehr gering. Wer selbst erfahren hat, wie bedeutend die Gruppe für den Betroffenen ist, hat in der Regel das Bedürfnis, diese Erfahrung für andere möglich zu machen!

Selbsthilfegruppen bei körperlich Kranken*

G. C. SCHAUWECKER

Vorgehen bis zur Entstehung der Selbsthilfegruppen

Das Projekt wurde zu Beginn der Arbeit auf vielfältigen Wegen der Öffentlichkeit bekannt gemacht. Es wurden zahlreiche persöniche und telefonische Gespräche mit Leitern und Mitarbeitern verschiedener Kliniken und Krankenhausstationen innerhalb und außerhalb der Universität geführt, mit Angehörigen von Beratungsstellen, Gemeindepfarrern, niedergelassenen Ärzten und vielen anderen. Alle diese Gesprächspartner und Institutionen erhielten zu jedem Krankheitsbild ausgearbeitete Broschüren, die in wenigen Sätzen über Selbsthilfegruppen informierten und Kontaktadressen enthielten. Wir schlugen vor, diese Handzettel in Wartezimmern auszulegen und in Frage kommenden Patienten auszuhändigen.

Die meisten Interessenten für eine Selbsthilfegruppen kamen auf unsere Einladung zu einem persönlichen Gespräch in die Klinik, bei dem wir über Merkmale von Selbsthilfegruppen informierten und die Betreffenden baten, einiges zu ihre Erkrankung und zu ihrer Motivation für eine Selbsthilfegruppe mitzuteilen. Wer sich am Ende dieses Gesprächs einer Selbsthilfegruppe anschließen wollte, wurde in eine Warteliste für die jeweilige Gruppe aufgenommen.

Wenn die Warteliste für eine neu zu bildende Selbsthilfegruppe 10–15 Interessenten umfaßte, wurde das erste Gruppentreffen von uns Beratern einberufen. Wir hatten vorher einen entsprechenden Gruppenraum beschafft. Dies war oft ein schwieriges und zeitraubendes Unterfangen mit vielen vergeblichen Anfragen und Besichtigungen von Räumen. Diese sollten ja nicht nur gut zu erreichen sein und einladend wirken, sondern möglichst auch noch kostenlos zur Verfügung stehen. Es war ein glücklicher Zufall, daß wir bei unserer Suche auf eine Wohnung des Caritas-Verbandes der Stadt Heidelberg stießen, die 2 Selbsthilfegruppen von Suchtkranken („Kreuzbund") zur Verfügung stand.

---

* Die vorliegende Arbeit wurde in erweiterter Form unter dem Thema „Aufbau, Begleitung und Nachuntersuchung von Selbsthilfegruppen körperlich Kranker und seelisch belasteter Menschen" in den Materialien und Berichten der Robert-Bosch-Stiftung (1983) veröffentlicht. Das Projekt wurde 1979–1982 an der Psychosomatischen Universitätsklinik Heidelberg durchgeführt, der Abschlußbericht 1982 fertiggestellt. Die vorliegenden Auszüge wurden weitgehend unverändert belassen.

Hier kamen und kommen noch viele „unserer" Gruppen zusammen. Andere trafen sich in Gruppenräumen der evangelischen und der katholischen Klinikgemeinde sowie der evangelischen Studentengemeinde der Universität.

Bei einigen Gruppen (Psoriatiker, multiple Sklerose, Diabetes) verzichteten wir auf Vorgespräche und luden Interessenten über die Lokalzeitungen gleich zu einem ersten Treffen ein.

Es entstanden Gruppen von Psoriatikern (2), Epileptikern (1), Multiple-Sklerose-Kranken (1), jüngeren Stomaträgern (1), chronisch Darmkranken (Kolitis, Morbus Crohn; 1) Herzinfarktkranken (1), jugendlichen und erwachsenen Diabetikern (1), Rheumatikern (1), schwer Körperbehinderten (1), Übergewichtigen (5), Neurotikern (4) und von alten Menschen (1). Davon lösten sich innerhalb eines halben Jahres wieder auf: Eine Gruppe älterer Psoriatiker, die Gruppe der erwachsenen Diabetiker, der Rheumatiker und der schwer Körperbehinderten, 2 Gruppen Übergewichtiger und eine Gruppe von Neurotikern. Von den Interessenten für die verschiedenen Selbsthilfegruppen wurden Sozialdaten erhoben. In einem halbstandardisierten Erstgespräch, das auch der Information der Interessenten über Selbsthilfegruppen diente, wurden Daten der jeweiligen Erkrankung oder Störung und deren Auswirkungen erfragt. Anschließend füllten die (meisten) Interessenten den Gießen-Test aus. Die Gruppen wurden in unterschiedlicher Form und Intensität von einem Arzt und einer Sozialpädagogin begleitet und beraten, wobei die Wünsche der Teilnehmer so weit wie möglich berücksichtigt wurden.

Die Sozialdaten der Interessenten für Selbsthilfegruppen gleichen weitgehend denen von Patienten der Psychosomatischen Klinik Heidelberg. Diese Interessenten waren nur älter (Organkrankheiten) und hatten deswegen seltener einen höheren Schulabschluß. Der Anteil der Frauen in der Gesamtklientel war relativ hoch, vor allem weil die Selbsthilfegruppen von Übergewichtigen fast nur aus Frauen bestanden. Die Befragten litten unter körperlichen, vor allem psychovegetativen Beschwerden, unter depressiven Verstimmungen, dem Gefühl, isoliert zu sein, unter Kontakthemmungen, Minderwertigkeitsgefühlen und einer Reihe weiterer seelischer Beschwerden. Die meisten suchten in der Selbsthilfegruppe das Gespräch mit ähnlich Betroffenen und erhofften sich dadurch eine Linderung der vielfältigen Krankheitsfolgen und eine bessere Bewältigung des Krankheitsschicksals. Von allen Interessenten war etwa ein Drittel ein halbes Jahr und länger in einer Selbsthilfegruppe. Sie waren gegenüber den Ausgeschiedenen gekennzeichnet durch höhere Motivation für eine Selbsthilfegruppe, durch mehr Eigeninitiative, durch ein mehr seelisches Krankheitsverständnis und durch einen höheren subjektiven Störwert ihrer Erkrankung mit mehr psychovegetativen Beschwerden. Die Testuntersuchungen ergaben ein ähnliches Bild.

Testuntersuchung: Vergleich von Selbsthilfegruppenmitgliedern und Interessenten, die später selten oder nie in die Gruppen kamen

Vergleicht man die Selbstbilder, die diese beiden Teilgruppen nach dem ersten Gespräch im Gießen-Test von sich gaben, so erhält man folgende etwas größere Unterschiede. Insgesamt betrachtet scheinen die später aktiven Selbsthilfe-

Tabelle 1. Selbstbilditems des Gießen-Tests, in denen sich die Ankreuzungen von Selbsthilfe-gruppenmitgliedern und Nichtmitgliedern um mindestens 10% unterscheiden (GM = lang-fristige Gruppenmitglieder, NGM = Nichtmitglieder)

Item-Nr.	Kurztext	GM (n = 39) [%]	NGM (n = 68) [%]
3	„andere lenken"	37	20
23	„minderwertig"	14	31
36	„wird stark eingeschätzt"	40	27
27	„legt viel Wert auf Aussehen"	44	28
40	„unbefangen mit anderem Geschlecht"	39	27
8	„wenig ängstlich"	31	19
32	„oft Sorgen um andere"	65	54
39	„schwer ausgelassen"	24	37
11	„zeigt viel Bedürfnis nach Liebe"	12	37

gruppenmitglieder ein eher stabileres Selbstbild zu haben als die Nichtaktiven. Insbesondere sehen sie sich seltener für minderwertig gehalten und werden häufiger stark eingeschätzt; relativ viele von ihnen sind wenig ängstlich. Ver-gleichweise wenige spätere Gruppenmitglieder haben es schwer, ausgelassen zu sein. Daneben treten solche Items hervor, die eine Bereitschaft zu Aktivität und Engagement erkennen lassen: Von den Selbsthilfegruppenmitgliedern wol-len relativ mehr andere lenken; sie legen viel Wert darauf, schön auszusehen; sie sind mit dem anderen Geschlecht unbefangen und machen sich oft Sorgen um andere. Dazu könnte auch passen, daß wenige der eher selbstbewußten und aktiven Mitglieder von Selbsthilfegruppen glauben, sie zeigten ein großes Bedürfnis nach Liebe (Tabelle 1).

Beschreibung der Gruppen

Wir wollen die Selbsthilfgruppen von organisch bzw. psychosomatisch Kranken beschreiben, mit denen wir bei diesem Projekt zusammengearbeitet haben. Unser Kontakt zu den einzelnen Gruppen war unterschiedlich eng. Während wir einige in regelmäßigen Zeitabständen bei ihren Sitzungen besuchten, erleb-ten wir andere nur sporadisch oder bei Gesamttreffen[1] immer nur einzelne Ver-treter von Gruppen. Eine Gruppe wünschte die Zusammenarbeit mit uns nicht. Schon aus diesem Grunde können wir über manche Gruppen nur wenig

---

[1] Zusammentreffen von Teilnehmern mehrerer Gruppen derselben Art, z. B. der von Über-gewichtigen, zum Erfahrungsaustausch über die Arbeit in den einzelnen Gruppen (Moel-ler 1978).

mitteilen. Bei anderen, die uns viel Einblick gewährten, verbietet es die Diskretion, Einzelheiten des Gruppengeschehens zu schildern.

Wir möchten in Kürze zusammenfassen, was uns für die einzelnen Gruppen wesentlich zu sein scheint. Damit soll ein anschaulicher Eindruck von der Vielfältigkeit, aber auch von den zahlreichen Gemeinsamkeiten der Gruppenverläufe vermittelt werden.

Selbsthilfegruppen von Übergewichtigen

Zahlreiche medizinische, paramedizinische und psychologische Disziplinen bemühen sich mit den unterschiedlichsten Methoden um Übergewichtige. Mit Hilfe von Nulldiät, speziell zusammengesetzten Diäten, Reduktionskosten, Medikamenten, Physiotherapie, chirurgischen Eingriffen, Akupunktur, Unterricht über Ernährungsfragen, Verhaltenstherapie und vielen anderen Behandlungsformen soll das diätetische Übergewicht heruntergehen, das auf vermehrtem Essen beruht. Dabei interessiert neben dem unmittelbaren Behandlungserfolg der Langzeiteffekt der Therapie. Dieser ist, an den Erwartungen der Therapeuten gemessen, in der Regel gering. In zahlreichen breit angelegten Untersuchungen zur Bestimmung des Langzeiteffektes von Reduktionsbehandlungen (zusammengefaßt bei Tonskämper 1977) gibt es immer einige auf die Dauer sehr erfolgreiche Patienten, während eine recht große Anzahl nach Beendigung der jeweiligen Behandlung wieder zunimmt.

Wie bei den Alkoholikern (Anonyme Alkoholker; AA) sind in dieser mißlichen Situation schon vor 2 Jahrzehnten erste Selbsthilfegruppen und Selbsthilfeorganisationen in den USA entstanden (OA „overeaters anonymous", eine Unterorganisation der AA; TOPS „take off pounds sensibly"; „fatties anonymous" und andere). Kranke Menschen greifen überhaupt oft zur Selbsthilfe, wenn die erwartete Fremdhilfe, aus welchen Gründen auch immer, nicht ausreicht (Moeller 1978). Dabei wird die Bildung gerade von Selbsthilfegruppen Süchtiger – wegen vieler Analogien sind die Übergewichtigen im weiteren Sinne dazu zu rechnen – begünstigt, durch ihre Neigung zu engen Beziehungen und durch das hohe Maß an Scham, die zu ihrer Stigmatisierung beiträgt. Das Gespräch nur im Kreise von Betroffenen, also ohne einen „Fremdkörper", wie z. B. ein Therapeut, der das Problem der Sucht nicht hat, mag die Offenheit wesentlich erleichtern und den Zusammenhalt in der Gruppe fördern.

In Deutschland sind Selbsthilfegruppen von Übergewichtigen längst nicht in vergleichbarem Maße wie in den USA entstanden. Es gibt inzwischen in allen größeren Orten die *Overeaters Anonymous*, die ganz ähnlich wie die Anonymen Alkoholiker arbeiten. Vor einigen Jahren bildeten sich auf Initiative einer Frauenzeitschrift *(Brigitte)* zahlreiche „Brigitte-Diät-Clubs", die sich, soweit wir wissen, inzwischen wieder weitgehend aufgelöst haben. Seit etwa 3 Jahren breitet sich in der Bundesrepublik eine aus den USA kommende kommerzielle Organisation aus, die Weight Watchers, die auch Selbsthilfeelemente verwerten. Darüber hinaus haben private Initiativen von Betroffenen in den letzten Jahren zur Gründung von immer mehr Selbsthilfegruppen geführt. Ohne daß es unsere Absicht gewesen wäre, bildeten die Selbsthilfegruppen der Übergewichtigen in unserem Projekt einen gewissen Schwerpunkt, schon allein, wenn man die Zahlen der Interessenten und der entstandenen Gruppen betrachtet.

Wir führten mit 74 übergewichtigen Interessenten Erstgespräche und konnten deren Daten erheben. Die meisten entschieden sich, einer der hier entstehenden Selbsthilfegruppen beizutreten, und erschienen auch zum ersten Treffen. Einzelne wurden von uns allerdings auch abgewiesen, da sie infolge einer schweren Eßstörung (Bulimie oder gar Anorexie) erheblich untergewichtig waren. Nach einem halben Jahr gehörten noch knapp 30 zu einer der Gruppen, die meisten davon blieben ein Jahr und länger. Wir konnten mit 22 langfristigen Gruppenteilnehmern und 11 Ausgeschiedenen ein Zweitgespräch führen. Von den ursprünglich 5 Gruppen bestehen noch 3, 2 davon schon länger als 2 Jahre.

Von den 74 Interessenten waren 91 % Frauen und 9 % Männer. Selbst diese wenigen Männer schieden innerhalb eines halben Jahres aus den Gruppen aus, so daß alle Gruppen nach einiger Zeit reine Frauengruppen waren. Fast 3/4 (72 %) von den Interessenten waren zwischen 20 und 38 Jahren alt. Jeweils etwa 1/3 hatte Volksschulbildung oder Mittlere Reife, 23 % hatten das Abitur. Der Anteil derjenigen, die die Mittlere Reife hatten (37 %) ist deutlich höher als im Gesamtkollektiv (19 %) und den Untergruppen der Organkranken und der Neurotiker, auch im Vergleich zu den behandelten Patienten unserer Klinik (Psychosomatische Universitätsklinik Heidelberg; 26 %). Mit 23 % Abiturienten lagen die Übergewichtigen an der unteren Grenze des Gesamtkollektivs und der Untergruppen und deutlich niedriger als die Patienten der Klinik (39 %).

Übergewicht: Der Befund wurde den Angaben der Probanden zufolge über das Normalgewicht ermittelt. Diese läßt sich errechnen nach der Formel: Normalgewicht in Kilo entspricht der Körpergröße in Zentimetern minus 100. Diese Zahl zeigt dann, um wieviel Kilo jemand über seinem errechneten Normalgewicht liegt. Tönskämper (1977) hat in ihrer Untersuchung durch Stichproben herausgefunden, daß zu dem angegebenen Gewicht ihrer übergewichtigen Probanden ungefähr 2 kg hinzugefügt werden mußten, damit man auf das tatsächliche Gewicht kam.

Übergewicht der 70 Interessenten für Selbsthilfegruppen (INT UEG)

Übergewicht (kg)	INT UEG (n = 70) [%]
− 16– 0	9
1–10	20
11–20	19
21–30	29
31–40	14
41–94	10

Wie die Übersicht zeigt, hatte die Mehrzahl der Interessenten für eine Selbsthilfegruppe leichtes bis mäßiges Übergewicht (67 % lagen bei einem bis 30 kg Übergewicht). Starkes Übergewicht (Adipositas permagna) fand sich bei 10 %. Untergewichtig waren 9 % der Interessenten, davon einzelne erheblich. Wir haben, wie schon erwähnt, diesen Frauen von einer Selbsthilfegruppe für Übergewichtige dringend abgeraten. Das durchschnittliche Übergewicht aller befragten 70 Interessenten lag zwischen 18 und 22 kg. Wie sich später zeigte, blieben mehr gut motivierte Interessenten mit mäßigem Übergewicht (10–30 kg) als mit leichtem oder schwerem Übergewicht langfristig in den Gruppen. Fast alle nur leicht Übergewichtigen (1–10 kg) schieden bald wieder aus.

Jetzige und frühere Behandlungen: 19 % der Übergewichtigen waren zum Zeitpunkt des ersten Gesprächs in ärztlicher und/oder psychotherapeutischer Behandlung. Alle hatten zahlreiche erfolglose Diätversuche in den zurückliegenden Jahren hinter sich, teils mit ärztlicher Unterstützung, teils aus eigener Initiative. Einzelne hatten auch eine psychotherapeutische Behandlung gemacht.

Beschwerden: Die Übergewichtigen litten am häufigsten unter Minderwertigkeitsgefühlen, unter verschiedenen körperlichen Beschwerden und unter depressiven Verstimmungen. Im Vergleich zur Gesamtklientel wurden Schamgefühle und Ärger häufiger angegeben. Diese Beschwerden wurden mit dem Übergewicht oder mit der Eßstörung in Verbindung gebracht.

Dauer der Störung: Das Symptom Übergewicht bestand bei vielen Probanden (55 %) schon bis zu 30 Jahre lang. Knapp 40 % waren seit ihrer Kindheit mehr oder weniger übergewichtig.

Störwert: Nach unserem Eindruck litten 42 % der Interessenten stark oder sehr stark unter dem Symptom Übergewicht oder Eßstörung. Bei 56 % vermuteten wir eine mittelstarke oder nur geringe Beeinträchtigung. Etwa 85 % sprachen von seelischer Auswirkung der Übergewichtigkeit.

Krankheitsverständnis: Etwa 3/4 der befragten Übergewichtigen waren der Meinung, persönliche seelische Probleme und (nicht bewältigte) Konflikte mit primären Bezugspersonen hätten die Eßstörung maßgeblich (mit)verursacht. 14 % sahen auch die Beteiligung körperlicher und erblicher Faktoren.

Erwartungen an die Selbsthilfegruppe: Ein gutes Drittel (36 %) der Befragten wünschte sich Kontakt zu ähnlich Betroffenen und mit Hilfe der Gruppe eine Reduktion des Gewichts. 19 % ging es allein um Gewichtsabnahme. 12 % suchten ausschließlich das Gespräch mit ähnlich Betroffenen, um das Stigma des Übergewichts besser bewältigen zu lernen.

Die 1. Gruppe der Übergewichtigen bestand nach anfänglicher Fluktuation sehr lange aus 7 Frauen. Eine von ihnen verließ nach 1 1/2 Jahren die Gruppe, weil sie in eine andere Region umzog. Seitdem ist die Zusammensetzung der Gruppe unverändert; 4 Teilnehmerinnen waren zu Beginn 40 Jahre alt, eine war Mitte 20 und eine Anfang 20. Alle Frauen sind jetzt verheiratet, die beiden jüngeren heirateten erst in der Zeit ihrer Gruppenzugehörigkeit. Bis auf diese haben alle 2 Kinder. Alle Frauen haben eine Berufsausbildung: 2 Teilnehmerinnen sind Hausfrauen, die anderen sind ganztags oder stundenweise berufstätig. Das Gewicht der Gruppenmitglieder lag anfangs zwischen 11 und 60 kg über dem jeweiligen Normalgewicht, im Durchschnitt bei 69 kg. In dieser Gruppe hatte die Hälfte der Mitglieder psychotherapeutische Vorerfahrung. Nach unserem Eindruck war die Gruppe wenige Wochen nach ihrem Beginn auffällig homogen, nicht nur von den äußeren Daten her, sondern auch in dem Stil, in dem die Frauen miteinander sprachen und umgingen. Das gemeinsame Stigma – die Übergewichtigkeit – und die Probleme, die es ständig verursachte, stellten rasch Gemeinsamkeiten und starken Gruppenzusammenhalt her. Alle hatten die feste Absicht, an Gewicht abzunehmen. Wir Berater stellten der Gruppe auf Wunsch Informationsmaterial über entsprechende Möglichkeiten und Vorgehensweisen zur Verfügung. Einige Frauen verschafften sich aber auch selbständig Literatur, die sie in den Sitzungen besprachen.

Nachdem die Gruppe uns anfangs den Eindruck vermittelt hatte, sie sei hilflos und hilfsbedürftig, waren bald auch Bemühungen um Selbständigkeit spürbar. Die Teilnehmer verstanden nach den ersten Enttäuschungen schnell, daß wir Berater nicht die von ihnen gewünschte Helferrolle spielen und ihnen ohnehin nicht die eigenen Anstrengungen um Gewichtsreduktion abnehmen konnten. Gespräche über seelische Zusammenhänge der Übergewichtigkeit nahmen langsam mehr Raum ein. So wurde den Frauen allmählich ihre eigene Abhängigkeitsproblematik, ihre Aggressionshemmung und ihre mehr oder weniger gestörte Beziehung zu ihren Müttern wie zu den Ehepartnern bewußt. Darüber wurde immer offener gesprochen. Die Beziehungen der Frauen innerhalb der Gruppe waren lange sehr harmonisch, persönliche Kontroversen wurden in den ersten 2 Jahren kaum ausgetragen. Auch außerhalb der Gruppe verstärkte sich der Kontakt der Frauen untereinander, einige schlossen feste Freundschaft.

Etwa 2 1/2 Jahre nach der Entstehung dieser Gruppe kamen die Frauen uns Beratern im Vergleich zu früheren Begegnungen deutlich verändert vor. Sie schienen in der Wahrnehmung ihrer eigenen Person und anderer Menschen, ihrer Gefühle und Bedürfnisse sowie ihrer Stärken und Schwächen feinfühliger geworden zu sein. Die früher so große Neigung zur Projektion, also nur andere Menschen und Umstände für ihr Leiden verantwortlich zu machen, war kaum noch zu spüren. Sie fühlten sich stärker als früher und bemerkten mit Erstaunen, daß sich dadurch ihre Beziehungen zu den Menschen der nächsten Umgebung verändert hatten. Wir Berater spürten in der Gruppe eine größere gegenseitige Abgrenzung und weniger Neigung zur Harmonie. Die Teilnehmerinnen hatten im Laufe der 2 1/2 Jahre der Gruppenarbeit deutliche Gewichtsschwankungen erlebt. Mehrere hatten ihr Gewicht vorübergehend sichtlich vermindert, diesen Zustand aber nicht auf die Dauer halten können. Keine der Frauen lag am Ende über dem Ausgangsgewicht. Alle wollten weiter in der Gruppe bleiben, die ihnen so viel bedeutet, weil man sich nur dort aussprechen kann und sich auch verstanden fühlt.

Die 2. Gruppe der Übergewichtigen entstand ein halbes Jahr nach Beginn unserer Arbeit. Es war sehr bald zu bemerken, daß sie sich anders als die 1. Gruppe entwickelte. Die Atmosphäre in der Gruppe wurde bald von einigen jüngeren Frauen bestimmt, die eine Reihe gemeinsamer Merkmale aufwiesen: sie waren alleinstehend (ledig, geschieden oder getrennt lebend); ihr Schulabschluß war mittlere Reife; nach einer Berufsausbildung waren sie als Angestellte tätig; ihr Übergewicht war nur leicht bis mittelschwer – sie litten mehr unter der Eßstörung (Freßanfälle); sie hatten oft mehrfache psychotherapeutische Behandlungen oder Verhaltenstherapien mitgemacht, die sie rückblickend als relativ erfolglos bezeichneten. Vor allem aber war diesen Frauen gemeinsam, daß sie Kontakt zur Frauenbewegung hatten und daß viele ihrer Einstellungen mehr oder weniger davon geprägt waren. Dies betraf auch ihre Einstellung zum Problemm des Übergewichts und der Eßstörung, die durch die meistens als gescheitert angesehenen vorausgegangenen psychotherapeutischen und verhaltenstherapeutischen Behandlungen noch verstärkt wurde. Diese Frauen erhoben es sehr bald in der Gruppe zum Prinzip, daß nicht über das Übergewicht und über Reduktionsversuche gesprochen werden sollte, sondern vor allem über seelische Hintergründe und psychosoziale Folgen der Übergewichtigkeit. Sie lehnten es ab, ihr Vorgehen in der Gruppe und das Übergewicht zu kontrollieren oder durch andere, beispielsweise die Berater, kontrollieren zu lassen. So ergaben sich rasch intensive und offene Gespräche über seelische und gesellschaftliche Probleme von Frauen mit Übergewicht oder einer Eßstörung. Man hoffte, auf diesem langen indirekten Weg auch letztlich das Übergewicht beeinflussen zu können oder, falls nicht, doch innerlich besser damit fertig werden zu könnnen. Die Teilnehmerinnen, die mit anderen Vorstellungen und Zielen in die Gruppe gekommen waren, z. B. zunächst einmal abzunehmen, konnten sich offenbar nicht durchsetzen und verließen die Gruppe wieder.

Die Gruppe hatte während der längsten Zeit ihres Bestehens einen Kern von 5–6 Frauen. Sie bemühten sich etwa ein Jahr lang, in gegenseitigem Einvernehmen das gemeinsame Problem herauszuarbeiten und besser zu verstehen. Es wurde auch Literatur herangezogen, vor allem das *Anti-Diätbuch* von Orbach, die der Frauenbewegung nahesteht und Übergewichtigkeit von Frauen mit einer Störung ihrer Weiblichkeit begründet. In diesem ersten Jahr übernahm ein Gruppenmitglied immer mehr die Führung, und zwar die Frau, welche die meiste Therapieerfahrung hatte, im übrigen wohl auch die dynamischste war. Die sich dadurch entwickelnde Rollenaufteilung in der Gruppe wurde für die anderen Teilnehmerinnen immer mehr zum Problem, das aber nur sehr langsam und mit viel Angst, schließlich aber doch sehr fruchtbar für alle bearbeitet wurde. Seit dieser Zeit konnten zwischen allen Gruppenmitgliedern auch andere Kontroversen offener ausgetragen werden. Dies wurde von ihnen wiederholt als wichtiger Entwicklungsschritt herausgestellt.

Die Gruppe hat sich einige Monate lang reihum in den Wohnungen der einzelnen Teilnehmerinnen getroffen, weil ihr persönliche und private Atmosphäre wichtig war. Sie zog es dann aber doch vor, wieder in einem neutralen Raum zusammenzukommen, weil der Wechsel von Woche zu Woche als zu sehr störend empfunden worden war. Die Gruppe besteht jetzt 2 1/2 Jahre und bemüht sich z. Z., einzelne neue Mitglieder aufzunehmen, denn ihr Kern ist auf 4 Frauen zusammengeschrumpft. Die Gruppe wählt die „Neuen" selbst aus, läßt sich allerdings auch durch uns Interessenten vermitteln, die nach gemeinsam von der Gruppe und uns entwickelten Kriterien in Frage kommen.

Einzelne Gruppenmitglieder nahmen eine Zeitlang an den Gesamttreffen für Übergewichtige teil. Hier imponierten sie immer wieder durch ihre weitreichenden Einsichten in die Zusammenhänge ihrer persönlichen Konflikte, durch ihre offenen, ehrlichen Stellungnahmen und durch die Ablehnung jeglicher Fremdbestimmung. Von den 5 Frauen, die nach einem Jahr noch der Gruppe angehörten, hatten 4 bis zu 8 kg abgenommen, eine hatte ihr Ausgangsgewicht gehalten. Alle glaubten, besser mit ihren Problemen fertig zu werden, auch mit dem des Übergewichts. 2 Teilnehmerinnen berichteten erstaunlicherweise, sie hätten im Laufe des ersten Jahres das Symptom des Heißhungers mit Freßanfällen verloren.

Die 3. Gruppe der Übergewichtigen kam ein knappes Jahr nach Beginn unseres Projekts zustande. Nach anfänglich starker Fluktuation blieb über mehrere Monate ein Kern von 7 Teilnehmern, 6 Frauen und 1 Mann. Sie waren zwischen 32 und 65 Jahre alt. Alle Frauen waren Hausfrauen, der Mann war Rentner. 5 Teilnehmer hatten Hauptschulabschluß, 2 mittlere Reife. Das Übergewicht war mittelschwer bis erheblich – eine Frau lag 110 kg über dem Normalgewicht. Die anderen Teilnehmer hatten vor allem die Erwartung, mit Hilfe der Gruppe und der Berater ihr Gewicht zu reduzieren. Aus diesem Grunde waren alle zumeist jüngeren Interessenten ausgeschieden, die eher die seelischen Hintergründe ihrer Übergewichtigkeit in der Gruppe hatten bearbeiten wollen; einige davon wanderten zu anderen bei uns entstandenn Gruppen ab.

Die Gruppe behandelte in den ersten Monate Probleme der Gewichtskontrolle und Gewichtsverminderung sowie Diätfragen. Die Mitglieder versuchten, mit der Gruppenarbeit ihr Gewicht zu beeinflussen. Eine Frau brachte viele Monate lang eine Waage in die Sitzung mit, auf der sich alle anfangs wogen; das Gewicht wurde in eine Liste eingetragen. Die Teilnehmer verabredeten, über gewisse Zeiträume jeweils eine bestimmte Diät einzuhalten. Die dabei entstehenden Schwierigkeiten, zum Beispiel die innerhalb der Familien, wurden in der Gruppe besprochen.

Fast alle Teilnehmer erwarteten aktive Hilfe von den Beratern. Wir gewährten diese auch, indem wir viele Monate lang jede 4. Sitzung besuchten, Ratschläge gaben und der Gruppe verhaltenstherapeutisch ausgerichtete Pläne zur Gewichtsreduktion mitbrachten. Wir schrieben manchmal fehlende Gruppenmitglieder an und organisierten Gruppenabende, wenn der Zusammenhalt der Gruppe nachließ. Allerdings erfüllten wir nicht den Wunsch der Gruppe, die Maßnahmen zur Gewichtsreduktion streng zu kontrollieren. Je mehr die Teilnehmer persönliche Probleme und Beziehungskonflikte durchblicken ließen, desto deutlicher wurde erkennbar, wie schwer sie psychisch gestört waren, wie mühsam ihre Anstrengungen waren, auch nur ein wenig an diesen Problemen zu verändern. Das relativ hohe Alter der Teilnehmer und ihre festen sozialen Bindungen setzten diesen Bemühungen noch engere Grenzen. Um so mehr waren wir erstaunt, als einige Teilnehmer von etwas größerer Selbständigkeit in ihren familiären Beziehungen berichteten.

Nach 6–9 Monaten verließen weitere Teilnehmer die Gruppe, die dann zeitweilig nur 3 Gruppenmitglieder umfaßte. Diese trafen sich aber weiterhin und bemühten sich, neue Mitglieder zu gewinnen. Einzelne Interessenten wurden ihnen durch uns vermittelt. Die meisten meldeten sich aber aufgrund von Zeitungsannoncen, in denen ausdrücklich ältere Übergewichtige gesucht wurden. Nahezu alle, die auf diesem Wege Gruppensitzungen besuchten, blieben nach kurzer Zeit wieder weg. Nur eine Frau nahm einige Monate lang an den Treffen teil.

Als die Gruppe nach knapp 2 Jahren nur noch aus 2 inzwischen miteinander befreundeten Frauen bestand, löste sie sich auf. Solange sich die Teilnehmer zu Beginn der Sitzungen gewogen hatten – ein knappes halbes Jahr lang – hatten alle um einige Kilo an Gewicht abgenommen. Mehrere setzten diese Bemühungen nach ihrem Ausscheiden aus der Gruppe in stärker von außen kontrollierten Verfahren (beispielsweise Weight Watchers) fort, teils mit länger anhaltendem, teils mit nur vorübergehendem Erfolg. Von den beiden Frauen, die langfristig bis zum Ende der Gruppe angehörten, hatte eine nach gut einem Jahr 2 kg abgenommen, die andere 3 kg zugenommen. Diese beiden zeigten sich zufrieden mit einigen inneren Veränderungen, etwa größerem Selbstbewußtsein und stärkerem Durchsetzungsvermögen.

Die 4. Gruppe der Übergewichtigen war recht heterogen, und dies mag ein wesentlicher Grund für ihre frühzeitige Auflösung nach etwa 9 Monaten gewesen sein. Es gab große Unterschiede im Alter, in der Schul- und Berufsausbildung, in der Einstellung zum Übergewicht und in der Erwartung an die Gruppe. Diese Gruppe begann ihre Arbeit unter hohem Leistungsdruck, sowohl in der Kontrolle des Übergewichts als auch in der Selbsterfahrungsarbeit. In jeder Sitzung wogen sich alle Gruppenmitglieder. Es wurden Diäten verabredet und das Vorgehen bei der Gewichtsabnahme besprochen. Einige Teilnehmerinnen empfanden nach 2–3 Monaten, daß der Erfolg sich nicht schnell genug einstellt, und sie unterzogen sich gemeinsam mehrere Wochen lang einer ambulanten Nulldiät, die sie von einem dafür spezialisierten Arzt außerhalb Heidelbergs kontrollieren ließen. Gleichzeitig arbeitete die Gruppe von Anfang an intensiv an seelischen Problemen bis hin zu Partnerkonflikten und sexuellen Fragen. Das *Anti-Diätbuch* von Orbach diente dabei als Anregung. Es entstand schnell große Intimität in der Gruppe.

Bei aller Freude an der intensiven Arbeit suchten und fanden die Mitglieder dieser Selbsthilfegruppe wiederholt Entlastung von dem hohen Leistungsdruck bei den Gesamttreffen mit den Vertretern anderer Gruppen von Übergewichtigen. Zum anderen wurde, je länger die Gruppe bestand, immer deutlicher, daß die Mitglieder weder bei den Gesamttreffen noch bei ihren Gruppensitzungen die zunehmenden aggressiven Spannungen in die Arbeit einbeziehen konnten. Störende und ärgerliche Verhaltensweisen einzelner Gruppenteilnehmer und Enttäuschungen wurden nicht offen besprochen, sondern allenfalls in kleinen Untergruppen außerhalb der Sitzung.

Hatte es in den ersten Monaten kaum Fluktuation gegeben, so kamen nach knapp einem halben Jahr immer weniger Gruppenmitglieder zu den Sitzungen. Sie teilten den Zurückbleibenden oft erst nach mehreren Anfragen versteckt mit, sie seien enttäuscht oder sie hätten sich über ein bestimmtes Gruppenmitglied geärgert. Als einer der Männer ausschied, waren alle Frauen erleichtert – sie hatten aber niemals mit ihm die vorausgegangenen handfesten Konflikte besprochen. Als nur noch 3 Frauen echtes Interesse an der Weiterarbeit hatten, beschlossen sie, die Gruppe aufzulösen. Eine von ihnen wechselte in eine gerade neu entstehende Selbsthilfegruppe von Übergewichtigen. Die Gruppe dürfte daran gescheitert sein, daß es den Teilnehmern nicht gelang, die großen Differenzen realistisch zur Kenntnis zu nehmen und rechtzeitig in geeigneter Weise, also auch offen genug, auszutragen.

Die 5. Gruppe der Übergewichtigen entstand 9 Monate vor dem Ende des Selbsthilfegruppenprojekts. Die zu ihr gehörenden Frauen sind zwischen Mitte 20 und 40 Jahre alt, nur eine weicht mit knapp 50 Jahren davon ab. Die meisten haben eine „mittlere" Schulausbildung, mittlere Reife oder Fachschule, 3 haben das Abitur. Alle Frauen sind sich recht eingehend seelischer Probleme bewußt und gehen sehr offen damit um, etwa mit ihren schweren Partnerkonflikten. Das Übergewicht ist bei allen mittelstark. Die Gruppe ist also ausgesprochen homogen. Sie wurde sich über das gemeinsame Vorgehen und das Ziel ihrer Arbeit schnell einig. Die Teilnehmerinnen planten, sich vornehmlich um ihre seelischen Probleme zu kümmern. Dabei sollte das Übergewicht aber nicht ausgeschlossen werden, etwa die Frage, wozu jede von ihnen die Fettschicht im Kontakt zu anderen Menschen brauche, v. a. zu Männern. Eine direkte Beeinflussung des Übergewichts durch diätetische Schritte wurde einhellig abgelehnt – dieser Weg sei von allen schon oft genug erfolglos beschritten worden. Auch in dieser Gruppe wurde das Austragen von Kontroversen, die sich bald einstellten, eine Zeitlang hinausgeschoben. Das wurde dann aber möglich, nachdem dies auf einem Gesamttreffen deutlich geworden und besprochen worden war. Da diese Gruppe zu späteren Gesamttreffen nicht mehr erschien und nicht in die Nachuntersuchung einbezogen wurde, kennen wir keine Einzelheiten über sie. Es ist uns aber bekannt, daß sie weiterhin besteht.

Diabetikergruppen

Erwachsene Diabetiker

Diese Gruppe entstand nach längerer Vorbereitungsarbeit mit dem Deutschen Diabetikerbund. Wir stießen, ausgehend von unserer Auffassung über das Wesen von Selbsthilfegruppen, in den Vorgesprächen auf das Problem, daß der maßgebliche Vertreter des Deutschen Diabetikerbundes, ein gut 50jähriger Mann, der die Gruppe mitorganisierte und leiten wollte, von Einstellungen aus der Erwachsenenbildung geprägt war und von daher eine straffe Führung der Gruppe befürwortete. In den vorbereitenden Gesprächen konnten wir unsere Standpunkte ein wenig einander annähern.

Obgleich das erste Treffen im Dezember 1979 breit bekannt gemacht worden war, erschienen zu unserem großen Erstaunen so wenige Interessenten, daß eine sinnvoll arbeitende Gruppe nicht entstehen konnte. Bei dem zweiten Versuch Ende Februar 1980 konstituierte sich dann eine Gruppe, die etwa zur Hälfte aus Betroffenen und zur Hälfte aus Angehörigen bestand. Die Teilnehmer vereinbarten, daß die Gruppe nur in größeren, unregelmäßigen Abständen zusammenkommen sollte. Sie hat sich dann noch 2mal getroffen, jeweils im Abstand von einem Vierteljahr, und ist dann nicht mehr zusammengekommen. Die wenigen Treffen wurden dadurch möglich, daß der „Leiter" der Gruppe die ihm bekannten Mitglieder des Deutschen Diabetikerbundes immer wieder ansprach, sie einlud und ihnen vor Augen führte, wie notwendig sie die Gruppe seiner Meinung nach brauchten. Bei den Betroffenen war eigenständige Motivation für eine solche Gruppenarbeit kaum vorhanden. Die 2 Sitzungen, an denen wir Berater teilnahmen, verliefen ähnlich. Der Leiter war Motor der Gespräche und strukturierte sie zugleich. Er vermittelte der Gruppe seine weitreichenden Erfahrungen mit der Erkrankung, v. a. im medizinischen Bereich und in lebensnahen und praktischen Fragen. Er „versorgte" die Teilnehmer auch mit Behandlungsmaterial wie Injektionsspritzen und abgepackter Diabeteskost, die er von verschiedenen Firmen gratis erhalten hatte.

Die Gespräche in den Sitzungen drehten sich um die medizinische Behandlung und die Diabetesdiät, sie berührten aber auch Mängel in der Ausbildung vieler Ärzte. Es fiel ein erstaunlich exaktes Fachwissen der meisten Teilnehmer auf. Seelische Schwierigkeiten wegen der chronischen Erkrankung wurden eher am Rande besprochen. Es wurde uns Vertretern der psychosomatischen Medizin das Gefühl gegeben, wir seien in dieser Gruppe überflüssig. Vielmehr wollte man Diabetologen in die Gruppe bitten, die Auskünfte zu komplizierten Fachfragen geben könnten.

Im Gegensatz zu anderen Gruppen kamen viele Partner der Betroffenen mit zu den Sitzungen, ohne daß das von uns angeregt worden wäre. So wie sie sich in den Gesprächen verhielten, war es für jemanden, der die Teilnehmer nicht schon persönlich kannte, schwer zu unterscheiden, wer von den beiden jeweils krank war – so eng und vertraut waren ihre Beziehungen und so ählich ihre Einstellungen zu der Krankheit. Die Paare bekräftigten ausdrücklich, wie sehr man bei dieser Erkrankung zusammenhalten müsse und aufeinander angewiesen sei, etwa bei der Zubereitung der Diät oder wegen der Gefahr von Stoffwechselentgleitungen (hypoglykämischer Schock).

Der Leiter dieser Gruppe berief ein weiteres Treffen nicht mehr ein. Er war v. a. unwillig darüber, daß von der Gruppe keine Initiative dazu ausging. Die Mitarbeiter des Projekts schickten durch Vermittlung dieses Vertreters des Deutschen Diabetikerbundes ein gutes halbes Jahr nach dem letzten Treffen vorbereitete Fragebögen an die früheren Teilnehmer, auf denen sie ankreuzen sollten, ob sie noch weiter Interesse an der Gruppe hätten. Von 15 verschickten Fragebögen kamen nur 2 zurück, auf denen angegeben war, daß kein Interesse mehr vorhanden sei. Da wir die Namen der Teilnehmer nicht hatten und auch nicht befugt waren, sie uns von dem Vertreter des Deutschen Diabetikerbundes geben zu lassen, konnten wir die Gründe der geringen Motivation für eine Selbsthilfegruppe nicht erforschen. Wir sprachen aber ausführlich mit dem „Leiter" der Gruppe darüber und erarbeiteten folgende Punkte, die durch unsere eigenen Überlegungen ergänzt sind:

1. 70 % der Teilnehmer gehörten einer Diabetikersportgruppe an, deren regelmäßige (wöchentliche) Zusammenkünfte auch schon einen informellen Gedankenaustausch ermöglichen.
2. Diabetiker unternehmen allgemein wenig für sich und ihre Krankheit. Aber wenn, dann ist es offenbar für sie leichter, körperbezogen und wohl auch mit straffer Führung zu arbeiten.
3. Insulinpflichtige Diabetiker (das waren alle betroffenen Teilnehmer der Gruppe), die meistens schon als Kinder oder Jugendliche erkranken, erwerben bis ins Erwachsenenalter ausreichend Informationen über die Erkrankung und genügend Anpassungsmechanismen, so daß in diesem Alter rela-

tiv wenig Leidensdruck und Motivation für problembezogene Gruppenarbeit bestehen.

4. Wenn aber tatsächlich größere Probleme mit der Krankheit vorhanden sind, dann können sie durch eine symbiotische Beziehung (zu Partner, Eltern) mehr oder weniger gelöst oder auch nur neutralisiert werden. Nimmt man mit zahlreichen Autoren (Cremerius 1978) eine spezifische prämorbide Persönlichkeit des Diabetikers an – depressiv-akzentuierte Neurosenstruktur –, so kann in der Symbiose als Folge des Diabetes auch ein sekundärer Krankheitsgewinn gesehen werden. Hierzu paßt das Phänomen, daß so viele gesunde Partner in die Gruppensitzungen mitgekommen waren.

5. Die Teilnehmer hatten zu große Erwartungen an die Organisatoren und an das Geschehen in der Gruppe. Ihre Wünsche nach exakten Informationen und Erkenntnissen gingen nicht schnell genug in Erfüllung. Der auch zuckerkranke Leiter schätzte die geringe Frustrationstoleranz der Teilnehmer wohl richtig ein, als er sie ersatzweise mit Spritzen und Keks versorgte. Auch hier sei an die Hypothese einer prämorbiden depressiv-neurotischen Persönlichkeitsstruktur erinnert („Essen gleich Liebe", Cremerius 1978).

Jugendliche Diabetiker

Wir haben diese Gruppe hier eingereiht, obgleich wir wenig mit ihr zu tun hatten. Ihre ersten Anfänge liegen in der Zeit, in der auch unser Projekt begann, und es war zunächst unklar, wie aktiv wir uns an der Arbeit mit dieser Gruppe beteiligen würden. Die Initiative zu dieser Gruppe ging ebenfalls von dem Vertreter des Deutschen Diabetikerbundes aus, einem 50jährigen Mann, mit dem wir schon die Diabetikergruppe der erwachsenen Diabetiker zu bilden versucht hatten. Es stellte sich bald heraus, daß er die Gruppe der Jugendlichen als „seine" Gruppe betrachtete, was wir selbstverständlich respektierten. Er leitete diese Gruppe in den ersten 2 Jahren straff. Wir Mitarbeiter des Diabetikergruppenprojekts sahen in den verschiedentlichen Beratungsgesprächen, die wir mit ihm führten, unsere Aufgabe auch darin, dieses feste Konzept vorsichtig zu hinterfragen, da es nach unserem Eindruck die ohnehin schon meist „braven" und so „vernünftigen" Jugendlichen noch weiter einengte. Wir hatten dann auch tatsächlich den Eindruck, daß sowohl der Leiter als auch die Jugendlichen unsere auflockernden Anregungen gern akzeptierten und daß die Beziehungen zwischen ihnen ein wenig freier wurden.

Die Gruppe traf sich alle 4 Wochen zu Gesprächen über verschiedene vorbereitete Themen, von denen einige auch die Problematik der Erkrankung berührten. In den ersten beiden Jahren war die Fluktuation groß. Um so aktiver bemühte sich der Leiter, die Gruppe zusammenzuhalten und ihr neue Mitglieder zuzuführen. Dazu veranstaltete er mehrmals Wochenendfreizeiten im Odenwald, bei denen auch die in diesem Projekt tätige Sozialpädagogin aktiv mitwirkte. Ganz allmählich ist nun ein Stamm von etwa 15 Teilnehmern entstanden, die auch außerhalb der regelmäßigen Treffen Verbindung zueinander haben und öfter gemeinsam ihre Freizeit miteinander verbringen. Dazu gehören auch Wochenendunternehmungen und Ferienreisen. Inzwischen liegt die

Initiative für die Gestaltung der Gruppenarbeit im wesentlichen bei der Gruppe selbst. Der frühere Leiter hat sich fast ganz zurückgezogen, weil er sich jetzt, wie er sagt, überflüssig fühlt. Einige Gruppenteilnehmer erwähnten zwischen der Gruppe und dem Leiter habe es immer mehr Auseinandersetzungen gegeben. Jetzt seien 2 Gruppenmitglieder verantwortlich und strukturierten das Geschehen.

Zwei Faktoren scheinen uns wichtig dafür zu sein, daß diese Gruppe im Gegensatz zu den erwachsenen Diabetikern arbeitsfähig wurde. Zum einen leiden Jugendliche unter der krankheitsbedingten Einengung ihres Lebens sicher mehr als Erwachsene, die sich den Zwängen, die eine konsequente Behandlung des Diabetes mit sich bringt, schon mehr angepaßt haben. Der insulinpflichtige Diabetes tritt ja häufig im Kindesalter oder im zweiten Lebensjahrzehnt auf. Regelmäßige Insulininjektionen, das Einhalten einer Diabetesdiät und überhaupt eine geordnete Lebensführung verlangen ungewöhnlich viel Selbstkontrolle und vernunftorientiertes Handeln von den Kranken, deren Expansionsdrang gerade im Kindes- und Jugendalter dadurch erheblich beschnitten wird. Hier liegt sicher eine Wurzel der größeren Bereitschaft bei Jugendlichen, sich mit anderen Gleichaltrigen über die Krankheitsfolgen auszutauschen und auch die Freizeit gemeinsam zu gestalten, da man sich ja an ähnliche Richtlinien halten muß.

Der zweite Grund dafür, daß diese Gruppe genügend Zusammenhalt entwickelte und eine echte Selbsthilfegruppe werden konnte, dürfte in der anfangs straffen Führung durch den Leiter liegen, der sicher eine väterliche Ausstrahlung für die Jugendlichen hatte. Bei aller Kritik wurde seine Rolle von den Jugendlichen offenbar eine Zeitlang toleriert, deren Familienverhältnisse übrigens auch nicht selten durch ihre chronische Erkrankung schwierig waren. Sowohl die Jugendlichen als auch der Leiter haben nach unserem Eindruck eine Entwicklung durchgemacht: Die Jugendlichen wurden selbständiger und übernahmen so immer mehr Verantwortung für sich und die Gruppe; der Leiter konnte nach und nach Abstriche von seiner Führungsrolle machen und akzeptieren, daß er mit der wachsenden Fähigkeit der Gruppenmitglieder, sich selbst zu helfen, immer mehr überflüssig wurde. Dies wäre sicher nicht ohne genügend Lernbereitschaft und Flexibilität dieses Mannes möglich gewesen.

Herzinfarktkranke

Die Bildung dieser Gruppe wurde über Ärzte und durch Bekanntmachung in den Tageszeitungen sowie bei der Heidelberger Coronargruppe (Sportgruppe der Medizinischen Poliklinik für Koronarkranke) angekündigt. Es meldeten sich 12 Interessenten, die überwiegend durch Zeitungen von unserer Initiative erfahren hatten.

Die Gruppe bestand aus 9 Männern und 3 Frauen. Ihr Durchschnittsalter lag bei 58 Jahren. Rente bezogen 8 der Interessenten, die übrigen arbeiteten in ihrem erlernten Beruf; 6 hatten einen Hinterwand- und 4 einen Vorderwandinfarkt, für 3 haben wir keine Angaben. Bei 2 Männern war eine Bypassoperation durchgeführt worden. Die Krankheitsdauer betrug im Schnitt 3 Jahre, bei den meisten zwischen 1/2 und 3 Jahren; die längste Krankheitsdauer war 8 bzw. 10 Jahre.

An Motiven, sich der Selbsthilfegruppe anzuschließen oder sie einmal kennenlernen zu wollen, wurden vor allem Wünsche nach Erfahrungsaustausch mit Gleichbetroffenen erwähnt, insbesondere über medizinische Fakten und Fragen. Einige suchten auch Hilfe in der für sie schwierigen Lebenssituation, in die sie durch den Infarkt unvorbereitet geraten waren. Bei der Mehrzahl der Interessenten fiel aber doch auf, wie sehr sie die seelische Dimension des Krankheitsgeschehens im Gespräch vermieden. Wir hielten uns dann auch zurück, um die schon spürbare Angst, uns ausgeliefert zu sein, nicht noch zu vergrößern. Aus demselben Grunde haben wir die meisten Interessenten auch nur gebeten, den Gießener Beschwerdebogen auszufüllen, jedoch nicht den Gießener Persönlichkeitstest, der zahlreiche sehr ins Persönliche gehende Daten enthält.

Die Gruppe traf sich erstmals im Frühjahr 1981 mit 11 Teilnehmern. In den ersten Sitzungen kam ein Gruppengespräch, an dem sich alle hätten beteiligen können, nur selten zustande. Vielmehr drängt es alle, immer wieder mit einzelnen zu sprechen, so daß jeweil mehrere Grüppchen gleichzeitig debattierten. Auch wir Berater wurden ständig von einzelnen ins Gespräch gezogen. Ein Mann durchbrach dieses Horden- oder Massenverhalten (Hahn 1971) mehrfach, um der ganzen Gruppe seine Einsicht über die Krankheitsfolgen und ihre Bewältigung mitzuteilen. Er brachte auch seine dezidierten Überlegungen und Pläne für die Gruppenarbeit zur Sprache. Er setzte sich für konsequente Lebensführung und für straffe Gruppenarbeit ein.

Alle Teilnehmer wünschten, es möge einmal ein Kardiologe zu der Gruppe kommen, um Fragen zu ihrer Erkrankung zu beantworten. Viele fühlten sich wegen unterschiedlicher Meinungen der konsultierten Ärzte unsicher, einige glaubten auch, ihr Hausarzt besitze in der Behandlung von Herzinfarkten nicht genügend Erfahrung. Überhaupt wurde viel Unzufriedenheit über das medizinische Versorgungssystem geäußert: die Ärzte haben zu wenig Zeit, man müsse oft so lange im Wartezimmer sitzen, das Klinikgebäude sei zu alt. Schließlich klang auch durch, wie schwer es sei, sich mit der neuen Lebenssituation des Kranken nach einem ganz auf Aktivität ausgerichteten Leben abzufinden. Es wurde von Depressionen und Ängsten gesprochen, in denen man sich zu wenig verstanden und unterstützt gefühlt habe.

Die Gruppe einigte sich darauf, alle 14 Tage zusammenzukommen. Man wollte nach den ersten Sitzungen, in denen ein Berater auf Wunsch der Gruppe anwesend war, erst einmal ohne ihn zurechtzukommen versuchen und ihn nur benachrichtigen, wenn Hilfe gebraucht werde. Wir blieben von uns aus in lockerem Telefonkontakt mit einzelnen Teilnehmern. Bis zur Sommerpause schrumpfte die Gruppe auf einen Stamm von etwa 6 Mitgliedern. Der Wunsch nach Unterstützung durch uns wurde nie geäußert.

Erst als wir die Teilnehmer kurz vor der Jahreswende anschrieben und um Einzelgespräche über ihre Erfahrungen in der Gruppe fragten, baten sie darum, es möge jemand von uns zu einer der nächsten Sitzungen kommen, da die Gruppe zu klein geworden sei. Es waren jetzt 4 Teilnehmer anwesend, die über die Schwierigkeiten der vergangenen Monate sprachen, über den Kampf der Gruppe ums Überleben. Alle hoben hervor, wie wichtig ihnen inzwischen die Gruppe und die Gespräche mit den anderen Infarktkranken seien; hier werde man verstanden, wenn man einmal seine Angst und Hoffnungslosigkeit zeige. Wir planten mit den Anwesenden, auf die Gruppe noch einmal öffentlich hinzuweisen. In den folgenden Wochen wurden in verschiedene Kliniken Broschüren geschickt, in allen Tageszeitungen erschienen Meldungen, und wir sprachen mit verschiedenen Ärzten. Beim nächsten Treffen kamen 2 neue Interessenten dazu. Diese Zusammenkunft fiel gegenüber früheren dadurch auf, daß sehr oft über Ängste vor Verschlimmerung der Krankheit und vor dem Tod gesprochen wurde. Wie auch schon bei der vorigen Sitzung war das oben erwähnte Massenverhalten nicht mehr zu beobachten. Die Teilnehmer erneuerten ihren Wunsch, es möge einmal ein Kardiologe in die Gruppe kommen. Inzwischen haben sich 2 Heidelberger Ärzte bereit erklärt, den Teilnehmern ihre Fragen zu beantworten. Bis zum Zeitpunkt der Abfassung dieses Abschlußberichtes sind noch 2 weitere Interessenten zu der Gruppe gestoßen.

Chronisch Darmkranke

Nach einer gezielten Zeitungsmeldung interessierten sich 7 Personen für diese Gruppe, 3 weitere wurden über die Ambulanz der Psychosomatischen Klinik an uns vermittelt. Alle erklärten ihre Absicht, in der Gruppe mitzuarbeiten. Zum ersten Treffen kamen 5, und diese Zahl blieb etwa über ein Jahr konstant. In den letzten Monaten vor Ende des Projekts sind 3 weitere Mitglieder hinzugekommen, die von einem niedergelassenen Arzt auf die Gruppe aufmerksam gemacht worden waren. Von den Teilnehmern, deren Daten wir erheben konnten, haben 3 Frauen eine unspezifische Kolitis, je ein Mann hat eine Colitis ulcerosa und M. Crohn. Die verschiedenen Sozialdaten weisen eine breite Streuung auf. Es ist sicher wichtig für die Gruppe, daß 2 Teilnehmer gleichzeitig eine psychotherapeutische Einzelbehandlung mitmachen. Die Gruppe hat, verglichen mit allen anderen, den geringsten Kontakt zu uns. Wir haben nach dem ersten Treffen nie wieder an einer Sitzung teilgenommen. Das beruht keineswegs auf einem Mißverständnis – unser Beratungsangebot ist der Gruppe sehr wohl bekannt gewesen. Einige Mitglieder haben die Begegnungen mit uns (Erstgespräch, Eröffnungssitzung) als unangenehm empfunden. Zwei Frauen hoben hervor, sie hätten sich besonders in Momenten längeren Schweigens von uns beobachtet gefühlt.

Alle 5 Gruppenmitglieder beteiligten sich aber an der Nachuntersuchung. Dabei meinten einige, es sei ihnen durchaus wichtig, uns im Hintergrund zu wissen und uns im äußersten Notfall um Hilfe bitten zu können. Die Gruppe trifft sich seit mehr als eineinhalb Jahren regelmäßig alle 14 Tage. Es wurde uns berichtet, man spreche viel über die gemeinsame Krankheit und über damit zusammenhängende konkrete Fragen im alltäglichen Leben. Private Dinge, vor allem seelische Probleme, würden selten berührt; dies bemängelten die beiden psychotherapeutisch erfahrenen Gruppenmitglieder. Einzelheiten des Gruppenprozesses sind uns nicht bekannt geworden. Die Mitglieder stimmten in dem Empfinden überein, die Ähnlichkeit der Probleme wirke entlastend und erlaube es, manchmal offen über auch beschämende Themen zu sprechen. Die Ergebnisse der Nachbefragung der Gruppenteilnehmer weichen nicht von denjenigen anderer Gruppen ab.

Jüngere Stomaträger

Wir arbeiteten bei der Vorbereitung dieser Selbsthilfegruppe mit einem Betroffenen, der schon jahrelang in der psychosomatischen Klinik wegen M. Crohn behandelt wurde, und mit der Regionalgruppe der Deutschen ILCO zusammen, einer Selbsthilfeorganisation für Menschen mit einem künstlichen Darmausgang. Es war schon lange die Idee des jungen Mannes gewesen, eine Selbsthilfegruppe für jüngere Betroffene zu schaffen. Diese finden erfahrungsgemäß nicht genügend Ansprache bei den ILCO-Mitgliedern, die zum allergrößten Teil älter sind. Auch die Entstehungsgeschichte des künstlichen Darmausganges ist bei alten und jungen Menschen meistens verschieden: Die Älteren müssen in der Regel wegen eines Dickdarmkarzinoms operiert werden, die Jüngeren hingegen meisten wegen einer entzündlichen Darmerkrankung, Colitis ulcerosa oder M. Crohn, gelegentlich auch wegen einer Dickdarmdivertikulose. Die Vorarbeiten für diese Gruppe und auch die spätere Zusammenarbeit wurden dadurch erschwert, daß die hier mitwirkende ILCO sich als allein zuständig sah und uns als Konkurrenz empfand, obgleich wir uns sehr behutsam verhielten.

Die Gruppe begann schließlich mit 8 Teilnehmern (4 Männern und 4 Frauen), von denen die meisten eine entzündliche Darmerkrankung, 2 jedoch einen bösartigen Darmtumor gehabt hatten. Wir konnten weitere Daten nicht erheben, da ein Vertreter der ILCO Einspruch dagegen erhob. Die Gruppe ließ sich zu einem späteren Zeitpunkt aber testen – anonym, die Testbögen wurden mit Codenummern versehen.

Die Gruppe vereinbarte, sich jeden Monat einmal zu treffen. Bereits bei den nächsten Sitzungen schrumpfte die Zahl der Anwesenden stark, und die Fluktuation der Teilnehmer war erheblich. Man muß hierbei berücksichtigen, daß es nur wenige junge Menschen mit einem künstlichen Darmausgang gibt – unter diesen Umständen ist es schon erstaunlich, daß überhaupt eine Gruppe in dieser Region zustande kam. Manchmal erschienen nur 2 Mitglieder, und mehrmals war der Initiator allein. Mehrere Sitzungen fielen aus, wenn er krank war, oder auch in den Ferien. Er unternahm mehrmals Anläufe und lud die früheren Teilnehmer wiederholt ein, wieder einmal in die Gruppe zu kommen. Aber schon beim nächsten Mal blieben die meisten wieder weg. Die Gruppe beschäftigte sich zunächst mit Fragen der Stomaversorgung, über die jeder Stomaträger gut informiert sein muß. Wir waren erstaunt über die detaillierten medizinischen Kenntnisse der meisten Teilnehmer. Seelische Schwierigkeiten und Partnerprobleme, die sich zwangsläufig aus den Operationsfolgen ergeben, wurden in unserer Gegenwart kaum besprochen. Wir hörten aber, daß vor allem die jüngeren Teilnehmer Interesse daran hatten und immer wieder Vorstöße unternahmen, die Gruppe möge auch darauf eingehen. Gut 2 Jahre nach ihrem Beginn gab der mit uns zusammenarbeitende junge Mann seine Bemü-

hungen auf, die Gruppe „am Leben zu erhalten". Sie hat sich seitdem nicht
mehr getroffen.

Rheumatiker

Neben der üblichen Ankündigung dieser Gruppe über Ärzte und Zeitungen arbeiteten wir schon seit Beginn des Projektes mit der Rheumaliga zusammen.
Dies ist eine Selbsthilfeorganisation, die in der ganzen Bundesrepublik verbreitet ist und in allen größeren Orten eine regionale „Anlaufstelle" unterhält. In
Heidelberg ist sie der Dienststelle der Landesversicherungsanstalt Baden angeschlossen, wo eine Sozialarbeiterin ehrenamtlich für Rheumatiker zuständig
ist. Diese war an unserer Arbeit interessiert, jedoch aus ihrer Kenntnis der Persönlichkeitsmerkmale von Rheumatikern skeptisch, ob eine Selbsthilfegruppe,
wie wir sie uns vorstellten, zustande kommen werde.
   Es meldeten sich 10 Interessenten. Die meisten hatten über die Zeitung von
unserer Initiative erfahren. Es waren 5 Männer und 5 Frauen mit einem durchschnittlichen Alter von 43 Jahren (26–56 Jahre); 6 von ihnen hatten eine primär
chronische Polyarthritis, 2 hatten Weichteilrheumatismus, jeweils ein Interes-
sent hatte Arthrose an verschiedenen Gelenken und die Bechterew-Krankheit.
Im Durchschnitt lag der Erkrankungsbeginn 9 Jahre zurück, die längste Dauer
betrug 28 Jahre, die kürzeste 2 Jahre. Nach unserer Einschätzung war die Ausprägung der Erkrankungen leicht bis mittelschwer. Die sozialen Merkmale der
10 Interessenten entsprechen weitgehend denen des Gesamtkollektivs. Bei den
Auskünften über die Motivation und die Erwartungen für diese Gruppe überwog der Wunsch nach konkreten medizinischen Informationen über bislang
nicht erprobte Behandlungsmöglichkeiten und bessere Ärzte.
   Zu dem ersten Treffen dieser Gruppe kamen 9 Teilnehmer. Darunter waren
3, deren Daten wir nicht erfassen konnten, während 3 Interessenten, die hatten
kommen wollen, schon zu diesem ersten Treffen nicht erschienen. Die Gruppe
war recht heterogen, sowohl vom Alter und der Schichtzugehörigkeit als auch
von der Art der jeweiligen rheumatischen Erkrankung her. Diese Heterogenität zeigte sich dann gleich in der Vielfalt der mitgeteilten Erfahrungen und Meinungen, die oft unverbunden nebeneinander standen. Es konnten jeweils nur
kleine Untergruppen, wie beispielsweise die von der primär chonischen Polyarthritis betroffenen Teilnehmer, Gemeinsamkeiten herstellen, die gesamte
Gruppe brachte das nicht fertig. Gleichwohl äußerten alle den Wunsch, sich
weiterhin wöchentlich zu treffen, zunächst einmal ohne unsere Mithilfe. In den
folgenden Wochen schrumpfte die Zahl der Teilnehmer rasch, 4 Wochen später
kam nur noch eine Frau. Wir luden daraufhin alle früheren Interessenten zu einer weiteren Zusammenkunft ein, auf der wir mit den Anwesenden die Gründe
für diese Entwicklung und neue Möglichkeiten diskutieren wollten. Es kam
aber nur ein früherer Teilnehmer. Damit mußte dieser Versuch, eine Selbsthilfegruppe von Rheumatikern zu bilden, als mißlungen betrachtet werden. Aufgrund unserer Gespräche mit den Betroffenen und unseren Beobachtungen
nehmen wir dafür 5 Gründe an:

1. Die meisten Teilnehmer hatten sich Informationen über ihnen bislang nicht bekannte Behandlungsmöglichkeiten erhofft. Ihre Erwartungen überstiegen dabei nicht nur das, was die Gruppe und wir Berater leisten konnten, sondern überhaupt die Leistungsgrenzen der Medizin.
2. Diese Erwartung zeigt, daß es den wenigsten Interessenten um die Bewältigung der seelischen Folgen ihrer Krankheit ging. Für die meisten war offenbar die Veränderung ihrer Einstellung zu der Krankheit nur unter der Voraussetzung denkbar, daß das körperliche Leiden gelindert oder aufgehoben würde.
3. Wohl alle Teilnehmer hatten erwartet, daß wir „Berufshelfer" die Gruppe stärker führen würden. Ein Gruppenmitglied formulierte kritisch „... wie man eine Gruppe nicht nur zusammenführt, sondern auch erhält". Und: „es scheint nun mal menschliche Eigenart zu sein, Gruppenarbeit mit einem Ziel zu verknüpfen". Das Gefühl, ein Ziel zu haben, war in dieser Gruppe offenbar nur mit dem Gedanken an eine straffe Leitung durch eine starke Autorität vorstellbar. Eine Teilnehmerin erlebte unsere Zurückhaltung als Hilflosigkeit.
4. Die Fähigkeit, sich auch ein Stück weit selbst zu helfen, scheint bei Rheumatikern nur in geringem Maße vorhanden zu sein. Eine sehr interessierte Frau, die nicht zu der Gruppe, aber zum Nachgespräch kam, sagte: „Als Rheumatiker erwartet man, daß der andere was tut; aber nur dann, wenn man selbst was tut, wird's besser." Die Neigung gerade auch von Rheumatikern, die Initiative anderen zu überlassen, ist in der psychosomatischen Literatur vielfach beschrieben (Bräutigam u. Christian 1981; Cremerius 1978, S. 226ff.).
5. Schließlich dürfte zum Scheitern dieser Gruppe auch beigetragen haben, daß ihre Zusammensetzung zu heterogen war, sowohl von den soziobiographischen Merkmalen der Teilnehmer als auch von der Art der rheumatischen Erkrankung her. Es waren wohl zu wenig Gemeinsamkeiten vorhanden, die für einen ausreichenden Zusammenhalt unerläßlich sind.

Es ist uns nicht bekannt geworden, daß es in Deutschland eine „echte" Selbsthilfegruppe gibt, also eine autonome Gesprächsgruppe von Rheumatikern, wie wir sie geplant hatten.

Psoriatiker

Ein halbes Jahr nach Beginn des Projekts trafen sich 25 Psoriasiskranke, die sich für eine Selbsthilfegruppe interessierten. Einige von ihnen – Mitglieder des Deutschen Psoriasisbundes – waren von uns angeschrieben worden, nachdem wir ihre Adressen vom Deutschen Psoriasisbund erhalten hatten. Der Leiter unserer Klinik war zuvor Mitglied geworden. Andere hatten durch eine Zeitungsmeldung von der geplanten Selbsthilfegruppe erfahren. Im Verlauf dieses ersten Treffens entstanden 3 Gruppen. In der ersten waren überwiegend jüngere Teilnehmer, die alle 14 Tage zusammenkommen wollten. In den beiden anderen Gruppen waren vorwiegend ältere Interessenten (schätzungsweise bis 65

Jahre). Die zweite Gruppe plante, sich alle 4 Wochen zu treffen, die dritte wollte noch seltener zusammenkommen, etwa einmal im Vierteljahr; die Teilnehmer tauchten ihre Adressen aus, machten aber noch keinen Termin für ihr erstes Treffen aus.

Die erste Gruppe begann ihre Arbeit bald. Sie trifft sich bis heute alle 14 Tage. Ihr gehörten anfangs 6 Mitglieder im Alter zwischen 25 und 45 Jahren an, 3 Männer und 3 Frauen. Von diesen sind heute noch 3 in der Gruppe, deren Kern aber weiterhin 6 Teilnehmer umfaßt. Daneben gibt es immer wieder eine gewisse Fluktuation von Leuten, welche die Gruppe kennenlernen wollen, bald aber wieder wegbleiben. Die nur teilweise erfaßten soziobiographischen Daten weisen keine Besonderheiten auf. Die ersten Treffen dieser Gruppe waren durch eine vorsichtige gegenseitige Annäherung der Teilnehmer gekennzeichnet. Dazu diente zunächst einmal der Austausch medizinischer Erfahrungen mit der gemeinsamen Krankheit. Beim weiteren Kennenlernen stellten sich sehr unterschiedliche Wünsche der Teilnehmer an die Gruppe heraus. Die einen wollten sie vor allem als Möglichkeit benutzen, um sich über ihre psychischen Probleme in Verbindung mit der Hautkrankheit klarer zu werden. Andere wollten eher gemeinsam handeln mit der Gruppe, also sich zu geselligem Beisammensein treffen. Trotz der unterschiedlichen Bedürfnisse blieb die Gruppe zusammen. Man sprach über alle interessierenden Themen und wurde auch den Wünschen derjenigen gerecht, denen es weniger um Problembewältigung ging, indem etwa gelegentlich kleine Feste veranstaltet wurden.

Weil die Teilnehmer lange Zeit vorsichtig miteinander umgingen, herrschte in der Gruppe meistens eine tolerante und wohlwollende Atmosphäre, was den Sitzungen etwas „Gemütliches" verlieh. Gut ein Jahr nach Beginn ihrer Arbeit setzten auf Anregung des Deutschen Psoriasisbundes in der Gruppe Überlegungen ein, eine Regionalgruppe Rhein-Neckar dieser bundesweiten Selbsthilfeorganisation zu gründen. Die meisten Mitglieder standen dieser Absicht zwar zunächst skeptisch gegenüber, doch alle überzeugten sich dann von der Zweckmäßigkeit einer solchen Einrichtung. Sie planten Großveranstaltungen, um möglichst viele Psoriasiskranke zu erreichen, und breite Öffentlichkeitsarbeit, mit der Vorurteile gegenüber der Erkrankung und soziale Diskriminierung der Betroffenen abgebaut werden sollten. Es wurde gerade während der Auseinandersetzungen um die Regionalgruppe sehr deutlich spürbar, wie sehr die Gruppenmitglieder unter ihrer Stigmatisierung litten. Sie stimmten gerade aus ihrer Betroffenheit heraus der Gründung einer solchen Vereinigung zu, waren anfangs auch sehr motiviert, die anfallenden Arbeiten zu übernehmen; sie fürchteten aber, die Arbeit und die Atmosphäre in der Kleingruppe würden darunter leiden. Bislang fanden 2 Großveranstaltungen mit jeweils etwa 400 Besuchern statt. Betroffene und Fachleute referierten und diskutierten aus ihrer Sicht medizinische, psychologische und soziale Probleme der Psoriasis. Die Selbsthilfegruppe warb bei diesen Veranstaltungen neue Interessenten an, aber bislang ohne größeren Erfolg. Bis auf ein Gruppenmitglied, den Leiter der Regionalgruppe, zogen sich dann aber im Laufe der Zeit alle wieder in die Kleingruppe zurück. Seit einigen Monaten wechseln „Sprechstunden" mit einem Hautarzt, der seine medizinische Beratung einem größeren Interessentenkreis kostenlos anbietet, und die Sitzungen der Kleingruppe alle 2 Wochen einander ab.

Persönliche Konflikte und Problembewältigung stehen in der letzten Zeit ganz im Vordergrund der Gespräche in der kleinen Selbsthilfegruppe. Die Teilnehmer sind untereinander sehr solidarisch; man spürt, wie das gemeinsame Leid und das Schicksal der Stigmatisierung sie verbindet. Sie sind einander in den 2 Jahren viel näher gekommen. Einige verbringen auch ihre Freizeit gemeinsam.

Die Entwicklung in dieser Gruppe ist ein Beispiel dafür, wie die Arbeit einer kleinen Selbsthilfegruppe und die einer großen Selbsthilfeorganisation sinnvoll ineinandergreifen können. Meistens gibt es nur das eine, entweder eine kleine Gruppe, welche die Mitarbeit in einer größeren Organisation als „Vereinsmeierei" oder ähnliches ablehnt, oder die große Selbsthilfeorganisation, die Kleingruppenarbeit erschwert oder verhindert. Daß sich diese Organisationsformen häufig gegenseitig ausschließen, ist natürlich nicht auf Mangel an gutem Willen oder Einsicht zurückzuführen, sondern dürfte vielmehr mit den Interessen und Möglichkeiten der dazu gehörigen Menschen zusammenhängen. Gerade unsere Erfahrungen mit Diabetikern und Rheumatikern zeigen, daß der Integrationsversuch beider Gruppierungen oft auch mißlingen wird.

Die zweite Gruppe umfaßte überwiegend ältere Mitglieder, die sich alle 4 Wochen treffen wollten. Die meisten betonten, sie hätten sich mit ihrer Erkrankung weitgehend abgefunden. Es herrschte nur Uneinigkeit darüber, ob die Psoriasis irgend etwas mit seelischen Einflüssen zu tun habe oder nicht. In den Gesprächen wurden vor allem gute und schlechte Erfahrungen mit bestimmten Behandlungsmethoden ausgetauscht.

Bereits nach einem Vierteljahr war die Zahl der Teilnehmer so klein geworden, daß die Gruppe sich auflöste. Auch auf unseren Vorschlag an alle früheren Interessenten, noch einmal zu einer Besprechung weiterer Mögichkeiten zusammenzukommen, erschienen nur 2 Personen. In dieser Gruppe dürfte die rasche Auflösung vor allem auf die geringe Motivation der Teilnehmer zurückzuführen sein. Wer sich mit seinem Problem, seiner Erkrankung, weitgehend abgefunden hat, der wird eine Beschäftigung mit diesen Fragen nicht als notwendig empfinden. Der alleinige Austausch sachlicher Informationen führt offenbar nicht zu genügend Zusammenhalt, den eine Selbsthilfegruppe für längere Zusammenarbeit braucht.

Wir erfuhren ein Vierteljahr nach dem Gründungstreffen der dritten Gruppe von einer Kontaktperson dieser Gruppe, daß eine weitere Zusammenkunft bisher nicht zustandegekommen war und auch nicht geplant sei. Damit war auch nicht zu rechnen gewesen, hatten doch die Interessenten schon beim Gründungstreffen auffällig wenig Motivation für eine Gruppenarbeit erkennen lassen.

Multiple Sklerose

Diese Gruppe entstand vor allem durch die Initiative einer Psychologin, die selber an einer fortgeschrittenen multiplen Sklerose (MS) leidet. Sie ist an den Rollstuhl gebunden. Wir diskutierten mit ihr seit Sommer 1979 das Konzept und die mögliche Arbeitsweise einer solchen Gruppe, und wir waren ihr bei der

Organisation behilflich. Es wurde sehr bald deutlich, wie wichtig es dieser Frau war, die Initiative bei der Bildung der Gruppe in der Hand zu behalten. Sie legte großen Wert darauf, eine Gesprächsgruppe gründen zu wollen, in der vornehmlich Probleme der inneren Bewältigung dieser oft schweren und unheilvollen Krankheit bearbeitet werden sollten. Sie grenzte sich klar ab gegen eine große Selbsthilfeorganisation für MS-Kranke, von denen es mehrere in Deutschland gibt. Um die Jahreswende 1979/80 entstand im Raum Heidelberg eine Regionalgruppe der AMSEL, einer sich in Baden-Württemberg ausbreitenden Selbsthilfeorganisation für MS-Kranke, die mit viel Aufwand und finanzieller Unterstützung primär „äußere Selbsthilfe" leistet. Die Psychologin arbeitete mit uns zusammen eine Informationsbroschüre aus, die sie an ihr bekannte MS-Kranke schickte, weiterhin an solche, deren Anschriften ihr vom Deutschen Paritätischen Wohlfahrtsverband (DPWV) genannt wurden, der MS-Kranke in dieser Region schwerpunktmäßig betreut. Es fühlten sich zunächst viele Kranke, die einsam zu Hause lebten, von der Idee angesprochen, eine solche Gruppe zu gründen. Die meisten zogen sich aber wieder zurück, als sie erfuhren, daß in der Gruppe v. a. das Problem der Krankheit zur Sprache kommen sollte.

Die Gruppe traf sich zum ersten Mal im Spätherbst 1979. Sie bestand aus 6 Betroffenen (4 Frauen und 2 Männern) und einer Angehörigen. Vier Teilnehmer waren zwischen Mitte 20 und Mitte 30, 2 zwischen 50 und 60 Jahren – wir haben nur von einzelnen MS-Kranken persönliche Daten. Außer der „leitenden" Psychologin benötigte niemand einen Rollstuhl, aber alle waren mehr oder weniger gehbehindert. Auf die neurologischen Störungen werden wir hier nicht weiter eingehen.

Bei dem ersten Treffen ging man sehr behutsam miteinander um, obgleich sich damals bereits Konflikte ankündigten. Es war schon zu erkennen, in welch unterschiedlicher Art und Weise, wie unterschiedlich offen die Betroffenen mit ihrer Krankheit umgingen. Die Gruppe beschloß, sich einmal wöchentlich zu treffen. Wir boten ihr wie üblich an, sie gelegentlich oder in regelmäßigen Abständen zu beraten, und überließen ihr die Entscheidung, in welcher Form sie mit uns zusammenarbeiten wollte.

Als wir viele Woche lang von der Gruppe nichts gehört hatten, nahmen wir von uns aus Kontakt auf mit der Psychologin. Sie berichtete uns über erste Schwierigkeiten in der Gruppe. Es hätten sich 2 Lager gebildet, welche die Gruppe immer deutlicher spalteten. Die einen seien an konfliktzentrierten Gesprächen interessiert, vor allem über die Krankheit, während die anderen geselliges Beisammensein und ablenkende Beschäftigungen vorzögen. Ein Kompromiß schien nicht möglich. Ein Anzeichen für den nachlassenden Zusammenhalt in der Gruppe war wohl auch, daß sie sich nur noch alle 14 Tage traf. Ab Frühjahr 1980, also ein knappes halbes Jahr, nachdem sich die Gruppe gebildet hatte, kamen diejenigen Mitglieder, denen es mehr um unkompliziertes Beisammensein ging, nicht mehr in die Sitzungen; sie schlosen sich, wie man hörte, der AMSEL-Gruppe an. Die anderen trafen sich noch weiterhin, aber in immer unregelmäßigeren Abständen. Wir hatten der Psychologin zuvor noch einmal angeboten, zur Beratung in eine Gruppensitzung zu kommen; sie war aber nicht darauf eingegangen.

Ein Vierteljahr später fuhr einer der Berater mit der Psychologin und einem anderen Mitglied der Gruppe zu einem Treffen mehrerer MS-Selbsthilfegruppen nach Gießen, um dort die Problematik dieser Gruppe zu besprechen. Als wesentlicher Grund dafür, daß in Gießen die Anregung von MS-Selbsthilfegruppen auf fruchtbareren Boden fiel, stellte sich heraus, daß in dem dortigen Raum keinerlei Behindertenhilfe existierte. In der Heidelberger Region werden dagegen sehr viele Hilfen für Körperbehinderte jedweder Art angeboten (vor allem Berufsförderungswerk). Weiterhin wurde die Ansicht vertreten, konfliktzentrierte Gespräche und Geselligkeit ließen sich in einer Gruppe nicht scharf trennen, eine Gruppe brauche beides. Schließlich schlug man uns vor, eine Gesprächsgruppe im Rahmen der AMSEL-Organisation anzuregen – ein Gedanke, mit dem wir uns auch schon getragen hatten.

Die Psychologin behielt sich aber vor, weitere Schritte in diese Richung allein zu gehen, was wir selbstverständlich respektierten. Der Weg war schwierig, weil es innerhalb der AMSEL große Widerstände gegen die Einrichtung einer selbständigen Gesprächsgruppe gab. Erst als der Vorsitz in dieser Organisation 1981 wechselte, konnte die Psychologin ihr Vorhaben allmählich realisieren. Nun treffen sich seit etwa einem Jahr 5 MS-kranke Frauen unregelmäßig (alle 2–3 Wochen) zu einem Gedanken- und Erfahrungsaustausch. Die Gruppe ist vom Alter (20–50 Jahre) und vom Ausmaß der Körperbehinderung her sehr heterogen. Die Gespräche seien intensiv und anregend, berichtete uns die Psychologin, die die Gruppe als Selbsterfahrungsgruppe bezeichnete. Wir hatten nur noch gelegentliche Kontakte mit der Psychologin, aber keine Verbindung zu der Gruppe.

Der Verlauf in dieser Selbsthilfegruppe bekräftigt eine Erfahrung, die für einige der bei uns entstandenen Gruppen von Organkranken gilt: „Innere" und „äußere" Selbsthilfe lassen sich nicht strikt voneinander trennen, ohne daß es zu stärkeren Störungen der Homoiostase in einer solchen Gruppe käme, die zu ernsthaften Auseinandersetzungen, Spaltungen oder gar Ausscheiden von Gruppenmitgliedern führen können. Sowohl reines Arbeiten an inneren Krankheitsproblemen also auch alleiniges Ablenken davon können auf die Dauer in vielen solcher Selbsthilfegruppen als zu einseitig empfunden werden. Mehrere Gruppen haben beides miteinander vermischt und schienen damit am ehesten zufrieden (Epileptiker, Stomaträger, Psoriatiker; übrigens auch die Gruppe der alten Menschen).

Epileptiker

Diese Gruppe entstand in Zusammenarbeit mit der Anfallsambulanz der Neurologischen Universitätsklinik Heidelberg. Die von uns entworfenen Informationsbroschüren wurden im Warteraum der Anfallsambulanz ausgelegt, außerdem an niedergelassene Neurologen der Region verschickt. Die Ärzte sagten uns, daß sie immer wieder Patienten auf diese zusätzliche Hilfe hinwiesen, daß sie dabei aber selten auf Resonanz stießen. Es muß allerdings erwähnt werden, daß viele Patienten der Anfallsambulanz von weit herkommen und so nicht die Möglichkeit haben, zu den Sitzungen der Selbsthilfegruppen nach Heidelberg zu fahren. Da auf diesem Wege sehr wenige Interessenten zu uns kamen, luden wir über die Lokalzeitungen zu einem ersten Treffen im Januar 1980 ein. Es haben sich im Verlaufe der Beobachtungszeit etwa 25 Anfallkranke für diese Gruppe interessiert. Sie hatte immer einen Kern von 5–7 Mitgliedern.

Wir konnten die Daten von 16 Epileptikern erfassen, von 12 Männern und von 4 Frauen. Ihr durchschnittliches Alter lag bei knapp 38 Jahren. Das niedrigste war 23, das höchste 70 Jahre. Es waren ganz unterschiedliche Anfallskrankheiten vertreten: 6mal Grand Mal (2mal kombiniert mit Absencen bzw. Petit Mal), 4mal psychomotorische Epilepsie (teilweise auch mit großen Anfällen), 2mal posttraumatische Epilepsie, 3mal symptomatisches Anfallsleiden nach Meningitis beziehungsweise Meningoenzephalitis, einmal Jackson-Epilepsie; bei einer Frau bestand zunächst die jahrelange Diagnose psychomotorische Epilepsie, ihre Erkrankung stellte sich dann später als ein funktionelles (hysterisches) Anfallsleiden heraus. Diese Angaben stammen überwiegend aus Krankenunterlagen; wir konnten jedoch nicht von allen Teilnehmern Befundberichte erhalten. Die Krankheitsdauer lag zwischen einem und 52 Jahren, im Durchschnitt bei 22 Jahren.

Die meisten Patienten gaben depressive Beschwerden und Schamgefühle wegen ihrer Erkrankung an, die sie in die Einsamkeit getrieben habe; es falle ihnen schwer, die Krankheit zu akzeptieren. Interessanterweise hatten 4 der Epileptiker angeblich keine Beschwerden, keine Probleme mit der Krankheit; die einen suchten Zeitvertreib in der Gruppe, die anderen wollten etwas vermitteln von ihren zeitweilig schlimmen Erfahrungen mit ihrer Krankheit. Verständlicherweise erlahmte die Motivation dieser Teilnehmer sehr bald, regelmäßig zur Gruppe zu kommen. Alle anderen wünschten sich Kontakt zu ähnlich Betroffenen und erhofften sich Verständnis im Gespräch mit ihnen. Auch die Bitte um soziale Hilfe wurde geäußert.

Nach unserem Eindruck enthalten die soziobiographischen Daten dieser Gruppe im Vergleich zur Durchschnittsbevölkerung und zur gesamten Klientel der Interessenten für Selbsthilfegruppen folgende Besonderheiten: Der Anteil der Männer und der Rentner ist relativ hoch. Den Anteil der Männer vermögen wir nicht zu erklären, zumal die Erkrankung gleichmäßig auf beide Geschlechter verteilt ist. Der hohe Anteil von kranken Rentnern erstaunt nicht, ist doch die Epilepsie nicht selten mit schweren seelischen Beeinträchtigungen (psychoorganisches Syndrom, epileptische Wesensänderung) verbunden. Wir fanden bei immerhin 7 Interessenten ein hirnorganisches Psychosyndrom und/oder eine epileptische Wesensveränderung. Zwei von diesen Kranken gehörten langfristig zu der Gruppe.

Die Sitzungen in dieser Gruppe waren, soweit wir Berater sie miterlebt haben, sehr häufig durch ein hohes Maß an aggressiver Auseinandersetzung gekennzeichnet. Wir wissen jedoch, daß auch die Sitzungen, denen wir nicht beiwohnten, häufig sehr aggressiv verliefen. Die Auseinandersetzungen entzündeten sich vielfach an gewöhnlichen Meinungsunterschieden, etwa der Frage, ob während der Sitzungen geraucht werden darf, oder an der wochenlangen Diskussion darüber, für welchen Sitzungsraum sich die Gruppe entscheiden sollte. Es wurden aber auch schon sehr bald tiefgreifende und ins Persönliche gehende Meinungsverschiedenheiten mit manchmal schonungsloser und verletzender

Offenheit ausgetragen. Es gab kaum ein Gruppenmitglied, das nicht irgendwann einmal in eine solche Auseinandersetzung verwickelt gewesen wäre. Hierbei war auch noch bemerkenswert, wie umständlich oft argumentiert wurde und wie häufig es zu Mißverständnissen kam, die dann nur mit Mühe wieder ausgeräumt werden konnten. Es geschah mehrfach, daß ein Gruppenmitglied sich bei solchen Auseinandersetzungen verletzt fühlte und für länger den Sitzungen fernblieb oder deswegen gar die Gruppe verließ. Manche Gruppenmitglieder konnten auch mit Gefühlen der Zuneigung nur schwer umgehen, die zu anderen in der Gruppe aufkamen. Die Äußerung solcher Gefühle und ihre Integration in die Beziehungen wurden gestört durch den Versuch, sie zu verheimlichen, aber auch durch Mißverständnisse und durch plötzliche heftige Ausbrüche.

In dieser Gruppe bestand immer ein großes Bedürfnis, von einer Autorität geführt zu werden. So war der Arzt, der bei dem Projekt mitarbeitete, lange Zeit unumstrittene Autorität für die Gruppe, zumal der Gruppe bekannt war, daß er Facharzt für Neurologie und Psychiatrie ist. Wenn er aus der Gruppe angegriffen wurde, dann allenfalls deswegen, weil er diese Führungsrolle nicht in der von der Gruppe gewünschten Weise ausfüllte. Erst gegen Ende der gemeinsamen Arbeit konnten diese Position des Arztes und die Erwartungen der Gruppe an ihn problematisiert und verändert werden.

Auch wenn die Teilnehmer unter sich waren, bestimmten Führungsprobleme in nachhaltiger Weise das Gruppengeschehen. Bei der Gruppenarbeit gab es mehrere Mitglieder, die immer wieder Anspruch auf die Führungsrolle erhoben, und so entbrannten mehr oder weniger offene Kämpfe um diese Position. Hatte sich einmal ein Führer herauskristallisiert, so konnte er nur kurze Zeit unangefochten in dieser Rolle bleiben. Die Gruppe erstarkte jeweils bald wieder und setzte sich dem Führer mit wachsendem Widerstand zur Wehr. Es geschah mehrmals, daß ein solcher Führer die Gruppe verließ, wenn er sich zu sehr eingeengt und sich eben als Führer nicht mehr gebraucht fühlte. Der Wunsch nach starker Führung zeigte sich auch darin, daß vor allem anfangs der Verlauf der Sitzungen straff strukturiert wurde, vergleichbar dem bekannten Vorgehen der Anonymen Alkoholiker. Es gab vorübergehend einen Sitzungsleiter, der Wortmeldungen entgegennahm und dann jeweils für wenige Minuten das Wort erteilte. Nachdem dies einige Wochen so praktiziert worden war, schaffte die Gruppe diese starre Regelung wieder ab.

Die geschilderten Phänomene des Umgangsstils innerhalb der Gruppe bildeten sich auch in den Beziehungen der Gruppenteilnehmer oder der gesamten Gruppe zu den Beratern ab. Auch hier gab es viele Konflikte, Mißverständnisse, v. a. aber auch den Wunsch, von einer Autorität beraten und geführt zu werden. Wir gingen mehr als bei anderen Gruppen darauf ein, weil wir sahen, wie schwer es die Gruppe hatte. So waren wir in den ersten Monaten etwa bei jeder zweiten Sitzung anwesend und wichen auch häufig auf Wunsch der Gruppe von der späteren Vereinbarung ab, uns einmal monatlich mit ihr zu treffen. Sie rief uns mehrmals zu Hilfe wegen aktueller Konflikte unter den Teilnehmern. Allerdings hatten sich die akuten Probleme bis zu unserem Eintreffen bei der nächsten Sitzung dann schn oft gelöst, so daß unser Kommen überflüssig schien. Dieses mehrfach miterlebte Phänomen erinnerte uns an einen epileptischen Anfall, der ja auch häufig schon vorüber ist, wenn der herbeigerufene Arzt dazukommt. Bei einem Treffen verschiedener bundesdeutscher Selbsthilfegruppen von Epileptikern in Marburg waren Teilnehmer der hiesigen Gruppe äußerst beeindruckt, wie stark andere Gruppen von Ärzten und, wie sie immer wieder betonten, Professoren geführt wurden. Die Mitglieder „unserer Gruppe" fühlten sich dem gegenüber von uns vernachlässigt und votierten dann dafür, daß ein Berater zu jeder zweiten Sitzung kommen sollte, was daraufhin auch geschah (für jeweils eine Stunde).

Die Gruppe hat immer wieder problematisiert, daß sie nicht nur über die Krankheitsprobleme sprechen wollte. Die Teilnehmer suchten auch Ablenkung davon und von den Konflikten, die sich unter ihnen entwickelten. Es wurden Spielnachmittage veranstaltet, bei schönem Sommerwetter besuchte die Gruppe eine Minigolfanlage. Sie plante auch einmal eine Aufklärungsaktion in der Heidelberger Altstadt, bei der die Bevölkerung über die Krankheit Epilepsie informiert werden sollte, damit Vorurteile abgebaut würden. Diese Aktion wurde dann aus verschiedenen Gründen aber doch nicht realisiert.

(Übrigens hatten und haben alle Gruppenmitglieder außerhalb der Gruppensitzungen zum Teil engen persönlichen Kontakt. Darin einbezogen ist die nicht anfallskranke Freundin eines Teilnehmers, die auch regelmäßig zu den Sitzungen mitkommt.)

Wir Berater wurden gerade bei dieser Gruppe immer wieder vor die Frage gestellt, wie wir uns am besten verhalten, um den Teilnehmern bei ihren Wünschen nach Führung – die wir bis zu einem gewissen Grade auch als notwendig ansahen – genügend Selbständigkeit zu lassen.

Trotz oder gerade wegen aller dieser Schwierigkeiten haben die Gruppe und die einzelnen Teilnehmer, sofern sie ihr länger angehörten, eine merkliche Entwicklung durchgemacht. Zwei Jahre nach Beginn der Gruppe verlaufen ihre Sitzungen viel weniger gespannt und immer wieder mit Humor. Die Teilnehmer kennen jetzt besser ihre Stärken und Schwächen und kalkulieren diese für die Beziehung und für das Gruppengeschehen mit ein. Dadurch können viele Konflikte zumindest entschärft werden. Empfindlichkeit und Reizbarkeit der Teilnehmer sind geringer geworden. Sie sind längst nicht mehr so autoritätsgläubig, nachdem sie über ihre Beziehungen zu den behandelnden Ärzten und auch zu den Beratern in der Gruppe gesprochen haben.

Alle Teilnehmer, die länger als ein halbes Jahr der Gruppe angehörten, sind vor allem selbständiger geworden und können die Erkrankung besser in ihr Leben integrieren. Einige nahmen Ende 1981 an einem Treffen von Epileptikerselbsthilfegruppen in Berlin teil, was allein schon ihre größere Unabhängigkeit zeigt. Mehrere Teilnehmer haben in großen Veranstaltungen über Selbsthilfegruppen in Heidelberg das Wort ergriffen und die Sache ihrer Gruppe vertreten – über soviel Wagemut waren sie selbst erstaunt. Alle berichteten von mehr Freiheit in den Beziehungen zu Verwandten, Bekannten und zu Vorgesetzten.

Bei keinem der Teilnehmer, die länger als ein halbes Jahr der Gruppe angehörten, sind die epileptischen Anfälle häufiger geworden. Bei zweien ging ihre Zahl merklich zurück. Wenngleich bei diesen beiden Teilnehmern in der Beobachtungszeit die antiepileptische Medikation umgestellt wurde, ist doch zumindest auch zu fragen, ob nicht der verbesserte Umgang mit den eigenen, v. a. ag-

gressiven Konflikte auch einen Anteil an diesem positiven Krankheitsverlauf
hat.

Vorarbeiten, die nicht zum Entstehen einer Selbsthilfegruppe führten

Wir bemühten uns, bei weiteren chronischen Erkrankungen eine Selbsthilfegruppe zu bilden, oder diskutierten die Möglichkeiten mit den betroffenen Interessenten oder den zuständigen Experten. Die Vorarbeiten führten aber nicht
zu dem angestrebten Ziel.

Hypertoniker

Die Entstehung einer Selbsthilfegruppe von Menschen mit Bluthochdruck
wurde zunächst in mehreren Gesprächen mit einem Arzt der medizinischen Poliklinik vorbereitet, der Hypertoniker ambulant betreute. Er war grundsätzlich
an dieser Initiative interessiert, aber aus seiner Erfahrung mit Hypertonikern
skeptisch, ob sich genügend motivierte Betroffene für eine solche Gruppe finden würden. Wir arbeiteten deswegen zusammen einen kleinen Fragebogen
aus, den dieser Arzt einigen seiner Patienten vorlegte oder mit nach Hause gab.
Wir versuchten, mit diesem Fragebogen herauszubekommen, wie weit Interesse bei den Kranken für eine solche Gesprächsrunde vorhanden war. Nur ein
kleiner Teil der ausgegebenen Fragebögen wurde ausgefüllt. Es waren bezeich-
nenderweise nur solche, die in Gegenwart des Arztes beantwortet werden sollten. Von den mit nach Hause gegebenen Fragebögen kam keiner zurück.
   Vier der Beantworter sahen keinen Anlaß, sich für eine Gesprächsgruppe zu
interessieren. Die anderen 4 plädierten für monatliche Treffen, aber höchstens
ein Jahr lang. Sie erwarteten sich von einer solchen Gruppe Informationen
über medizinische Fragen, daneben Kontakte und Erfahrungsaustausch über
die Krankheit. Wir haben dann über die Lokalzeitungen ein erstes Treffen von
Interessenten festgesetzt und dies auch den 4 interessierten Patienten der medizinischen Poliklinik mitgeteilt. Zu diesem ersten Treffen kam aber niemand,
und es hatte auch niemand vorher bei uns angerufen, um sich näher zu erkundi-
gen oder ein persönliches Gespräch zu vereinbaren.
   Wir können deswegen auch nichts über das hinaus sagen, was aus anderen
Quellen über die Persönlichkeit von Hypertonikern oder ihre geringe Bereitschaft, sich innerlich mit sich selbst und mit ihrer Erkrankung auseinanderzusetzen, nicht schon bekannt wäre. Es wird insbesondere auf eine häufige anzu-
treffende „Helferhaltung" der Hypertoniker hingewiesen, in die sich ihre ge-
hemmten aggressiven Impulse umleiten könnten (Bräutigam u. Christian
1981). Aus der Arbeit mit den Selbsthilfegruppen wissen wir nun gerade, daß
sich zum einen wenige Menschen mit einer solchen Helferhaltung für die Mitarbeit in einer Selbsthilfegruppe interessieren und daß solche „Helfer" in der Regel Selbsthilfegruppen bald wieder verlassen, wenn sie zu sehr auf die Haltung
und Rolle fixiert sind, die von den anderen Gruppenmitgliedern nicht dauerhaft honoriert werden. Im übrigen ist bekannt, daß Hypertoniker wenig unter

ihrer Erkrankung leiden, solange sie keine oder nur geringe Beschwerden haben; darauf wird ihre geringe „Compliance" zurückgeführt, also ihre Bereitschaft zur Mitarbeit bei der medizinischen Behandlung.

Jugendliche Diabetiker

Eine Ärztin der hiesigen Universitätskinderklinik erörterte in mehreren Gesprächen mit uns die Möglichkeit, eine Selbsthilfegruppe für jugendliche Diabetiker zu gründen, die bei der Behandlung ihrer Krankheit schlecht mit ihr zusammenarbeiten. Sie stellte sich vor, auf diese Weise könnten die Jugendlichen zu besserer Mitarbeit bereit sein. Je mehr uns aber die Probleme dieser Jugendlichen geschildert wurden, desto mehr verstärkte sich unser Eindruck, daß sie wahrscheinlich keine Motivation hätten für eine Mitarbeit in einer solchen eher autonomen Gruppe. Für diese Jugendlichen wäre aus unserer Sicht eher eine straff geführte Therapiegruppe sinnvoll gewesen. Damit hatte zum einen keiner der Berater genügend Erfahrung; zum anderen wäre dies schlecht zu vereinbaren gewesen mit dem Konzept und dem Schwerpunkt unseres Forschungsprojekts. Unser Vorschlag, die Eltern dieser Jugendlichen zu einer Selbsthilfegruppe zusammenzuführen, wurde von der Ärztin abgelehnt.

Veränderungen der Teilnehmer von Selbsthilfegruppen innerhalb eines Jahres

Sehr viel mehr Gruppenmitglieder als Ausgeschiedene berichteten, ihr Selbsterleben habe sich während ihrer Zugehörigkeit zu der Selbsthilfegruppe etwas oder sogar sehr positiv verändert. Die meisten glaubten, sie seien selbstbewußter geworden, insbesondere die Neurotiker und die Übergewichtigen. Die Organkranken gaben am häufigsten an, sie könnten jetzt mit ihrem Schicksal besser fertig werden. Weitere nicht so deutlich positiv erlebte Veränderungen der Gruppenmitglieder gegenüber den Ausgeschiedenen betrafen die Fähigkeit, Kontakt zu anderen Menschen aufzunehmen und zu halten, ihnen auch ablehnende Gefühle zu zeigen und sich gegen ihre Ansprüche zur Wehr zu setzen. Im Gießen-Test zeigt sich die stärkste Veränderung in der Selbsteinschätzung sowohl bei Gruppenmitgliedern als auch bei Ausgeschiedenen darin, daß sie ihren Ärger nicht mehr so herunterschlucken wie früher. Mehrere Items zeigen, daß Gruppenmitglieder sich nach einem Jahr besser gegen andere Menschen abgrenzen können und daß sie weniger depressiv sind als Ausgeschiedene.

Wesentlich mehr Gruppenmitglieder als Ausgeschiedene meinten, sie könnten nach einem Jahr Gruppenarbeit besser mit ihrer Krankheit oder Störung fertigwerden. Dementsprechend war der Störwert der Erkrankung häufiger bei Gruppenmitgliedern als bei Ausgeschiedenen gegenüber der Einschätzung vor einem Jahr zurückgegangen.

All diese positiv erlebten Veränderungen der Selbsteinschätzung und die Verbesserung der Beschwerden wurden von den meisten Gruppenmitgliedern auf die Mitarbeit in der Gruppe zurückgeführt. Einige andere sahen eine gleichzeitige psychotherapeutische Behandung oder äußere Faktoren als hauptsächliche Ursachen dafür an.

Die Krankheitsbefunde waren bei den organkranken Gruppenmitgliedern wie in der Kontrollgruppe im wesentlichen unverändert. Bei den Übergewichtigen waren sie etwas verbessert, und am eindrucksvollsten waren sie bei den Neurotikern und alten Menschen geworden. Art und Intensität der ärztlichen Behandlung waren bei allen untersuchten Gruppenmitgliedern und Ausgeschiedenen im wesentlichen unverändert. Mehr übergewichtige Gruppenmitglieder als Probanden der Kontrollgruppe hielten sich aus eigener Initiative an eine Diät.

Schlußfolgerungen und Empfehlungen aus den Erfahrungen in diesem Projekt

Von den Menschen, denen ein Angebot für Selbsthilfegruppen in der beschriebenen Weise entgegenkommt, seien zunächst einmal die chronisch Organkranken erwähnt, deren Körpergestalt und Körperfunktionen sichtbar verändert sind. Solche Menschen können sich – kurz gesagt – stigmatisiert fühlen, und sie können unter ihrer Abweichung erheblich leiden. Ihnen können Selbsthilfegruppen, in denen sie auf Menschen mit vergleichbaren Problemen stoßen, in erstaunlichem Maße bei der seelischen Bewältigung dieser Krankheitsprobleme helfen. Neben den Erkrankungen, bei denen in diesem Projekt Selbsthilfegruppen zustande kamen (multiple Sklerose, Epilepsie, chronisch-entzündliche Darmerkrankungen, künstlicher Darmausgang, Psoriasis, Herzinfarkt) oder sich anderswo bereits bildeten (vor allem Krebs, schwere Körperbehinderung), sind hier weitere Krankheiten oder Veränderungen des Körpers und seiner Funktionen denkbar: Unfallfolgen, vor allem Gesichtsverletzungen und Gesichtsverbrennungen; Sehstörungen bis zur Erblindung; Uterusexstirpation und andere verstümmelnde Operationen ohne Rücksicht auf die Grundkrankheit; Parkinsonismus und Schlaganfall. Prinzipiell kommen auch seltenere Erkrankungen in Betracht, doch dann muß man berücksichtigen, daß in einem bestimmten Einzugsgebiet nicht genügend Interessenten in zumutbarer Entfernung vom Treffpunkt einer solchen Gruppe wohnen können, so daß sie zu klein sein könnte. Dies ist eine wichtige Erfahrung aus unserer Arbeit: Die Zahl der Interessenten für Selbsthilfegruppen Organkranker macht nur einen sehr kleinen Anteil der Erkrankten aus. Von diesen Interessenten bleibt dann nur etwa ein Drittel länger in der Gruppe. Wer also plant, sei es ein Laie oder Experte, Selbsthilfegruppen Organkranker zu gründen, der muß darauf achten, daß er möglichst viele Betroffene erreicht. Dies kann einmal durch Öffentlichkeitsarbeit geschehen (Zeitung, Plakate, Auslegen von Broschüren). Zum anderen können Ärzte und andere Mitarbeiter des medizinischen Apparates, die mit bestimmten Arten von Erkrankungen zu tun haben, ihre Klientel ansprechen. Es kommen dafür also vor allem Spezialkliniken, Ambulanzen und Facharztpraxen in Betracht.

Für Selbsthilfegruppen, die in der von uns durchgeführten Weise zustandekommen und arbeiten, ist die Bedeutung des Initiators und Beraters im Hintergrund nicht zu unterschätzen. Er kann nicht nur für schwierige Situationen in den Gruppen und für Krisen einzelner Teilnehmer wichtig sein, sondern auch jemand sein, mit dem sich die Gruppe innerlich von ferne verbunden weiß.

Ganz deutlich ist, daß Selbsthilfegruppen nicht schaden. Wer merkt oder fürchtet, daß ihm die Teilnahme nicht gut bekommt, scheidet aus – das ist die erfreuliche Seite der hohen Fluktuation, die ja auch ausdrückt, wie wenig verpflichtend die Beziehung der Teilnehmer zunächst einmal ist. Daß psychovegetative Beschwerden von Organkranken etwas verstärkt wahrgenommen werden können, beunruhigt uns nicht, denn dies ist doch am ehesten als ein Zeichen für größere Offenheit im Umgang mit sich selbst und anderen zu verstehen.

Selbsthilfegruppen können es Organkranken ermöglichen, sich mit den Problemen der unheilbaren Krankheit vertraut zu machen und auseinanderzusetzen. Insofern können sie die medizinische Behandlung ergänzen, aber niemals ersetzen.

*E. Weiterentwicklung der Gruppenerfahrungen
mit körperlich Kranken –
Gruppen für die (professionellen) Helfer
der körperlich Kranken*

Gruppenarbeit im Umfeld von Dialyse und Transplantation – Zielgruppe „Patienten" oder „Personal"?

F. MUTHNY

Einführung

Die Behandlung des chronischen Nierenversagens kann gleichermaßen paradigmatisch für die Möglichkeiten der Lebensverlängerung durch die moderne apparative Medizin als auch unter dem Gesichtspunkt der erst mit dem Ende der vitalen Gefährdung deutlich werdenden psychosozialen Probleme gesehen werden. Während vor 3 Jahrzehnten chronisch niereninsuffiziente Patienten in kurzer Zeit einem oft qualvollen Tod in der Urämie entgegensahen, sind heute im statistischen Mittel die Überlebenswahrscheinlichkeiten besser als selbst bei prognostisch günstig eingeschätzten Malignomen (s. auch Kapp 1982). Ein breites Spektrum von Behandlungsverfahren steht zur Verfügung: in der Bundesrepublik vorzugsweise die Hämodialyse (fast 90 % der 17000 in der BRD behandelten Patienten werden damit versorgt), die Nierentransplantation, die vorzugsweise in Form der Totnierentransplantation durchgeführt und weitgehend übereinstimmend als die Methode der Wahl bezeichnet wird, und schließlich die Peritonealdialyse, bei der das Bauchfell als Dialysemembran verwendet wird (s. Überblick bei Franz 1981; Balck et al. 1985 a).

Trotz dieser medizinischen Fortschritte bleiben die Patienten weiter durch medizinische Komplikationen, erlebte Einschränkungen und verschiedenste psychosoziale Reaktionen von Patient und Partner bedroht (s. Übersicht, S. 269/270). Generell beziehen sich diese Belastungen auf die latente Todesbedrohung durch den irreversiblen Funktionsausfall eines lebenswichtigen Organs, auf Schock- und Verleugnungsreaktionen bei der Diagnosemitteilung der lebenslangen Abhängigkeit von einer Maschinenbehandlung und vielfältige Einschränkungen der körperlichen und geistigen Leistungsfähigkeit, ausgeprägte Selbstwertproblematik, Sexualstörungen und z. T. darauf zurückzuführende Beziehungsbelastungen usw. (s. Gaus et al. 1986). Behandlungsspezifische Belastungen werden für die Hämodialysebehandlung v. a. in der Maschinenabhängigkeit, in der Angst vor einer Verletzung des dafür operativ geschaffenen Shunts sowie in Complianceproblemen, insbesondere in Zusammenhang mit der Flüssigkeitsrestriktion gesehen (s. Kaplan u. Nour 1983). Selbst die Nierentransplantation, die für viele Patienten eine eindrückliche Verbesserung ihrer physischen und psychischen Befindlichkeit bewirkt, ist gelegentlich mit psychischen Belastungen verbunden, so wenn das Organ in Einzelfällen die Funktion nicht aufnimmt oder rasch wieder abgestoßen wird, als Fremdkörper erlebt wird oder wenn belastende Nebenwirkungen der immunsuppressiven Therapie auftreten (s. Muthny et al. 1985). Psychosoziale Belastungen, die der Peritonealdialyse zugerechnet werden, bestehen besonders in Körperbildproblemen und Sexualstörungen durch den Verweilkatheter sowie in der Bedrohung durch Peritonitiden, die die Durchführung des Verfahrens, bei verzögerter Behandlung aber auch das Leben des Patienten bedrohen können (vgl. Burton et al. 1983).

Betrachtet man das soziale Umfeld des Patienten im weitesten Sinne, so ist dieses in vielfältiger Art und Weise einbezogen:

- Partner und Familie können sowohl auf der Belastungs- als auch der Unterstützungsseite einbezogen werden, bei der Form der sog. Heimdialyse sogar konkret in die somatische Behandlung selbst involviert sein.
- Zwischen medizinischen Behandlern und Patienten besteht vor allem am Beispiel der Hämodialyse, wie in kaum einem anderen ambulanten Behandlungsbereich der Medizin (vor allem die sog. Limited-care-Dialyse und Praxisdialyse kann als ambulantes Behandlungsverfahren gesehen werden) ein intensiver Kontakt, wie er v. a. in wöchentlichen Kontaktzeiten von 12–15 Stunden (kontinuierlich über viele Jahre) zum Ausdruck kommt. Auch dies schlägt sowohl auf der Belastungs- als auch der Unterstützungsseite zu Buche: So können sich intensive Beziehungen zwischen Personal und Patienten aufbauen, die eine wichtige Hilfe bei der Krankheitsbewältigung bedeuten können; es können sich aber auch über viele Jahre persistierende Beziehungsstörungen entwickeln, die für beide Teile außerordentlich energieverzehrend sein können.
- Schließlich besteht auch zwischen den Patienten durch die Kontaktzeiten der Dialysebehandlung eine Kontaktintensität, die u. U. mit stationären Behandlungsformen verglichen werden kann, aber durch eine wesentlich längere Zeitdauer charakterisiert ist.

Diese Kontaktintensität auf verschiedenen Ebenen könnte zunächst dafür sprechen, daß auch therapeutische Ansätze in Aufgreifung dieser häufigen Gruppenkontakte im Gruppensetting besonders naheliegen, als Paar- bzw. Familientherapie, Gruppentherapie für Patienten und Selbsthilfegruppen der Patienten untereinander.

Für die besondere Favorisierung von Gruppentherapie in diesem Bereich könnte z. B. sprechen, daß

- die Patienten sich bereits vergleichsweise gut kennen und Vieles, auch Intimes, durch diesen langjährigen Behandlungskontakt voneinander mitbekommen,
- in der klinischen Beobachtung eine sehr wichtige Funktion von Mitpatienten in der Adaptation an die Erkrankung und an die Behandlung festgestellt werden kann – so v. a. wenn langjährig dialysierende Patienten Dialyse-Anfängern zeigen, wie sich mit diesem Handicap leben läßt,
- die klinische Erfahrung ebenfalls zeigt, daß bei aller Unterschiedlichkeit individueller Adaptations- und Verarbeitungsprozesse doch auch viele Ähnlichkeiten und gemeinsame Belastungen, gerade in der Anfangsphase, erkennbar sind,

Psychosoziale Belastungen des Patienten im Krankheitsverlauf und in Verbindung mit bestimmten Behandlungsformen

Phasen im Krankheitsverlauf bzw. d.medizinischen Behandlungssituation	Mögliche Belastungen bzw. psychische Reaktionen
ambulante Betreuung vor der Dialyse (nephrologisches Zentrum, niedergelassener Internist	• Erleben des unaufhaltsamen Fortschreitens der Erkrankung • zunehmende Einschränkung der körperlichen Leistungsfähigkeit • Angst vor der Shuntoperation und Dialyse • Belastung durch Diät (z. B. Kartoffel-Ei-Diät)
Dialysepflichtigkeit, Beginn der Hämodialyse	• Nichtakzeptierenkönnen der Dialysepflichtigkeit, • Schock- und Verleugnungsreaktionen • Erleben einer „latenten Todesbedrohung" • Angst vor der Punktion bzw. vor Schmerzen • Belastung durch Nahrungs- und Flüssigkeitsrestriktion, u. U. quälende Durstgefühle, Complianceprobleme • Belastung durch die Abhängigkeit von der Maschine und die zeitlichen Einschränkungen • Abnahme der körperlichen und geistigen Leistungsfähigkeit • Beziehungsprobleme, sexuelle Störungen, evtl. Belastung durch Rollenwechsel in der Familie
Bei Peritonealdialyse	• Körperbildprobleme durch Verweilkatheter • Bedrohung durch Bauchfellentzündung strenge hygienische Anforderungen
Bei Meldung zur Transplantation, Transplantationsvorbereitung	• Entscheidungskonflikt • Angst vor erforderlichen Operationen bzw. psychische Belastung durch Eingriffe, z. B. Nephrektomie • Anspannung durch ständiges Verfügbarseinmüssen

Psychosoziale Belastungen des Patienten im Krankheitsverlauf und in Verbindung mit bestimmten Behandlungsformen (Fortsetzung)

Transplantation und stationärer Aufenthalt	• präoperative Angst • unrealistische Erwartungshaltung • Belastung durch postoperative Komplikationen (chirurgische Komplikationen, Infektionen, Abstoßungsreaktionen) • banges Erwarten des Funktionsbeginns • psychische Belastung durch Abstoßungsreaktionen, Angst vor Verlust der Niere
Nachsorge	• psychische Belastung durch Nebenwirkungen der Immunsuppressiva (v. a. M. Cushing), Complianceproblematik • Probleme der familiären Interaktion bei Lebendspende • Fremdkörpererlebnisse • überhöhte Erwartungen/Überforderung durch sich selbst oder Umwelt
Bei evtl. Abstoßung des Organs,	• Trauer, Depressionen • Suche der „Schuld" bei anderen oder sich selbst
Explantation und Rückkehr an die Dialyse	• Wiederadaptation an eine u. U. problematische Dialysesituation • Enttäuschungsreaktionen des sozialen Umfelds
Schwerste, medizinische Komplikation, Erschöpfung von Behandlungsmöglichkeiten	• Todesangst

– angesichts der häufigen Belastungen ein Konzept von ausschließlichen Einzeltherapien die Kapazität von psychosozialen Diensten rasch überfordern kann, die Gruppenarbeit zudem die Möglichkeiten eines effektiven sozialen Kommpetenztrainings eröffnet.

In einem über 6 Jahre laufenden Forschungsprojekt zur psychosozialen Versorgung von niereninsuffizienten Patienten konnte in einem besonderen Schwerpunkt der Frage des Bedarfs und der Angemessenheit verschiedener psychosozialer Versorgungsangebote nachgegangen werden. Eine Teilfragestellung daraus bezog sich auf die Rolle und Wirksamkeit von gruppen- im Vergleich zu einzeltherapeutischen Angeboten.

Im folgenden soll über Erfahrungen aus diesem Projekt berichtet werden, wie sie sich im Hinblick auf die Möglichkeiten einzel- und gruppentherapeutischen Vorgehens sowie Personalfortbildung darstellen.

Erfahrungen mit Gruppenangeboten, deren Inanspruchnahme und erlebte Wirksamkeit

Zur Funktion von Einzel- und Gruppentherapie in der Versorgungsrealität chronisch niereninsuffizienter Patienten

Betrachtet man die Entwicklung zu Beginn des Projekts (hier war die Arbeitsgruppe in der vergleichsweise günstigen Ausgangssituation, bereits zu Beginn eines Projekts über vielfältige therapeutische Erfahrungen und Kompetenzen zu verfügen und entsprechende Angebote machen zu können), so wurde zunächst deutlich, daß sowohl von den Anliegen der Patienten her gesehen als auch dem Konsiliaranliegen der Ärzte Einzelkontakte klar im Vordergrund standen. Auch waren es zunächst eher Patienten mit schweren Störungen, die Kriseninterventionen erforderlich machten, z. B. bei schweren Depressionen bzw. nach Suizidversuchen, Kortisonpsychosen, ausgeprägten Operations- und Narkoseängsten, Behandlungsverweigerungen, aber auch bei Mischsymptomatiken, die eine neurologisch/psychiatrisch/psychodiagnostische Abklärung erforderlich machten. Entsprechend ergaben sich über 5 Jahre Projektarbeit vorwiegend Patientenkontakte mit 1–2 Sitzungen (insgesamt 80 Patienten) oder kurzfristige Interventionen (45 Patienten mit 3–10 Sitzungen) und nur in etwa 20 Fällen Therapie mit über 10 Sitzungen. Das inhaltliche Spektrum der Einzelinterventionen bezog sich vorwiegend auf Depressionen, Ängste und Complianceprobleme (s. Übersicht S. 272). Bezüglich dieser einzeltherapeutischen Erfahrungen sei auf eine frühere Darstellung (s. Muthny et al. 1987) verwiesen.

Die verhältnismäßig rasche (wenn auch nicht sehr tiefgehende) Akzeptanz der Konsiliardienstfunktion kann vielfältig interpretiert werden: zum einen kann sie auf vorher fehlende Präsenz psychologisch/psychotherapeutischer Konsiliardienste in diesem Bereich zurückgehen (für Fälle, wo die Schwelle für die Inanspruchnahme eines psychiatrischen Konsiliarius noch nicht erreicht wurde). Sie kann auch als Ausdruck eines beträchtlichen Leidensdrucks gesehen werden – nicht nur seitens der Patienten, sondern auch seitens der Behandler. Schließlich wurde in dieser Zuweisung von Patienten gelegentlich allerdings auch ein Prozeß sichtbar, der weniger in der Intention unseres Angebots lag, so wenn die Zuweisung eines Patienten zum Konsiliardienst eher als Nichtbeschäftigenwollen mit psychosozialen Problemen und dezidiertem Trennungswunsch zwischen somatischer und psychischer Behandlungsseite interpretiert werden mußte.

Die Kontaktaufnahme der Selbsthilfeorganisationen der Dialysepatienten mit unserer Projektgruppe kann sowohl unter dem Aspekt der Versorgungslücke als auch unter der Absicht der Prüfung und Sondierung neuer Möglichkeiten gesehen werden. Hier war indes der Dienst eher in seiner informationsvermittelnden Funktion angefragt.

Hauptbereiche einzeltherapeutischer Interventionen im Rahmen von Konsiliardienst bzw. Liaisonservice

1. Depressionen/Suizidalität
 — in der Anfangszeit der Dialyse oft als Ausdruck aktueller Trauerarbeit,
 — als sog. „Dialysemüdigkeit" oft nach vielen Jahen relativ problemloser Dialyse, oft Ausdruck persistierender Verarbeitungsdefizite oder neuer Belastungen,
 — bei partnerschaftlichen/familiären Konflikten, Sexualstörungen, Trennung oder Scheidung,
 — aufgrund erlebter Stigmatisierung (körperlich z. B. durch Körperbildveränderungen infolge urämischem Hautcolorit, aber auch durch Shunt oder Verweilkatheter),
 — bei medizinischen Komplikationen, schweren Behandlungsproblemen, evtl. Erschöpfung der Behandlungsmöglichkeiten,
 — bei Verlust einer transplantierten Niere und Rückkehr an die Dialyse,
 — bei schwerwiegenden Interaktionsproblemen mit Behandlern und ausgeprägten Autonomie-/Abhängigkeitskonflikten,
 — bei Abfall der körperlichen und geistigen Leistungsfähigkeit, beruflichem und finanziellem Abstieg,
 — bei drastisch erlebter Progredienz der Erkrankung, z. B. im Fall der Erblindung von Diabetikern.

2. Complianceprobleme
mit z. T. selbstschädigender Wirkung bei
 — unkontrollierter Flüssigkeitsaufnahme,
 — Nichteinhaltung von Diät (besonders bezüglich Kalium),
 — Problemen der Medikamenteneinnahme (schwerwiegend im Hnblick auf Antihypertensiva und Immunsuppressiva).

3. Ängste aus realer oder befürchteter Bedrohung
 — am häufigsten auf Operationen und medizinische Komplikationen bezogen,
 — in schwerster Form Angst bei der Erschöpfung der Behandlungsmöglichkeiten und schweren Behandlungsproblemen mit Todesangst,
 — aber auch Ängste vor realen oder befürchteten Beziehungsverlusten.

Die psychosozialen Fortbildungsveranstaltungen, die im folgenden ausführlicher abzuhandeln sein werden, gingen sowohl als Angebote von der Projektgruppe aus als auch aus Initiativen von Schwestern/Pflegern der Einrichtungen hervor – etwa zu gleichen Teilen. In diesem Bereich entwickelte sich zunächst Fallarbeit über als problematisch erlebte Patienten und wurden Informationswünsche über die Arbeit von Psychologen/Psychotherapeuten im medizinisch-klinischen Bereich befriedigt, bevor im folgenden themenzentriertes Vorgehen und Balint-Gruppenarbeit bzw. Teaminteraktionen einen zunehmend größeren Stellenwert bekam.

Paargespräche in Therapie- und Familieninterventionen

Ausgesprochene Paartherapien und systemorientierte Therapien kamen nur in einer verhältnismäßig kleinen Zahl von Fällen zustande. In ca. 30 Fällen wurde eine 1- bis 2stündige Beratung durchgeführt, wobei aber zu berücksichtigen ist, daß sich in der Hälfte dieser Fälle dieses Beratungsgespräch aus einem Forschungskontakt heraus entwickelte und dabei die Schwelle zur Inanspruchnahme eines Konsiliardienstes kaum überschritten worden wäre. Nur in 7 Fällen kam es zu deutlich darüber hinausgehenden Interventionen, in keinem Fall jedoch zu mehr als 10 Gesprächen.

Die Bereiche, die in den Interventionen bearbeitet wurden, betrafen dabei vor allem

- *Probleme im Zusammenhang mit sexuellen Funktionsstörungen:* Diese bei chronisch niereninsuffizienten Patienten sehr häufigen Störungen, durch die sich vor allem junge männliche Patienten sehr stark beeinträchtigt fühlen können, tangieren offensichtlich in einer großen Zahl von Fällen die Partnerbeziehung, treten aber nur vergleichsweise selten als „Gründe" für Trennungen oder Scheidungen in Erscheinung. In diesen Gesprächen erschien es häufig wichtig, überhaupt eine Kommunikation zwischen den Partnern über dieses häufig tabuisierte und ausgesparte Problem zu vermitteln und tatsächliche Auswirkungen und Phantasien bezüglich der möglichen Reaktion des Partners trennen zu helfen. Obwohl sich zeigt, daß in vielen Beziehungen chronisch niereninsuffizienter Patienten die Sexualität als beziehungsstiftendes Element durch andere Moment ersetzt werden konnte, erwies sich gerade bei jungen Paaren diese Einbuße gelegentlich als so stark, daß es zur Trennung, in einem Fall zur Duldung einer außerehelichen Beziehung kam.
- *Selbstwertzweifel* im Zusammenhang mit verminderter körperlicher Attraktivität und sexueller Leistungsfähigkeit, aber auch unabhängig davon, erschienen ebenfalls als ein wichtiger Einflußfaktor auf Beziehungsprobleme.
- *Trennungs- und Scheidungsabsichten,* die sowohl vom Partner, als auch vom Patienten ausgehen konnten (hier häufig im Sinne einer Präventivmaßnahme, um dem Partner zuvorzukommen) waren ebenfalls vergleichsweise häufig Themen der Gespräche, wobei dem sowohl konkrete Schritte und Absichten als auch Phantasien des jeweiligen Partners zugrundelagen.
- *Mitbelastung des Partners* (im Sinne einer Kobehinderung) kam ebenfalls häufig in diesen Gesprächen zur Sprache. Dabei konnte es vorkommen, daß der Partner als stärker belastet erlebt wurde als der Patient selbst und der Partner aus Schuldgefühlen oder anderen Motivationen Einschränkungen weit über das erforderliche Maß hinaus auf sich nahm und für unabänderlich hielt. Hier ergab die Gesprächsmöglichkeit im geschützten Rahmen der Therapie immer wieder das für den Partner überraschende Ergebnis, daß der Patient seinem Partner häufig weit mehr an Möglichkeiten zugestand als dieser selbst anzunehmen in der Lage war, wenngleich auch gelegentlich sehr tiefgreifende regressive Bedürfnisse des Patienten sichtbar wurden.
- *Schwierigkeiten des Rollenwechsels* traten v. a. da auf, wo der „Ernährer" der Familie nach Erkrankung und Erwerbsunfähigkeit sinnvollerweise die Hausfrauenrolle hätte übernehmen sollen, dies aber zu beträchtlichen Konflikten

mit seinen Selbstwertgefühlen und auch zu Spannungen gegenüber der wieder berufstätigen Ehefrau führte.

- Auch konkrete *finanzielle Einbußen und sozialer Abstieg* wurden zum Thema der Therapie, hier wurde gelegentlich an Sozialberatungsmöglichkeiten weiterverwiesen, um konkrete Problemlösungsmöglichkeiten auszuloten und Objektivierbares und psychische Reaktionen bzw. beziehungsbezogene Probleme besser unterscheiden zu können.
- Eine Sondersituation stellten Gespräche im Zusammenhang mit einer *Lebendspende* innerhalb der Familie dar. So löste in einem Fall die Forderung eines jugendlichen Dialysepatienten an seinen Vater, ihm eine Niere zu spenden, eine komplexe Familieninteraktion aus, die zu einer Klärung der Einstellungen und Bereitschaften verschiedener Familienmitglieder im Hinblick auf eine Lebendspende führten und schließlich auch für den Patienten selbst das Warten auf eine Todnierenspende akzeptabel machten. In einem anderen Fall reagierte der Vater, der die Niere seiner Tochter gespendet hatte, auf den schleppenden Funktionsbeginn und Komplikationen mit besonderer Sorge, und die Tochter entwickelte Schuldgefühle, daß nun eventuell das Opfer ihres Vaters umsonst sein könne. In einem dritten Fall setzte die Erschöpfung der Dialysebehandlungsmöglichkeiten einer Patientin und die Dringlichkeit einer Transplantation eine intensive Spendersuche in der Familie unter Vermittlung des Dialysearztes in Gang, wobei allerdings nur von einem Familienmitglied begrenzte Bereitschaft zur Spende signalisiert wurde. Bereits bevor jedoch das ungünstige Ergebnis der Gewebstypisierung bei diesem potentiellen Spender bekannt wurde, hatte sich die Patientien entschieden, das „Opfer" einer Spende grundsätzlich nicht anzunehmen und konnte schließlich über eine hohe Dringlichkeitseinstufung vergleichsweise rasch doch noch mit einem Todnierentransplantat versorgt werden.

Patientenselbsthilfegruppen

Der frühe Kontakt mit Selbsthilfeorganisationen chronisch niereninsuffizienter Patienten im Projekt erlaubte auch, der Frage der Möglichkeiten von Selbsthilfegruppen in diesem Bereich nachzugehen. Hier zeigte sich die auch von anderen Autoren berichtete besondere Schwierigkeit der Bildung von Selbsthilfegruppen bei Dialysepatienten (s. auch Möller 1985): Trotz eines hohen Bekanntheitsgrades und einer hohen Mitgliederzahl der Selbsthilfeorganisationen im Sinne der Dialysevereine konnte in unserem Beobachtungsbereich keine einzige Gruppe festgestellt werden, auf die Möllers Kriterien der Selbsthilfegruppe zusammengetroffen hätten. Fast ausschließlich hatten diese Zusammenschlüsse den Charakter der Selbsthilfeorganisationen und die Treffen hatten eher die Aufgabe von Entscheidungen über Formen der Interessensvertretungen oder der Information über optimale Behandlungsmöglichkeiten (Hauptthema: Möglichkeiten der Transplantation), zu denen häufig Ärzte geladen wurden. Gründe für diese im Verhältnis zum Brustkrebs- und MS-Bereich seltene Entstehung von Selbsthilfegruppen dürften vor allem darin liegen, daß Dialysepatienten in einer Art Zwangsgemeinschaft bereits

12–15 Stunden der Dialysebehandlung wöchentlich mit anderen Patienten zusammen verbringen und die Bereitschaft zu weiteren Kontakten mit Mitpatienten vergleichsweise gering erscheint.

Personalfortbildung

Aufbauend auf dem Grundprinzip, daß es weniger um eine Auslagerung der psychosozialen Versorgung, sondern vielmehr um ihre Integration in das Behandlungsfeld geht, lag von Anfang an ein großer Schwerpunkt der Versorgungsarbeit auf der psychosozialen Personalfortbildung. Diese verfolgte mit ähnlicher Intensität gleichzeitig das Ziel einer Verbesserung der psychosozialen Kompetenz im Umgang mit dem Patienten als auch einer Entlastungsmöglichkeit für die Betreuer. Zielebenen betrafen sowohl den emotionalen (Abreaktion, emotionale Bearbeitung), kognitiven (Informationsvermittlung, Problemanalyse) als auch konkreten Handlungsbereich (z. B. Rollenspiel zu diagnostischen und Trainingszwecken).

Das Angebot an Personalfortbildung entwickelte sich in Wechselwirkung von Fortbildungswünschen seitens des Personals und der Entwicklung themenzentrierter Angebote und bedarfsgerechter Fortbildungsformen durch die Fortbilder.

In Zusammenarbeit mit der Dachorganisation der Dialyseschwestern und -pfleger (EDTNA: European Dialysis and Transplant Nurses Association) wurde eine Untersuchung zu Erwartungen und Wünschen an psychosozialer Fortbildung bundesweit durchgeführt und von insgesamt 174 Schwestern und Pflegern beantwortet (s. Übersicht S. 276). Darin wurde deutlich, daß nur ein sehr kleiner Prozentsatz psychosoziale Fortbildung am Arbeitsplatz kennt, andererseits aber fast 2/3 ein solches Angebot als sinnvoll einschätzt. Bezüglich der gewünschten Durchführungsformen stehen regelmäßige Fortbildungseinheiten von 1–2 Stunden Dauer und etwa Monatsabstand weit im Vordergrund. Immerhin wünschen 41 % der Teilnehmer auch ein Angebot außerhalb des Zentrums stattfindender Wochenendseminare. Bezüglich der gewünschten Art der Arbeit steht Fallarbeit, verstanden als Besprechung problematischer Fälle mit über 80 % weit im Vordergrund. Aber über 50 % der Antwortenden signalisieren auch eine gewisse Bereitschaft zum Einbringen eigener Anteile in die Arbeit, indem sie der Balint-Gruppenarbeit und der Bearbeitung von Teamproblemen einen hohen Stellenwert einräumen. Eine eher distanziertere, informative Art der Arbeit im Sinne von Referaten über den Umgang mit problematischen Patienten wünschen sich aber auch noch fast 50 % und betonen damit eher kognitive Ziele der Fortbildungsarbeit. Erwartungsgemäß nehmen als Hauptinhalte der Umgang mit depressiven und aggressiven Patienten, Prozesse der Krankheitsverarbeitung und Möglichkeiten der Gesprächsführung einen hohen Stellenwert ein. Ein erheblicher Leidensdruck, der allerdings nur in einem Teil der Arbeitsfelder auch im Umgang mit Tod- und Schwerkranken auftritt sowie die vergleichsweise häufigen Complianceprobleme im Dialysebereich führen zu ebenfalls doch recht hohen Nennungen dieser Themen.

Erwartungen/Wünsche an psychosoziale Fortbildung
von Dialyseschwestern/-pflegern (n = 174)

14% haben psychosoziale Fortbildung am Arbeitsplatz erlebt;
63% schätzen ein psychosoziales Fortbildungsangebot
als „sehr sinnvoll" ein.

	[%]
Gewünschte Form der Durchführung	
regelmäßige Fortbildungseinheiten von 1–2 h (gewünschte Häufigkeit: 51% wünschen sich dies 1mal/Monat	58
kontinuierliche Angebote (z. B. Präsenz des Psychologen/ Psychotherapeuten bei Übergabebesprechungen. Liaisonservice)	54
Wochenendseminare außerhalb	41
Gewünschte Art der Arbeit	
Fallarbeit (Besprechung problematischer Patienten)	82
Bearbeitung von Teamproblemen	64
Balint-Gruppenarbeit (Auseinandersetzung mit der Beziehung zum Patienten)	53
Referate von Psychologen/Psychotherapeuten über den Umgang mit problematischen Patienten	49
Gewünschte Hauptinhalte der Fortbildung	
Umgang mit depressiven Patienten	74
Krankheitsverarbeitung	73
Umgang mit aggressiven Patienten	67
Gesprächsführung mit Patienten	62
Umgang mit Tod- und Schwerkranken	49
Umgang mit Complianceproblemen der Patienten	48

Stellt man dem die konkreten Fortbildungserfahrungen in 6 Projektjahren gegenüber (s. Übersicht S. 277), so wird hier auch gleich der ausgeprägte Schwerpunkt der Fortbildungsarbeit im Verhältnis zur einzeltherapeutischen Versorgung deutlich. Die durchgeführten Fortbildungen bezogen in der überwiegenden Zahl der Fälle „gewachsene" Teams ein, d. h. Angehörige eines bestimmten Zentrums oder einer Station. Obwohl die durchschnittlich ca. 10 Teilnehmer der Einzelveranstaltungen weit überwiegend Schwestern und Pfleger waren, nahmen immerhin in 30% der Fälle Ärzte an der Fortbildung teil. Bezüglich der Art der Arbeit wurden in 37% der Fälle themenzentrierte „Einheiten"

durchgeführt, hatte bei 33 % Fallarbeit einen Schwerpunkt und stand in 14 %
die Teaminteraktion als geplantes und gewünschtes Thema im Vordergrund.
Als hauptsächliche Themen wurden im Rahmen der strukturierten Einheiten
vor allem Kommunikation, aktives Zuhören/Gesprächsführung, Krankheitsverarbeitung, Umgang mit Schwer- und Todkranken sowie Complianceprobleme und Depressionen behandelt.

Unter den in der Behandlung erlebten Problemen im Umgang mit Patienten
standen Probleme mit fordernd-aggressiven, ungenügend kooperierenden und
depressiven Patienten im Vordergrund. Die in der Fallarbeit vorrangig behan-

Psychosoziale Fortbildung in 6 Projektjahren

Insgesamt 132 Fortbildungsveranstaltungen in 14 Zentren:
- Teilnehmerkreis überwiegend Schwestern und Pfleger, bei ca. 90 %
  der Veranstaltungen 4–15 Teilnehmer, 15mal 16–30 Teilnehmer, weit
  überwiegend Fortbildung im „gewachsenen" Team eines bestimmten
  Zentrums/Station
- Mitteilnahme von Ärzten in ca. 30 % der Veranstaltungen

Art der Arbeit	[%]
– offene Gestaltung ohne Umstrukturierung	25
– Durchführung themenzentrierter „Einheiten"	37
– großer Anteil von Fallarbeit (> 50 %)	33
– Teaminteraktion als geplantes/gewünschtes Thema	14
– Einsatz von Rollenspielen	10

Hauptsächliche Themen (jeweils nach Häufigkeit geordnet)
- im Rahmen der strukturierten Einheiten: Kommunikation, aktives Zuhören; Gesprächsführung, Krankheitsverarbeitung, Umgang mit
  Schwer- und Todkranken, Complianceprobleme, Depression/Suizida-
  lität usw.;
- Behandlung erlebter Probleme im Umgang mit Patienten bezogen auf:
  Probleme mit fordernd-aggressiven Patienten, mangelnde Patientencompliance, Berufsrolle, Depressivität/Klagsamkeit usw.;
- vorrangig behandelte Patientengruppen in der Fallarbeit
  bezogen auf: Schwerkranke/Sterbende, depressive Patienten, Patienten mit sexuellen Funktionsstörungen, Transplantationsprobleme, ge-
  riatrische Patienten, Diabetiker, Patienten mit vorwiegend beruflichen/
  sozialen Schwierigkeiten usw.;

weitere Themen/Veranstaltungen mit	[%]
– hohem Anteil von Gruppendynamik/Teaminteraktion	30
– Besprechungen von Wünschen, Organisations- und Durch-	
führungsmöglichkeiten psychosozialer Fortbildung	12
– ausgeprägtem Selbsterfahrungsaspekt	12
– hohem Stellenwert der Berufsrolle und beruflichem	
Selbstverständnis	5

delten Patientengruppen waren in Entsprechung des beim Personal ausgelösten Leidensdruckes vor allem Schwerkranke und Depressive. Obwohl nur in 14 % der Fälle Teaminteraktion als vorher geplantes Thema behandelt wurde, nahmen Schwierigkeiten der Teaminteraktion und gruppendynamische Prozesse in 30 % der Veranstaltungen einen großen Raum ein.

Zusammenfassung und Diskussion der Ergebnisse

Abschließend sollen die wichtigsten Erfahrungen zusammengefaßt und im Vergleich zur Literatur sowie im Kontext psychosozialer Versorgungskonzepte diskutiert werden:

a) Geringe Rolle von Gruppentherapien und Selbsthilfegruppen

Trotz günstiger Voraussetzungen (durch Liaisondienst und Kontakte mit Selbsthilfeorganisationen) kam keine Gruppentherapie mit Patienten zustande und hatten auch die Selbsthilfeaktivitäten in der Gruppe eher den Charakter einer Selbsthilfeorganisation im Sinne von Möller (1985). Dies erscheint auf den ersten Blick erstaunlich und bedauerlich zugleich. Erstaunlich, wenn man die vergleichsweise hohe Akzeptanz und Leistungsbilanz im Bereich der Einzeltherapien und vor allem der Personalfortbildung betrachtet. Bedauerlich, weil hier offensichtlich Selbsthilferessourcen nicht bestehen oder nicht genützt werden können.

Diese Erfahrungen stehen indes in Einklang mit anderen Autoren, die bei unterschiedlichen Erkrankungen unterschiedliche Gruppen- und Selbsthilfegruppenfunktion und -akzeptanz fanden: So räumt Möller (1985) begrenzte Nutzung der Selbsthilfegruppenidee für den Bereich der chronischen Niereninsuffizienz ein und auch Schauwecker (1983) kann aus dem Bereich der Diabetiker/Dialysepatienten nicht über zustandegekommene Selbsthilfegruppen berichten. Entsprechend findet sich auch in 3 Standardwerken der Psychonephrologie (Balck et al. 1986 a; Levy 1981, 1983) kein einziges Kapitel über Gruppentherapien und Erfahrungsberichte aus Selbsthilfegruppen.

Sehr viel günstigere Erfahrungen bezüglich Gruppenarbeit werden von Patienten mit anderen Erkrankungen, z. B. Herzkrankheit, Stomaträgern, MS-Patienten, Brustkrebspatientinnen und Übergewichtigen berichtet (z. B. Schauwecker 1983). Eine Interpretation dieser geringen Rolle des Gruppensettings in der Versorgung der chronisch niereninsuffizienten Patienten erscheint jedoch problematisch, sie dürfte eher auf die hohen Kontaktzeiten der Patienten unter der Dialysebehandlung zurückgehen und damit eher ein Effekt des Behandlungssettings sein.

b) Geringe Häufigkeit systemischer/familienorientierter Therapien

Trotz der häufig beträchtlichen Belastungen für Partner und Familie, wie sie in der klinischen Arbeit erlebt wurden (s. auch Franke 1981), kam es doch nur in seltenen Fällen zu einer Paartherapie oder systemorientierten Familienintervention (und dies trotz hoher Motivation der Therapeuten für diese Arbeitsweise), am ehesten im Zusammenhang mit Problemen der Sexualbeziehung und bei familiendynamischen Prozessen im Zusammen mit der in der BRD selten praktizierten Lebendspende. Überwiegend waren auch hier kurzfristige Beratungskontakte im Vordergrund, denen des öfteren weitere Einzelarbeit mit dem Patienten folgte. Zur Interpretation dieses vergleichsweise geringen Stellenwerts von Paartherapien und Familieninterventionen bieten sich folgende klinische Beobachtungen und Befunde als Hilfen an: So kann in der BRD ein klarer Trend zuungunsten der noch vor 10 Jahren häufig als Ideal propagierten Heimdialyse beobachtet werden. Ein hoher Prozentsatz von Patienten spricht sich klar für eine weitgehende Trennung von Privatleben und Behandlung aus, ca. 60 % der Patienten waren in einer eigenen Studie nicht an einer Involvierung des Partners in die Behandlung interessiert (s. Muthny et al. 1984). Diese Befunde passen zu der spürbaren Zurückhaltung von Familientherapeuten bei der Indikation bzw. der praktischen Durchführung einer Familientherapie bei Dialysepatienten (s. auch Wirsching 1986). Balck et al. (1985 b) betonen in diesem Zusammenhang die Notwendigkeit, sich zunächst dem Familiensystem anzuschließen und die Arbeit an eng begrenzten Foci, um die Überforderung der häufig mühsam um Gleichgewicht ringenden Familien zu verhindern. Auf systemische Veränderung gezielte Intervention erscheint ihnen, wenn überhaupt, erst später und auf einer so mit dem Therapeuten gewonnenen breiten Vertrauensbasis möglich.

c) Hoher Stellenwert der psychosozialen Personalfortbildung

Der Personalfortbildung kommt nach den Erfahrungen des Projekts ein zentraler Stellenwert in der psychosozialen Versorgung zu, die damit auch theoretisch/konzeptionelle Überlegungen belegen. Die Möglichkeiten einer Interaktionsbetrachtung und -einbeziehung, die Vorteile des Mediatorenprinzips und auch die Versorgungsökonomie sprechen aus konzeptioneller Sicht für einen hohen Stellenwert psychosozialer Personalfortbildung und konnten durch praktische Erfahrungen im modellhaften Versorgungsrahmen des Projekts voll bestätigt werden:

- So zeigen die über 130 durchgeführten Fortbildungsveranstaltungen den hohen Bedarf und die gute Akzeptanz dieser Angebote;
- es zeigen sich aber auch eine Reihe weiterer günstiger Effekte durch Personalfortbildung (auch wenn hier keine Ergebnisse systematischer Evaluation vorgelegt werden können), so v. a.
  - durch die Nutzung der Möglichkeiten emotionaler Entlastung und Konfliktbearbeitung,
  - die Verbesserung „psychosozialer Kompetenzen" im Umgang mit „schwierigen" Patienten,
  - eine verbesserte Teaminteraktion, häufig schon durch die konkret verbesserte Kommunkationsmöglichkeiten,
  - ein besseres Verständnis für Patientenreaktionen auf Belastungen der chronischen Erkrankung und im Zuge der Verarbeitungsversuche,
  - die zunehmende Vertrautheit der organmedizinischen Behandler mit einem Denken und Handeln, das auf die psychosoziale Seite der Patienten zentriert.

Dem hohen Bedarf Rechnung tragend und um die gemachten Erfahrungen diskutierbar und nutzbar zu machen, hat die Projektgruppe ein Manual erarbeitet, das potentiellen psychosozialen Fortbildern Leitlinien und konkrete Materialien als Hilfen zur Gestaltung der Fortbildung an die Hand geben soll (s. Broda u. Muthny 1988).

d) Prinzipiell gleichberechtigte Rolle der therapeutischen Einzelarbeit

Trotz der großen Bedeutung, die damit der psychosozialen Fortbildung in einem Gesamtkonzept psychosozialer Versorgung beigemessen wird, sollte dies nicht grundsätzlich als Argument gegen Einzel- und Paartherapien und -beratungen verwendet werden. Auch in diesem Bereich zeigen die Erfahrungen einen klaren Bedarf und Indikationsbereich. Um eine Abspaltung des „Psychobereichs" aus der Medizin durch die Behandlung vom Spezialisten jedoch zu vermeiden, erscheint es wichtig, auch diese mögliche Gefahr bei der Indikationsstellung zu berücksichtigen. Einzeltherapie und Personalarbeit erscheinen eher in einem Verhältnis gegenseitiger fruchtbarer Ergänzung im Sinne einer befriedigenden (und ökonomisch realisierbaren) Gesamtversorgung. Ausschließlich patientenzentrierte Versorgung (z. B. im Rahmen eines Konsiliardienstes) birgt die Gefahr einer strikten Trennung zwischen somatischer und psychosozialer Versorgung in sich und führt weit weg von der Kernidee einer integrierten Psychosomatik bzw. ganzheitlichen Behandlung. Andererseits ist die Übernahme von Kriseninterventionen/Einzeltherapien durch den Psychosomatiker in vielen Fällen auch die Voraussetzung für die Akzeptanz als Fortbilder und Supervisor für das Personal – abgesehen davon, daß es gerade in einem so interaktionsintensiven Feld wie der Behandlung der chronischen Niereninsuffizienz und häufig auftretenden Patient-Personal-Interaktionsproblemen auch Indikationen für zumindest zeitweiliges einzeltherapeutisches Vorgehen geben muß.

Als Ideal erscheint ein Versorgungskonzept, das optimal sowohl ein patienten- als auch personalzentriertes Vorgehen integrieren kann. Diese Möglichkeit ist nach Auffassung des Autors am besten durch das Konzept des Liaisonservice gegeben (z. B. Famularo u. Kimball 1985), das eine enge Einbindung des Psychosomatikers in die medizinische Versorgung gewährleistet und durch diese engeren Kontakte zwischen somatischer und psychosozialer Behandlungsseite sowohl ein gemeinsames Behandlungskonzept als auch eine interaktive Indikationsstellung ermöglicht. Auch wenn das weitergehende Konzept der integrativen Psychosomatik, das sozusagen eine nahtlose Einbindung psychosomatischen Denkens in eine ganzheitliche Versorgung vorsieht, weiter als Fernziel stehen bleibt, so erscheint es unter den z. Z. realisierbaren Alternativen diesem Ideal doch recht nahezukommen.

Die eingangs gestellte Frage der primären Patienten- oder Personalorientierung der psychosomatischen Versorgung löst sich damit auch zugunsten eines übergeordneten Versorgungskonzepts, das die Bedeutung beider Zielperspektiven als gleichberechtigt unterstreicht und ganz wesentlich auf die fruchtbare Wechselwirkung von patienten- *und* personalzentriertem Vorgehen baut.

Die Bedeutung der Elterngruppe bei der Behandlung von Anorexia-nervosa-Patienten*

W. HERZOG, E. PETZOLD, F. KRÖGER

Unsere positiven Erfahrungen mit Elterngruppen von Eltern, deren Kinder an Anorexia nervosa oder Bulimie leiden, lassen dieses therapeutische Element als eine wirkungsvolle flankierende Maßnahme bei der Behandlung der Anorexie bzw. Bulimie erscheinen. Zur Illustration soll hier über die erste Elterngruppe berichtet werden, die von 1974 bis 1976 als therapeutische Gruppe stattfand und seitdem als Selbsthilfegruppe weiterbesteht.

Zum institutionellen und therapeutischen Kontext

Die Abteilung für allgemein klinische und psychosomatische Medizin ist in die Medizinische Universitätsklinik Heidelberg integriert. Sie umfaßt 45 Betten, die auf 2 Allgemeininternistische Stationen und eine klinisch-psychosomatische Station verteilt sind. Diese Unterteilungen bedeuten unterschiedliche Schwerpunkte. Während auf den beiden ersten Stationen die internistische Diagnostik und Therapie im Vordergrund steht und die psychotherapeutische Dimension sich auf die regelmäßige Teamsupervisionen und die Balintgruppenarbeit beschränken muß, ist auf der klinisch-psychosomatischen Station mit ihren 14 Betten das gesamte Behandlungssetting auf die psychotherapeutische Dimension ausgerichtet, wobei der Rückgriff auf die diagnostischen und therapeutischen Möglichkeiten der Medizinischen Universitätsklinik jederzeit möglich ist.

Das psychotherapeutische Setting umfaßt neben Einzelgesprächen nach dem Sprechstundenmodell (Kämmerer u. Petzold 1981) diverse Gruppentherapien (Bergmann et al. 1986 b). Das Konzept der klinisch-psychosomatischen Station (die den Namen Viktor von Weizsäckers trägt) ist seit Anfang der 70er Jahre tiefenpsychologisch fundiert, hat sich aber in den letzten Jahren zunehmend mehr der Familiendiagnostik und -therapie geöffnet. Sichtbarer Ausdruck der Öffnung ist z. B. die „Familienstammbaumarbeit" sowie die Möglichkeit, in Familienskulpturen die gegenwärtige oder frühere familiäre Situation sichtbar zu machen (Kröger et al. 1984). Dies geschieht mit Hilfe der Mitpatienten in einer eigens dafür eingerichteten Skulpturgruppe.

Bei Wunsch der Patienten und Bedarf von seiten der Therapeuten (wenn beispielsweise ein therapeutischer Prozeß nur langsam in Gang kommt) wird darüber hinaus ein orientierendes Familiengespräch angeboten. Bei Anorexia nervosa oder Bulimiepatienten ist dieses Procedere obligat und kann zu einer Familienkonfrontationstherapie (Petzold 1979) führen. Am Anfang der Einführung des jetzigen familienorientierten Settings bei der Behandlung von Anorexia-nervosa- und Bulimiepatienten hatten Petzolds Beobachtungen zu Beginn der 70er Jahre gestanden, als eine Analyse der Todesfälle bei Anorexien ergab, daß es sich

* Wir danken Herrn Dipl.-Psych. Ferner, Herrn Dr. Bergmann sowie Frau Buchholz und Frau Meyer, die mit den Autoren die Anorexia-nervosa-Gruppen geleitet bzw. sie tatkräftig unterstützt haben.

überwiegend um aus der Familie ausgestoßene Patienten handelte. Darüber hinaus reagierten einzelne Familien immer wieder sehr kreativ auf das zur damaligen Zeit noch übliche Besuchsverbot der Eltern in bestimmten Phasen des stationären Aufenthaltes, indem z. B. die Großmutter die Patienten besuchte und damit die Verbundenheit der Familie ausdrückte (was sich häufig durchaus als Unterstützung der Patienten auswirkte).

Insgesamt überblicken wir von 1970 bis zum jetzigen Zeitpunkt die Behandlung von ca. 240 Anorexiepatienten und -patientinnen, worüber an anderer Stelle zu berichten sein wird.

Vorüberlegungen zu Beginn der Elterngruppe

Der stationäre Aufenthalt einer Patientin mit Anorexia nervosa bringt für die Eltern in der Regel nach einer kurzen Entlastung der meist zuletzt eskalierten Situation zu Hause neue Probleme mit sich: Während in einer *individuumzentrierten* Sichtweise massive Schuldgefühle über das Versagen bei den Eltern aufkommen, die es allein nicht geschafft haben, der Tochter zu helfen und somit Unterstützung bei einer – unter Umständen stigmatisierenden – Institution suchen müsen, wäre eine *systemische* Sichtweise, daß bei stationärer Einweisung die entlastende Funktion der „Indexpatientin" zu Hause wegfällt und die Beziehungskonflikte und -defizite der Eltern um so krasser zu Tage treten.

In der Folge zeigen sich die Eltern nicht selten unzufrieden mit der Behandlungsmethode, ärgern sich über das Krankenpflegepersonal oder drängen auf einen Abbruch der Behandlung, scheinbar paradoxerweise in einer Situation, in der die Therapie der Anorexiepatientin auf der Station erste Früchte trägt. Hinzu kommt die seit Anfang der 70er Jahre immer wieder gemachte Beobachtung in Familiengesprächen, daß viele Eltern selbst dringender Hilfe bedürfen (Sperling et al. 1982; Selvini-Palazzoli 1974). Wir sagten damals: Die Eltern konnen den Patientinnen gar nicht das geben, wonach diese verlangen, weil sie es selber nicht bekommen haben. Die Mutter einer Anorexiepatientin formulierte das in einem Familiengespräch 1988 so:

Was ich noch sagen will: Ich war nach dem 2. Weltkrieg bei den Großeltern und da war ich das „Verreckerli" der Familie, so hat man mich genannt. Ich habe im Krieg die Ruhr gehabt, da war ich sehr dünn. Da haben sie mich auch gar nicht in die Schule aufgenommen. Da haben sie mich erst wieder heimgeschickt: Essen und Wachsen. Da war ich bei den Großeltern. Dadurch habe ich natürlich noch viele Erinnerungen nach dem Kriege, da haben uns die Bauern zu Essen gegeben, nur wenn sie mich gesehen haben ...

In dieser Situation erwarteten wir durch die Einrichtung einer Elterngruppe für Patientinnen mit Anorexia nervosa eine Entlastung der Eltern (und damit im weiteren auch der Patientin) zu erreichen: Indem die Gruppe „Anorexia-Elterngruppe" genannt wurde, entlastete sie: die Erkrankung der Kinder und damit die Problemdefinition der Eltern wurde zunächst nicht in Frage gestellt („Die Tochter hat eine Anorexie, es muß daher etwas mit ihr – nicht mit uns – geschehen").

Darüber hinaus bot diese Gruppe einen Austausch mit anderen in gleicher Weise Betroffenen an.

Andererseits handelte es sich natürlich um eine therapeutische Gruppe im Sinne des Göttinger Dreistufenmodells (Heigl-Evers u. Heigl 1985), bei der die Therapie von der ersten Minute an beginnt ...

Aus systemischer Sicht läßt sich die Elterngruppe als ein Kompromiß beschreiben: Die Definition des Indexpatienten wird zunächst nicht in Frage gestellt und das Beziehungsangebot der Eltern an den Arzt/Therapeuten als Experten, der das Problem (bei der Tochter) lösen kann, wird nicht a priori zurückgewiesen (in Analogie zum Psychoanalytiker, der eine Übertragung eines Patienten nicht „in Frage stellt"). Andererseits beginnt von der Konstitution der Gruppe an die Therapie eines Subsystems der Familie, nämlich die Therapie der Eltern.

Die Elterngruppe

Teilnehmer waren 3 Elternpaare und 2 alleinstehende Mütter. Von diesen war eine verwitwet, die andere geschieden. Geleitet wurde die Gruppe von einem Psychologen und Familientherapeuten und einem ärztlichen Psychotherapeuten.

Der *äußere Rahmen* für das Gruppentreffen war durch die Klinik gegeben. Die Gruppensitzungen fanden regelmäßig in 14tägigen Abständen für ca. 90 Minuten statt.

Insgesamt bestand die Gruppe unter Leitung der Therapeuten 2 Jahre (40 Doppelstunden). Aus Solidarität gegenüber den Kindern, die in ihrer Einzeltherapie einen Teil der Kosten selbst tragen mußten, wurde den Eltern eine entsprechende Regelung vorgeschlagen, die diese nach heftigen Diskussionen annahmen. Das „Kontra„ eines Teils der Elterngruppe war damit begründet worden, daß man als Kassenpatient doch auch ein Anrecht auf Rückerstattung von seiten der Kassen habe. Außerdem wären nicht die Eltern die Patienten, sondern die Kinder. Das „Pro" der anderen Eltern berief sich auf die Notwendigkeit ausgeglichener Bilanzen im Sinne von Boszormeny-Nagy (1973), der in seinem Buch *Invisible Loyalities* 3 Grundbedingungen für ein Arbeitsbündnis mit einer Familie diskutierte, nämlich „Zeit, Geld und Zusammenarbeit". Die Therapeuten schlossen sich damals der Argumentation an, daß das Ausklammern des Geldes aus einer solchen Therapie die Elimination eines für das Familiensystem selbst wesentlichen Punktes bedeutet hätte.

Das *Kommunikationsverhalten der Therapeuten* war – im Gegensatz zum Vorgehen bei der Famlienkonfrontationstherapie, bei der die Therapeuten mitunter sehr aktiv sein können – in der Elterngruppe eher zurückhaltend. Während im Falle einer Familiensitzung z. B. durch Berührung oder durch Platzwechsel Bewegung in das Familiensystem gebracht wird, herrschte hier in der Gruppe bei den Therapeuten Zurückhaltung, nicht zuletzt aus der Überlegung heraus, daß die Abstinenz der Therapeuten ein Teil des Rahmens der Gruppentherapie darstellt. Für den bei den Eltern so wichtigen Aspekt, eigene, selbst negativ bewertete Anteile innerlich zu integrieren, schien das Gefühl der Geborgenheit in der Gruppe günstiger zu sein als die aktivere therapeutische Technik in den Familiensitzungen. Die Annahme dieser negativen Selbstanteile war für die Überwindung der im Umgang mit den Kindern üblichen Konfliktvermeidungsstrategien wesentlich.

Die wichtigste Aufgabe der Gruppentherapie sahen wir im Erkennung und Bearbeiten von rigiden Einstellungen der Eltern und im Entwickeln von Alternativen.

Den ganzen *Gruppenprozeß* zu beschreiben, würde den Rahmen dieser Arbeit sprengen. Statt dessen sei ein typischer Gruppenverlauf skizziert: Eine Gruppensitzung begann regelmäßig mit Gesprächen über die nichtanwesenden Kinder und ihre Entwicklungen bzw. deren Stagnation. Im internen Sprachgebrach redeten die Therapeuten gern von einer „vertikalen Konfliktbetrachtung", die nach ca. 45 Minuten von selbst oder durch Intervention der Therapeuten umschlug in eine „horizontale Konfliktbetrachtung"; d. h. daß die Gruppenmitglieder erst nach einer gewissen Einstimmungszeit zu sich selbst kamen und erst dann bereit waren, über sich selbst zu sprechen, sozusagen, wenn sie vorher klargestellt hatten, daß sie selbstverständlich nur ihrer Kinder wegen in der Gruppe waren.

Ziel dieser Gruppenarbeit war zunächst die Entlastung des Familiensystems und damit auch eine Erweiterung des „Lebensraumes" des Anorexia-nervosa-Patienten. Daß in solchen Familien die Entwicklungsmöglichkeiten des Kindes erheblich eingeschränkt sind, hat sich in vielen Familientherapien bestätigt.

„Das Kind wird zum Stabilisator, indem es die instabile Vater-Mutter-Ich-Masse in ein stabileres Dreiecksverhältnis umwandelt. Die elterliche Stabilität hängt von dem ‚als Drittem' fungierenden Kind ab" (Bowen 1975).

Bei den Eltern blieb dennoch ein Rest des Kontrollierenwollens und eine Tendenz von „overprotection", wobei jedoch die Grundlage für diese Abwehrmechanismen verändert worden war. Das Darübersprechen machte die Situation transparenter, die Offenheit und eine gewisse Teilung der Macht in der Familie begünstigte die Entwicklung des einzelnen Familienmitgliedes.

Zu einem weiteren Gruppenziel, das ausdrücklich von den Gruppenteilnehmern formuliert worden war, wurde das Bemühen in den immer wieder entstehenden Phasen von Niedergeschlagenheit *neue Hoffnungen zu finden*. Die Therapeuten sahen einen großen Teil der Hoffnungslosigkeit in der Unfähigkeit begründet, scheinbar „unbewegliche" Großeltern dazu zu veranlassen, an den Familiensitzungen teilzunehmen. Der Vater einer Patientin formulierte das vor kurzem so: „Meine Mutter ist in einer schlechten Verfassung. Sie ist sehr labil und eine alte Dame. Man möchte sie im Grunde nicht belasten. Man möchte nicht, daß sie mehr auf sich nimmt, als sie schon hat."

Er sagte dies, obwohl er kurz zuvor, genauso wie seine Frau, davon gesprochen hatte, daß die Großmutter alles tat, um der geliebten Enkelin zu helfen und trotz ihres fortgeschrittenen Alters bei dieser Einmischung in die Familiensituation eine große physische und psychische Mobilität zeigte.

Zu den Kommunikationsstilen und Kommunikationsstörungen

Aus der Gruppentherapieforschung (Yalom 1974) war bekannt, daß sich die zwischenmenschlichen Verhaltensweisen innerhalb einer Gruppe nicht wesentlich von denen außerhalb unterscheiden. Diese These konnte besonders gut durch den Vergleich des Verhaltens der Eltern in der Gruppe und in den jeweiligen Familiensitzungen überprüft werden. Verhaltensmuster wie der „schweigende Vater" oder die „lebhafte Mutter" bestanden in beiden Therapieformen in ganz ähnlicher Weise – oder auch jene Art der Kommunikation, bei der der Vater viel redete und eine sehr leicht kränkbare Mutter die Ansätze des Dialogs bald in sich zusammenbrechen lassen konnte. Es gibt wohl in Anorexiefamilien bestimmte Stereotypien, die aber nicht spezifisch sind: den dominierenden Vater oder die dominierende Mutter, aber auch gehemmt-depressive, ängstliche Väter und Mütter. Wichtig ist, daß jedes Familienmitglied seine Verhaltensweisen im Laufe der Therapie verändern kann. Diese Verhaltensweisen, die ein Familienmitglied zeigt, tragen zur Aufrechterhaltung der Homöostase in dem betreffenden Familiensystem bei. Veränderungen in der Gruppe können Änderungen im Familiensystem bewirken.

Aber die Geschlossenheit des Systems, die aus Familiensitzungen bekannt ist und als ein charakteristisches Merkmal für die Familien von Anorexia-nervosa- angesehen wird, wurde auch in der Gruppe gefunden. Die Beziehungen sind festgelegt und vertragen anscheinend keine Veränderung. Durchgängig werden Beziehungsregeln so eingehalten, daß die Äußerung von Gefühlserlebnissen vermieden wird. Dieser Abwehrmechanismus in Anorexiefamilien gilt noch konsequenter für zärtlich-libidinös gefärbte Gefühle als für Gefühle aggressiven Inhalts. Aus der Abwehr intensiven emotionalen Austausches resultiert bei den Eltern – wie bei allen Mitgliedern der Anorexia-nervosa-Familie – ein Gefühl von Enttäuschung und Ohnmacht, das sich mit Wutgefühlen und Beseitigungswünschen mischt, die ihrerseits die Kommunikation zusätzlich erschweren.

Die Katamnese der ersten Elterngruppe

Bei der „Zehnjahresfeier" der Gruppe, zu der die Therapeuten eingeladen worden waren, stellte sich heraus, daß sich die Gruppe unabhängig von den Therapeuten über 8 Jahre hinweg als Selbsthilfegruppe getroffen und gestützt hatte. Von den anfangs eingeladenen 3 Paaren und 2 Alleinstehenden waren noch 2 Paare und eine alleinstehende Mutter dabei. Zwei ihrer ehemals kranken Kinder hatten geheiratet, ein drittes hatte eine feste freundschaftliche Beziehung. Beruflich waren alle stabilisiert und die Krankheitssymptome hatten sich weitgehend verloren. Die Eltern, die in den ersten beiden Monaten nach dem Beginn der therapeutischen Gruppe der Gruppe ferngeblieben waren, hatten ihren Entschluß mit der zu großen geographischen Entfernung von Heidelberg begründet. Der Verlauf bei ihren Kindern war ungünstiger: in einem Fall war es zu einer ernsten psychotischen Krise gekommen.

Das positive Ergebnis der ersten Anorexia-nervosa-Elterngruppe führte zur Gründung einer zweiten Elterngruppe, die vom Oktober 1984 bis Dezember 1987 in 4wöchentlichem Abstand stattfand. Zuletzt nahmen 4 Elternpaare konstant an dieser Gruppe teil, nachdem ein Elternpaar nach dem Tod der Tochter aus der Gruppe ausgeschieden war. Die Dynamik und der Verlauf dieser

Gruppe ähnelten weitgehend denen der ersten Elterngruppe. Auch diese Gruppe trifft sich nach Beendigung der therapeutischen Sitzungen weiterhin als Selbsthilfegruppe.

Zusammenfassende Diskussion und Ausblick

Die Therapie der Anorexia nervosa ist breit gefächert und reicht von der internistischen Therapie im engeren Sinne mit Verabreichung von Infusionen in Krisenfällen bis hin zu den psychotherapeutischen Verfahren, der Psychoanalyse und Familientherapie. An der Medizinischen Universitätsklinik in Heidelberg wurde hierzu seit Anfang der 70er Jahre ein eklektizistisches Konzept mit familientherapeutischem Schwerpunkt entwickelt. Die zunächst aus diagnostischen Fragestellungen entwickelte Familienorientierung erwies sich im weiteren als ein erfolgversprechendes therapeutisches Instrument.

Als eine flankierende Maßnahme wurde eine Anorexia-nervosa-Elterngruppe initiiert, deren 10jähriges Bestehen, zuletzt als Selbsthilfegruppe, hier zum Anlaß für eine Rückbesinnung wurde.

Als Vorläufer sahen wir Ehepaargruppen mit Herzinfarktpatienten (Petzold u. Hahn 1976) sowie Hinweise in der Literatur auf Gruppentherapien, in denen der Familienaspekt besonders betont wurde (W. Schindler). Eine wertvolle Anregung gaben auch die Selbsthilfegruppe der Anonymen Alkoholiker, die seit langem Angehörigengruppen (El-Anon) durchführen.

Inzwischen liegen eine Reihe von Literaturhinweisen zu Anorexia-nervosa-Elterngruppen vor: Jeammet (1971), Rose u. Garfinkel (1980), Vandereyken u. Meermann (1984) sowie Lewis u. McGuire (1985). Es finden sich weitgehende Ähnlichkeiten im Gruppensetting, der Zielsetzung der Gruppe, in der Gruppendynamik und im Verlauf mit den hier geschilderten Erfahrungen (s. auch Herzog u. Petzold 1988). Wir sehen uns ermutigt, die Elterngruppe als flankierende Maßnahme der Therapie der Anorexia nervosa und Bulimie zu empfehlen, wobei insbesondere die Möglichkeit der Überleitung in eine Selbsthilfegruppe einen interessanten therapeutischen Aspekt bietet.

Psychosomatisch arbeiten lernen:
Die Ausbildung von Diabetikern zu Gruppenleitern von Diabetikerselbsthilfegruppen

W. Schüffel, D. Stielke

Im Sommer 1983 stellte Henk Pelser (Pelser u. Groen 1983) während eines Marburgbesuchs das nachfolgend beschriebene Selbsthilfegruppenmodell insulinpflichtigen Diabetikern vor, die überwiegend Angehörige der Marburger „Insuliner" waren.

Diese Diabetiker äußerten den Wunsch, zu Gruppenleitern ausgebildet zu werden, um anschließend Selbsthilfegruppen initiieren zu können.

Pelser erklärte sich daraufhin bereit, die sich normalerweise über 1/2 Jahr erstreckende Ausbildung mit 25 Gruppensitzungen in einem intensiven einwöchigen Trainingsprogramm durchzuführen.

Auf Einladung der Abteilung Psychosomatik im Zentrum für innere Medizin der Philipps-Universität Marburg fand wenige Wochen später die gewünschte Ausbildung in Marburg statt.

Die Ausbildungsgruppe setzte sich aus 5 Diabetikerinnen und einem Diabetiker zusammen, die sämtlich insulinpflichtig waren; es kamen 2 Nichtdiabetiker hinzu, die sich der Gruppe verpflichtet fühlten. Zudem nahmen – aus dienstlichen Gründen in unregelmäßigen Abständen – 3 Ärzte und eine Diätassistentin der Universitätsklinik teil.

Das Gruppenkonzept

In Anlehnung an die Erfahrungen in der Gruppentherapie mit Asthmapatienten (Groen u. Pelser 1960) entschlossen sich Pelser et al. (1979) dazu, Gruppendiskussionen für Diabetiker einzurichten und in einer Pilotstudie zu untersuchen, ob diese Diabetikern helfen, ihre Krankheiten besser zu verstehen und besser mit ihnen umgehen zu können. Pelser et al. gingen dabei von 2 Gesichtspunkten aus:

1. Emotionale Stabilität ist für Diabetiker Voraussetzung für die Erhaltung ihres Stoffwechselgleichgewichts.
2. Die bisherigen Formen der Diabetikerschulung durch medizinisches Personal haben nicht den gewünschten Erfolg.

Dementsprechend lautete die Hypothese, daß Diabetiker über den Erfahrungsaustausch in der Gruppe sowohl einen besseren emotionalen als auch einen besseren technisch-medizinischen Umgang mit ihrer Krankheit erlernen

Um diese Hypothese zu untersuchen, wurden Diskussionsgruppen mit insgesamt 40 Teilnehmern eingerichtet, die sich für den Zeitraum eines Jahres wöchentlich oder 14tägig trafen.

Bei der Beobachtung der Diskussionsabläufe stellen Pelser et al. (1979) fest, daß sich die Entwicklung ihrer Gruppen in 5 Phasen unterteilen ließ:
1. Orientierung und vorläufige Gruppenbildung; die Diskussionen waren bestimmt von Fragen nach medizinisch-technischen Aspekten bezüglich des Diabetes mellitus;
2. Ambilvalenz und Unentschlossenheit der Teilnehmer hinsichtlich des weiteren Verbleibs in der Gruppe;
3. Gruppenkonsolidierung;
4. zunehmende Gruppenkohärenz;
5. Gruppeninteraktionen wurden offensichtlicher und emotionale Probleme zunehmend erörtert.

Auch die einzelnen Themen der Diskussionen waren in allen 3 Gruppen bemerkenswert ähnlich und betrafen hauptsächlich
– ambivalente zwischenmenschliche Beziehungen zwischen den Teilnehmern und Schlüsselfiguren (Eltern, Partner, Arzt);
– verschiedene Formen des Protestverhaltens als Reaktion auf das Gefühl des Nichtverstandenwerdens;
– Angst vor Spätkomplikationen;
– technisch-medizinische Probleme bezüglich des Diabetes mellitus und seiner Behandlung.

Nach Beendigung der Gruppenarbeit waren die Teilnehmer einmütig der Meinung, daß die Gruppendiskussionen hinsichtlich Wissenszuwachs und emotionaler Unterstützung wertvoller waren als alle anderen Formen der Schulung oder Führung, die sie bisher kennengelernt hatten. Aus dem Wunsch heraus, allen Diabetikern diese Form der Schulung zugänglich machen zu können, wurden anschließend wiederum 3 Gruppen eingerichtet, in denen ehemalige Teilnehmer obiger Gruppen sowie interessierte Ärzte und Medizin- und Psychologiestudenten von Groen, Pelser und van Dis zu Leitern der Diabetikerselbsthilfegruppen ausgebildet werden sollten (Pelser u. Groen 1983).

In diesen Ausbildungsgruppen, die sich in wöchentlichem Abstand insgesamt 25mal trafen, wurden folgende Richtlinien für künftige Gruppen erarbeitet:
1. Ziel der Gruppenarbeit ist es, dem Diabetiker die Möglichkeit zu bieten, sich unter der Führung von Experten zu treffen, um die Schwierigkeiten, die sich im Zusammenhang mit der Erkrankung am Diabetes mellitus ergeben, besprechen zu können.
2. Eine Gruppe sollte aus nicht weniger als 6 und nicht mehr als 10 Teilnehmern bestehen.
3. Die Teilnehmer sollten eines oder mehrere Probleme gemein haben; Unterschiede in Alter, Geschlecht, Sozialstatus, Familienstand, Krankheitsdauer und Diabetestyp sind nicht hinderlich.
4. Die Gruppe trifft sich in wöchentlichen Abständen.
5. Eine Gruppensitzung sollte mindestens 90 min dauern.

6. Die Gruppenarbeit sollte sich über mindestens 20–25 Sitzungen erstrecken und kann dann, sofern die Teilnehmer dies wünschen, fortgesetzt werden.

Für die Gruppenleiter wurden folgende Richtlinien erarbeitet:
1. Der Gruppenleiter strukturiert die 1. Gruppensitzung.
2. Er sollte ausreichende Kenntnisse über Diabetes mellitus sowie die nötige Ausbildung zur Führung von Gruppendiskussionen besitzen.
3. Sein Ziel ist es, die Teilnehmer zu motivieren, eine optimale Selbstkontrolle über ihre Stoffwechsellage zu erlangen.

Bezüglich des Verhaltens eines Gruppenleiters während einer Sitzung sollte gelten:
1. Der Gruppenleiter überläßt es der Gruppe, welche Themen diskutiert werden; die Gruppenentwicklung erfolgt aus der Gruppe heraus.
2. Er redet so wenig wie möglich, insbesondere, wenn sich eine Diskussion aus der Gruppe heraus entwickelt (hat).
3. Er antwortet nicht sofort auf an ihn gerichtete Fragen einzelner, sondern fordert die Gruppe zu einer Antwort auf.
4. Er stellt heraus, daß jeder Gruppenteilnehmer jederzeit die Möglichkeit haben soll, seine eigene Meinung offen und ehrlich darzulegen.
5. Er erkennt auf ihn gerichtete Kritik als ein Zeichen des Vertrauens an.
6. Er berücksichtigt gleichermaßen den Wunsch nach medizinisch-technischer Information wie nach Erörterung emotionaler Probleme.
7. Er toleriert statt zu intervenieren, wenn die Gruppe viel Zeit für scheinbar irrelevante Themen aufwendet.

Nach Beendigung dieser Gruppenleiterausbildung formierten sich die Ausbildungsteilnehmer zu Paaren, bestehend aus einem Gruppenleiter und einem Protokollführer, und gründeten 9 neue Diskussionsgruppen, an denen insgesamt 73 Diabetiker teilnahmen.

Die Gruppenleiter und Protokollführer dieser 9 Gruppen trafen sich einmal monatlich mit ihren Ausbildern zu Supervisionssitzungen, um ihre Erfahrungen bzw. Probleme mit bzw. in ihren jeweiligen Gruppen durchzuarbeiten.

Die Ausbildungswoche in Marburg

Geleitet wurde die Ausbildung von Henk Pelser und einer Diplompsychologin, die selbst Diabetikerin ist und bereits mehrere Selbsthilfegruppen in Holland geführt hatte.

Die ersten 13 Gruppengespräche wurden von Pelser und seiner Mitarbeiterin geleitet, danach übernahmen die Gruppenmitglieder abwechselnd die Rolle des Gruppenleiters.

Begleitforschung

Im Rahmen einer parallel ablaufenden Evaluationsstudie (D. Stielke, Dissertation, Marburg 1988) sollten im Hinblick auf die hier vorgestellte Thematik 2 der von Pelser u. Groen benannten Themen untersucht werden:

1. Protestverhalten: Wie wird die Wahrnehmung wichtiger zwischenmenschlicher Beziehungen hierdurch bestimmt, und welche Veränderungen lassen sich nach Ablauf des Trainingsprogrammes festhalten?
2. Angst vor Spätkomplikationen: Als wie bedrohlich werden diese eingeschätzt, und wie verändert sich diese Einschätzung?

Als wichtige zwischenmenschliche Beziehungen wurden angesehen: stellvertretend für die Eltern die Beziehung zwischen Diabetiker und Mutter, die Beziehung zum Partner, die Beziehung zum Arzt und die Beziehung der Betroffenen untereinander, hier die Beziehungen der Gruppenmitglieder untereinander.

Als Instrument der Begleitforschung wurde der Repertory Grid eingesetzt.

Der Repertory Grid stellt eine Erhebungstechnik für psychologische Daten dar, die sich auf die „personal construct theory" von Kelly (1955) gründet. Ausgangspunkt dieser Persönlichkeitstheorie ist die Annahme, daß Personen generell in der Lage sind, ihre Umwelt mittels einer „quasiwissenschaftlichen" Methodologie zu erfassen, diese Umwelt jedoch individuell unterschiedlich strukturieren (Gerlach 1988).

In der hier gebrauchten Erhebungsform wurden den Teilnehmern des Trainingsprogrammes insgesamt 16 Beziehungen vorgelegt mit der Aufforderung, diese auf bestimmte, ebenfalls vorgegebene Eigenschaften einzuschätzen. Bei den 16 Beziehungen – in der Gridsprache als „Elemente" bezeichnet – handelt es sich um solche Beziehungen, die von den Diabetikern als wichtig erachtet wurden. Sie wurden vom Erstautor (Schüffel) nach Befragen von Experten (H. Pelser)[1] wie Betroffenen (A. Kuhn-Prinz)[1] erarbeitet. Sie sind auf dem Gridformular (Abb. 1) als die Elemente 1–16 aufgetragen.

Im Rahmen dieser Befragung entstanden auch die im Formular (Abb. 1) aufgetragenen 18 Eigenschaften, die in der Gridterminologie als „Konstrukte" bezeichnet werden.

Die Gridtechnik beruht darauf, daß jedes Element anhand jedes Konstrukts eingeschätzt wird. In unserem Falle geschieht dies mit Hilfe einer 7teiligen Skala, wobei „1" nicht zutreffend und „7" maximal zutreffend bedeuten. Aufgrund der Einschätzung entsteht eine Zahlenmatrix, die $16 \cdot 18$ Eintragungen umfaßt. Sie wurde mittels der sog. Hauptkomponentenanalyse (Slater 1977) ausgewertet. Diese Hauptkomponentenanalyse liefert, wie ihre Bezeichnung besagt, eine Beschreibung der wesentlichen Komponenten oder auch Betrachtungsweisen, die ein Individuum heranzieht, um seine ihm eigentümliche Wahrnehmungs- und Empfindungswelt zu strukturieren. Diese Hauptkomponenten wurden auch mit Brillen verglichen, die ein Individuum benutzt, um seine Umwelt wahrzunehmen.

---

[1] H. Pelser und A. Kuhn-Prinz haben beide an dieser Untersuchung mitgearbeitet. Wir möchten nachträglich an dieser Stelle für ihre Mitarbeit danken.

GRID-Nr.:

Messzeitpunkt:

ELEMENTE

KONSTRUKTE

Wertungsskala:

1 bis 7

nicht zutreffend — maximal zutreffend

ELEMENTE

1. Ich als Patient / Mein behandelnder Arzt
2. Mein behandelnder Arzt / Ich als Patient
3. Ich als Gruppenleiter / Ein Gruppenmitglied
4. Ein Gruppenmitglied / Ich als Gruppenleiter
5. Ich / Gruppenleiter
6. Gruppenleiter / Ich
7. Ich / Gruppe
8. Gruppe / Ich
9. Ich mit erhöhtem BZ / Arzt
10. Arzt / Ich mit erhöhtem BZ
11. Ich / Partner
12. Partner / Ich
13. Ich / Mutter
14. Mutter / Ich
15. Ich / Arbeitskollege
16. Arbeitskollege / Ich

KONSTRUKTE

1. kann sich einfühlen in
2. fühlt sich eingeschüchtert durch
3. fühlt sich hingezogen zu
4. wird verärgert durch
5. äußert Gefühle über
6. fühlt sich entmutigt durch
7. abhängig von
8. bestimmend gegenüber
9. fühlt sich dankbar gegenüber
10. sieht sich als Hilfe für
11. fühlt sich verpflichtet gegenüber
12. fühlt sich verstanden von
13. verhält sich selbstdiszipliniert
14. ist von Laborwerten geleitet
15. kann sich äußern zu Störungen im Geschlechtsverkehr / Kinderwunsch
16. kann sich äußern zu körperlicher Bedrohung (Retinopathie, Gefäßschaden)
17. aufrichtig verhaltend gegenüber
18. einsichtsvoll verhaltend gegenüber

Abb. 1. Gridformular

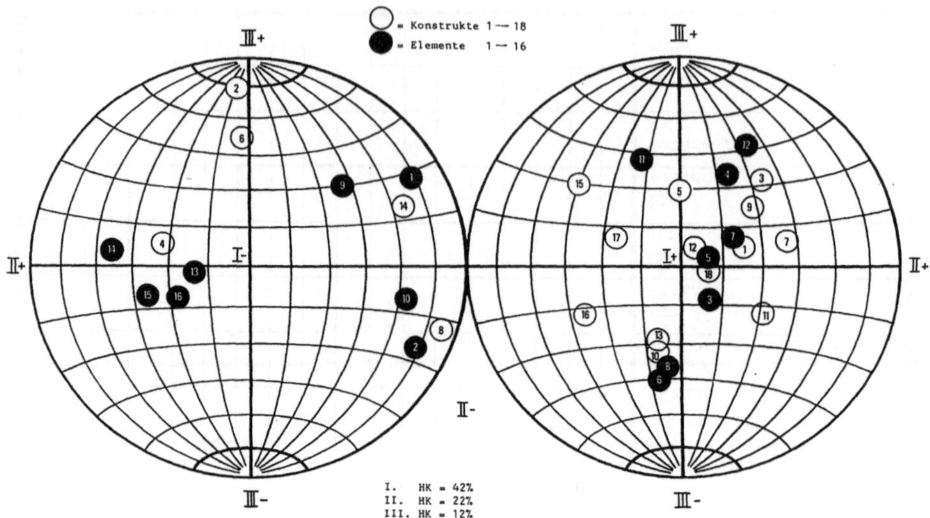

Abb. 2. Konsensusgrid A

Mit Hilfe der Hauptkomponenten, die nach den höchstladenden Konstrukten benannt werden, entstehen mehrdimensionale Konstrukträume. In unserem Falle wurden dreidimensionale Räume benutzt. Jede Dimension ist durch einen Plus- und Minuspol gekennzeichnet. Zur dreidimensionalen Darstellung haben wir das Modell der Kugel gewählt. Definitionsgemäß sind die Hauptkomponenten und ihre Polung in einer Globusdarstellung angeordnet (s. auch Abb. 2).

Jeder der 6 teilnehmenden Diabetiker hatte zu Beginn und zum Abschluß der Ausbildungswoche jeweils einen Grid ausgefüllt. Bei der Verrechnung der Einzelgrids zu einem Gruppengrid entsteht ein sog. Konsensusgrid. Die Konsensusgrids vom Anfang (A) und vom Ende (B) des Trainingsprogramms sind in der Abb. 2 und 3 und den Übersichten auf S. 295 dargestellt.

Gridergebnisse

Die Ergebnisse vom 1. und 2. Durchgang werden jeweils getrennt vorgestellt.

1. Durchgang – Konsensusgrid A (vgl. Abb. 2)

Der Anteil der Hauptkomponenten (HK) an der Gesamtvarianz beträgt: HK I = 42 %; HK II = 22 %; HK III = 12 %.

Wir betrachten zunächst den sog. Konstruktraum, in dem sich die Elemente verteilen. Dieser Konstruktraum wird durch die 3 Hauptkomponenten bestimmt, die graphisch in Form von 3 Hauptachsen wiedergegeben werden

(Abb. 2); dort sind die Hauptkomponenten oder Hauptachsen des Globus mit ihren Polen ebenso eingetragen wie die Elemente als schwarze Punkte und die Konstrukte als weiße Punkte. Sie sind entsprechend den Angaben auf dem Gridformular numeriert.

Die 1. Hauptachse des Konstruktraums läuft vom Zentrum der rechten Halbkugel zum Zentrum der linken Halbkugel, unsichtbar für den Betrachter. Die Konstrukte „einsichtsvoll" (18) und „verstehend" (12) liegen im rechten Fadenkreuz, das Konstrukt „verärgert" (4) relativ nahe dem linken Fadenkreuz. Wir erhalten hiermit die zentrale Aussage der Gruppenmitglieder zur Konstruktion einer Welt, die in ihrer 1. Hauptachse jeweils durch einen verstehend-einsichtsvollen und einen ärgerlich getönten Pol bestimmt wird. Am 1. Pol ist die Beziehung Ich/Gruppenleiter (5), am Gegenpol die Beziehung Ich/Mutter (13) positioniert.

Die Hauptkomponente II entspricht der Horizontalachse der graphischen Darstellung. Beide Halbkugeln besitzen jeweils eine Außen- sowie eine Innenschale, wobei die positiven Ladungen auf die Achsenteile der Außenschalen positioniert werden. Je weiter die Positionen von den Fadenkreuzen entfernt liegen, desto größer ist die Unabhängigkeit von der Hauptkomponente I. Die Konstrukte „abhängig" (7) und „bestimmend" (8) definieren die Hauptkomponente II. Als unabhängige Konstrukte im System des Patienten haben sie eine eigene Charakteristik im Vergleich zu den Konstrukten 18, 12, 4, die auf der 1. Achse liegen. – Als Elemente sind auf dieser 2. Achse positioniert: Mutter/Ich (14) und Doktor/Ich mit erhöhtem Blutzucker (10).

Die Hauptkomponente II ist in ihrem positiven Teil charakterisiert durch das Konstrukt „eingeschüchtert" (2), während im negativen Pol kein eigenes Konstrukt liegt. Hier kann dann gesagt werden, daß das Nichtvorhandensein dieses entsprechenden Konstrukts den negativen Pol kennzeichnet. Oder psychologisch ausgedrückt: Dort angesiedelte Beziehungen werden als „nicht eingeschüchtert" beschrieben. – Als Elemente sind auf dieser 3. Hauptachse positioniert: Partner/Ich (12) und polar angeordnet Gruppenleiter/Ich (6). Vergleicht man die Hauptkomponenten untereinander, so muß immer berücksichtigt werden, daß es sich um *Beziehungen* und deren Einschätzungen handelt, also nicht um die Personen selbst. Nur der Kürze der Formulierung wegen werden nachfolgend die Personen statt der Beziehungen genannt.

Bei HK I handelt es sich um eine Gruppenleiter-Mutter-Achse, die vom Betroffenen aus gestaltet wird. Die HK II ist eine Mutter-Arzt-Achse, die von diesen Personen aus gestaltet wird; der Betroffene ist also der Passive. Bei HK III ist es eine Partner-Gruppenleiter-Achse, bei der ebenfalls der Betroffene der Passive ist.

2. Durchgang – Konsensusgrid B (vgl. Abb. 3)

Die Hauptkomponenten haben folgenden Anteil an der Gesamtvarianz: HK I = 54 %; HK II = 22 %; HK III = 8 %. HK I ist damit noch bedeutsamer geworden.

Die Hauptkomponente I wird in ihrem negativen Pol (es handelt sich um eine technisch, d. h. computermäßig bedingte Umpolung im Vergleich zum

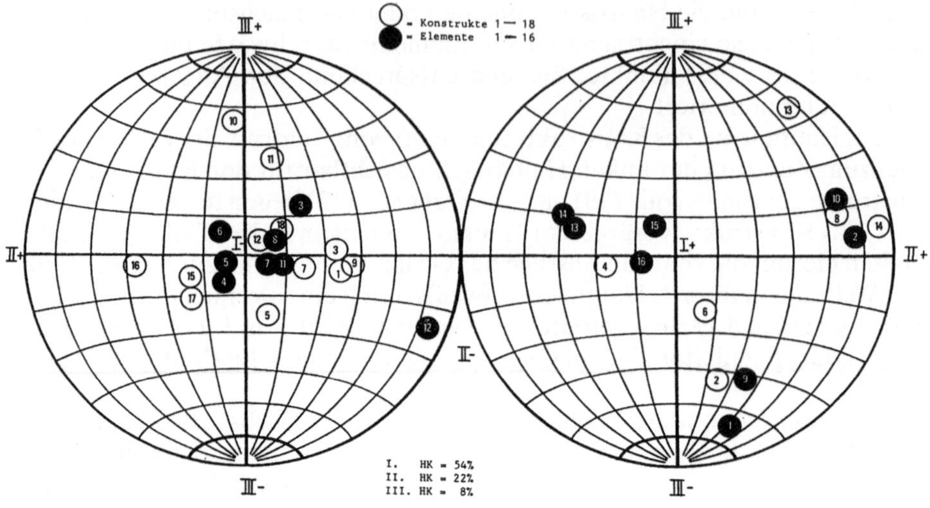

Abb. 3. Konsensusgrid B

Konsensusgrid A ohne psychologische Bedeutung) unverändert durch das Konstrukt „verstehend" (12) charakterisiert, während der positive Pol durch „entmutigt" (6) beschrieben wird. Als Elemente sind in kennzeichnenderWeise positioniert: Ich/Gruppenleiter (5) und antipodisch Ich/Kollege (15).

Die HK II wird in ihrem positiven Pol gekennzeichnet durch „von Laborwerten gleitet" (14), in ihrem negativen Pol am ehesten durch „dankbar" (9); hier sind als Elemente positioniert Arzt/Ich (2) und antipodisch hierzu Partner/Ich (12).

Die HK III wiederum wird charakterisiert durch „als Hilfe sehend" (10) vs. „eingeschüchtert" (2). Für den positiven Pol der HK III findet sich kein charakteristisches Element, während auf dem negativen Pol der HK III in charakteristischerWeise Ich/Arzt (1) positioniert ist.

Betrachten wir vergleichend die Lage der Elemente in Konstruktform bezogen auf die 3 Hauptkomponenten nach Abschluß des Trainingsprogramms, so ergibt sich zunächst überblickartig eine eindeutigere Zuordnung der Elemente zu den jeweiligen Konsträumen. Insbesondere ist auffallend, wie stark sich die Gruppenelemente um den Negativpol HK I scharen, d. h. „verstehend" (12), „einsichtsvoll" (18) *und* „abhängig" (7).

Die HK I wird jetzt zu einer Gruppenleiter-Kollegen-Achse, die vom Betroffenen aus aktiv gestaltet wird. Die Beziehung zur Mutter ist sicherlich weiterhin mitbestimmend für diese Achse, jedoch ist sie abgeschwächt. Die HK II ist nunmehr zu einer Partner-Arzt-Achse geworden, wobei weiterhin der Betroffene der passive Teil ist.

Die HK III ist neuartig gestaltet worden und repräsentiert die Einschätzung einer *Patienten*-Arzt-Beziehung, die sich von allen anderen Beziehungen, auch von der *Arzt*-Patienten-Beziehung abhebt. Eine Art „Gegenelement" liegt nicht vor. Vielmehr ist die *Patient*-Arzt-Beziehung, genauer die *Ich*-Arzt-Beziehung einmalig. Sie ist charakterisiert durch „eingeschüchtert" (2) und „nicht als Hilfe sehend" (− 10).

Ergebnisse

Die Hauptergebnisse der Konsensusgrids A und B sind nachfolgend wiedergegeben. Der Übersichtlichkeit wegen erfolgte hier eine psychologisch gleichge-
richtete Polung der Hauptkomponenten. Die Ergebnisse sind nach Komponenten und deren Polen sowie den am stärksten ladenden Konstrukten und Elementen geordnet.

1. Konsensusgrid A

	Konstrukte	*Elemente*
HK I	einsichtsvoll (18), verstehend (12), einfühlend (1) / verärgert (4); – 18, – 12, – 1	Ich/ Gruppenleiter (5) / Ich/Mutter (13)
HK II	abhängig von (7) / bestimmend (8), von Labor- werten geleitet (14)	Mutter/Ich (14) / Doktor/Ich m. erhöh- tem Blutzucker (10)
HK III	eingeschüchtert (2), entmutigt (6) / – 2, – 6, d. h. entmutigt	Partner/Ich (12) / Gruppenleiter/ Ich (6)

2. Konsensusgrid B

	Konstrukte	*Elemente*
HK I	verstehen (12), einsichtsvoll (18), *abhängig* (7), aufrichtig (17), GV (15) / entmutigt (6), verärgert (4); – 7, – 12, – 18, – 17	Ich/ Gruppenleiter (5) / Ich/Kollege (15)
HK II	dankbar (9); – 8, – 14, d. h. selbstbestimmend / bestimmend (8), von Labor- werten geleitet (14)	Partner/Ich (12) / Arzt/Ich (2)
HK III	eingeschüchtert durch (2) / *sieht sich als Hilfe für* (10)	Ich/Arzt (1) / ? ? ?

Diskussion

Gfeller u. Assal (1983) beschreiben, wie Diabetiker 5 Phasen durchlaufen, wenn sie ihre Krankheit anzunehmen suchen. In der letzten dieser Phasen, die Gfeller und Assal als Phase der aktiven Annahme bezeichnen, gilt es für den Diabetiker unter anderem, „to be conscious, without frustration and anger, of what can and cannot be possible".

„Frustration und Ärger" sind Schlüsselbegriffe, die gleichermaßen wichtigste Themen der Gruppenarbeit wie wichtigste Qualitäten des Konstruktsystems der hier untersuchten Diabetiker beschreiben. Ohne Hinweise auf Frustration und Ärger werden die Beziehungen in der Gruppe der Betroffenen gesehen; geradezu polar hierzu angeordnet ist die Beziehung zu Kollegen, also der Arbeitswelt, und in überraschender Weise die Beziehung zur Mutter.

Für uns war anfänglich schwer nachzuvollziehen, durch wie wenig Einsicht, Verständnis und Einfühlbarkeit die reziproke Beziehung Diabetiker/Mutter bzw. Mutter/Diabetiker eingeschätzt wurde. Dann erschien uns nach längerer Diskussion Pelsers Feststellung (Pelser et al. 1979) plausibel, der schlußfolgerte:

> It seems likely that these patients, probably as a result of the group duscussions, had not only become more aware that their conflicts originated in disturbed interhuman relations and not in their presumed inability of function normally due to their diabetes.

Wir können also festhalten, daß die Beobachtungen zum Protestverhalten der Diabetiker in unserer kleinen (und sicherlich hochselektierten) Gruppe bestätigt werden. Es schien, als erbauten sich die Diabetiker eine eigene zwischenmenschliche Welt. Diese scheint notwendig zu sein, damit die Diabetiker mit ihrem Anderssein umgehen können. Hier erschien es uns wichtig, daß sie das Konstrukt „abhängig" stärker in ihr System integrieren konnten. Es finden sich in der Gruppenarbeit Hinweise, daß die Diabetiker die heftig abgewehrten weichen Seiten ihres Selbst hier annehmen konnten.

Die Ergebnisse weisen ferner darauf hin, daß zumindest die hier untersuchten Diabetiker in der Lage sind, ihren Protest zu modifizieren: In der Beziehung des Partners zum Betroffenen wird Dankbarkeit und offensichtlich eine Art Gewährenlassen gespürt. Parallel hierzu wird die eigene Beziehung zum Partner (*nicht* die des Partners zum Diabetiker!) durch gleiche Eigenschaften wie zum Betroffenen gekennzeichnet. Damit ergeben sich therapeutisch wichtige Hinweise, nämlich regelmäßig auf die Partnerbeziehung von Diabetikern zu fokussieren.

Eine weitere Modifikation des Protestverhaltens ist darin zu sehen, daß dieses entgegen der Erwartung *nicht* auf die (reziproke) Arzt-Patienten-Beziehung gerichtet ist. Diese Beziehung wird keinesfalls – zumindest bei unseren Diabetikern – durch Verärgerung definiert, vielmehr durch einschüchternde Momente und durch Fremdbestimmung. Wir glauben nicht, global sagen zu können – wie dies Groen u. de Loos (1973) tun –, daß Diabetiker gegen Eltern und Ärzte gleichermaßen protestierten. Insbesondere erscheint uns heute angebracht, die These von Groen u. Loos zu überprüfen, daß Diabetiker durchweg protestierten. So sagt Groen über die Diabetiker und deren Insulinbehandlung durch die Ärzte:

> The insuline was for them (i.e. the patients) an expression of domination of doctors (or in the young diabetics of their parents) over them; to this domination they submitted, outwardly helplessly, inwardly protesting and refusing to cooperate and to exert responsibility.

Vielmehr scheint uns die Beobachtung von Lacroix u. Assal (1983) angemessener, daß Diabetiker sich häufig *nicht* in ihrer Angst verstanden fühlen und sachlich-informative Antworten ihrer Ärzte im Sinne einer moralisierenden Lektion verstehen. Für die ärztlich-psychotherapeutische Umgangsweise würde dies bedeuten, daß es nicht um Aggressions-, sondern um Angstbewältigung ginge. Wahrscheinlich spielt hier eine Erfahrung mit, die Herrmann et al. (1986) folgendermaßen beschreiben:

> Eine weitere schwere Aufgabe für den Arzt besteht darin, auch dann zum Patienten zu stehen, wenn die Therapie schlechter geht. Nur zu oft tritt beim Arzt das Gefühl auf, er habe versagt und er sei unfähig, diese Patienten erfolgreich zu behandeln ... (S. 864).

Pelser u. Groen (1983) schreiben hierzu: „The patients ... learned to appreciate that doctors find it difficult to deal with patients to whom they can offer no cure ..." (p. 234).

Welche Rolle spielt die Angst vor Komplikationen der diabetischen Krankheit, insbesondere die Angst vor Spätkomplikationen? Auch hier seien zunächst die Erfahrungen von Pelser et al. (1979) zitiert:

> Although fear of a hypoclycemic reaction was frequently discussed they hardly expressed this anxiety in direct terms. Other emotionally threatening topics, like diabetic complications, were also only discussed in the later phases of group evolution (p. 264).

Interessanterweise wurde jedoch in dieser Gruppe die Möglichkeit zum Austausch über körperliche Bedrohungen von den Gruppenmitgliedern schon zu Beginn der Woche als sehr hoch eingeschätzt. Gerade aber der Partner (wie auch Mutter und Arbeitskollege) wurde so eingeschätzt, daß er sich nur schwer zu körperlichen Bedrohungen des Diabetikers äußern könnte.

Zu unserer Überraschung traf diese Kommunikationsstörung auch auf die reziproke Beziehung von Arzt und Diabetiker bzw. Diabetiker und Arzt zu. Niemand scheint demnach ungeeigneter zu sein, über Bedrohung zu sprechen, als Diabetiker und Arzt. Hingegen scheint niemand geeigneter zu sein, über körperliche Bedrohung wie auch Probleme von Sexualität und Fertilität zu sprechen als die Betroffenen selbst. Wir empfanden die entsprechenden Gridergebnisse als außerordentlich eindrucksvoll. Es sind also wieder die Betroffenen untereinander, die am ehesten über tiefste Ängste und Befürchtungen sprechen können. Es erscheint geradezu unmöglich, mit dem Arzt, d. h. von sich aus, über Bedrohung zu sprechen. Hier wäre noch eher ein Ansprechen *durch* den Arzt möglich.

Geradezu unmöglich erscheint es uns, dieses Thema im Rahmen einer Diabetiker-Mutter-Beziehung abgehandelt zu sehen. Einem solchen Vorhaben stehen gleich 2 Hauptkomponenten oder unterschiedliche Brillen der individuellen Wirklichkeitsgestaltung entgegen. Bei der Interpretation dieser unterschiedlichen Positionen fühlt man sich immer wieder an psychoanalytische Theorien zur lebenslangen Aufspaltung in gute und böse Objekte (vgl. Melanie Klein) erinnert. Oder wie Winnicott (1965/1974) sagt: Die Erfahrung einer genügend guten Mutter ist nicht greifbar. Vieles spricht dafür, daß diese Position streng abgewehrte, besser abgekapselte Suchtanteile eines Selbst repräsentieren, die in vielen sog. Gesunden zu treffen sind, die aber bei Diabetikern aufgrund einer unglücklichen biologischen Disposition ständig neu reaktiviert werden.

Zusammenfassung und Ausblick

In seiner einführenden Arbeit zu diesem Buch unterscheidet H.-C. Deter 5 Systeme, an denen der körperlich Kranke in unterschiedlicher Weise teilhat:
1. das naturwissenschaftlich-technische System, das z. B. biochemisch erfaßbare Blutwerte beschreibt;
2. das Übersetzungssystem des Arztes und seiner Mitarbeiter, mit dem der Betroffene an das 1. System „assimiliert" wird;
3. ein innerpsychisches Regulationssystem, das der Krankheits*verarbeitung* dient und biographisch gewachsen ist;
4. ein psychosoziales Kommunikationssystem, das die „Konfidenten" anspricht, die supportiv oder belastend sind;
5. ein kommunikatives System der Selbstverwirklichung.

In der hier beschriebenen problemzentrierten Gruppenarbeit mit Selbsterfahrungselementen werden diese genannten Systeme angesprochen. In empirischer Weise werden Repräsentanten dieser Systeme erfaßt und zueinander in Beziehung gesetzt. Die vorliegende Arbeit ist als Versuch einer Operationalisierung eines derartigen Vorgehens zu verstehen. Hierbei werden die Systeme ausschließlich aus der Patientensicht beurteilt, d. h. es wird die Wirklichkeit des Patienten erfaßt.

Mit dem hier vorgestellten methodologischen Vorgehen wird versucht, unter forschungsmäßigem Aspekten einem Systemansatz gerecht zu werden. Die Gridergebnisse spiegeln schwerpunktmäßig, so unser Vorschlag, die 5 aufgeführten Systeme wider. Nimmt man die Ergebnisse von Konsensusgrid B, so könnte man sagen, daß die vom Betroffenen eingegangene Beziehung zum Arzt beschreibt, wie dieser Betroffene seinen Arzt wahrnimmt im Umgang mit den biochemisch erfaßbaren Werten (Elemente 1 und 9, die durch Einschüchterung gekennzeichnet sind). Die Assimilierung des Betroffenen durch den Arzt und seine Mitarbeiter wird durch die Einschätzung der Arzt-Patienten-Beziehung reflektiert. Ein innerpsychisches Regulationssystem ist durch die Gruppenbeziehungen erwachsen, die durch die Elemente 4–8 widergespiegelt werden. Ein psychosoziales Kommunikationssystem, das die wichtigsten „Konfidenten" enthält, wird durch die Elemente 11, 15 und 16 reflektiert. Ein kommunikatives System der Selbstverwirklichung können wir annäherungsweise mit den Elementen 12–14 einschätzen.

Von Uexküll u. Wesiack (1988) führen aus, daß Theorie und Praxis der Humanmedizin untrennbar mit dem Bewußtsein des Arztes verbunden sind, den Kranken inmitten seiner von ihm so gesehenen Umweltbezüge wahrnehmen zu wollen und gleichzeitig diese Umweltbezüge als ein ständiges Wechselspiel zwischen verschiedenen, hierarchisch gestuften Systemebenen verstehen zu wollen.

Mit dem hier beschriebenen Vorgehen wird eine Operationalisierung einer solchen systemtheoretisch orientierten Vorgehensweise vorgeschlagen. Sie erlaubt Einblicke in subjektiv bestimmte Wahrnehmungsstrukturen zu nehmen und gleichzeitig Veränderungen zu erfassen, die sich parallel auf unterschiedliche Beobachtungsebenen vollziehen. Derartige Ansätze hatte Schüffel im Rahmen eines Sozialisationsprojekts für Medizinstudenten vorgestellt (Schüffel 1983). Ein solches Verfahren erlaubt, die subjektive Wirklichkeit des einzelnen intersubjektiv erfahrbar zu machen. Haag et al. (1988) beschreiben , wie schwer erfaßbar die Wirklichkeit der von ihnen so bezeichneten kranken Gesunden und gesunden Gesunden ist. Erst die Selbsteinschätzung entscheidet darüber, wer zum Arzt geht und Hilfe sucht.

Entsprechend unserer eingangs formulierten Erwartung hoffen wir, Anregungen gegeben zu haben, die Gruppentherapie körperlich Kranker als wichtige Erweiterung unserer therapeutischen Möglichkeiten zu sehen und darüber hinaus weiterführende Forschungsansätze aufgezeigt zu haben.

F. Diskussion

Ein Expertengespräch über Gruppen mit körperlich Kranken*

H.-C. DETER

Gruppen mit Asthmapatienten (Vortrag Sterzer-Breitenbücher)

A.:
Haben Sie Patienten mit ausgeprägter oder eher mit leichter Asthmasymptomatik behandelt?

STERZER:
In unserer Klinik sind Patienten, die eine ausgeprägte Symptomatik haben, wenn sie für sog. Anschlußheilbehandlungen aus einem Krankenhaus zu uns direkt überwiesen werden. Ein Teil der Kranken sind Kurpatienten, die im letzten halben Jahr so gut wie keine Beschwerden hatten. Wir haben Patienten sukzessiv in die Gruppe aufgenommen, d. h. immer 4 oder 5 für die kognitiv orientierte Gruppe, dann 5–6 für die autogene Trainingsgruppe und dann 4–5 für die Kontrollgruppe. Wir haben A- und B-Patienten in gleicher Form verteilt. In beiden Gruppen gab es Patienten mit leichtem und schwerem Asthma, das zeigte sich auch an der Kortisonbedürftigkeit der Patienten. Hierbei gab es keine signifikanten Unterschiede zwischen den Gruppen.

A.:
Es würde mich interessieren, wie die Behandlungsergebnisse bei den kortisonbedürftigen Patienten mit ihrer Symptomatik aussahen.

STERZER:
Es fiel auf, daß die Kortisonmedikation bei der kognitiv verhaltensorientierten Gruppe in der Katamnese im Vergleich zur Baseline gehalten werden konnte. Während eines Heilverfahrens gibt es ohnehin keine so hohe Medikation, wie sie vielleicht im Alltag nötig ist. Diese eher niedrige medikamentöse Einstellung stieg bei den Patienten der Kontrollgruppe und der autogenen Trainingsgruppe in der Katamnese wieder deutlich an. Uns ist nicht ganz klar, weshalb diese letzteren so schlecht abgeschnitten haben. Sie wurden ja von ihrer Symptomatik her noch schlechter als die Kontrollgruppe, obwohl sie als Therapiemaßnahme das Entspannungstraining bekommen hatten. Bei ihnen zeigten

---

*Die folgenden Abschnitte sind redaktionell überarbeitete Tonbandprotokolle aus der Diskussion im Symposium 13 „Gruppen mit körperlich Kranken. Eine Therapie auf verschiedenen Ebenen", der 25. Arbeitstagung des Deutschen Kollegiums für Psychosomati-

sich häufigere Anfälle und schlechtere Peak-flow-Werte. Eine Erklärungsmöglichkeit wäre, daß das AT nicht generell als Entspannungstraining, d. h. prophylaktisch, sondern als Anfallsbewältigungsstrategie benutzt wird, und das führt zum Mißerfolg und nimmt die Motivation weiterzuüben. Physiologisch ist ja auch im Anfall eine vagotone Beeinflussung kontraindiziert.

A.:

Mich würde in diesem Zusammenhang interessieren, wie Sie mit dem Problem Angst umgegangen sind. Das ist ja für Ihre Arbeit mit Asthmapatienten wichtig. Ich habe die Erfahrung gemacht, daß manche Patienten so ausgeprägte Angst haben, daß sie mit schwierigen Situationen nicht mehr vernünftig umgehen können. Auf der anderen Seite gibt es andere, die ausgesprochen wenig Angst haben und die bis zum letzten Augenblick wirklich notwendige Maßnahmen hinausziehen. Und wieder andere, die sich sehr müde, aber entspannt fühlen. Ich habe den Gedanken, es könnte diese Gruppe sein, die durch Entspannungsübungen allein eher in eine weitere Lethargie kommt, statt sich den für die Krankheit notwendigen Maßnahmen zu stellen.

STERZER:

Es war Kinsman, der gezeigt hat, daß das Maß, wie gewissenhaft ein Asthmatiker seine Medikamente nimmt oder wie er seine Krankheit bewältigt, mit seiner Angst korreliert. So fand er, daß Hochängstliche und Asthmatiker mit sehr geringer Angst z. B. ganz „schluderig" mit ihren Medikamenten umgehen oder daß die adäquate Krankheitsbewältigung eben auch darin besteht, rechtzeitig zu wissen und zu spüren, zu welchem Zeitpunkt ein Medikament einzunehmen ist. Deshalb stellt es einen Schwerpunkt in unserer Therapie dar, daß die Patienten lernen wahrzunehmen, was mit ihrer Atmung passiert und wie man sich in solchen Situationen helfen kann, z. B. daß der Einsatz eines Dosieraerosols rechtzeitig nötig ist und nicht der Ehrgeiz bestehen darf, „ich muß die Atemnot unbedingt durch autogenes Training in dieser Situation wegbekommen". Wir haben die Skala „Hyperventilationssymptome" der Asthmasymptomliste (Kinsman) als Angstmaß betrachtet und festgestellt, daß am Ende der Behandlung nur die kognitiv verhaltensorientierte Gruppe gebesserte Werte zeigte, die sich allerdings in der Katamnese nicht gehalten haben.

DETER:

Mir ist noch nicht ganz klar, ob Sie alle 3 Behandlungsansätze (kognitiv, Verhalten, Entspannung) für eine Gruppe von Patienten, die Entspannungstechnik für eine weitere Gruppe allein oder ob Sie die kognitive Verhaltenstherapie für eine Gruppe und die Entspannungstherapie für eine andere Gruppe benutzt haben.

STERZER:

Im Rahmen dieser verhaltensorientierten Therapiegruppen wird auch ein Entspannungstraining durchgeführt. Es ist sozusagen ein additives Vorgehen; dieses Programm ist eigentlich aus autogenen Trainingsgruppen entstanden, d. h. die kognitiv verhaltensorientierte Gruppe hat für die physiologische Ebene als Entspannung das autogene Training erlernt.

DETER:

Haben die Patienten nach der stationären Entlassung weitergeübt? Beim autogenen Training empfiehlt man ja auch nach dem Kurs, daß die Patienten allein weiterüben. Haben Sie das überprüft? Ich könnte mir vorstellen, daß die Patienten nach der stationären Behandlung das autogene Training konnten, aber dann einfach nicht weitergeübt haben. Ich habe eigentlich gar nicht so schlechte Erfahrungen mit dem autogenen Training bei Asthmatikern, aber die wurden durchgehend ambulant behandelt und kamen dahin, daß sie allein weiterüben konnten.

STERZER:

Ja, das ist sicher bei diesem Kursus nicht ausreichend verfolgt worden, obwohl ich oft betont habe, daß es wichtig ist. Ich könnte mir vorstellen, daß einfach nicht systematisch weitergeübt wird, wenn die Gruppe nicht ambulant fortgesetzt wird. Ich habe Patienten erlebt, die, als sie nach 2 Jahren wieder in unsere Klinik kamen, sagten: „Ich will wieder am autogenen Training teilnehmen." Ich sagte diesen: „Ich möchte Ihnen doch nicht 2mal das gleiche erzählen", worauf die mir antworteten, sie hätten alles total vergessen. Das ist sicher so, daß die Weiterführung des autogenen Trainings sehr wichtig wäre. Ob die kognitiv verhaltensorientiert Therapierten das gewissenhafter gemacht haben, das haben wir leider nicht überprüft.

DETER:

Ich würde gerne noch eine Frage zur Gruppentherapie stellen. Mir ist aufgefallen, daß Sie ein Programm mit 12 Sitzungen und mit viel Unterrichtsmaterial und Übungen ausprobieren. Dabei besteht relativ wenig Freiraum zur offenen Interaktion, zum offenen Gespräch oder dafür, daß die Patienten ihre eigenen Bedürfnisse verfolgen. Sie haben den Patienten gezeigt, daß verschiedene Dinge wichtig sind, und haben versucht, diese zu vermitteln. Ich denke, hier besteht ein guter Ausgangspunkt für unsere theoretische Diskussion. Die verhaltenstherapeutisch orientierte Gruppentherapie versucht doch, ganz bestimmte Therapieziele anzuvisieren, indem sie Informationen gibt, abfragt und immer wieder kontrolliert, ob sich etwas verändert hat bzw. ob die Patienten sich verändert haben. Hier scheint das analytische Setting eher offener zu sein.

B.:

Ich möchte Sie fragen, weil Sie vorhin so explizit von psychologischer Betreuung gesprochen haben: die habe ich in Ihrem Ansatz eigentlich nicht gesehen. Was verstehen Sie unter psychologischer Betreuung?

STERZER:

Als psychologische Behandlung sehe ich unser Vorgehen sehr wohl an. Das 3-Ebenen-Modell (physiologisch-kognitiv-motorisch), das den theoretischen Rahmen des Therapiekonzepts darstellt, versteht sich als integrierter psychophysischer Ansatz. Aber hier scheinen unterschiedliche Definitionen zu bestehen. Es ist durchaus so, daß ich die psychologische Behandlung von Asthmapatienten nicht auf diese Form der psychologischen Therapie allein reduziert sehen möchte. Ich sehe aber darin einen Zugang, der m. E. berechtigt ist, der aus offenen Gesprächen in der Einzelsituation entstanden ist. Mit Sicherheit ist es nicht für jeden Asthmatiker sinnvoll, so eine Behandlung zu machen. Aber es ist etwas, worüber gesprochen werden kann, denn meine Erfahrung geht auch in die Richtung, daß ein konkretes Angebot angstreduzierend wirkt. Ich gehe davon aus, daß die Gruppenmitglieder Leute sind, die gar nicht so richtig wissen, was in der Psychotherapie geschieht, und die zwischen verschiedenen Therapieformen nicht gut unterscheiden können. Es ist eine Form der psychologischen Behandlung, die als Einstieg in eine weitere psychosomatische Therapie gedacht ist.

C.:
Mich interessiert, wonach Sie in den Gruppen sehen, was für Sie wichtig ist, und nicht, was der Patient davon hält. Was interessiert Sie an den Patienten, mit denen Sie diese therapeutischen Verfahren durchführen? Denn eigentlich könnten Sie Ihre Therapie auch anwenden, sage ich jetzt einmal, ohne daß Sie sich emotional irgendwie engagieren müßten.

DETER:
Wir kommen jetzt auf den Übertragungsbegriff und die Frage, was emotional zwischen Therapeut und Patient geschieht. Das ist eine spezifisch analytische Frage, auf die wir auch hier bei den weiteren Beiträgen noch einmal zurückkommen werden.

STERZER:
Mich interessiert an dem Patienten, der zu mir kommt, wie er seine Krankheit im Zusammenhang mit seiner Lebensgeschichte sieht und welchen Krankheitsbegriff er letztlich hat. Für mich ist das auch ein theoretischer Zugang, der nicht am Organ allein orientiert ist; ein Thema, das auch in der Gruppe besprochen wird, nämlich: „Wie geht es mir, wenn ich die Atemnot habe, was ist da mit mir los?" Daher bin ich der Meinung, daß der Krankheitsbegriff auch im Hinblick auf das konkrete Erleben des Patienten in der Gruppe thematisiert werden muß; und ich bin erstaunt, wie gut die Leute das aufgreifen können, wie gut man auch in der Alltagssprache erklären kann, was los ist.

D.:
Mir ist der Modus der Kriterien noch nicht ganz klar, nach denen Sie die Leute in 3 verschiedene Gruppen aufgeteilt haben. Es wäre theroetisch genausogut denkbar, daß das bessere Ergebnis der Gruppe, die Sie so intensiv behandelt haben, darauf zurückgeht, daß Sie dafür eine bestimmte Gruppe von Asthmapatienten ausgewählt haben. Wie haben Sie die Gruppe auf die 3 Gruppen verteilt?

STERZER:
Ich versuchte, das vorhin zu sagen, daß wir das einfach in der Reihenfolge der Anreisenden gemacht haben. Die ersten 5 Patienten kamen in die 1., die nächsten 5 Patienten in die 2. und die darauffolgenden 5 in die 3. Gruppe. Im Anschluß daran erhoben wir weitere Daten wie z. B. Erkrankungsdauer und Erkrankungshäufigkeit und konnten überprüfen, daß sich die wichtigsten Einflußvariablen nach dem Zufall verteilten. Wichtiger Gesichtspunkt hierbei ist

die Plazebokomponente, die möglicherweise in der verhaltensorientierten Gruppe besonders stark ausgeprägt war, denn für diese Gruppe haben wir uns besonders stark engagiert. Hier sollte auch etwas Besonderes herauskommen. Diesem Plazeboeffekt versuchten wir zu begegnen, indem wir ganz zum Schluß einen Fragebogen an die Patienten verschickten (nachdem die Katamnesen abgeschlossen waren), in dem sie bewerten konnten, ob sie noch an die Behandlung in der Klinik Erinnerungen hatten, wie sie den Umgang mit dem therapeutischen Personal fanden etc. Hierbei zeigte sich, daß sowohl die Patienten der verhaltensorientierten Therapie als auch die autogene und die Kontrollgruppe die Zeit der Behandlung in der Klinik ähnlich gut bewerteten.

E.:
Mich würde interessieren, ob Sie nach Ihrer Erfahrung, die Sie im Rahmen dieser Gruppen und Ihrer anderen Interaktionen gewonnen haben, sagen können, welche Asthmapatienten Sie einzeln und welche Sie in der Gruppe behandeln würden. Gibt es da irgendwelche Kriterien?

STERZER:
Das wichtigste Kriterium wäre für mich der Schweregrad des Asthmas, den der Patient die letzte Zeit vor dem Beginn der psychologischen Behandlung hatte. Insbesondere die Frage, wie weit er auf der Intensivstation gewesen war, ob er eine Bewußtlosigkeit hatte, oder andere Grenzerfahrungen, die mit diesen fürchterlichen Anfällen einhergehen. Hier bin ich der Meinung, daß der Patient vielleicht gar kein Interesse hat, mit mir, dem Therapeuten, über Krankheit zu sprechen, vielleicht möchte er über etwas ganz anderes reden, was eine solche Gruppe nicht sofort thematisiert. So einen Patienten würde ich nicht in die Gruppe nehmen.

E.:
Dann haben Sie eine klare Vorstellung von dem, was man einen Angstspiegel nennen könnte. Vielleicht ist der für die Indikation zur psychologischen Behandlung entscheidend.

STERZER:
Inwiefern das mit Angst korreliert, weiß ich nicht. Aber ich würde einfach den Schweregrad der Erkrankung aus der unmittelbar zurückliegenden Zeit als wichtig ansehen. Aus unserer Studie läßt sich sagen, daß Angstwerte, die mit dem STAI (State-trait-Angstinventar) nach Spielberger erfaßt wurden, am Ende des Heilverfahrens bei allen Untersuchungsteilnehmern gebessert waren, aber nur die kognitiv verhaltensorientierte Gruppe diese Besserung noch in der Katamnese zeigte.

DETER:
Wir kommen immer wieder auf die Diskussion der Frage: Was ist psychologische oder Psychotherapie, inwieweit spielen psychische oder eher körperliche Faktoren bei der Beurteilung der Patienten eine Rolle? Für mich ist diese Frage ein Hauptgrund, warum wir dieses Symposion organisiert haben, nämlich die Psychotherapie körperlich Kranker bei den einzelnen Patientengruppen zu überdenken. Ich glaube, diese von Ihnen vorgetragene Gruppenbehandlung

dürfte hierfür ein interessantes Beispiel sein: Man kann die Basis dieser Gruppentherapie auf einer Informations-, Verhaltens- und Entspannungsebene sehen, ohne weitergehende psychodynamische oder intensivere psychotherapeutische Ziele. Selbst die Krankheitsinformation allein wäre vielleicht schon lohnend. Man könnte sich fragen, ob nicht das schon ein Stück Psychotherapie im Sinne einer verbesserten Realitätswahrnehmung der Krankheit ist.

Patienten mit aortokoronarem Bypass (Vortrag Titscher)

A.:
Mich interessiert, ob die Persönlichkeitseigenschaften von koronar- und Bypasspatienten schon vorher da waren oder ob diese Merkmale durch die Krankheit oder im Rahmen der Krankheitsverarbeitung, die auf die Eingriffe gefolgt ist, erst entstanden sind.

TITSCHER:
Das kann ich natürlich nicht sagen. Meiner Überzeugung nach sind es Merkmale, die die Patienten schon vor der Erkrankung gehabt haben. Es ist so, daß diese bei jedem Menschen in einer Konfliktsituation stärker hervortreten, insbesondere wenn auch die Abwehrmechanismen mobilisiert werden, die im Grunde schon vorher da waren. Aber letztlich kann ich diese Behauptung nicht belegen, da ich die Patienten vor der Bypassoperation noch nicht gekannt habe.

DETER:
Können Sie sagen, ob die Partnerschaftskonflikte, die Sie beschrieben haben, auch schon vor der Operation in einer ähnlichen Form bestanden haben?

TITSCHER:
Ich denke, diese Partnerschaftskonflikte bestanden auch schon vorher, haben sich aber in ähnlicher Weise wie bei Herzinfarktpatienten geändert.

B.:
Mich interessiert, wo der Unterschied zwischen Infarktpatienten, die nicht operiert wurden, und dieser Gruppe von Infarktpatienten mit Bypassoperationen liegt. Gibt es da entscheidende Unterschiede in der Verarbeitung des Geschehens?

TITSCHER:
Ich glaube, in der Art der Verarbeitung besteht kein Unterschied. Die wird je nach Persönlichkeit des Kranken unterschiedlich sein. Ich glaube aber, daß es bei einem Teil der bypassoperierten Patienten ein typisches Charakteristikum gibt.
Wir haben über die Drop-out-Rate gesprochen, es ist ja ein hoher Prozentsatz von Patienten aus der Studie herausgefallen.
Es gibt natürlich auch Bypasspatienten, die nach der Operation beschwerdefrei sind; das sind meistens die, die schon vorher wenig Beschwerden hatten und für die das Operationsergebnis als optimal erscheint. Diese möchte ich hier nicht

weiterbehandeln. Aber für einen Großteil der Patienten ist es so, daß das Erleben der Operation wesentlich tiefer und schmerzhafter ist als der Herzinfarkt selbst. Es besteht ja der große Unterschied, daß die Operation große Hoffnungen erweckt, die dann nicht erfüllt werden, während der Infarkt eine Erkrankung ist, die nicht erwartet wurde und dann natürlich je nach Persönlichkeit in charakteristischer Weise verschiedene Reaktionen nach sich zieht. Der Leidensdruck ist sicher unterschiedlich: Patienten, denen es nach einer Bypassoperation schlecht geht, haben meiner Meinung nach einen stärkeren Leidensdruck als Patienten nach einem Herzinfarkt. Vielleicht ist das ein Grund, warum erstere für die Psychotherapie eher aufgeschlossen sind.

C.:
Sie sprechen vorhin von dem Widerstandsverhalten bei den Koronar- und Bypassoperierten, das geringer war als bei den Herzinfarktpatienten. Ich glaube, das liegt daran, daß das Einlassen auf eine Operation schon eine Art Adaptationsverhalten ist und nicht mit der Art der Bewältigung eines plötzlichen unerwarteten Ereignisses gleichzusetzen ist.

B.:
Die Operation ist ja auch eine Art von Trauma, zwar eines, das nicht so völlig überraschend und unerwartet kommt wie ein Infarkt oder der Schlaganfall, weil der Patient den Termin zusammen mit dem Arzt in der Hand hat. Für mich war aber auch interessant, daß Sie dann erwähnt haben, wie schnell das Trauma als Thema weg ist, sobald sie auch aus der Gruppe weggegangen waren. Für mich kommt da eine Entwertung hinein. Ich würde das in dem Zusammenhang sehen, daß man etwas, was sich körperlich ereignet, auf der psychischen Ebene beschreiben kann und daß dieses dann wie ein anderes Trauma ist, was andere Ängste mobilisiert und andere Abwehrmechanismen hervorbringt.

E.:
Bei uns haben sich inzwischen koronare Sportgruppen verbreitet. Halten Sie das für ein Verfahren, das man mit den Gesprächsgruppen koordinieren kann, oder meinen Sie, daß diese Aktivität eher die Abwehr steigert und daß es keinen Sinn macht, gleichzeitig eine Gesprächsgruppe, vielleicht sogar im 14tägigen Wechsel, anzubieten.

TITSCHER:
In Österreich habe ich die Erfahrung gemacht, daß die Sportgruppen die Risikopersönlichkeit eher unterstützen, als daß sie sie verringern. Bei diesen gilt erst recht wiederum Leistung und Fitsein, was bei uns in Österreich nicht genügend reflektiert wird. Deshalb lehne ich diese Art von Sportgruppen ab. Sie müßten anders organisiert sein. Ich halte Bewegung bei Koronarpatienten für ungeheuer wichtig, aber die Freude an der Bewegung, das Kreative, müßte zum Gruppenziel gemacht werden und nicht die Leistung, daß es z. B. lediglich darum geht, 100 oder 125 W zu treten.

Patienten mit Schlaganfall (Vortrag Drach)

STERZER-BREITENBÜCHER:
Ich möchte mir gerne vorstellen, wie der Ablauf der Gruppentherapie praktisch aussah.

DRACH:
Wir haben die Gruppe einbestellt und auf die Stationen aufgenommen. In der 2. Woche fing dann die Gruppentherapie an. Ein großer Teil der Patienten auf der Station hatte Schlaganfälle. Die wurden dann ohne besondere Begründung in die Gruppen aufgenomen. Die Art der Therapie unterscheidet sich insofern sehr von der, die Frau Sterzer gemacht hat, daß wir in der Gruppe neben dem zeitlichen Rahmen keinerlei Strukturierung vorgegeben haben, was den Patienten, die eigentlich ein starkes Strukturierungsbedürfnis hatten, teilweise erhebliche Probleme machte. Erstaunlicherweise haben die Patienten – vielleicht weil sie das nicht aushalten konnten – die Gruppe selber strukturiert, so daß viele von den Themen, die in die Asthmatikergruppentherapie von Frau Sterzer eingebracht wurden, in unseren Gruppen von den Patienten selbst angesprochen wurden. Wir haben z. B. die Frage nach dem Partner nicht in die Gruppe eingebracht. Dieses Thema tauchte auch später in der Gruppentherapie nie auf. Ich kann mich nicht erinnern, daß auch nur ein Patient vom Partner gesprochen hat. Hier zeigt sich m. E. das Symptom der Vereinzelung, das die Patienten vielleicht auch als Behinderung erleben.
Ein wesentlicher Unterschied zu den Ergebnissen von Frau Sterzer ist die Einschätzung des Arztes. Wir haben die Erfahrung gemacht, daß der Arzt, nicht der Stationsarzt, aber der Hausarzt und die anderen vorbehandelnden Ärzte, sehr gering geschätzt wurden. Das läßt sich vielleicht dadurch erklären, daß die Patienten, die einen Schlaganfall erlitten haben, im nachhinein die ärztliche Versorgung als unzureichend empfanden.

TITSCHER:
Mir ist aufgefallen, daß die Aggressivität zwischen Schlaganfallpatienten und Koronarpatienten unterschiedlich zu sein scheint in dem Sinn, daß bei Schlaganfallpatienten die Aggressionsproblematik deutlicher sichtbar wird als bei den Koronarpatienten.

DRACH:
Die Schlaganfallpatienten haben vielleicht weniger Möglichkeiten durch ihre organischen Beeinträchtigungen. Wir hatten z. B. einige Kranke in der Gruppe, die stundenlang geschwiegen haben und dann plötzlich „geplatzt" sind, zwei, drei anklagende Sätze gesprochen haben und dann wieder für Stunden schweigsam blieben.

DETER:
Was kann man in solchen Gruppen optimal mit den Patienten erreichen? Wo würden Sie den therapeutischen Fortschritt sehen, wenn Sie sich z. B. die Patienten vorstellen, bei denen es sich gelohnt hat, solche Gruppen durchzuführen?

DRACH:
Von jeweils 7–8 Patienten in der Gruppe hat es sich bei mindestens 2 Patienten
pro Gruppe *sicher* und bei vielen anderen *vermutlich* gelohnt. Als Erfolg würde
ich bezeichnen, daß die Leute erst einmal deutlich weniger Alkohol getrunken
haben, wenn sie an der Gruppe teilnahmen. Der Alkoholismus ist ja neben der
Blutdruckeinstellung ein offensichtliches Problem bei diesen Patienten. Das
zweite ist, daß sie ihre antihypertensiven Medikamente am Ende der Gruppen-
zeit regelmäßig eingenommen haben; überhaupt, daß sie sehr viel besser auf
sich geachtet haben (als Ziel der Kur hatten viele für sich erhofft, keine Tabletten mehr zu benötigen), also ein realistischere Einschätzung der eigenen Ge-
fährdetheit und einen besseren Umgang mit der eigenen Begrenztheit entwik-
kelten. Wir haben das nicht katamnestisch untersucht. So wissen wir nicht, wie
lange der Erfolg anhält. Wir haben aber den Eindruck, daß bei einem Teil der
Patienten ein Behandlungseffekt eingetreten ist.

DETER:
Ich glaube, eine wichtige Wirkung der Gruppenbehandlung besteht darin, daß
die Patienten sich zum ersten Mal nicht nur mit sich allein beschäftigen, sondern einfach lernen, daß auch andere Menschen einen Schlaganfall erlitten haben, und daß sie sehen, wie die anderen damit umgehen. Das ist ein Effekt, der
vermutlich selbst bei den Patienten zu verzeichnen ist, die abgebrochen haben.

DRACH:
Abbrecher waren in diesem Sinn Patienten, die nach 4 Wochen nicht mehr die
Kur verlängert haben oder aus gesundheitlichen Gründen nicht mehr teilnehmen konnten. Es war nicht so, daß die Kranken von sich aus von der Gruppe
weggeblieben sind. Natürlich ist auch die Sechswochenbehandlung sehr kurz,
eine Viermonatsbehandlung stabilisiert die Patienten vermutlich wesentlich an-
haltender.

DETER:
Das trifft sicher für alle Gruppen zu, in denen Patienten mit körperlichen
Krankheiten behandelt werden. Ich könnte auch von den Asthmapatienten die
Erfahrung berichten, daß es etwas Stützendes und Ermutigendes hat, wenn je-
mand da ist, der in gleicher Weise krank ist und möglicherweise viel stärker un-
ter der Krankheit zu leiden hat als man selbst.

Patienten mit primär chronischer Polyarthritis (Vortrag Brinkmann)

A.:
Unter welchen Gesichtspunkten haben Sie die Krankheitsparameter für die
Therapieerfolgsuntersuchung ausgewählt?

BRINKMANN:
Ich denke, daß es bei Asthmapatienten sehr viel einfacher ist, mit dem Peak-
flow-Meter oder der Sekundenkapazität den Erfolg einer Behandlung zu messen, als bei den Rheumatikern. Das ist ein Krankheitsbild, das die verschiedenen Gelenke befällt und auf so vielen verschiedenen Ebenen Aktiviät entfaltet,

daß eine objektive Erfassung der Krankheit unglaublich schwierig ist. Wir haben den Schweregrad nach Steinbrocker und den systemischen Aktivitätsindex nach Lansbury benutzt, die auch in der Literatur für solche Untersuchungen üblich sind.

B.:
Ich hänge noch ein bißchen an der ersten Abbildung, die Sie gezeigt haben. Bei der Vorbefragung war ja die Behandlungserwartung eigentlich recht gering. Für mich würde sich daraus die Frage ableiten, was denn das Interesse der Patienten im Hinblick auf diese angebotene Gruppenbehandlung war. Haben die Patienten die Gruppe mit einer psychologischen Behandlung assoziiert, oder haben sie das Angebot als rein medizinische Therapie zu gering bewertet, oder wie haben die Patienten dieses Behandlungsangebot, das von Ihnen gemacht wurde, verstanden?

BRINKMANN:
Sie erheben Widerspruch gegen unser Therapieangebot und unser zurückhaltendes somatisches Therapieziel?

B.:
Ja, die Erwartung ist doch ziemlich gering. Sie sagen, wir erwarten eigentlich von der Behandlung keine zusätzlichen somatischen Besserungen. Dann stellt sich für mich sofort die Frage, ob Sie eigentlich überhaupt etwas von der Gruppe erwarten?

C.:
Ich kann mir vorstellen, daß Rheumapatienten in diesem Steinbrocker-Stadium 3–4 innerlich aufgegeben haben, daß sie so gebrochen sind, daß sie sagen: „Von dieser Behandlung erwarten wir nichts." Vielleicht höchstens noch Hilfe bei der Krankheitsbewältigung: Die Patienten möchten vielleicht wissen: „Was kann ich denn noch machen, wie kann ich denn überhaupt mit der Behinderung fertigwerden? Wie machen das die anderen?" Vielleicht ist das mit ein Grund, weshalb ich persönlich glaube, daß die psychosomatische Behandlung mit nur einem Patienten besser ist, der sich vom Arzt wünscht, bei der Krankheitsbewältigung geholfen zu bekommen.
Aber das heißt dann auch, daß dieses Angebot, die Gruppentherapie, vielleicht in der subjektiven Einschätzung nicht als Behandlung gewertet wurde.

DETER:
Vielleicht sollte man sagen, daß die Möglichkeiten einer somatischen Besserung bei vielen chronischen Erkrankungen sehr gering sind. Sie hatten ja angedeutet, daß eine Patientin mit dem Rollstuhl und eine andere auf Krücken in die Gruppe kam. Das war schon sehr beeindruckend. Ich denke, es wäre eher unrealistisch gewesen, wenn diese Patienten die Hoffnung gehabt hätten, sie könnten nach einem Jahr Gruppentherapie wieder gesund nach Hause gehen.

B.:
Stand es auf dem Einladungsbrief, daß eine Fachärztin die Gruppe leiten

BRINKMANN:
Ja. Aus der Poliklinik und aus der orthopädischen Klinik haben wir die meisten
Patienten bekommen. Aus der medizinischen Klinik, in der die Gruppenleite-
rin in der Rheumaambulanz auch somatisch tätig war, kamen gar nicht so viele
Patienten.
Die Gruppe ist dann mit einigen Patienten weitergegangen. Herr Deter hat die
Leitung übernommen. Die Patienten der 1. Gruppe und auch die Wartegrup-
penpatienten, denen bei der Voruntersuchung eine Gruppentherapie nach ei-
nem Jahr angeboten worden war, konnten an der neuen Gruppe teilnehmen.

DETER:
Die jungen Patienten der Gruppe hatten Interesse weiterzumachen und suchten einen Therapeuten. Sie fragten Frau Dr. Eisele, die aber ablehnte, weil sie
aus der Klinik ausschied. Ich hatte Interesse und wurde von den Patienten für
die Gruppenleitung „engagiert". Diese versuchten, noch weitere Leidensgenossen hinzuzugewinnen, was letztlich nicht gelang. Als einige Patienten sich
räumlich veränderten, hörte die Gruppe nach einem weiteren Jahr auf.

E.:
Wenn ich richtig verstanden habe, haben Sie das Alter der Patienten und den
Schweregrad der Erkrankung untersucht, aber die Dauer der Erkrankung
nicht besonders beachtet.

DETER:
Es war überwiegend so, daß diejenigen, die sehr lange erkrankt waren, auch einen entsprechend hohen Schweregrad hatten.

E.:
Das Alter spielt ja sicherlich auch für die Lebensperspektive eine Rolle, für
eine resignative Grundeinstellung unabhängig vom Schweregrad. Einfach
durch die über lange Jahre hinweggehende Krankheitsgeschichte, die auch die
Lebensperspektive völlig anders gestaltet, als wenn es ein akutes und schweres
Ereignis zu bewältigen gilt.

DETER:
Ja. Es gibt Untersuchungen in der Literatur, daß bestimmte psychische Merkmale auch von der allgemeinen Lebenssituation abhängig sind. –
Wir nahmen nur Patienten in die Studie, die eine eindeutige Diagnose einer
chronischen Polyarthritis hatten. Nur bei einem Patienten, bei dem die Diagnose anfangs noch nicht ganz klar war, der aber für die Behandlungsgruppe
vorgesehen war und sehr gerne mitmachen wollte, wurde die Diagnose erst
kurz nach der Voruntersuchung gestellt. Die Erkrankung blieb bei ihm für den
gesamten Behandlungszeitraum aktiv. Der psychische Zustand dieses Patienten verschlechterte sich in dieser Zeit ziemlich stark. Deshalb glaube ich, daß
neben der Anamnesedauer sicher auch die Krankheitsaktivität die psychische
Befindlichkeit beeinflußt.

F.:
Ich möchte noch zu der Erwartungshaltung von Rheumapatienten eine Beobachtung einbringen. Ich habe den Eindruck bei der Arbeit und überhaupt im
Kontakt mit Rheumapatienten, daß diese in ihrer Einschätzung ausgesprochen
realistisch sind, aber wenig Phantasie und auch wenig Hoffnung zeigen. Für
mich imponiert also bei ihnen ein „negativer Realismus". Ich weiß nicht, ob Sie
das bestätigen können, ob das bei den Gruppen auch so war, und zwar unabhängig vom Schweregrad als primäres Persönlichkeitsmerkmal.

DETER:
Testpsychologisch zeigten unsere Patienten in der Holtzmann-Inkblot-Technik
(HIT), daß ihre Phantasiefähigkeit beeinträchtigt war. Das würde Ihre Beob-
achtung bestätigen.

BRINKMANN:
Es zeigte sich im HIT auch sehr deutlich, daß eine eingeschränkte Formange-
messenheit vorhanden war, die so interpretiert werden konnte, daß die Dekla-
ration von Gefühlen und die Variation im Ausdruck von Gefühlen bei den Patienten nach außen hin eingeschränkt zu sein schien.

G.:
Bei den chronischen Polyarthritispatienten wird oft eine Haltung von Demut
und Tyrannei beschrieben. Haben Sie das auch bei Ihren Patienten beobachtet?

BRINKMANN:
Uns ist aufgefallen, daß viele Patienten bei der Vor- und Nachuntersuchung
trotz des fortgeschrittenen Stadiums und trotz der sicherlich starken Schmerzen immer noch sehr freundlich blieben und gar nicht so sehr klagsam waren,
wie man das eigentlich hätte erwarten können.

H.:
Ich habe noch eine Frage zur Methodik. Können Sie etwas zu den Ergebnissen
sagen, soweit Sie die Untersuchung der Krankheitsverarbeitung und des
Krankheitsverhaltens betreffen?

BRINKMANN:
Wir haben hierzu einen eigenen Fragebogen entwickelt, der sehr verschiedene
Aspekte zum Krankheitsverhalten und zur Krankheitsverarbeitung erfaßt. Ich
möchte Sie wegen der Fülle der Erebnisse auf unsere Dissertation verweisen
(Brinkmann u. Brohl 1986). Ich darf Ihnen aber vielleicht ein illustratives Beispiel bringen: Herr Raspe aus Hannover sieht auf der körperlichen Ebene die
chronische Polyarthritis mit folgenden Primärsymptomen: Schmerz, Bewegungseinschränkung, Gestaltveränderung und Müdigkeit und Kraftlosigkeit.
Mich hat interessiert, wie die Patienten diese körperlichen Beschwerden in Beziehung zu dem Phänomen der Zukunftsunsicherheit sehen. Dem einzelnen
Patienten kann man ja nie genau voraussagen, wie die Krankheit weiterhin verläuft: Sie kann zum Stillstand kommen, sie kann aber auch nach Jahren wieder
aufflackern. Dieser Punkt ist bei einem Rheumapatienten sehr schwierig zu
klären, weil man hier keine Prognosen geben kann. Es stellte sich nun heraus,

daß die Patienten mehr an der unklaren Prognose der Erkrankung litten als an ihren körperlichen Beschwerden selbst, d. h. die Frage von Krankheitsinformationen und Krankheitsverarbeitung ging unmittelbar in die Wahrnehmung der aus somatischer Sicht relevanten Beschwerdeäußerungen ein.

I.:
Stimmt es, daß Sie relativ junge Rheumapatienten behandelt haben?

BRINKMANN:
Im Mittel waren die Patienten 35–45 Jahre alt. Es gab einige junge Patienten zwischen 20 und 30 und einige ältere zwischen 40 und 50 Jahren.

I.:
Können Sie überhaupt etwas zum mittleren Alter von Rheumapatienten sagen?

BRINKMANN:
Das liegt meist höher. Ich würde sagen, zwischen 40 und 50 Jahren. Daß aber auch junge Patienten sehr unter ihrer Krankheit leiden können, bestätigte eine 28 Jahre alte Gruppenpatientin, bei der erst vor 2 Jahren das Rheuma angefangen hatte. Innerhalb dieser 2 Jahre hatte sie beide Hüftgelenke verloren, hatte 2 Endoprothesen bekommen und konnte sich nur noch mit Krücken fortbewegen. Also auch bei jungen Patienten kann der Verlauf manchmal ganz fulminant sein.

I.:
Ich möchte noch einmal auf Ihre Schlußfolgerungen für die Gruppen, so wie ich sie verstanden habe, zurückkommen. Ich habe herausgehört: Therapeutisch geleitete, eigentlich Basisselbsthilfegruppen bei körperlich Kranken lassen sich durchführen und zeigen positive Effekte. Und das andere ist: Alter ist neben Krankheitsschwere und Krankheitsverlauf ein mindestens ebenso wichtiger Indikator dafür, ob jemand von dieser Gruppe profitieren kann, vielleicht ein sogar noch wichtigerer Indikator, weil die älteren Patienten, die ja auch nicht älter als 50 Jahre alt waren, lediglich von der funktionellen Entspannung profitiert haben.

BRINKMANN:
Ich wäre in der Aussage vorsichtiger. Wir haben in einem Jahr mit 10 Patienten diese Erfahrungen in einer Gruppe gemacht. Daraus kann man eigentlich keine weiteren Schlüsse ziehen. Der Eindruck bestand, daß die älteren Patienten nicht weitermachen wollten; das kann auch ein Spaltungsprozeß zwischen jüngeren und älteren Patienten gewesen sein. Ich möchte nicht sagen, daß es keinen Sinn hat, älteren Rheumapatienten eine solche Gruppentherapie anzubieten.

I.:
Das wäre sicher zu weitgehend. Man stellt sich wirklich die Frage, ob das nicht an einer Übertragungskonstellation gelegen hat. Aber die Frage kommt den-

noch auf, ob es Hinweise darauf gibt, daß das Lebensalter in der Gruppentherapie eine prognostische Bedeutung besitzt.

BRINKMANN:
Vielleicht insofern, als junge Patienten eher bereit waren, sich mit diesen Problemen auseinanderzusetzen, wogegen bei den älteren Patienten während der gesamten Gruppentherapie ein sehr hoher Angstpegel zu bestehen schien.

Patienten mit Adipositas (Vortrag Ehl)

A.:
Wie lange bestand bei Ihren Patienten die Adipositas im Durchschnitt?

EHL:
Es waren fast alles Patienten, die schon von Kindheit an übergewichtig waren. Eine Patientin wurde z. B. mit 7 oder 8 Jahren ziemlich adipös, als ein Bruder geboren wurde und die Eltern sich mehr auf ihn konzentrierten.

B.:
War Ihr Kotherapeut in der Gruppe schwergewichtig, oder waren sie beide so schlank wie Sie?

EHL:
Nein, er ist vielleicht etwas fülliger als ich, aber nicht übergewichtig.

B.:
Ich denke, für die Gruppe ist es bedeutsam, daß die Gruppenleiter die Krankheit in der Regel nicht haben.

EHL:
Ich würde auch die anderen Gruppentherapeuten gerne fragen, wie es für den Gruppenleiter ist, der nicht die Krankheit hat, die alle anderen in der Gruppe haben. Wir hatten den Eindruck, daß der Neid auf uns nicht angesprochen werden durfte. Im Gegenteil, der wurde ganz stark abgewehrt und Deutungen in dieser Richtung wurden heftig zurückgewiesen.

DRACH:
In der einzigen Gruppensitzung, an der ich nicht teilgenommen habe, trat die Phantasie auf, ich hätte vielleicht einen Schlaganfall bekommen.

DETER:
Ich habe es einmal erlebt, als ich in der Klinik die 4 Stockwerke schnell zur Asthmatikergruppentherapie heraufgelaufen bin, daß ich ebenfalls furchtbar zu japsen anfing, und ich hatte als erstes den Gedanken, das ist der erste Anflug von Asthma. Die Atemnot trat zwar in dieser Weise nicht mehr auf, aber solche Gedanken bekommt man natürlich ab und zu.

STERZER:
Ich habe es auch als Vorwurf erfahren und bin direkt gefragt worden: „Haben
Sie denn so eine Krankheit? Sie haben ja gut reden, wir haben die Symptomatik. Kennen Sie das denn wirklich?" Deutlich in Erinnerung ist mir die Aussage
eines Patienten: „Es kann doch eigentlich nur jemand so eine Therapie leiten,
der die Krankheit auch selber erlebt hat, sonst wäre es ja gerade so, als wenn
eine Nonne Ehebratung macht." Wenn ich die eigene Erfahrung in bezug auf
die Symptomatik ansprechen soll, ich habe lange Zeit selbst eine chronische
Bronchitis gehabt und mir war bekannt, daß chronische Bronchitiden sich auch
einmal zum Asthma auswachsen können.

NEUREITHER:
Wir werden ja über die Bulimiegruppen in Heidelberg berichten, und da war es
ganz auffällig für mich (wir haben es zu zweit gemacht, ein Mann und eine
Frau), daß die Patienten sehr auf mich geschaut haben. Ich hatte den Eindruck,
fast wie auf ein Vorbild. Wie sieht eine Frau aus, die keine Bulimie hat, wie verhält sie sich, die vom Äußeren her zunächst einmal ganz normal aussieht, also
nicht übermäßig dünn oder übermäßig dick ist. Das war sicher eine ganz wichtige Frage für die Frauen.

D.:
Es kann auch die Vorstellung von etwas Magischem entstehen, wenn der Therapeut oder die Therapeutin ebenfalls so dünn sind. Ich habe da einmal mit einer
Patientin etwas Interessantes erlebt. Ich kam aus dem Urlaub zurück. Sie sah
mich zum ersten Mal. Wir hatten eine Gemeinsamkeit, wir waren beide rothaa-
rig. Sie hat sich gleich mit einer atemberaubenden Zuwendung auf mich ge-
stürzt.

EHL:
Ich sehe schon einen grundsätzlichen Unterschied zwischen der Rolle des Therapeuten in der Gruppe mit adipösen oder mit anderen chronisch Kranken,
weil es in den Gruppen mit Adipösen ganz wichtig ist, ihre anfänglichen Ab-
wehrgefechte, ihre Passivität und rezeptive Haltung zu überwinden. Wenn z. B.
nur Diätvorschläge erwartet werden und Vorwürfe an den Therapeuten eine
große Rolle spielen. Ich habe es auch erfahren, daß an mich als den Normalgewichtigen massive Vorwürfe auch gerade von den Männern kamen, z. B. ich
könnte ihre Arbeit überhaupt nicht tun. Erst als diese Phase überwunden war,
konte aktiver gearbeitet werden, und die Patienten entdeckten plötzlich die Solidarität untereinander.

DETER:
Ich denke, daß v. a. am Anfang die Einsicht: „Ich habe ein Verhalten, das sich
ändern muß", zu Schuldgefühlen führt und deswegen auch Wut auf uns übertragen wird, weil wir in dieser Beziehung keine Probleme haben. Der Ärger auf
den Therapeuten darf aber nicht zum Thema werden, weil die Patienten sich
vorwerfen, daß sie eigentlich an ihrem Verhalten selbst schuld sind.

EHL:
Es ist sicher zu bedrohlich, wenn sie dann in Gedanken die Therapeuten angreifen und fürchten (im analytischen Jargon), das gute Objekt zu zerstören. Ich denke, daß es zwischen den einzelnen Patientengruppen zwar Unterschiede gibt, daß aber in allen Gruppen vieles Wichtige anfangs abgewehrt und durch Rationalisierung überdeckt wird und insbesondere am Gruppenbeginn paranoide Ängste eine Rolle spielen. Ich habe immer wieder den Eindruck, daß Adipöse, bei denen es viel um Neid und Gier geht, das Aufkommen eines paranoiden Klimas vermeiden und ihre Gefühle von Futterneid, Enttäuschungswut und Aggression überspielen möchten mit Riesenerwartungen an sich und an den Arzt, der ein Wundermittel verschreiben soll. Die eigene Hilflosigkeit wird dadurch, daß dem Arzt die Verantwortung zugeschoben wird, in diesen projiziert; jetzt hat der den Schwarzen Peter. Dabei ist es für mich wichtig, daß die Ängste manchmal andere sind, als es oberflächlich aussieht, daß sie sich auch in körperlichen Symptomen zeigen können, z. B. in der Fettleibigkeit oder in Freßanfällen, und daß diese dann immer wieder von der Körpersprache in die psychische Sprache übersetzt werden müssen.

DETER:
Sie haben gesagt, eigentlich kann man Adipöse nicht behandeln, ohne diese mit ihren Schuldgefühlen und dem analytischen Konflikthintergrund verstanden zu haben. Es gibt aber durchaus Programme und Therapieverfahren auf einer verhaltensorientierten Ebene, wo man die Dinge ganz anders sieht und auch anders vorgeht, wie z. B. in dem verhaltenstherapeutischen Behandlungskonzept von Frau Gromus und Herrn Koch.

Hypertoniepatienten (Vortrag Müller-Wittig)

EHL:
Ich habe gleich zu Anfang eine formale Frage. Zahlen diese Patienten in der Gruppe einen eigenen Beitrag?

MÜLLER-WITTIG:
Nein. Soweit der ärztliche Gruppenleiter ein übendes Verfahren wie hier die Muskelentspannung nach Jacobson durchführt, kann er eine entsprechende Ziffer abrechnen, die pro Patient einem Betrag von 4,50 DM entspricht. Bei 6–8 Patienten in der „Streßgruppe" kann man sich den finanziellen Nutzen ausrechnen. Bei den Patienten mit Adipositas besteht keine Abrechnungsmöglichkeit, weil diese Gruppe in der Hauptsache von einer nichtärztlichen Mitarbeiterin geleitet wird. Die Patienten müssen sich lediglich ein Blutdruckmeßgerät anschaffen. Das ist die Voraussetzung.

EHL:
Aber die Patienten könnten ja selbst 3 oder 5 DM bezahlen.

MÜLLER-WITTIG:
Das haben wir lange überlegt und aus verschiedenen Gründen nicht gemacht. Es würde m. E. der Mitarbeit, wie ich sie verstehe, im Wege stehen. Es gibt al-

lerdings andere Argumente, die für eine Bezahlung sprechen. In Deutschland ist ja nichts wert, was nichts kostet. Ich kenne einen Kollegen, der einen Obulus fordert und das Geld an die Welthungerhilfe schickt. Das erscheint bei Adipösen zwar etwas makaber, aber es ist sicher eine Möglichkeit.

Diabetespatienten (Vortrag Ebschner)

A.:
Es ist ja sicher ein Hauptproblem in der Praxis, daß es sehr viele Diabetiker gibt, die sehr unbefriedigend eingestellt sind, nicht nur, weil ihre Stoffwechselsituation labil ist, sondern auch, weil sie die Verantwortung auf den Arzt delegieren und ihre Ängste zu groß sind, sich mit der Krankheit zu beschäftigen. Das betrifft sicher vor allem die Typ-I-Diabetiker. Sind solche Probleme auch bei Ihnen in der Gruppe aufgetaucht, und wie sind Sie da vorgegangen.

EBSCHNER:
Die Typ-I-Diabetiker waren die erfolgreichsten in der Gruppe, und durch die Schulung wurden sicher Ängste abgebaut. Also die Patienten sind jetzt wirklich unabhängiger. Ich habe bei 2 Frauen erlebt, die schwanger waren, daß sie ohne Probleme ihren Diabetes gut einstellen konnten. Die haben sogar den Ärzten in der Frauenklinik vorgemacht, wie man den Blutzucker vor und nach dem Parus einstellt. Ich finde, durch die Schulung werden die Patienten entängstigt. Das hat Herr Berger mit vielen Patienten auch schon in Düsseldorf festgestellt. Der geht allerdings etwas anders vor. Er kaserniert die Leute für 14 Tage und stellt sie mit dem Blutzucker ein. Ich meine, das ist zwar auch eine Möglichkeit, aber ich finde es effektiver, wenn wir das als niedergelassene Ärzte tun, weil durch die Folgetreffen auch die Bindung an denjenigen enger wird, der die Patienten auch sonst betreut. Die Kranken werden durch die Folgetreffen auch motiviert, bei der Stange zu bleiben. Aber ich meine, es gibt beide Möglichkeiten. Wir können nur nicht alle Typ-I-Diabetiker in die Klinik schicken.

B.:
Wie viele Diabetiker haben denn überhaupt an der Gruppe teilgenommen?

EBSCHNER:
Also ich hatte 60–80 Patienten in der Praxis, und es haben bis jetzt so ungefähr 20 Diabetiker, also etwa 26 %, daran teilgenommen.

B.:
Und Sie haben alle gefragt?

EBSCHNER:
Nein. Ich habe nur die angesprochen, von denen ich glaubte, daß sie schulungsfähig sind, und von denen ich meinte, der Stoffwechsel muß unbedingt durch eine Schulung verbessert werden. Aber ich habe eine Warteliste von 20 weiteren Patienten, die darauf warten, daß ich in der nächsten Woche mit einer neuen Gruppe anfange.

B.:
Dann hätten Sie fast die Hälfte Ihrer Patienten mit der zusätzlichen Therapie
erreicht.

EBSCHNER:
Der Rest sind die, die einfach noch nicht schulungsfähig sind, da werden Sie
auch Ihre Erfahrungen gemacht haben. Es gibt eine Reihe von Patienten, da
läßt sich in dieser Beziehung nichts erreichen. Damit muß man sich einfach ab-
finden. Das Alter ist übrigens nicht unbedingt ein Kriterium, auch die primäre
Einschätzung ist zunächst kein Kriterium. Ich habe da ganz verblüffende Dinge
erlebt, z. B. daß 80jährige plötzlich wach werden und sagen, ich wußte ja gar
nicht, daß ich den Blutzucker selbst kontrollieren kann. Jetzt weiß ich endlich,
wo ich mit meinem Blutzucker stehe und kann das auch an meiner Befindlichkeit einschätzen. Diese Selbstkontrolle wird ja bei der herkömmlichen Art der
Diabetesführung überhaupt nicht berücksichtigt. Wenn die Patienten nur alle 4
Wochen in die Praxis kommen, bringt es ja nichts. Es gibt viele ältere Patienten,
die unabhängig sind und nicht von außen bestimmt werden wollen. Die sind
sehr für diese Art der Blutzuckerkontrolle.

DETER:
Wenn ich die beiden Vorträge (Müller-Wittig, Ebschner) vergleiche, hat sich
Herr Ebschner wesentlich stärker auf die Krankheit und das Krankheitsmana-
gement bezogen und versucht, den Patienten durch Information und Verhaltenstraining weiterzuhelfen, während bei Herrn Müller-Wittig das Streßtraining in
der Praxis mehr als Psychotherapie anzusehen ist. Dieses erfordert wohl einen
höheren Einsatz, der über die rein ärztliche Tätigkeit hinausgeht, die man
auch, wie Herr Ebschner, in der Gruppe ausüben kann.

EBSCHNER:
Erstaunlich ist, daß die Patienten in der Gruppe selber oft miteinander aktiv
werden und dann Lösungsvorstellungen entstehen. Ich habe z. B. gar keine
Probleme, die Patienten zu einem Rollenspiel zu bewegen. Eine anfängliche
Scheu ist sicher da, aber die Diabetiker schildern z. B. eine Situation mit „dann
hätte ich und dann würde ich" und ich gebe dann nur das Stichwort: „Sie hätten
nicht, sondern Sie haben jetzt; Ihr Nachbar ist jetzt der Chef, der Ihnen da so
Probleme macht." Ich komme dann schnell aus dem Zentrum der Gruppe heraus, es schaltet sich jemand anderes ein. Ich würde mich aber nicht als jemand
verstehen, der Psychotherapie macht.

MÜLLER-WITTIG:
Da ergibt sich die Frage, wie man das definiert und was Psychotherapie eigentlich ist. Ich würde es als Psychotherapie ansehen, und ich weiß auch, daß dies
in der Konzeption von Herrn Basler durchaus beabsichtigt ist.

EBSCHNER:
Das ist eine reine Definitionsfrage. Mir macht es mit den Gruppen auch ungeheuren Spaß, weil ich eine sehr diagnostisch ausgerichtete Praxis habe. Nach einer gewissen Zeit war mir das eigentlich ein bißchen zu wenig. So ist es ein
neuer Weg, den wir da seit 2 Jahren eingeschlagen haben. Das macht uns eigentlich viel Freude.

C.:
Gab es in der Diabetikergruppe auch Patienten, die berichteten, daß Streßsituationen Auslöser für Stoffwechselentgleisungen waren?

EBSCHNER:
Der Blutzucker wurde ja vor jeder Stunde an die Tafel geschrieben, und die anderen Gruppenmitglieder fragten dann sofort, was wohl los gewesen sein
könnte. Die Leute sagten dann z. B. ganz spontan: „Ich habe große Belastungen gehabt. Die Tochter hat den Freund verloren", oder „Die Großmutter ist
krank geworden." Solche psychischen Belastungen führten bei den Patienten
schon zu einer Verschlechterung. Diese Situationen wurden dann auch diskutiert.

DETER:
Ich würde ganz gern noch einen anderen Gesichtspunkt einbringen, der alle
Gruppen betrifft. Was ist eigentlich, wenn in der Gruppe Situationen entstehen, die unübersehbar oder problematisch erscheinen? Gibt es Möglichkeiten,
sich mit jemandem zu beraten? Das heißt haben Sie eine Supervision solcher
Gruppentherapien in Anspruch genommen? Wenn man Behandlungen macht,
können ja schwierige Situationen auftreten. Wer hilft Ihnen dann, oder hat es
solche Situationen in Ihren Gruppen nicht gegeben?

MÜLLER-WITTIG:
Das hat es gegeben. Das ist aber von der Fa. Galenus sehr gut organisiert worden. Wir konnten uns in Notsituationen mit einem klinischen Psychologen telefonisch verständigen und haben uns mit diesem auch regelmäßig getroffen. Es
waren mehreren Kollegen im Rhein-Neckar-Raum, die an diesem Probjekt teilnahmen, und es hat sehr gut geklappt.

DETER:
Können Sie vielleicht andeuten, wo z. B. Probleme aufgetaucht sind?

MÜLLER-WITTIG:
Das war sehr unterschiedlich. Es gibt ja sehr dominierende Patienten, die ihren
Hochdruck dann genauso managen wie vorher ihren Streß. Ich hatte z. B. an
dem Punkt Probleme, als die Patienten plötzlich ihre Blutdruckmessungen
selbst absetzten, weil sie in ihrer Hochstimmung plötzlich feststellten, daß sie
aus dem gefährlichen (Blutdruckwerte-)Bereich herausgekommen waren. Der
Arzt wurde immer mehr, was das rein Medizinische anging, an die Peripherie
geschoben. Dann kamen auch sehr persönliche Dinge in der Gruppe zur Sprache, die dem Gruppenleiter Schwierigkeiten machen konnten. Allerdings war
von vornherein eine Schweigepflicht vereinbart worden: Was in der Gruppe besprochen wurde, sollte auch in der Gruppe bleiben. Meines Wissens haben sich
auch alle Teilnehmer daran gehalten. Aber es kamen sicher auch sehr dramati-
sche Dinge zur Sprache.

DETER:
Ich sehe auch eine Gefahr dieser Gruppen von körperlich Kranken darin, daß
die Patienten eine Pseudoautonomie entwickeln können. Das war gerade in
der Rheumagruppe so, daß plötzlich ein Konsens darüber zu herrschen schien,

daß die Operation bei einem Patienten sinnlos ist und deshalb nicht gemacht werden sollte. Oder die Patienten wurden sich in anderen Situationen über längere Zeit einig, das, was die Ärzte anzubieten haben, sei doch letztlich alles wertlos. Ich denke, daß hier ein Problem in den Gruppen entstehen kann. Die Patienten können plötzlich zu Handlungen verleitet werden, die im Grunde nicht das Ziel einer solchen Gruppentherapie sind. Ich würde gerne hören, ob Sie auch solche Erfahrungen gemacht haben.

DRACH:
Wir haben das z. B. bei einem Nifedipinpräparat erlebt. Ein großer Teil der Patienten in der Schlaganfallgruppe wurde auf dieses Präparat eingestellt. Vorher hatten wir aus der Krankenhausapotheke andere identische Präparate von einer anderen Firma, die billiger waren, geliefert bekommen. Parallel war gerade auch in der Literatur eine Diskussion im Gang, daß diese Präparate eine schlechtere Freisetzung des Wirkstoffs haben. Zufällig waren in dieser Zeit die Blutdruckwerte der Patienten auch erhöht, was 2 Folgen hatte: 2 Patienten verlängerten die Kur nicht mehr, andere lehnten die Behandlung ab. Das war für uns eine schwierige Situation. Es ergab sich aber später im Verlauf, daß die Blutdruckwerte unter der gleichen Medikation wieder normal wurden. Ich meine, in diesem Fall hätte eine Supervision auch wenig geholfen. Wir haben zwar in der Klinik eine externe Supervision, einen Analytiker, der von außen dazukommt, aber wenn sich so eine Gruppenidee festsetzt, die vielleicht gar nicht so falsch sein könnte, kann man doch wenig tun.

EBSCHNER:
Das ist sicher abhängig davon, welche Kranken Sie behandeln. Bei den Diabetikern ist es eigentlich ganz klar, was sich abspielt und was man medizinisch tun kann. Paramedizinische Vorstellungen kommen m. E. da nicht zum Tragen. Schwieriger ist es bei den Typ-II-Diabetikern. Da ist Ihr Hinweis mit der Supervision wichtig. Da hat ein Patient bei mir abgebrochen, weil er sagte: „ich kann nicht abnehmen. Wenn ich abnehme, fühle ich mich schlecht." Immer wieder haben ihm die anderen in der Gruppe gesagt, das könne nicht sein. Da wurde er so „sauer", daß er nicht mehr kam. Er ist ein Vierteljahr nicht mehr in meiner Praxis erschienen. Plötzlich war er wieder da und hat mir erzählt, daß er Potenzprobleme habe. Ich habe ihm wieder nahegelegt, daß er versuchen müsse, seinen Diabetes in den Griff zu bekommen. Andernfalls müßten wir Insulin einsetzen. Das hat er auch wieder abgelehnt. Dann hat er noch nach anderen Wegen gesucht, z. B. gab es eine sog. Römermethode, um die Potenzprobleme zu behandeln. Das hat er ein halbes Jahr versucht, dann habe ich ihn zum Andrologen geschickt. Der hat alles untersucht und therapeutisch ausprobiert, was möglich ist. Aber auch das hatte keinen Effekt. Und jetzt war der Patient auf einmal bereit, abzunehmen und vorübergehend Insulin zu spritzen. Was hätte ich in dieser Situation mit dem in der Gruppe machen sollen? Haben Sie eine Idee? Was hätten Sie gemacht, wenn Sie als Supervisor erschienen wären?

DETER:
Das ist eine Frage, die man so schnell nicht beantworten kann. Mir lag eher daran, das Thema hier in unserem Kreis anzusprechen. Natürlich tauchen immer wieder Problemsituationen auf, mit denen man sich auseinandersetzen

muß. Die Frage ist wirklich, ob man als Analytiker oder als klinischer Psychologe ausreichend für solche Gruppensituationen in der ärztlichen Praxis vorgebildet ist oder ob jemand, der einfach intensive Erfahrungen mit solchen Gruppen hat, einen besseren Ratschlag geben kann.

D.:
Wir bringen in Bonn den Patienten in unserer Streßgruppe für Hypertoniker ein Verhaltensanalyseschema bei, und anhand dieser analysierten Situationen können sich die Leute dann selbst Lösungsmöglichkeiten überlegen. Ein Effekt dabei ist, daß oft die Partnerprobleme deutlicher werden. Eine neurotische Konstellation in der Ehe, die lange bestanden hat und sehr stabil war, wird plötzlich konflikthaft, wenn der Partner sich bestimmte Dinge, die ihn schon immer geärgert haben und seinen Blutdruck nach oben drückten, jetzt nicht mehr gefallen läßt. In der Gruppe sind die Leute dann oft ganz wütend und werden mutiger, ihre Konflikte offener zu verfolgen. Zu Hause bekommen sie dann aber oft „eins drauf". Sie sind dann auch ärgerlich auf die Gruppe und enttäuscht oder sehen ihre Ehe gefährdet. Wir leiten die Gruppe zu zweit, ein Arzt und ein ausgebildeter Verhaltenstherapeut. Wir besprechen jede Stunde vorher, und danach gehen wir jeden einzelnen Patienten noch einmal miteinander durch.

DETER:
Es gibt sicher mehrere Möglichkeiten für die Ursache solcher Störungen, und insofern scheint mir eine intensive Analyse der jeweiligen Situation ganz wesentlich.

EBSCHNER:
Ich finde Ihren Hinweis wichtig. Nach meiner Erfahrung hätte ich gerade in dieser Hinsicht mehr Hilfe nötig. Ich habe diese Grundschulungswochenenden mitgemacht, aber irgendwo bin ich manchmal überfordert. Ich überlege zeitweilig, die Patienten in die Klinik zu schicken. Das bringt aber auch nichts. Die Kliniken sind rein somatisch tätig, und die psychischen Probleme der Patienten werden selten weiterverfolgt.

Anhang: Ausbildungsrichtlinien für ärztlich geleitete Gesprächsgruppen mit körperlich Kranken in der ärztlichen Praxis

H.-C. Deter, K.-J. Ebschner

Vorbemerkungen

Neben der zunehmenden Überalterung der Bevölkerung hat die Zunahme der Zivilisationskrankheiten dazu geführt, daß heute in der Praxis des niedergelassenen Arztes mehr chronisch kranke Patienten betreut werden müssen.

Dies hat zu einer deutlichen Intensivierung der Beratungstätigkeit geführt.

Die Einzelberatung ist aber mit einem relativ großen Zeitaufwand verbunden.

Deshalb bietet sich als Ergänzung und Alternative die Gruppentherapie an.

Durch eine derartige Therapie, die themenzentriert erfolgen sollte, können mehrere Patienten über ihre Erkrankung informiert und zur Verhaltensänderung bewogen werden.

Eine Grundvoraussetzung dafür ist eine solide und umfassende Schulung der Gruppenleiter.

Die Gruppenleiter müssen sich mit den Grundbegriffen der Gruppentherapie vertraut machen und eine überdurchschnittliche medizinische Fachkompetenz für das jeweilige Krankheitsbild erwerben.

Die Gruppenschulung bedeutet einen Gewinn für den Patienten und für den Arzt. Der Patient wird umfassend informiert und kann dadurch die therapeutischen Empfehlungen seines Arztes besser befolgen. Er wird außerdem durch die Gruppe zu einer Verhaltensänderung bewogen. Die hierbei entstehende Gruppendynamik ist ein sehr wesentliches Element einer erfolgreichen Gruppentherapie. Aber auch der Arzt profitiert von der Gruppenschulung: Er gewinnt einmal Zeit, da er mehrere Patienten gleichzeitig informieren und schulen kann. Außerdem erhält er einen tieferen Einblick in das Leiden der Patienten und die dadurch bedingten Verhaltensweisen und Belastungen. Der Arzt erlangt letztlich eine tiefere Kenntnis vom Krankheitsgeschehen und gewinnt größeres Vertrauen bei den von ihm betreuten Patienten.

Die Gruppentherapie stellt eine echte Alternative bzw. Ergänzung der üblichen Beratungstätigkeit in der Praxis des niedergelassenen Arztes dar. Diese Möglichkeit könnte u. E. von vielen Kollegen häufiger genutzt werden – im Interesse ihrer Patienten, aber auch zu ihrem eigenen Nutzen.

Das vorliegende Ausbildungscurriculum soll interessierten niedergelassenen und klinisch tätigen Ärzten Anregungen geben, wie sie die Kompetenzen zur Gruppenleitung in der Praxis erwerben können.

Das Curriculum ist so gegliedert, daß die Voraussetzungen der Gruppenleitung, die Indikationsschwerpunkte für Gruppen, die theoretische und praktische Mindestkompetenz des Gruppenleiters und die praxisbegleitende Fortbildung stichwortartig dargestellt werden. Wichtig erscheint uns für diese Ausbildung, daß sich der Anfänger im ersten Schritt auf *ein* Krankheitsbild beschränkt und sich zuerst ein von kompetenten Fachleuten für das jeweilige Krankheitsbild erstelltes Informationsprogramm aneignet, um später weitere Informationen über Elemente der Gruppendynamik und praktische Erfahrungen in einer offenen, unstrukturiert gestalteten Gruppe zu erwerben.

Der einfachste Einstieg für den niedergelassenen Arzt, der diese therapeutische Möglichkeit nutzen will, dürfte die Leitung von Diätgruppen, Diabetikergruppen (bei denen die Krankheitsaufklärung im Vordergrund steht) oder von koronaren Sportgruppen sein. Schwieriger sind für den psychotherapeutisch weniger erfahrenen Arzt Hypertonikergruppen, in denen die Streßbelastung im Mittelpunkt steht, oder Gruppen mit Schmerzpatienten, die eine ganze Reihe von zusätzlichen psychotherapeutischen Kompetenzen und Erfahrungen für den vorwiegend somatisch ausgebildeten Arzt erfordern. Gruppen, bei denen weniger die Krankheitsinformation und -verarbeitung und stärker die psychogenen Mechanismen der Entstehung von Krankheitssymptomen im Vordergrund stehen, stellen sicher ganz generell höhere Anforderungen an die gruppentherapeutische Ausbildung eines Arztes.

I. Voraussetzungen

1. *für den Gruppenleiter*[1]

- ärztliche Aus- und Weiterbildung zum Fach- oder Allgemeinarzt,
- mindestens 3jährige Praxistätigkeit,
- überdurchschnittliche medizinische Fachkompetenz für die bei den Gruppenpatienten vorhandene Krankheit,
- pädagogische Eignung,
- Interesse und Möglichkeiten, mit Gruppen umzugehen;

2. *für die Patienten*

- sie sollten die Fähigkeit und Bereitschaft (sowie die körperlichen Mindestvoraussetzungen) mitbringen, an den Gruppengesprächen teilzunehmen
- mindestens 50% der Gruppenpatienten sollten schon ärztlich in der Praxis vom Gruppenleiter geführt worden sein

---

[1] Grundsätzlich ist die Anwendung dieser Gruppenbehandlung auch in der Spezialklinik möglich. Allerdings bleiben diese Gruppen in der Regel auf den stationären Aufenthalt begrenzt und können die Anwendung der in der Gruppe gemachten Erfahrungen im täglichen Leben nicht begleiten und unterstützen. Der Einsatz in der Spezialambulanz wäre ebenfalls sinnvoll, ist aber aufgrund der häufigen personellen Diskontinuität in solchen Ambulanzen nur selten möglich.

II. Indikationsschwerpunkte

1. Diätgruppen

- Diabetes mellitus,
- andere Stoffwechselstörungen
  (Hyperlipidämie, Hypercholesterinanämie),
- Niereninsuffizienz,
- chronische Pankreatitis,
- Hyperurikämie,
- Hypertonie,
- Adipositas.

2. Sport- und Bewegungsgruppen

- koronare Herzerkrankung,
- primär-chronische rheumatoide
  Arthritis.

3. Gesprächsgruppen[2]

- Diabetes mellitus,
- rheumatoide Arthritis,
- Asthma bronchiale,
- arterielle Hypertonie,
- koronare Herzerkrankung,
- Herzinfarkt,
- Colitis ulcerosa,
- Morbus Crohn,
- Psoriasis,
- Neurodermitis,
- Kopfschmerzen/Migräne,
- Epilepsie,
- multiple Sklerose,
- Mammakarzinom.

nach Operationen (Gruppen für)

- Ileostomieträger,
- Patienten nach Mastektomie,
- Patienten nach Hysterektomie,
- Patienten nach Herzoperationen,
- Schrittmacherträger;

---

[2] Evtl. unter Einbeziehung oder in Absprache mit Selbsthilfeorganisationen (z. B. Rheumatikerbund, Allergiker- und Asthmatikerbund etc.); mit diesen Patienten gab es unseres Wissens erfolgreiche Gruppenbildungen.

für Mütter und Väter, deren Kinder folgende Erkrankungen haben
- Asthma bronchiale,
- Colitis ulcerosa,
- Neurodermitis,
- Diabetes mellitus.

III. Erwerb der Mindestkompetenz zum Gruppenleiter (Ausbildung)

Dieses Schulungsprogramm kann in 2–3 Wochenendseminaren mit einer begrenzten Zahl von Teilnehmern erarbeitet werden. Die Praxis des Kontakt- und Kommunikationsverhaltens in der Gruppe (Teil A, 4 c) und der praktische Teil (B) der Ausbildung sollte in der Kleingruppenarbeit über ein halbes Jahr einmal pro Woche in 20 Sitzungen erfolgen. Es ist sicherlich auch günstig, wenn die zukünftigen Gruppenleiter Erfahrungen mit Balint-Gruppen, Gruppen für autogenes Training oder mit Einzel- oder Gruppentherapie haben.

A. Theoretisches Wissen

1. Krankheitsorientiertes theoretisches Wissen
(evtl. in einem eigenen für die Patienten entwickelten Spezialprogramm)

a) Kenntnis der für das Krankheitsbild bekannten Verursachungsfaktoren und aller Therapieprinzipien (diätetisch, medikamentös, chirurgisch, symptomatisch),
b) Kenntnis der spezifischen Behandlungsprobleme des jeweiligen Krankheitsbildes,
c) Kenntnis der Arzt-Patienten-Beziehung und der für bestimmte Persönlichkeiten einer Krankheitsgruppe wichtigen Kommunikationsmodi,
d) Kenntnisse der für das Krankheitsbild und seine Behandlung häufigen Beziehungskonflikte in der Arzt-Patienten-Beziehung,
e) theoretische und praktische Voraussetzungen der Compliance.

2. Persönlichkeitsorientiertes theoretisches Wissen

a) Grundzüge der Persönlichkeitsentwicklung: frühe Kindheit, Pubertät, Erwachsenenalter (infantile Fixierungen, Reifungskrisen, emotionale Konflikte),
b) psychosoziale Auslösesituationen
c) Adaptations- und Copingstrategien in der Lebensbewältigung (Lazarus, Heim),
d) psychische Abwehrmechanismen (A. Freud),
e) persönliches Kontakt- und Beziehungsverhalten.

3. Am Sozialverhalten orientiertes theoretisches Wissen

a) Persönlichkeitsentwicklung in den Sozialbezügen (Kindergarten, Schule, Beruf, Freizeit),
b) die Krankenrolle (Pearson) und das Krankheitsverhalten (Mechanic),
c) das soziale Netz und die Inanspruchnahme der sozialen Unterstützung.

4. Grundbegriffe der Gruppentherapie

a) Setting, d. h. feste Vereinbarungen für den Rahmen einer Gruppenbehandlung (gleicher Raum, Sessel im Kreis aufgestellt, regelmäßiger Beginn, Anzahl und Zeitdauer der Sitzungen; Vertretungen, Ferienzeiten; Bezahlung etc.),
b) innere Struktur der Gruppe (Eröffnung, Vorstellung, „warming-up", Beendigungsphase);
c) Kontakt- und Kommunikationsverhalten in der Gruppe zwischen den Patienten und zwischen Patient und Arzt:
   - Typen der sozialen Kommunikation in der Gruppe (R. Schindler),
   - die Gruppe als Abbild der Familie (W. Schindler),
   - Möglichkeiten der Gruppenkommunikation nach dem Modell der Arbeits- und Grundeinstellungsgruppe (Bion),
   - die Gruppenmatrix als soziales Beziehungsfeld (Foulkes),
   - die themenzentrierte Interaktion (Cohn).
d) Konflikte und Störungen in der Gruppe (Abwehr und Widerstand), emotionale Gefühlsäußerung von Patienten und Gruppenleiter (Übertragung und Gegenübertragung).

5. Grundbegriffe der Theorie medizinisch bedeutsamen Verhaltens

a) Komponenten einer Verhaltensanalyse,
b) Wege der Verhaltenskontrolle und Verhaltensänderung.

6. Grundbegriffe der Entspannungstherapie des autogenen Trainings nach I. H. Schultz

Ruhe-, Schwere- und Wärmeübung

B. Praktische Erfahrungen

1. Wahrnehmungs- und Beobachtungstraining in der Einzel- und Gruppensituation (Videoaufnahmen): mit Aspekten der Mimik und Gestik (averbale Kommunikation), Sprache und Sprachklang, sprachliche Information und ihre Interpretation, Erlebnisweisen des Gruppentherapeuten;

2. Erproben der Gesprächsführung

- Beziehungsaufnahme,
- Interventionstechnik,
- Fragetechnik,
- Bestätigungen.

3. Erproben der Gruppenleitung (in der Ausbildungsgruppe, im Rollenspiel, als Kogruppenleiter, als Gruppenleiter)

a) Elemente der Gruppenbehandlung

a1) Art der angebotenen Information:[3]

- medizinische Information (Krankheitsabläufe, Ursachen, Therapiemöglich-keiten),
- psychosoziale Verursachungen und Riskierungen (Streß, Konflikte, Lebensereignisse),
- Risikoverhalten (z. B. Rauchen, Bewegungsmangel etc.);

a2) Optimales und subjektiv mögliches „suboptimales" Krankheitsverhalten:[4]

- zum Verhalten bei Beginn von Krankheitssymptomen,
- zur Vorbeugung von Krankheitssymptomen,
- in lebensbedrohlichen Krisen,
- allgemeines Medikamenteneinnahmeverhalten,
- diätetische Möglichkeiten,
- Inanspruchnahme von sozialer (familiärer etc.) Unterstützung,
- Inanspruchnahme von medizinischen Leistungen (Hausarzt, Arbeitsun-fähigkeits- und Krankenhaustage);

a3) Ermöglichen eines offenen Gespräches:
- Verschwiegenheitsregel,
- Ansprechen von Vorbehalten einzelner Mitglieder gegenüber der Gruppe,
- Ansprechen der Unfähigkeit, sich zu äußern (bei Schweigen und/oder massi-ver Scham- und Schuldproblematik),
- Methoden zur Stimulierung von Gruppenkohäsion und dem Gefühl von Ver-trauen und Zusammengehörigkeit;

---

[3] Diese Informationen zur Krankheit sind bei bestimmten Krankheitsgruppen als Programm schon erhältlich (z. B. Basler: Hypertonus, Adipositas, Schmerz; Sterzer-Breitenbücher: Asthma bronchiale, Koch: Adipositas). Es ist hierbei hilfreich, pädagogische Hilfsmittel einzusetzen (Schaubilder, Dias, Video- oder Tonbandkassetten, medizinishes Anschauungsmaterial).

[4] Hierfür ist es sinnvoll, wenn die Gruppenpatienten Symptom- und Medikamentenverlaufsbögen, zumindest zeitweilig ausfüllen (z. B. je nach Krankheitsbild): Schmerztagebuch, Dokumentation von Asthmaanfällen, Blutzucker, Blutdruck, Körpergewicht etc.).

a4) Technik der Gruppenleitung:
- Informationsvorgabe,
- Schaffen eines Gesprächsraumes für die Patienten,
- Ermöglichen von Kartharsis und Aussprache,
- Klärung wichtiger medizinischer Fragen,
- Schaffung von Autonomie und Selbstvertrauen;

a5) Vermitteln der Ruhe-, Schwere- und Wärmeübung des autogenen Trainings.

4. Die Gruppendauer und mögliche Therapieziele

a) Schulung (z. B. Diabetiker (s. auch Beitrag Ebschner in diesem Buch):

a1) Grundprogramm zur Wissens- und Verhaltensvermittlung (einmal pro Woche 1–1 1/2 Stunden über 12 Wochen),
a2) Folgetreffen in 4wöchigen Abständen,
a3) Überführung der Gruppe in eine Selbsthilfegruppe mit lockerem Kontakt zum Arzt;

b) krankheitsorientierte Gruppentherapie (z. B. Asthma bronchiale, rheumatoide Arthritis, s. auch Beitrag Deter in diesem Buch):

b1) begrenzte Zielsetzung zur Verbesserung von Krankheitsinformation und Krankheitsverhalten und zum Lernen der Entspannungstechnik (einmal pro Woche 1 Stunde über 12–26 Wochen),
b2) darüberhinaus freie Gespräche und Beginn einer unstrukturierten Gruppentherapie (1–2 Jahre);

c) interaktionelle (evtl. fokussierende) Gruppentherapie[5] (z. B. Morbus Crohn, s. auch Beitrag Heigl-Evers in diesem Buch; multiple Sklerose, s. auch Beitrag Friedrich in diesem Buch):

– einmal pro Woche 1 1/2 Stunden über 2 Jahre;

*d) psychologischer Ansatz zur Verhaltensänderung in Gruppen
     (z. B. Adipositas, s. auch Beitrag Gromus u. a. in diesem Buch):*

d1) Information, Verhaltensanalyse,
d2) Selbstwahrnehmungstraining,
d3) Verhaltensmodifikation/kognitive Umstrukturierung (insgesamt einmal pro Woche 1 1/2 Stunden über 26 Wochen).

---

[5] Nur mit Zusatztitel Psychotherapie und gruppentherapeutischer Ausbildung.

IV. Praxisbegleitende Supervision und Fortbildung

1. Fallbesprechungsgruppe

In einer fortlaufenden Supervisionsgruppe von Gruppentherapeuten in Ausbildung (1 1/2–2 Jahre; alle 2–4 Wochen 1 1/2 Stunden) können für den Gruppenleiter schwierige Situationen oder ganze Gruppenstunden kontinuierlich behandelt werden (evtl. zusätzliche standardisierte Fragebögen zur Bewertung der Gruppe durch den Gruppenleiter).

2. Einzelsupervision

Ein erfahrener Gruppentherapeut bietet zusätzliche Termine zu Einzelgesprächen an, die der die Gruppentherapie Lernende kurzfristig in Anspruch nehmen kann.

In der Regel wird eine Ausbildung für Gruppentherapeuten für eine bestimmte Krankengruppe angeboten.

Durch zusätzliche Fortbildungsveranstaltungen können weitere spezifische Kompetenzen für andere Patientengruppen erworben werden.

V. Kassentechnische Abrechnungsmöglichkeiten (Stand: 1. 6. 1988)

1. Gruppen zur Information und Verhaltensänderung (60 Minuten, GOÄ-Nr. 1, DM 8,50, Beratung);
2. Gruppen, die Verhaltensklärung und autogenes Training vermitteln (60 Minuten, BMÄ-Nr. 886, DM 15,–);
3. Gruppen für Verhaltenstherapie als Gruppenbehandlung (2–9 Teilnehmer, 60 Minuten, BMÄ-Nr. 886, DM 15,–);
4. tiefenpsychologisch orientierte Gruppentherapie (100 Minuten, E-GO 862, DM 35,–/Patient – bei internistischen, orthopädischen, neurologischen, gynäkologischen etc. Fachärzten mit Zusatztitel „Psychotherapie");
5. psychodiagnostisches Einzelgespräch (einmal pro Quartal, E-GO 850);
6. psychosomatisches Einzelgespräch mehrmals pro Quartal (E-GO 851; evtl. nach Absprache mit der KV auch in Gruppen möglich).

Nachbemerkung

Für interessierte Ärzte besteht grundsätzlich die Möglichkeit, das beschriebene Curriculum für Gruppentherapeuten bei den Autoren durchzuführen, wobei hier ausreichende therapeutische Erfahrungen für Patienten mit Asthma bronchiale, Diabetes mellitus, rheumatoider Arthritis, Herzinfarkt/koronare Herzerkrankung und Hypertonie bzw. Adipositas vorliegen.

Wir verweisen darüber hinaus auf das Ausbildungsprogramm für Gruppentherapeuten von Prof. Basler (s. seinen Beitrag in diesem Buch), das für Patientengruppen mit Hypertonus, Adipositas und neuerdings Schmerz zusammen mit der Firma Galenus, Mannheim, für niedergelassene Ärze angeboten wird.

Der Göttinger Weiterbildungskreis für Gruppentherapie (Heigl-Evers, Heigl, König, Neun) vermittelt die Ausbildung zum Gruppentherapeuten für die interaktionelle Gruppentherapie (s. auch Beitrag Heigl-Evers in diesem Buch).

Für die interdisziplinäre Gruppentherapie von Adipositaspatienten liegt ein standardisiertes verhaltenstherapeutisches Programm vor und wird von Prof. Koch und Mitarbeitern (s. Beitrag Gromus u. Koch in diesem Buch) auch an niedergelassene Ärzte vermittelt.

Literatur

Adsett A, Bruhn JG (1968) Short-term group psychotherapy for post myocardial infarction patients and their wives. Can Med Assoc J 99:577–584

Agle DP, Baum G, Chester EH, Wenst M (1973) Multidiscipline treatment of chronic pulmonary insufficiency: Psychological aspects of rehabilitation. Psychosom Med 35:41–49

Ago Y, Ikemi Y, Sugita M, Takahasi N, Teshima H, Nagata S, Inouye S (1976) A comparative study on somatic treatment and comprehensive treatment of bronchial asthma. Asthma Res 14:37–43

Alexander F (1971) Psychosomatische Medizin.
De Gruyter, Berlin, S 96–104

Alexander F (1977) Psychosomatische Medizin, 3. Aufl. De Gruyter, Berlin, S 156–163

American Psychiatric Association (1980) Diagnostic and statistic manual III. Washington

American Psychiatric Association (1987) Diagnostic and statistic manual III-R. Washington

Angermeyer M, Finzen A 1984) Die Angehörigengruppe. Enke, Stuttgart

Argelander H (1972) Gruppenprozesse. Wege zur Anwendung der Psychoanalyse in Behandlung, Lehre und Forschung. Rowohlt, Reinbek

Aronson JK (1986) The level of object relations and severity of symptoms in the normal weight bulimic. Int J Eating Disord 5:669–681

Badura B, Ferber C von (Hrsg) Selbsthilfe und Selbstorganisation im Gesundheitswesen. Oldenburg, München

Baerwolf H (1958) Katamnestische Ergebnisse stationär analytischer Psychotherapie. Z Psychosom Med Psychoanal 5:80–91

Bähring K (1968) Die weibliche Anorexia nervosa. Zur Frage der nosologischen Einordnung und Psychogenese (unveröffentlicht)

Balck F, Koch U, Speidel H (Hrsg) (1985a) Psychonephrologie. Springer, Berlin Heidelberg New York Tokyo

Balck F, Dvorak M, Speidel H (1985b) Der Dialysepatient und seine Familie. In: Balck F, Koch U, Speidel H (Hrsg) Psychonephrologie. Springer, Berlin Heidelberg New York Tokyo, S 409–421

Balint M, Balint E (1963) Psychotherapeutische Techniken in der Medizin. Klett, Stuttgart

Balzer W (1979) Gruppenverläufe. Med Dissertation, Universität Heidelberg

Barolin GS, Hodkewitsch E, Saurugg D (1980) Die Rehabilitation nach Cerebralinsult. In: Barolin GS (Hrsg) Die cerebrale Apoplexie. Enke, Stuttgart

Basler HD (1985) Compliance – Die Kooperation in der Therapie. In: Basler HD, Florin I (Hrsg) Klinische Psychologie und körperliche Krankheit. Kohlhammer, Stuttgart, S 90–105

Basler HD (im Druck) „Hypertonie im Gespräch" – Ergebnisse eines bundesweiten Einsatzes des Gruppenprogramms für adipöse essentielle Hypertoniker. MMW

Basler HD, Brinkmeier U, Haehn KD, Mölders-Kober R (1982a) Psychological group treatment of essential hypertension in general practice. Br J Clin Psychol 21:295–302

Basler HD, Brinkmeier U, Haehn KD, Mölders-Kober R (1982b) Psychologische Gruppenverfahren – Behandlung der essentiellen Hypertonie in allgemeinärztlichen Praxen. MMW 124:560–564

Basler HD, Brinkmeier U, Buser K, Haehn KD, Mölders-Kober R (1985a) Essentielle Hypertonie – Gruppenbehandlung Adipöser in Allgemeinpraxen durch qualifizierte Laien. MMW 127:550–555

Basler HD, Brinkmeier U, Buser K, Haehn KD, Mölders-Kober R (1985b) Adipositastherapie in der Allgemeinpraxis – Gruppenbehandlung versus Gesundheitsberatung. Z Allgemeinmed 61:148–154

Bastiaans J (1963) Psychiatrische Bemerkungen zu Problemen der Fettsucht und Magersucht. Psyche (Stuttgt) 10:615–630

Battegay R (1967) Der Mensch in der Gruppe I und II. Huber, Bern

Bayrakal J (1975) A group experience with chronicaly disabled adolescence. Am J Psychiatry 132:1291–1294

Beck D (1972) Psychosomatic aspects of rheumatoid arthritis. Roche, Basel, pp 23–70

Behrendt JU, Deneke C, Itzwerth R, Trojan A (1981) Selbsthilfegruppen vor der Vereinnahmung? Zur Verflechtung von Selbsthilfe-Zusammenschlüssen mit staatlichen und professionellen Sozialsystemen. In: Badura B, Ferber C von, (Hrsg) Selbsthilfe und Selbstorganisation im Gesundheitswesen. Oldenburg, München

Belser FG (1976) Langzeitkontrolle des Diabetes in der Praxis. Schweiz Med Wochenschr 106:1045

Benedek T (1936) Die überwertige Idee und ihre Beziehung zur Suchtkrankheit. Int Z Ärztl Psychoanal 22:59–71

Berger W (1975) Die Urinselbstkontrolle bei der Insulinbehandlung. MMW 117:1671

Berger W, Sonnenberg GE (1980) 24-Hour blood sugar profile and haemoglobin A1 or A1 C in the monitoring of treatment of diabetes. Diabetes News 5

Bergmann G, Oebel C, First M, Welsch M, Saggau W, Titscher G, Gaul G (1986a) Klinischer und psychosozialer Verlauf nach koronarer Bypass-Operation. Klin Wochenschr [Suppl] 64

Bergmann G, Kröger F, Petzold E (1986b) Allgemeine Klinische Psychosomatik. – Weiterentwicklung eines Stationsmodells. Gruppenpsychother Gruppendyn 21:224–235

Bilodeau C, Hackett T (1971) Issues raised in a group setting by patients recovering from myocardial infarction. Am J Psychiatry 128:73–78

Bion WR (1961) Experiences in a group and other papers. Tavistock, London. (Dt. 1971: Erfahrungen in einer Gruppe und andere Schriften. Klett, Stuttgart)

Birbaumer N (1975) Physiologische Psychologie. Springer, Berlin Heidelberg New York

Bodenstedt A, Oltersdorf U, Pudel V, Richter M, Strauß VE (1980) Der Druck auf die Dikken. Bild Wiss 8:88–95

Boll A, Koch J, Plassmann R (1987) Modifizierte Gruppentherapie zur Streßbewältigung mit Koronarpatienten. In: Esser P (Hrsg) Psychologische Gruppenarbeit im Rahmen der Rehabilitation von Herzpatienten. Enke, Stuttgart

Boor C de (1964) Die Colitis ulcerosa als psychosomatisches Syndrom. Psyche (Stuttg) 18:107–119

Boor C de (1965) Zur Psychosomatik der Allergie und des Asthma bronchiale. Huber, Bern; Klett, Stuttgart

Booth GC (1937) Personality and chronic arthritis. J Nerv Ment Dis 85:637–662

Borens R (1978) Psychodynamische Überlegungen zur Anorexia nervosa. (Unveröffentl. Vortrag SGP Bern)

Boskind-Lodahl M, Sirlin J (1976) Frauen zwischen Freß- und Magersucht. Psychol heute 2:70–74

Boskind-White M, White W (1983) Bulimarexia. Norton, New York

Boszormeny-Nagy I, Spark G (1973) Invisible loyalties. Reciprocitiy in intergenerational family therapy. Harper & Row, Hagerstown

Bowen M (1975) Familientherapie bei Schizophrenie in der Klinik und in der Praxis. Rowohlt, Reinbek

Brähler E, Scheer J (1983) Der Gießener Beschwerdebogen (GBB). Handbuch. Huber, Bern, S 37–43 (a), S 84–86 (b)

Brand-Jacobi J (1984) Bulimia nervosa: Ein Syndrom süchtigen Eßverhaltens. Psychother Med Psychol 34:151–160

Brand RJ (1978) Coronary-prone behavior as an independent risk factor for coronary heart disease. In: Dembrowski TM, Weiss SM, Shields JL, Haynes SG, Feinleib M (eds) Coronary-prone behavior. Springer, Berlin Heidelberg New York, p 11

Brandt RJ, Rosenman RH, Scholtz RI, Friedman M (1976) Multivariate prediction of coronary heart disease in the Western Collaborative Group study compared to the findings of the Framingham study. Circulation 53:348–355

Bräutigam W (1969) Konfliktreaktionen, Neurosen, Psychopathien. Grundriß der kleinen Psychiatrie. Thieme, Stuttgart New York

Bräutigam W (1980) Zur Dokumentation psychosomatischer und neurotischer Krankheitsbilder. Z Psychosom Med 26:301–315

Bräutigam W, Christian P (1981) Psychosomatische Medizin. Ein kurzgefaßtes Lehrbuch. Thieme, Stuttgart New York, S 290–297

Bremer-Schulte MA (1973) Med helpers in de geestellike Gezondheidszorg. Med. Dissertation, Universität Amsterdam

Brinkmann R, Brohl J (1986) Gruppentherapie bei Patienten mit chronischer Polyarthritis – eine therapiebegleitende Pilotstudie. Med. Dissertation, Universität Heidelberg

Brisman J, Siegel M (1985) The bulimia workshop: A unique integration of group treatment approaches. Int J Group Psychother 35:585–601

Broda M, Muthny FA (im Druck) Umgang mit chronisch Kranken. Ein Lehr- und Handbuch. Edition Medizin, Weinheim

Brotmann AW, Rigotti N, Herzog DB (1985) Medical complications of eating disorders: Outpatient evaluation and management. Compr Psychiatry 26:258–272

Bruch H (1957) The importance of overweight. Norton, New York

Bruch H (1974) Obesity, anorexia nervosa, and the person within. Routledge & Paul, London

Bruch H (1978) Der goldene Käfig. Fischer, Frankfurt am Main (1980)

Bruch H (1985) Four decades of eating disorders. In: Garner DM, Garfinkel PE (eds) Handbook of psychotherapy for anorexia nervosa and bulimia. Guilford, New York

Brühne-Scharlau C (1986) Gesundheitsberatung – gezielt gegen Risikofaktoren. Dtsch Ärztebl 83:602–606

Brusis OA, Weber-Falkensammer H (1986) Handbuch der Koronargruppenbetreuung. Perimed, Erlangen

Bucher J, Smith E, Gillespie C (1984) Short-term group therapy for stroke patients in a rehabilitation centre. Br J Med Psychol 57:283–290

Buchinger K (1981) Professionelle Helfer und psychotherapeutische Selbsthilfegruppen. In: Kickbusch I, Trojan A (Hrsg) Gemeinsm sind wir stärker. Fischer-Alternativ, Frankfurt am Main, S 139–148

Burrow T (1926) The group method of analysis. Psychoanal Rev 14:268–274

Burton HJ, Canzona L, Way L, Holden RR, Conley J, Lindsay RM (1983) Determinants for successful adaption of patients on CAPD. In: Levy NB (ed) Psychonephrology 2. Plenum, New York, pp 159–172

Cain J, Charpin J, Planson C (1959) Considefations psychosomatiques sur l'asthma. Acta Allerg 14:134–145

Christian P (1966) Risikofaktoren und Risikopersönlichkeit beim Herzinfarkt. Verh Dtsch Ges Kreislaufforsch 32:97–107

Chubon RA (1981) Group practices in the rehabilitation of physically disabled persons. In: Seligman M (ed) Group psychotherapy and councelling with special populations. Univ Park Prss, Baltimore/MD

Citron R (1968) Hypnosis of asthma. – A controlled trail. Br Med J 4:71–76

Clauser G (1963) Psychotherapiefibel. Einführung in die Psychotherapie innerer Krankheiten. Thieme, Stuttgart New York

Cleveland SE, Fisher S (1954) Behavior and unconscious fantasies of patients with rheumatoid arthritis. Psychosom Med 16:327–333

Cleveland SE, Fisher S (1960) A comparison of psychological characteristics and physiological reactivity in ulcer and rheumatoid arthritis group. Psychosom Med 22:283–289

Cobb S (1959) Contained hostility in rheumatoid arthritis. Arthritis Rheum 2:419–425

Cohen J (1980) Structural consequences of psychic trauma: A new look of „Beyond the pleasure principle". Int J Psychoanal 61:421

336   Literatur

Cohn RC (1975) Von der Psychoanalyse zur themenzentrierten Interaktion. Klett, Stuttgart
Creer T (1979) Self management training for children with chronic bronchial asthma. Psychother Psychosom 32:270–278
Cremerius J (1978) Zur Theorie und Praxis der psychosomatischen Medizin. Suhrkamp, Frankfurt am Main
Cremerius J et al. (1979) Die manipulierten Objekte. Psyche (Stuttg.) 33:801–828
Crown JM, Crown S (1973a) The relationship between personality and the presence of rheumatoid factors in early rheumatic disease. Scand J Rheumatol 2:123–126
Crown JM, Crown S (1973b) Personality in early rheumatoid disease. J Psychosom Res 17:189–196
Cumming E, Cumming J (1979) Ich und Milieu. Theorie und Praxis der Milieutherapie. Vandenhoeck & Ruprecht, Göttingen
Curtius F (1965) Moderne Asthmabehandlung. Springer, Berlin Heidelberg New York
Dahme B (1977) Einige psychophysiologische Reaktionen bei Asthma bronchiale und Neurodermitis. Habilitationsschrift, Universität Hamburg
De Boor C (1967) Vorläufige Zusammenfassung der Beobachtungen bei Herzinfarktpatienten. (Schriftl. Mitteilung)
Dekker E (1962) Expereimentelle Untersuchungen zur Psychosomatik des Asthma bronchiale. Med. Welt 17:928–932
Denecke P, Ziegeler P (1985) Formen individueller und familialer Bewältigung einer chronischen Krankheit: Leben mit einer Multiplen Sklerose. Allgemeinmedizin 14:127–214
Deneke C, Kegler R, Slotty A (1981) Selbsthilfegruppen aus der Sicht der Betroffenen. In: Kickbusch I, Trojan A (Hrsg) Gemeinsam sind wir stärker. Syndikat, Frankfurt am Main
Dennin DE (1977) Wie die Insulindosis anhand von Ergebnissen der Harnzuckerselbstkontrolle angepaßt wird. Diabetes J 12:476
Deter H-C (1981) Zur psychosomatischen Behandlung des Asthmasyndroms. (Vortrag auf der 11. Tagung des Deutschen Kollegiums für Psychosomatische Medizin. Windach, 6.3.1981)
Deter H-C (1983) Coping-Gruppen für Asthma-Patienten. Ein neues therapeutisches Verfahren als Ergänzung zur internistischen Standardtherapie. Verh Dtsch Ges Inn Med 89:554–558
Deter H-C (1986a) Psychosomatische Behandlung des Asthma bronchiale. Springer, Berlin Heidelberg New York Tokyo
Deter H-C (1986b) Zur Wechselbeziehung von Sport und Gesundheit in psychosomatischer Sicht – „Ich bin leistungsfähig" oder „Ich fühle mich wohl" In: Franke E (Hrsg) Sport und Gesundheit. Rowohlt, Reinbek, S 75–84
Deter H-C (1986c) Cost-benefit analysis of psychosomatic therapy in asthma. J Psychosom Res 30:173–182
Deter H-C, Heintze-Hook C (1986) Möglichkeiten der Einbeziehung körpertherapeutischer Verfahren in die tiefenpsychologisch fundierte, krankheitsorientierte Gruppentherapie von Asthmapatienten. In: Brähler E (Hrsg) Körpererleben. Springer, Berlin Heidelberg New York Tokyo, S 90–109
Deter H-C, Heisen P (im Druck) Die Motivation von Asthmapatienten zur psychosomatischen Behandlung aus allgemeinärztlicher Sicht. Z Allgemeinmed
Deter H-C, Reindell A (1981) Gruppenbehandlung in der klinischen Psychosomatik. Gruppenpsychother Gruppendyn 17:193–204
Deter H-C, Lenkeit S, Becker-von Rose P, Rapp W (1979) Die Bedeutung des psychosozialen Hintergrundes für Diagnose und Therapie von Patienten einer allgemein internistischen Station. Prax Psychother Psychosom 24:213–320
Deter H-C, Hahn P, Petzold E (1986) Krankheitsorientierte Gruppentherapie – Ein tiefenpsychologisch orientiertes Behandlungsverfahren für körperlich Kranke (psychosomatische oder somatopsychische Patienten). In: Quint H, Janssen P (Hrsg) Psychotherapie in der Psychosomatischen Medizin. Springer, Berlin Heidelberg New York Tokyo, S 12–19
Deter H-C, Petzold E, Hehl F (im Druck) Differenzierung der Langzeitwirkungen einer stationären psychosomatischen Therapie von Anorexia-nervosa-Patienten. Z Psychosom Med Psychoanal
Ditschuneit H, Wechsler JG (1980) Möglichkeiten und Grenzen der Adipositastherapie. Witzstrock, Baden-Baden Köln New York

Dronkers F, de Korte, Musaph H (1986) Psychosoziale Betreuung in einer dermatologischen Klinik. In: Wolters W (Hrsg) Psychosoziale Betreuung im Krankenhaus. Enke, Stuttgart

Dudley D, Pattison E (1969) Group psychotherapy of inpatients with severe diffuse obstructive pulmonary syndrome. Am Rev Respir Dis 100:575–576

Dudley D, Glaser EM, Jorgensen BN, Lorgan DL (1980) Psychosocial concomitants to rehabilitation in chronic obstructive pulmonary disease, part I–III. Chest 77:413–419, 544–551, 677–684

Dumont MP (1974) Self-helf treatment programs. Am J Psychiatry 131:631 ff

Dunbar F (1949) Emotions and bodily changes. Colmbia Interuniv Press, New York

Edwards MH, Calabro JJ, Wied ME (1964) Patients' attitudes and knowledge concerning arthritis. Arthritis Rheum 7:425–435

Egger F (1982) Stationäre Gruppenpsychotherapie mit Herzinfarktpatienten. In: Egger J (Hrsg.) Klinische Psychologie in der Rehabilitation. Psychol Arbeitskonzepte, Wien

Ehl M, Gerich L (1982) Schlankheits-Formuladiäten Erfahrungen aus der Praxis. Dtsch Apothekerz 38:1901–1902

Ehl M, Gerich L (1985) Adipositas. In: Feiereis A, Kabelitz HJ (Hrsg) Internistische Pharmakotherapie. Marseille, München, S 13–21

Engel GL, Schmale AH (1969) Eine psychoanalytische Theorie der somatischen Störung. Psyche (Stuttg) 23:241–261

Enke H (1963) Die Stellung der Psychotherapie in der Behandlung der Colitis ulcerosa. Med Klin 58:478–485

Enke H (1969) Herzinfarkt und Umweltfaktoren. In: Heilmeyer L (Hrsg) Herzinfarkt und Schock. Enke, Stuttgart

Ermann M (1984) Die Entwicklung der psychoanalytischen Angst-Konzepte und ihre therapeutischen Folgen. In: Rüger U (Hrsg) Neurotische und reale Angst. Vandenhoeck & Ruprecht, Göttingen

Esser P (1987) Erfahrungen und Überlegungen zur Situation des Therapeuten in der stationären Gruppenarbeit mit Herzinfarkt-Patienten: eine persönliche Darstellung. In: Esser P (Hrsg) Psychologische Gruppenarbeit im Rahmen der Rehabilitation von Herzpatienten. Enke, Stuttgart

Ezriel H (1950) A psychoanalytic approach to group treatment. Br J Med Psychol 23:59–74

Ezriel H (1985) Bemerkungen zur psychoanalytischen Gruppentherapie. In: Brocher T, Kutter P (Hrsg) Die Entwicklung der Gruppendynamik. Wissenschaftliche Buchgemeinschaft, Darmstadt

Fahrenberg J, Selg H, Hampel R (1973) Das Freiburger Persönlichkeitsinventar – FPI. Hogrefe, Göttingen

Fain M et al. (1966) Regression et psychosomatique. Rev Franc Psychol 30:451–456

Fain M et al. (1971) Prelude à la vie fantasmatique. Rev Fr Psych 35:291–364

Fairburn CG (1981) A cognitive behavioral approach to the treatment of bulimia. Psychol Med 11:707–711

Fairburn CG, Garner DM (1986) The diagnosis of bulimia nervosa. Int J Eating Disord 5:403–419

Famularo TA, Kimball CP (1985) Das Liaisonpsychiatrie-Konzept. In: Balck F, Koch U, Speidel H (Hrsg) Psychonephrology. Springer, Berlin Heidelberg New Yor Tokyo, S 542–549

Federn P (1913) Beispiel von Libidoverschiebung während der Kur. Int Z Psychoanal 1:303–306

Felger GP, Reisner H, Scherzer E (1961) Das weitere Schicksal von 1000 zerebralen Insulten. Wien Klin Wochenschr 73:397–402

Fengler J (1977) Selbstkontrolle – ein verhaltenstherapeutischer und gruppendynamischer Ansatz. Gruppenpsychother Gruppendyn 12:108–126

Fersching A, Kury H (1979) Psychologische Untersuchungen zu Effekten einer 4wöchigen Heilmaßnahme. Z Klin Psychol 8:1–16

Fichter MM (1985) Magersucht und Bulimie. Springer, Berlin Heidelberg New York Tokyo

Fisher B, Laufer LG (1977) A survey of the literature on psychological factors in heart attacks, the response of heart attack patients to group psychotherapy and recommendations for further investigation. In: Wolberg LR, Aronson ML, Wolberg AR (eds) Group therapy, an overview. Stratton, New York

Folstein MF, Maiberger R, McHugh PR (1977) Mood disorders as a specific complication of stroke. J Neurol Neurosurg Psychiatry 40:1018–1020

Ford AB, Katz S (1966) Prognosis after strokes, part I. A critical review. Medicine (Baltimore) 45:223–236

Foreyt JP, Goodrick GK, Gotto AM (1981) Limitations of behavioral treatment of obesity: Review and analysis. J Behav Med 4:159–174

Foulkes S (1974) Gruppenanalytische Psychotherapie. Kindler, München

Foulkes S (1978) Praxis der gruppenanalytischen Psychotherapie. Reinhardt, München Basel

Franke B (1981) Psychologische Probleme, Psychotherapie: Chronische Niereninsuffizienz und Sexualität. In: Franz HE (Hrsg) Blutreinigungsverfahren – Technik und Klinik. Thieme, Stuttgart New York, S 169–186

Franke K, Esser P, Buchwaldsky R (1987) Psychologische Betreuung von Herzpatienten und ihren Angehörigen in den prä- und postoperativen Phasen. In: Esser P (Hrsg) Psychologische Gruppenarbeit im Rahmen der Rehabilitation von Herzpatienten. Enke, Stuttgart

Freedman B, Sweet BS (1954) Some specific features of group psychotherapy and their implications for selection of patients. Int J Group Psychother 4:355

Freud A (1977/1936) Das Ich und die Abwehrmechanismen. Kindler, München, S 50–64

Freud S (1887–1902) Entwurf einer Psychologie. Fischer, Frankfurt am Main (1975)

Freud S (1895) Über die Berechtigung, von der Neurasthenie einen bestimmten Symptomenkomplex als „Angstneurose" abzutrennen. (Gesammelte Werke, Bd 1; Fischer, Frankfurt am Main, 1966 ff.)

Freud S (1900) Die Traumdeutung. GW Bd 2/3

Freud S (1905) Drei Abhandlungen zur Sexualtheorie GW Bd 5, S 27–145

Freud S (1912) Totem und Tabu GW Bd 9

Freud S (1914) Zur Einführung des Narzißmus GW Bd 10, S 137–170

Freud S (1915) Zeitgemäßes über Krieg und Tod GW Bd 10, S 323–355

Freud S (1917) Trauer und Melancholie GW Bd 10, S 427–446

Freud S (1919) Ein Kind wird geschlagen. GW Bd 12, S 195–226

Freud S (1920) Jenseits des Lustprinzips, GW Bd 13, S 1–19

Freud S (1923a) „Psychoanalyse" und „Libidotheorie" GW Bd 13, S 209–233

Freud S (1923b) Das Ich und das Es. GW Bd 13, S 237–289

Freud S (1924) Das ökonomische Problem des Masochismus. GW Bd 13, S 369–383

Freud S (1926a) Hemmung, Symptom und Angst. GW Bd 14, S 11–205

Freud S (1926b) Die Frage der Laienanalyse. GW 14

Freud S (1928) Dostojewski und die Vatertötung GW Bd 14, S 297–418

Freud S (1930) Das Unbehagen in der Kultur. GW Bd 14, S 419–506

Freud S (1932) Neue Folge der Vorlesungen zur Einführung in die Psychoanalyse. GW Bd 15

Freud S (1933) Warum Krieg? GW Bd 16, S 11–27

Freud S (1937) Die endliche und die unendliche Analyse. GW Bd 16, S 57–99

Freund W (1987) Vom Umgang mit dem Widerstand in der Herzgruppe – eine Orientierung an der Psychotherapie Milton H. Eriksons. In: Esser P (Hrsg) Psychologische Gruppenarbeit im Rahmen der Rehabilitation von Herzpatienten. Enke, Stuttgart

Freyberger H (1960) Ergebnisse einer 3jährigen ambulanten Fettsuchttherapie. Dtsch Arch Klin Med 206:247–260

Freyberger H (1975) Die Alexithymie. – Die Konsequenzen im weitesten Sinn für die Strategien der Therapie. (Vortrag bei der Frühjahrstagung des DKPM, Ulm)

Freyberger H (1977) Psychosomatik des Kindesalters und des erwachsenen Patienten. In: Klinik der Gegenwart, Bd XI. Urban & Schwarzenberg, München, S 613–679

Freyberger H, Strube K (1963) Psychosomatische Aspekte der Fettsucht. Psyche (Stuttg) 10:651–578

Friedman M, Thoresen C, Gill J et al. (1984) Alteration of typ a behavior and reduction in cardiac recurrences in post myocardial infarction bei patients. Am Heart J 103/2:237–248

Friedrich H (1981) Familiensoziologische Aspekte von Copingstrategien bei chronischen Krankheiten. In Angermeyer MC, Freyberger H (Hrsg) Chronisch kranke Kinder und Jugendliche in der Familie. Enke, Stuttgart, S 9–19

Friedrich H (1982) Der Umgang mit sexuellen Problemen bei der Erkrankung an Multipler Sklerose. Z Orthop 4/120:482–483

Friedrich H (1984) Multiple sclerosis: Some preliminary findings of a neurological and medical-sociological prospective research project. In: Gonsette RE, Delmotte P (eds) Immunological and clinical aspects of multiple sclerosis. MTP Press, Lancaster

Friedrich H (1985) Occupational performance of patients with multiple sclerosis. In: Laaser U (ed) Primary Health care in the making. Springer, Berlin Heidelberg New York Tokyo, pp 198–191

Friedrich H (1986) Bewältigung von chronischer Krankheit. In: Schaefer H, Sturm E (Hrsg) Der kranke Mensch. Springer, Berlin Heidelberg New York Tokyo, S 184–193

Friedrich H, Gerhard U (1982) Familie und chronische Krankheit. –Versuch einer Standortbestimmung. In: Angermeyer MC, Döhner H (Hrsg) Chronisch kranke Erwachsene in der Familie. Enke, Stuttgart, S 1–25

Friedrich H, Poser S (1983) Psychiatrisch-psychotherapeutische Erfahrungen bei schweren neurologischen Erkrankungen am Beispiel der Multiplen Sklerose. In: Bönisch E, Meyer, J-E (Hrsg) Psychosomatik in der klinschen Medizin. Springer, Berlin Heidelberg New York Tokyo, S 39–54

Friedrich H, Beland H, Denecke P (1982a) Krankheitsverläufe bei Multiple-Sklerose-Kranken in Abhängigkeit von Determinanten des Krankheitsverhaltens und der psychosozialen Umwelt. Eine empirische Untersuchung. Forschungsbericht, 2 Bde. DFG (Selbstverlag), Göttingen

Friedrich H, Denecke P, Beland H, Bauer HJ, Poser S, Ritter G (1982b) Erkrankungen an Multipler Sklerose. Z Orthop 120/4:482–483

Friedrich H, Eiben P, Poser S, Sampson M (1984) Multiple sclerosis: Some preliminary findings of a neurological and medical-sociological prospective research project. In: Gonsette E, Delmotte P (eds) Immunological and clinical aspects of multiple sclerosis. MTP Press, Lancaster

Friedrich H, Denecke P, Poser S, Schipper R (1985) Occupational performance of patients with multiple sclerosis. In: Laaser U (ed) Primary health care in the making. Springer, Berlin Heidelberg New York Tokyo, S 189–191

Friedrich H, Denecke P, Ziegeler G (1987) Faire face a`une maladie chronique: Conditions psychosociales et familiales. Efes, Paris (Sciences sociales et sante, vol V/2)

Fröhlich-Krauel A, Fischer E (1977) Diabetes-Beratung: Berechnung, Aufbau und Durchführung. Aktuel Ernährung 4:120

Fuchs M (1974) Funktionelle Entspannung. Kindler, Stuttgart, S 1–131

Gain T (1980) Glykohämoglobine entlarven Diätsünden des Diabetikers. Ärztl Prax 32:2234

Garner DM, Garfinkel PE (eds) (1985) Handbook of psychotherapy for anorexia nervosa and bulimia. Guildford, New York

Gartner A, Riesman F (1977) Self-help in the human servisces. Jossey-Bass, San Francisco Washington London

Gaus E, Klingenburg M, Köhle K (1983) Psychosomatische Gesichtspunkte in der Behandlung von Hypertonie-Patienten. Psychother Med Psychol 33:53–60

Gaus E, Köhle K, Koch U, Beutel M, Muthny FA (1986) Psychosomatische Gesichtspunkte bei der Behandlung der chronischen terminalen Niereninsuffizienz. In: Uexküll T von (Hrsg) Psychosomatische Medizin. Urban & Schwarzenberg, München, S 1177–1202

Geminez M, Uffholtz H, Pham QT, Sobradillo V (1978) Ten years follow-up in patients with chronic obstructive lung disease submitted to a programme of pulmonary rehabilitation. J R Soc Med 71:61–62

Gerber WD (1986) Verhaltensmedizin der Migräne. VCH Verlagsgesellschaft, Weinheim

Gerich L, Ehl M (1983) Gruppentherapeutische Erfahrungen mit übergewichtigen Patientinnen. Int Prax 23:331–336

Gerlach I (1988) Anwendung der Grid-Technik zur Erfassung von Selbstkonzepten in Familien. In: Schüffel W (Hrsg) Sich gesund fühlen im Jahr 2000. Springer, Berlin Heidelberg New York Tokyo, S 341–352

Gfeller R, Assal JP (1983) Developmental stages of patient acceptance in diabetes. In: Assal JP, Berger M, Gay N, Caivet J (eds) Diabetes education. Excerpta Medica, Amsterdam Oxford Princeton, pp 207 ff

Görres HJ, Ziegeler G, Friedrich H, Lücke G (im Druck) Krankheit und Bedrohung. Formen psychosozialer Bewältigung der Multiplen Sklerose. Z Psychosom Med
Gottschalk LA, Serota HM, Shapiro LB (1950) Psychologic conflict and neuromuscular tension. Psychosom Med 12:315–319
Gries FA, Berchthold P, Berger M (1976) Adipositas. Springer, Berlin Heidelberg New York
Grinberg LM, Langer E, Rodrigue E (1960) Psychoanalytische Gruppentherapie. Praxis und theoretische Grundlagen. Klett, Stuttgart
Groen JJ (1976) Psychosomatic aspects of ischaemic (coronary) heart disease. In: Hill OW (ed) Modern trends in psychosomatic medicine. Butterworth, London Boston
Groen JJ, de Loos W (1973) Psychosomatic aspects of diabetes mellitus. De Erven Bohn, Utrecht
Groen JJ, Pelser HE (1959) Verdere ervaringen en resultaten van groeppsychotherapie bij lijders aan asthma bronchiale. Ned Tijdschr Geneeskd 103:65–75
Groen J, Pelser H (1960) Experiences with and results of group psychotherapy in patients with bronchial asthma. J Psychosom Res 4:191–205
Groen JJ, Pelser H (1982) Group discussions as an adjunct in the treatment of patients with diabetes mellitus. In: Groen JJ (ed) Clinical research in psychosomatic medicine. Van Gorum, Assen, pp 242–258
Gromus B, Koch U (1981) Indikation zur Verhaltenstherapie Übergewichtiger. Aktuel Ernährungsmed 6:17–19
Gromus B, Kahlke W, Koch U (1984) Möglichkeiten einer Gruppentherapie durch interdisziplinäre Kooperation von Ernährungsberatern, Internisten und Psychologen bei Übergewichtigen ohne und mit weiteren ernährungsabhängigen Risikofaktoren. Kohlhammer, Stuttgart München
Gromus B, Kahlke W, Koch U (1985) Interdisziplinäre Therapie der Adipositas – Forschungsbericht. Kohlhammer, Stuttgart München
Grunberger B (1971) Vom Narzißmus zum Objekt. Suhrkamp, Frankfurt am Main
Grunberger B (1982) Narziß und Ödipus und die Entwicklung der psychoanalytischen Theorie. Psyche (Stuttg) 36:515–540
Haag A, Ahrens S, Bühsing B, Deneke F-W, Lampastes U, Richter R, Stuhr U (1988) Wie gesund sind Gesunde? In: Schüffel W (Hrsg) Sich gesund fühlen im Jahr 2000. Springer, Berlin Heidelberg New York Tokyo, S 27–33
Haan N (1979) Coping and defending. Academic Press, New York, pp 33–63
Habermas T, Müller M (1986) Das Bulimie-Syndrom. Krankheitsbild, Dynamik und Therapie. Nervenarzt 57.322–331
Habermas T, Neureither U, Müller M, Horch U (1987) Ist die Bulimie eine Sucht? Zur Verlaufsdynamik der symptomzentrierten Bulimiebehandlung. Prax Psychother Psychosom 32:37–146
Häfner H (1961) Psychopathen: Daseinsanalytische Untersuchungen zur Struktur und Verlaufsgestalt von Psychopathien. Springer, Berlin Göttingen Heidelberg
Hahn M (1982) Krebskrankenselbsthilfegruppen. Diagnostik 15:800–806
Hahn P (1968) Gruppenpsychotherapie bei Herzinfarktpatienten. In: Schindler R, Gestager H, Lindner T (Hrsg) Gruppe und Somatotherapie und Technik der Gruppenpsychotherapie, Bd 1, Verlag der Medizinischen Akademie, Win, S 101–104
Hahn P (1969) Über den psychotherapeutischen Umgang mit Herzinfarktpatienten. In: Schelkopf A, Elhardt S (Hrsg) Aspekte der Psychoanalyse. Festschrift für F. Riemann. Vandenhoeck & Ruprecht, Göttingen, S 79–102
Hahn P (1971) Der Herzinfarkt in psychosomatischer Sicht. Vandenhoeck & Ruprecht, Göttingen
Hahn P, Hüllemann KD (1972) Ambulante gruppentherapeutische Rehabilitation von Herzinfarktpatienten. – Psychodynamische und bewegungstherapeutische Ansätze. Prax Psychother 17:96–103
Halhuber C (1980) Rehabilitation in ambulanten Koronargruppen. Springer, Berlin Heidelberg New York
Halhuber M, Traencker K (1982) Ambulante Koronargruppen und Selbsthilfegruppen. Diagnostik 15:808–822
Halliday JL (1942) Psychological aspects of rheumatoid arthritis. Proc R Soc Med 35:455–457

Hampel R, Selg H (1975) FAF, Fragebogen zur Erfassung von Aggressionsfaktoren. Hogrefe, Göttingen Toronto Zürich, S 1–36

Hartings M, Pavlou M, Davis F (1976) Group counseling in a programm of comprehensive care. J Chronic Dis 29:65–73

Hartmann H (1939, [2]1970) Ich-Psychologie und Anpassungsproblem. Enke, Stuttgart

Haselbeck M (1982) Übergewicht: Gesundheitliche Folgen und praktische Konsequenzen. Aktuel Ernährungsmed 7:49–54

Haselbeck M, Kraus B (1979) Die Stoffwechselselbstkontrolle des Diabetikers, Kooperation von Arzt und Patient. Dtsch Arzt 8

Haynes SG, Feinlieb M, Kannel WB (1980) Psychosocial factors and CHD-incidence in Framingham-results from a 8-year follow-up-study. Am J Epidemiol 108:229

Heigl-Evers A (1968) Analytische Gruppenpsychotherapie. Vandenhoeck & Ruprecht, Göttingen, S 17–78

Heigl-Evers A, Heigl F (1968) Analytische Einzel- und Gruppenpsychotherapie: Differentia specifica. Gruppenther Gruppendyn 2:21–52

Heigl-Evers A, Heigl F (1979) Interaktionelle Gruppenpsychotherapie. In: Heigl-Evers A (Hrsg) Psychologie des 20. Jahrhunderts, Bd VIII. Kindler, Zürich, S 850–858

Heigl-Evers A, Heigl F (1982) Angst – Trauma und Signal. Prax Psychother Psychosom 27:83–96

Heigl-Evers A, Heigl F (1984) Was ist tiefenpsychologisch fundierte Psychotherapie? Tiefenpsychologisch fundierte Einzeltherapie – tiefenpsychologisch fundierte Gruppentherapie. Prax Psychother Psychosom 35:176–182

Heigl-Evers A, Heigl F (1985) Das Göttinger Modell der Gruppenpsychotherapie. In: Kutter P (Hrsg) Methoden und Theorien der Gruppenpsychotherapie. Frommann-Holzboog, Stuttgart

Heim E (1979) Coping oder Anpassungsvorgänge in der psychosomatischen Medizin. Z Psychosom Med Psychoanal 25:241–262

Heinzl S (1980) Diabetes mellitus, Selbstkontrolle und Therapie. Dtsch Apothekerz 120:1865

Hennenhofer G, Heil KD (1975, 1982) Angst überwinden. Selbstbefreiung durch Verhaltenstraining. Rowohlt, Reinbek

Henrichs HR (1978) Körperliches Training für Altersdiabetiker. Diabetes J 1:16

Hense HW (1988) Einfluß von Patientengruppengesprächen auf die Blutdruckkontrolle. Allgemeinmedizin 17:28–34

Herrmann JM (1986) Essentielle Hypertonie. In: Uexkuell T von (Hrsg) Essentielle Hypertonie. Urban & Schwarzenberg, München, S 715–742

Herrmann JM, Beischer W, Berger F (1986) Diabetes mellitus. In Uexküll T v. (Hrsg) Lehrbuch der psychosomatischen Medizin, 3. Aufl. Urban & Schwarzenberg, München Wien Baltimore, S 849 ff.

Herskovits H (1936/37) Psychiatric views of diabetes mellitus. Am Dietet Assoc J 12:40–47

Herzog DB, Norman DK (1985) Subtyping eating disorders. Compr Psychiatry 26:375–380

Herzog W, Petzold E (1988) Lebendige Kontrolle und therapeutische Freiheit. (Vortrag 11. 3. 1988, DKPM-Tagung Innsbruck)

Hillard JR, Hillard PJ (1984) Bulimia, anorexia nervosa, and diabetes. Psychiatr Clin North Am 7:367–379

Hock RA, Rodgers CH, Reddi C, Kennand M (1978) Medicopsychological interventions in male asthmatic children: An evaluation of psychological change. Psychosom Med 40:210–215

Hoffman AL (1974) Psychological factors associated with rheumatoid arthritis – Review of the literature. Nurs Res 23:218–234

Holtzman WH, Thorpe JS, Swartz JD, Herron EW (1961) Inkblot perception and personality: Holtzman inkblot technique. Univ. of Texas Press, Austin

Horton DJ, Suda WL, Kinsman R, Souhrada J, Spector SL (1978) Bronchoconstrictive suggestion in asthma: A role of airways hyperreactivity and emotions. Am Rev Respir Dis 117:1029–1038

Hübel M, Kauderer-Hübel M (1987) Themenzentrierte Gesprächsführung in Herzgruppen. Perimed, Erlangen

Huberty DJ (1974) Adapting to illness through family groups. Int J Psychiatry Med 5:231–242

Ibrahim M, Feldman J, Sultz H et al. (1974) Management after myocardial infarction: A controlled trial of the effect of group psychotherapy. Int J Psychiatry Med 5:253–268

Igersheimer WW (1959) Analytically oriented group psychotherapy for patients with psychosomatic illness, part I–III. Int J Group Psychother 9:71–92, 225–238, 359–375

Igoin-Apfelbaum L (1985) Characteristics of family background in bulimia. Psychother Psychosom 43:161–167

Illig H (1981) Veränderungen bei internistischen Krankenhauspatienten 1960 und 1977. Dtsch Med Wochenschr 106:81–84

Illig H, Simon E (1964) Die Wirksamkeit verschiedener Kortikoide bei einer Stoßbehandlung des Asthmasyndroms. Med Klin 59:1465–1468

Jaekel H (1985) Psychologische Behandlung essentieller Hypertoniker. In: Basler HD, Florin E (Hrsg) Klinische Psychologie und körperliche Krankheit. Kohlhammer, Stuttgart, S 105–125

Janzik HH (1984) Rehabilitation beim Schlaganfall. Aktuel Neurol 11:124–128

Jaswinder SG, Zezulka AV, Shipley MJ et al. (1986) Stroke and alcohol consumption. N Engl J Med 315:1041–1046

Jeammet P, Gorge A, Zweifel F, Flavigny H (1971) Etude des interrelations familiales de l'anorexique mentale et d'un groupe de psychotherapie des parents. Rev Neuropsychiatr Infant 19:691–708

Joffe WG, Sandler J (1967) Über einige begriffliche Probleme im Zusammenhang mit dem Studium narzißtischer Störungen. Psyche (Stuttg) 21:152–165

Jores A (1967) Die Colitis ulcerosa als psychosomatische Erkrankung. Gastroenterologie 107:121–130

Jores A, Kerekjarto M von (1967) Der Asthmatiker. Ätiologie und Therapie des Asthma bronchiale aus psychologischer Sicht. Huber, Bern

Jörgens V, Berchtold P, Berger M (1979) Therapie des insulinbedürftigen Diabetes mellitus; regelmäßige Stoffwechsel-Selbstkontrolle und Insulindosis-Adaption durch den Patienten. Dtsch Med Wochenschr 104:1796

Jörgens V, Grüßer M, Küpper H, Berger M (1982) Selbsthilfe für Diabetiker. Diagnostik 15:826–834

Jork K (Hrsg) (im Druck) Gesundheitsberatung in der ärztlichen Praxis. Springer, Berlin Heidelberg New York Tokyo

Kadis AL, Krasner J, Weiner M, Winnick C, Foulkes S (1982) Praktikum der Gruppenpsychotherapie. Frommann-Holzboog, Stuttgart, S 105

Kämmerer W, Petzold E (1981) Skizzen zur Arbeit auf einer Station für allgemeinklinische und psychosomatische Medizin. Gruppenther Gruppendyn 16:289–303

Kaplan-De Nour A (1983) An overview of psychological problems in hemodialysis patients. In: Levy NB (ed) Psychonephrology 2. Plenum, New York, pp 3–14

Kaplan S, Kozin F (1981) A controlled study of group counseling in rheumatoid arthritis. J Rheumatol 8:91–99

Kappus W (Hrsg) (1982) Ich nehme ab. Deutsche Gesellschaft für Ernährung. Brönner, Frankfurt am Main

Kappus W, Bosse M (1979) Selbsthilfegruppen zur Veränderung der Ernährungsgewohnheiten und zu Gewichtsabnahme. Agrarsoziale Gesellschaft, Göttingen (Materialsammlung, Nr 143)

Karstens R, Köhle K, Ohlmeyer D, Weidlich S (1970) A multidisciplinary approach for the assessment of psychodynamic factors in young adults with acute myocardial infarction. Psychother Psychosom 28:281–285

Kasper H, Thiel H, Ehl M (1973) Response of body weight to a low carbohydrate, high fat diet in normal and obese subjects. Am J Clin Nutr 26:197–204

Kather H, Simon B (1981) Fettsucht und Ernährung. Aktuelle Aspekte. Aktuel Ernährungsmed 6:176

Kaye RL, Hammond AH (1976) Understanding rheumatoid arthritis: An evaluation of a patient education program. JAMA 329:2466ß2467

Kelly GA (1966) The psychology of personal constructs. Norton, New York

Kerekjarto M, Dahme B, Hansen O et al. (1981) Vergleichende klinische Studie zu psychosomatischen Erkrankungen, insbesondere zum Asthma bronchiale. DFG-Forschungsbericht, Hamburg

Kestenberg E u J, Decobert S (1872) La faim et le corps. Presses Univ de France, Paris

Kickbusch I, Trojan A (1981) Gemeinsam sind wir stärker. Fischer-Alternativ, Bd 4050, Frankfurt am Main

Kimbel P, Kaplan AS, Alkalay J, Lester D (1971) An inhospital program for rehabilitation of patients with chronic obstructive pulmonary disease. Chest 60: 6S–9S

King SH (1955) psychosocial factors associated with RA – an evaluation of the literature. J Chronic Dis 2:287–302

Kirschenbaum DS (1987) Treating childhood and adolescent obesity. Pergamon, New York

Kisker KP (1961) Die phänomenologische Wendung Ludwig Binswangers. Jahrb Psychol Psychother 8:142

Kiviniemi P (1977) Emotions and personality in rheumatoid arthritis. Scand J Rheumatol [Suppl] 6/18:1–121

Knapp M (1982) Renal failure – delimnas and development. Br Med J 284

Koch U, Bengel J, Ballstaedt C, Siegrist B (1985a) Modellversuch „Gesundheitsberatung durch Ärzte“. Abschlußbericht der Versicherten-Studie, Freiburg

Koch U, Gromus B, Kahlke W (1985a) Interdisziplinäre Therapie der Adipositas. Behandlungsmanual. Kohlhammer, Stuttgart

Koepp P (1977) Sport bei Diabetes mellitus juvenilis. Monatsschr Kinderheilkd 125:809

Köhle K, Raspe HH (Hrsg) (1982) Das Gespräch während der ärztlichen Visite. Urban & Schwarzenberg, München

Köhle K, Böck D, Grauhan A (1977) Die internistisch-psychosomatische Krankenstation. Roche, Basel

Köhler H (1981) Möglichkeiten der Psychologie in der Therapie rheumatischer Krankheiten. (Unveröffentlichter Beitrag zum 11. Kongreß für angewandte Psychologie, Heidelberg, 14.–18. 9. 1981, S 1–16)

König K (1983) Gruppentherapie In: Hahn P (Hrsg) Psychosomatik, Bd 1. Beltz, Weinheim Basel

Koopman P (1981) Psychologische Hilfe bei rheumatischen Erkrankungen. Psychol. Diplomarbeit, Hamburg, S 1–95

Kortemme M (1977) La rectocolite hemorrhagique – par rapport aux ulceres de l'estomac – par rapport à l'enfant (unveröffentlicht)

Koschinsky T (1980) Diabetes-Komplikationen durch stete Selbstkontrolle reduziert. Prax Kurier 47:30

Köth S (1979) Inwieweit bestehen einerseits tatsächlich, andererseits in der Meinung von Polyarthritis-Patienten zwischen ihren körperlichen Symptomen und psychischen wie sozialen Momenten Zusammenhänge? Psychol. Diplomarbeit, Regensburg, S 1–123

Kraepelin E (1904) Psychiatrie, ein Lehrbuch für Studierende und Ärzte. Leipzig

Krawitz M, Wolman T (1979) Group therapy in rheumatoid arthritis. Pa Med 12:35–37

Kreisler M (1981) L'enfant et son corps: efude sur la clinique somatique du jeune age, 3e ed. Presses Univ de France, Paris

Kröger F (1984) Balint-Gruppen mit Studenten. Fischer, Frankfurt am Main

Kröger F, Petzold E, Ferner H (1984) Familientherapie in der klinischen Psychosomatik: Skulpturgruppenarbeit. Gruppenpsychother Gruppendyn 19:361–379

Kuhn H, Engel R, King U, Hörnig G (1981) Psychophysiologische Untersuchungen beim Asthma bronchiale. In: Zander W (Hrsg) Experimentelle Forschungsergebnisse in der psychosomatischen Medizin. Vandenhoeck & Ruprecht, Göttingen

Kuldau JM, Rand C (1986) The night eating syndrome in the morbidly obese. Int J Eating Disord 5:143–148

Künsebeck HW, Lempa W, Freyberger H (1987) Kurz- und Langzeiteffekte ergänzender Psychotherapie bei Patienten mit Morbus Crohn. In: Lamprecht F (Hrsg) Spezialisierung und Integration in Psychosomatik und Psychotherapie. Springer, Berlin Heidelberg New York Tokyo

Kütemeyer W (1963) Die Krankheit in ihrer Menschlichkeit. Vandenhoeck & Ruprecht, Göttingen

344 Literatur

Lacan J (1959/60) L'efique (unveröffentlicht)
Lacan J (1966a) Schriften I. Walter, Olten (1973)
Lacan J (1966b) Schriften II. Walter, Olten (1975)
Lacan J (1975) Seminar I. Walter, Olten (1978)
Lacan J (1978) Seminar II. Walter, Olten (1980)
Lacan J (1981) Le Seminaire III. Seuil, Paris
Lacey JH (1982) The bulimic syndrome at normal body weight: Reflexions on pathogenesis and clinical features. Int J Eating Disord 1:59–66
Lacey JH (1983) Bulimia nervosa, binge eating and psychogenic vomiting: A controlled treatment study. Br Med J 286:1609–1613
Lacey JH (1985) Time-limited individual and group treatment for bulimia. In: Garner DM, Garfinkel PE (eds) Handbook of psychotherapy for anorexia nervosa and bulimia. Guildford, New York, pp 431–457
Lacey JH, Gibson E (1985) Does laxative abuse control body weight? Hum Nutr Appl Nutr 39A32:36–42
Lacroix AM, Assal JP (1983) Active listening. How to make sure that what we heard was what the patient really meant. In: Assal JP (ed) Diabetes education. Excerpta Medica, Amsterdam Oxford Princeton, pp 236 ff
Laing RD (1960) Das geteilte Selbst. Kiepenheuer & Witsch, Köln (1972)
Lamprecht F (1980) Über Psychotherapiegruppen in einer neurologischen Poliklinik. Prax Psychother Psychosom 25:49–58
Lange-Nielsen F, Retterstöl N (1959) Group psychotherapy in bronchial asthma. Acta Psychiatr Scand [Suppl] 34/136:187–204
Langosch W (Hrsg) (1980) Psychosoziale Probleme und psychotherapeutische Interventionsmöglichkeiten bei Herzinfarktpatienten. Minerva, München
Lansbury J (1956) Quantitation of the activity of rheumatoid arthritis. A method for summation of the systemic indices of rheumatoid activity. Am J Med Sci 232:300–310
Lazarus RS, Launier R (1978) Stress-related transactions between person and environment. In: Pervon LA, Lewis M (eds) Perspectives in interactional psychology. Plenum, New York, pp 287–327
Lazell EW (1921) The group treatment of demencia praecox. Psychoanal Rev 868–179
Levy NB (ed) (1981) Psychonephrology 1. Plenum, New York
Levy NB (ed) (1981) Psychonephrology 2. Plenum, New York
Lewin K (1947) Frontiers in group dynamics: Concept method and reality in social science: Social equilibria and social chance. Hum Relations 5
Lewis HC, MacGuire R (1985) Review of a group for parents of anorexics. J Psychiatr Res 19:453–458
Ley P (1980) Verstehen und Behalten von Anweisungen, Kommunikationsfehler in Klinik und Praxis. Arzt Patient 2:71–79
Liang M, Schurmann DJ, Fries J (1978) A patient administered questionnaire for arthritis assessment. Clin Orthop 131:123–129
Lindemann E (1985) Jenseits von Trauer. Beiträge zur Krisenbewältigung und Krankheitsvorbeugung. Vandenhoeck & Ruprecht, Göttingen
Lipowski ZJ (ed) (1974) Current trends in psychosomatic medicine I. Int J Psychiatry Med 5:303–612
Lipowski ZJ (ed) (1975) Current trends in psychosomatic medicine II. Int J Psychiatry Med 5:3–336
Look D (1979) Der Weg zum gesunden Diabetiker. Ärztl Prax 31:730
Lorenzer A (1972) Zur Begründung einer materialistischen Sozialisationstheorie. Suhrkamp, Frankfurt am Main
Lottner-Arnold R, Dinger A (1985) Konzept der Nachversorgung. In: Gromus B, Kahlke W, Koch U (Hrsg) Interdisziplinäre Therapie der Adipositas. Forschungsbericht. Kohlhammer, Stuttgart, S 220–235
Low AA (1941) Group psychotherapy. A record of class interviews given to patients suffering from mental and nervous ailments. Illinois Psychiatr J 2
Ludwig AO (1952) Psychogenic factors in rheumatoid arthritis. Bull Rheum Dis 2:15–24
Malouvier D (1981) Beeinflussung der Bronchialobstruktion durch autogenes Training. Atemwegs Lungenkrankh 7:299–300

Maidorn K (1976) Sport und Diabetes. Diagnostik 9:378

Margraf O (1980) Diabetes-Therapie bei Kindern und Jugendlichen in der Praxis. Fortschr Med 98:351

Marty P, M'Uzan M de (1963) La penseé operatoire. Rev Fr Psychol 27:345–356

McCombs RR, Loverell FC, Ohman JL (1979) Myths, morbidity and mortality in asthma. JAMA 242:1521–1524

McDougall J (1978) Plädoyer für eine gewisse Anormalität. Suhrkamp, Frankfurt am Main (1985)

McLaughlin JT, Zabarenko RN, Diana PB, Quinn B (1953) Emotional reactions of rheumatoid arthritis to ACTH. Psychosom Med 15:187–195

Mehnert H (1979) Diätbehandlung des Diabetes mellitus. Monatskurse Ärztl Fortbildung 29:257

Menzies JE (1974) Die Abwehrfunktion sozialer Systeme Gruppendyn Forsch Prax 5:183–216

Meyer AE (1980) Psychologische Aspekte der Diätetik. Aktuel Ernährungsmed 5:239–240

Meyer AE (1981) The Hamburg short psychotherapy comparison experiment. Psychother Psychosom 35

Miklich D, Renne C, Creer T et al. (1977) The clinical utility of behavior therapy as an adjunctive treatment for asthmaa. J Allergy Clin Immunol 60:285–294

Miller H, Baruch D (1948) Psychological dynamics in allergic patients as shown in group and individual psychotherapy. J Consult Psychol 12:111–122

Mitchell JE, Hatsukami D, Goff G, Pyle RL, Eckert ED, Davis LE (1985) Intensive outpatient group treatment for bulimia. In: Garner DM, Garfinkel PE (eds) Handbook of psychotherapy for anorexia nervosa and bulimia. Guildford, New York, pp 240–252

Mitscherlich A (1966/67) Krankheit als Konflikt, Bd 1 und 2. Suhrkamp, Frankfurt am Main

Mittag O, Ohm D (1987) Themenzentrierte Gruppenarbeit in der stationären Rehabilitation nach Herzinfarkt. In: Esser P (Hrsg) Psychologische Gruppenarbeit im Rahmen der Rehabilitation von Herzpatienten. Enke, Stuttgart

Moeller ML (1978) Selbsthilfegruppen. Rowohlt, Reinbek

Moeller ML (1981) Anders helfen. Klett, Stuttgart

Moeller ML (1985) Selbsthilfegruppen. In: Balck F, Koch U, Speidel H (Hrsg) Psychonephrologie. Springer. Berlin Heidelberg New York Tokyo, S 559–576

Moersch E (1980 Zur Psychopathologie von Herzinfarkt-Patienten. Psyche (Stuttg) 34:493–588

Moldofsky H, Chester WJ (1970) pain and mood pattern in patients with rheumatoid arthritis: A prospective Study. Psychosom Med 32:309–318

Moos RH (1964) Personality factors associated with rheumatoid arthritis: A review. J Chronic Dis 17:41–55

Moos RH (1977) Coping with physical illness. Plenum, New York

Moos RH, Solomon GF (1965) Psychologic comparisons between women with rheumatoid arthritis and their nonarthritic sisters. Psychosom Med 27:135–164

Moos RH, Solomon GF (1966) Social and personal factors in rheumatoid arthritis: Pathogenetic considerations. Clin Med 73:19–26

Mueller AD, Lefkovits AM (1956) Personality structure and dynamic of patients with rheumatoid arthritis. J Clin Psychol 12:143–147

Müller-Braunschweig H (1986) Psychoanalyse und Körper. In: Brähler E (Hrsg) Körpererleben. Springer, Berlin Heidelberg New York Tokyo, S 19–33

Mumenthaler M (1979) Neurologie, 6. Aufl. Thieme, Stuttgart New York

Muthny FA, Koch U, Kösters W, Jontofsohn R (1984) Psychosoziale Reaktion auf chronische Niereninsuffizienz und Dialyse – eine empirische Untersuchung. Nieren Hochdruckkrankh 13:349–355

Muthny FA, Broda M, Koch U (1985) Psychosoziale Probleme im Umfeld der Nierentransplantation und psychotherapeutischer Betreuung. In: Balck F, Koch U, Speidel H (Hrsg) Psychonephrologie. Springer, Berlin Heidelberg New York Tokyo, S 445–474

Muthny FA, Broda M, Koch U (1987) Erfahrungen aus der Psychotherapie mit chronisch niereninsuffizienten Patienten – Bedarf, Ziele und Wirkungen. In: Quint H, Janssen PL (Hrsg) Psychotherapie in der Psychosomatischen Medizin – Erfahrungen, Konzepte, Ergebnisse. Springer, Berlin Heidelberg New York Tokyo, S 91–99

M'Uzan M de (1977) Zur Psychologie der psychosomatisch Kranken. Psyche (Stuttg) 31:318–332

Nassauer L (1977) Möglichkeiten und Praxis der Diätunterweisung. Aktuel Ernährung 4:144

Nemiah JC, Sifneos PE (1970) Affect and fantasy in patients with psychosomatic disorders. In: Hill OW (ed) Modern trends in psychosomatic medicine. Butterworth, London, pp 26–24

Nolte D (1984) Asthma. Das Krankheitsbild, der Asthmatiker, die Therapie, 2. Aufl. Urban & Schwarzenberg, München, S 53–59, 143–263

Nüssel E (1969) Interdisziplinäre Untersuchungsmodelle in der medizinischen Forschung. Habilitationsschrift, Universität Heidelberg

Oesterheld JR, McKenna MS, Gould NB (1987) Group psychotherapy of bulimia: A critical review. Int J Group Psychother 37:163–184

Ohlmeier D (1980) Gruppenpsychotherapie bei Herzinfarktpatienten. In: Fassbender CF, Mahler E (Hrsg) Der Herzinfarkt als psychosomatische Erkrankung in der Rehabilitation. Boehringer, Mannheim (Forum cardiologicum 16)

Ohlmeier D (1985) Zur psychoanalytischen Gruppentherapie und Persönlichkeitsstruktur von Herzinfarktpatienten. In: Langosch W (Hrsg) Psychische Bewältigung der chronischen Herzerkrankung. Springer, Berlin Heidelberg New York Tokyo

Overbeck G (1977) Das psychosomatische Symptom. Psyche 31: 333–354

Parin P (1977) Das Ich und die Anpassungsmechanismen. Psyche (Stuttg) 31:481–515

Paul T (1987) Zur Heterogenität des Krankheitsbildes der Bulimia nervosa. Z Klin Psychol 6:99–114

Paul T, Jacobi C (1986) Ein ambulantes verhaltenstherapeutisches Gruppenprogramm bei Bulimia nervosa. Psychother Med Psychol 36:232–239

Paul T, Pudel V (1982) Zur Prognose in der Adipositastherapie nach clusteranalytischer Typologisierung der Patienten. Aktuel Ernährungsmed 7:143–150

Paul T, Meyer J-E, Pudel V (1987) Bulimia nervosa. Das Krankheitsbild und die Frage seiner nosologischen Zuordnung. Nervenarzt 58:461–470

Pavlou M, Hartings M, Davis F (1978) Discussing groups for medical patients. Psychother Psychosom 30:105–115

Pelser HE, Groen JJ (1983) How to listen better to patients. In: Assal JP, Berger M, Gay N, Caivet J (eds) Diabetes education. Excerpta Med Int Cong Ser 624:224 ff.

Pelser HE, Groen JJ, Stuyling de Lange M, Dix PC (1979) Experiences in group discussions with diabetic patients. Psychother Psychosom 32:257

Peterson E (1982) Rehabilitationsmaßnahmen bei Hemiplegie. Therapiewoche 32:4418 4419

Petzold E (1979) Familienkonfrontationstherapie bei Anorexia nervosa. Vandenhoeck & Ruprecht, Göttingen

Petzold E, Hahn P (1976) Herzneurose und Herzinfarkt. In: Meyer JE (Hrsg) Die Situation dees chronisch Kranken und Sterbenden. Tropon-Reihe, Köln

Petzold E, Wahl P, Münz R (1985) Was ist gesichert in der Therapie? Diabetes mellitus-Psychosomatik. Arcis, München

Petzoldt R (1978) Überwachung der Diabetes-Langzeittherapie. Laboratoriumsblätter 28:155

Phillippus MJ, Nacman M (966) A psychosocial and vocational follow-up study of previously hospitalized asthma patients. Psychother Psychosom 14:171–179

Plaum FG (1965) Krankheitstheorien und Behandlungserwartungen psychosomatischer Patienten. Med. Dissertation, Universität Gießen

Plügge H (1955) Über Herzschmerzen. Ärztl. Wochenschr 10:145–149

Polivy J, Herman CP (1985) Dieting and binging. A causal analysis. Am Psychol 40:193–201

Prahl G (1986) Der Hausarzt ist mehr als Reparaturmeister – Gesundheitsberatung nach der Praxis-Sprechstunde. Selecta 12:900–914

Pratt JH (1906) The home sanatorium. Treatment of consumption. Johns Hopkins Hospital Bulletin, Baltimore

Pudel V (1978) Medizinisch-soziologische Aspekte der Fettsucht. Psyche (Stuttg) 10:579–591

Pudel V (1982) Zur Pathogenes und Therapie der Adipositas. Springer, Berlin Heidelberg New York

Pudel V (1985) Eßverhalten. In: Basler HD, Florin I (Hrsg) Klinische Psychologie und körperliche Krankheit. Kohlhammer, Stuttgart, S 63–79

Pudel V, Mühle U, Willms B (1980) Prädiktoren für erfolgreiche Adipositastherapie. Aktuel Ernährungsmed 5:171–177

Rabast U, Küstner H, Zang E, Ehl M, Kasper H (1978) Ambulante Fettsuchttherapie mit kohlenhydratreduzierter relativ fettreicher Diät. Med Klin 73:55–59

Rahe R (1973) Group therapy in the outpatient management of postmyocardial infarction patients. Psychiatr Med 4:77

Rahe RH (1975) Brief group therapy following myocardial infarction: Eighteen months follow-up of a controlled trial. Psychiatr Med 6:349–358

Rahe RH, Ward H, Hayes V (1979) Brief group therapy in myocardial infarction rehabilitation: Three to four years follow up of a controlled study. Psychosom Med 41:229–242

Raspe HH (1981) Die Medikamentencompliance bei Patienten mit chronischer Polyarthritis. Aktuel Rheumatol 6:11–15

Raspe HH, Zeidler H (1982) Mobile Rheumahilfe Hannover. Aktuel Rheumatol 7:219–227

Raspe HH, Mattussek S, Vorbeck A (1983) Lasten und Leiden von Patienten mit einer chronischen Polyarthritis. (Unveröffentlichter Arbeitsbericht an die DFG, Hannover, S 1–183)

Raulf B, Frank G (1983) Die Entwicklung einer deutschen Version der Asthma-Symptom-Check-Liste. Psychol. Diplomarbeit, Universität Hamburg

Rechenberger HG, Rechenberger C (1960) Gruppenpsychotherapie bei Atemgestörten. Ärztl Prax 12:2423–2424

Reckless J, Fauntleroy A (1972) Groups, spouses and hospitalization as a trial of treatment in psychosomatic illness. Psychosomatics 13:353–357

Reed W (1962) Group-therapy with asthmatic patients. Geriatrics 17:832–841

Richter HE (1972) Die Gruppe. Rowohlt, Reinbek

Richter R (1985) Zur Psychophysiologie der akuten obstruktiven Atemnot-Untersuchungen der Atemmuskelaktivität unter flußresistiver Atmung bei Gesunden und Asthmatikern. Habilitationsschrift, Universität Hamburg

Richter R, Dahme B (1982) Bronchial asthma in adults: There is little evidence for the effectiveness of behavioral therapy and relaxation. J Psychosom Res 26:533–540

Rimon R (1969) A psychosomatic approach to rheumatoid arthritis. A clinical study of 100 female patients. Acta Rheumatol Scand [Suppl] 13

Robinson H, Kirk RF, Freye RF, Robrtson JT (1972) A psychological study of patients with rheumatoid arthritis and other painful diseases. J Psychosom Res 16:53–56

Robinson RG, Price TR (1982) Post-stroke depressive disorders: A follow-up study of 103 outpatients. Stroke 13:635–641

Robinson RG, Starr LB, Price TR (1984) A two year longitudinal study of post-stroke mood disorders: Prevalence and duration at six month follow-up. Br J Psychiatry 144:256–262

Robinson RG, Starr LB, Lipsey JR et al. (1984) A two year longitudinal study of post-stroke mood disorders: Dynamic changes and associated variables over the first six month of follow-up. Stroke 15:510–517

Robinson RG, Starr LB, Lipsey JR et al. (1985) A two year longitudinal study of post-stroke mood disorders: Inhospital prognostic factors associated with six-month outcome. J Nerv Ment Dis 173:221–226

Robinson RG, Bolla-Wilson K, Kaplan E et al. (1986) Depression influences intellectual impairment in stroke patients. Br J Psychiatry 148:541–547

Rodin GM, Daneman D, Johnson LE, Kenshole A, Garfinkel P (1985) Anorexia nervosa and bulimia in female adolescents with insuline dependent diabetes mellitus. J Psychiatr Res 19:381–384

Rogers CR (72) Die klientenzentrierte Gesprächspsychotherapie. Kindler, München

Rombouts R, Kraimaat F (1985) Verhaltenstherapeutische Gruppenbehandlung herzoperierter Patienten und ihrer Partnerinnen. In: Langosch W (Hrsg) Psychische Bewältigung der chronischen Herzerkrankung. Springer, Berlin Heidelberg New York Tokyo

Rose J, Garfinkel PE (1980) A parents group in the management of anorexia nervosa. Can J Psychiatry 25:228–233

Rosenman RH (1968) Prospective epidemiological of the candidate for ischemic heart disease. Psychother Psychosom 16:193–201

Rosenman RH, Friedman M, Strauss R, Wurm M, Jenkins CD, Messinger HB (1966) Coronary heart disease in the western collaborative group study. JAMA 195:130–136

Roy-Byrne P, Lee-Benner K, Yager J (1984) Group therapy for bulimia. Int J Eating Disord 3:97–116

Rudolf G (1981) Untersuchung und Befund bei Neurosen und psychosomatischen Erkrankungen. Beltz, Weinheim, S 183

Russell GFM (1979) Bulimia nervosa. An aminous variant of anorexia nervosa. Psychol Med 9:429–448

Sahs AL, Hartmann, EC, Aronson SM (1979) Stroke – cause, prevention, treatment, and rehabilitation. Castle House, Tunbridge Wells

Sandler J (1960a) The background of safety. Int J Psychoanal 41:352–356

Sandler J (1960b) On the concept of superego. Psa Study Child 15:128–151

Sandler J, Joffe GW (1965) Notes on childhood depression. Int J Psychoanal 46: 88–96

Schachter S (1968) Obesity and eating. Science 161:751–756

Schaefer G, Freytag-Klinger H (1975) Zur Objektivierung der Wirkung des autogenen Trainings auf die gestörte Ventilation bei Asthma bronchiale. Psychiatr Neurol Med psychol (Leipz) 27:400–408

Schauwecker C (1983) Selbsthilfegruppen für Menschen mit chronischen körperlichen Krankheiten. In: Studt HH (Hrsg) Psychosomatik in Forschung und Praxis. Urban & Schwarzenberg, München Wien Baltimore, S 182–191

Scheer JW, Moeller ML (1976) Krankheitskonzepte psychotherapeutischer Patienten II. – Ihr Zusammenhang mit Symptomen, Verhalten, Arzturteilen. Med Psychol 1: 30–48

Scheff TS (1977) Anleitung zur Selbsthilfe. Gruppendynamik 323 ff.

Schettler G (1964) Über den Herzinfarkt. Med Welt 1785–1797

Schilder P (1928 Introduction to psychoanalytic psychiatry. NMD Publisher, New York Washington

Schindler R (1957/58) Grundprinzipien der Psychodynamik in der Gruppe. Psyche (Stuttg) 11:308

Schindler W (1980) Die analytische Gruppentherapie nach dem Familienmodell. Reinhardt, München Basel

Schmidt-Thieme E (1977) Homogene Gruppen mit Anorexia-nervosa-Patienten (Vortrag auf der Tagung des DAGG, Gengenbach, Oktober 1977)

Schöttler C (1981) Zur Behandlungstechnik bei psychosomatisch schwergestörten Patienten. Psyche (Stuttg) 10:111–141

Schüffel W (Hrsg) (1983) Sprechen mit Kranken. – Erfahrungen aus studentischen Anamnesesgruppen. Urban & Schwarzenberg, München

Schultz JG ([16]1979) Das autogene Training. Thieme, Stuttgart

Schumacher W (1970) Bemerkungen zur Theorie des Narzißmus. Psyche (Stuttg) 24:1–22

Schwarz LA, Marcus R, Condon R (1978) Multidisciplinary group therapy for rheumatoid arthritis patients. Psychosomatics 19:289–293

Schwidder W (1972) Neopsychoanalyse. In: Frankl VE, Gebsattel VE von, Schultz JH (Hrsg) Grundzüge der Neurosenlehre II. Urban & Schwarzenberg, München Berlin Wien, S 263

Sclare B, Crocket J (1957) Group psychotherapy in bronchial asthma. J Psychosom Res 2:157–171

Selvini-Palazzoli M (1963) Magersucht. Klett-Cotta, Stuttgart (1982)

Selvini-Palazzoli M (1974) Selfstarvation. Chaucer, London (Human context books)

Singler JK (1975) Group work with hospitalised stroke patients. Soc Casework 56/6:348–354

Singler JK (1977) The use of groups with stroke patients. In: Seligman M (ed) Group counselling and group psychotherapy with rehabilitation clients. Thomas, Springfield/IL

Singler JK (1981) The stroke group. In: Seligman M (ed) Group psychotherapy and counselling with special populations. Univ Park Press, Baltimore/MD

Slater P (1977) The measurement of intrapersonal space by grid technique, vol 2. Wiley, London Sidney Toronto

Slater PE (1978) Mikrokosmos: Eine Studie über Gruppendynamik. Fischer, Frankfurt am Main (Fischer Taschenbuch, Bd 6702)

Slavson SR (1972) Die historische Entwicklung der analytischen Gruppenpsychotherapie. In: Preuss H (Hrsg) Analytische Gruppenpsychotherapie, Rowohlt, Hamburg

Slavson SR (1977) Analytische Gruppentherapie – Theorie und praktische Anwendung. Fischer, Frankfurt am Main

Smith LL (1979) Helping to manage the emotional effects of arthritis. Health Soc Work 4:135–150

Sommer M, Overbeck G (1977) Zur Psychodynamik der Kopfschmerzen. Beobachtungen aus einem Gruppentherapiefragment. Prax Psychother Psychosom 12:117–127

Sperling E, Massing A, Georgi H, Reich E, Wöbbe-Mönks E (1982) Die Mehrgenerationen-Familientherapie. Vandenhoeck & Ruprecht, Göttingen

Sperling M (1949) The role of the mother in psychosomatic disorders. Psychosom Med 11:377–385

Sperling M (1958/59) Psychiatrische Aspekte der Colitis ulcerosa. Z Psychosom Med 5:171–178

Stein A (1971) Group therapy with psychosomatically ill patients. In: Kaplan HI, Sadock BJ (eds) comprehensive group psychotherapy. Williams & Wilkins, Baltimore, pp 581–601

Stein A (1972) Group therapy with psychosomatically ill patients. In: Kaplan HI, Saddock BJ (eds) Group treatment of mental illness. Dutton, New York

Stein A, Wiener S (1978) Group therapy with medically ill patients. In: Karasu TB, Steinmuller RI (eds) Psychotherapeutic approaches in medicine. Grune & Statton, New York

Steinberg H (1977) Die Motivation des Diabetikers zu einer konsequent therapiekonformen Ernährung. Aktuel Ernährung 4:160

Steinbrocker O, Traeger CH, Batterman RC (1949) Therapeutic criteria in rheumatoid arthritis. JAMA 140:659–662

Stephanos S (1979) Das Konzept der „penseé opeŕatoire" und „das psychosomatische Phänomen". In: Uexküll Tvon (Hrsg), Lehrbuch der psychosomatischen Medizin. Urban & Schwarzenberg, München Wien Baltimore, S 237

Sterzer-Breitenbücher G (1987) Klinisch psychologische Interventionen bei Patienten mit Asthma bronchiale. Lang, Frankfurt am Main

Stokvis B (1958) Versuch einer Erfolgsstatistik über die Wirkung der Psychotherapie anhand katamnestischer Untersuchungen. In: Speer E (Hrsg) Aktuelle Psychotherapie. Lehmanns, München, S 38–49

Straube W (1978) Erfahrungen mit Psychopharmaka, autogenem Training und psychologisch-ärztlichem Gespräch bei rheumatischen Erkrankungen. Verh Dtsch Ges Rheumatol 5:37–39

Strauss E, Olbrich R (1987) Chronische Erkrankungen: Auswirkungen auf die Angehörigen. MMW 129:901–903

Strupp HH (1974) Effects of suggestion on total respiratory resistance in mild asthmatics. J Psychosom Res 18:337–346

Stübinger DK (1977) Psychotherapeutische Selbsthilfegruppen in der BRD. Med. Dissertation, Universität Gießen

Studt H-H (1972) Zur auslösenden Situation beim Asthma bronchiale Z Psychother Med Psychol 22:14–27

Stunkard AJ (1959) Eating patterns and obesity. Psychoanal Q 33:284–295

Stunkard AJ (1975) Satiety is a conditioned reflex. Psychosom Med 37/5:383–387

Stunkard AJ (1986) Adipositas. In: Uexküll Tvon (Hrsg) Psychosomatische Medizin. Urban & Schwarzenberg, München, S 583–599

Szmukler GI (1984) Anorexia nervosa and bulimia in diabetics. J Psychosom Res 28:365–369

Tausch R (^{5}1973) Gesprächspsychotherapie. Hogrefe, Göttingen

Teichmann A (1988) Ein neues Konzept psychosomatischer Forschung am Beispiel vorzeitiger Wehentätigkeit. (Vortrag auf der Tagung des Deutschen Kollegiums für Psychosomatische Medizin, Innsbruck 11.3.88)

Thomä H (1977) Fallstudie und Längsschnittuntersuchung. In: Strube G (Hrsg) Die Psychologie des 20. Jahrhunderts, V: Binet und die Folgen. Kindler, Zürich

Thomä H, Boeger A, Kruse a et al. (1985) Reaktionen von Schlaganfallpatienten auf ihre gesundheitliche Situation. Z Gerontol 18:226–230

Titscher G, Gathmann P (1983) Essential hypertension: A psychosomatic long-term model. (VIth World Congress of the International College of Psychosomatic Medicine, Hamburg)

Toeller M, Gries FA (1981) Adipositas-Diätprinzipien und Kriterien ihrer Effizienz. Aktuel Ernährungsmed 6:180–185

Tonskämper B (1977) Langzeiteffekt verschiedener Methoden der Gewichtsreduktion bei Übergewichtigen. Med. Dissertation, Universität Gießen

Udelman HD, Udelman DL (1978) Group therapy with rheumatic arthritis patients. Am J Psychother 32:288–299

Uexküll T von, Jores A, Mitscherlich A et al. (1963) Diskussion. Psyche (Stuttg) 10:631–649

Uexküll T von, Wesiack W (1988) Theorie der Humanmedizin. Grundlagen ärztlichen Denkens und Handelns. Urban & Schwarzenberg, München Wien Baltimore

Ullman M (1962) Behavioral changes in patients following strokes. Thomas, Springfield/IL

Unger H, Willms B (1980) Blutzucker-Selbstkontrolle mit einem neuen Blutzuckerteststreifen. Dtsch Med Wochenschr 105:566

Vandereyken W, Meermann R (1984) Anorexia nervosa. De Gruyter, Berlin

Vignos PJ, Parker WT, Thompson HM (1976) Evaluation of a clinical education program for patients with rheumatoid arthritis. J Rheumatol 3:155–165

Vogelberg KH (1980) Zur Vorbeugung – Bewegungstraining. Diabetes J 11:444

Vogt R (1983) Psychoanalyse. In: Hahn P (Hrsg) Psychosomatik, Bd 2. Beltz, Weinheim Basel

Walford S, Gale E, Allison S, Tattersall R (1978) Selfmonitoring of blood glucose. Lancet I:732

Wad DJ (1971) Rheumatoid arthritis and personality: A controlled study. Br Med J II:297–299

Weber E (1977) Patientencompliance. In: Weber E, Gundert-Remy U, Schrey A (Hrsg) Compliance als unterbewertetes Problem in der Pharmakotherapie. Witzstrock, Baden Baden, S 37–44

Weiner H (1977) Psychobiology and human diseases. Elsevier, New York, pp 223–317

Weintraub A (1977) Psychosomatik und Psychotherapie des chronisch Rheumakranken. Therapiewoche 27:2707–2715

Weisman A, Worden, J (1975) Psychosocial analysis of cancer death. Omega 6:61–75

Weizsäcker V von (1939) Über seelische Einflüsse auf den Ablauf von Kreislaufkrankheiten. In: Über seelische Krankheitsentstehung. Leipzig

Wender L (1936) The dynamics of group psychotherapy and its application. J Nerv Ment Dis 84:54–66

Werner M (1962) Zur Ätiologie und zum Pathomechanismus des Asthma bronchiale. Dtsch Med Wochenschr 87:2267–2268

Whitaker D, Lieberman M (1969) Psychotherapy through the group process. Wiley, New York

Widmer P (1984) Zum Problem des Todestriebs. Psyche (Stuttg) 38:1060–1082

Williams RL, Krasnoff AG (1964) Body image and physiological patterns in patients with peptic ulcers and rheumatoid arthritis. Psychosom Med 26:701–709

Willms (1977) Einfluß der Stoffwechselkontrolle auf die Entwicklung von Spätkomplikationen des Diabetes. MMW 119:482

Willms B (1980a) Kontrolle der medikamentösen Diabetestherapie. Aktuel Endokrinol 1:31

Willms B (1980b) Stellungnahme der Dt. Diabetes-Gesellschaft, Ausschuß Laienarbeit, zur Stoffwechselselbstkontrolle des Diabetikers. Pharmakotherapie 3:242

Winnicott DW (engl. 1965, dt. 1974) Reifungsprozesse und fördernde Umwelt. Kindler, München (Original: The maturational processes and the facilitating environment. Hogarth, London)

Wirsching M (1986) Familiendynamik und Familientherapie in der Psychosomatik. In: Uexküll T von (Hrsg) Psychosomatische Medizin. Urban & Schwarzenberg, München Wien Baltimore, S 305–315

Wittich GH (1967) Mehrdimensioinale klinische Therapie von Kreislaufstörungen und Herzneurosen. Bergmann, München (Verh der Deutschen Gesellschaft für innere Medizin)

Wittich GH (1968) Die Stellung der Gruppentherapie im Rahmen der mehrdimensionalen Behandlung der Colitis ulcerosa. – Kranksein in seiner organischen und psychischen Dimension. Roche, Grenzach, S 121–128 (Wissenschaftlicher Dienst)

Wittich GH, Klug K (1967) Die Bedeutung homogener Gruppen für das Verständnis und die Behandlung der Colitis ulcerosa. Gruppenpsychother Gruppendyn 2
Wolff BB (1972) Current psychological concepts in rheumatoid arthritis. Bull Rheum Dis 22:656–661
Wulff M (1932) Über einen interessanten oralen Symptomkomplex und seine Beziehung zur Sucht. Int Z Psychoanal 18:281–302
Wyss D (1982) Der Kranke als Partner. Lehrbuch der anthropologisch-integrativen Psychotherapie. Vandenhoeck & Ruprecht, Göttingen
Yalom ID (1974) Gruppenpsychotherapie. Kindler, München
Yalom ID (1975) The theory and practice of group psychotherapy, 2nd edn. Basic Books, New York, p 479 (dt. 1974: Gruppenpsychotherapie. Kindler, München)
Zeidler H (1980) Die Behandlung der chronischen Polyarthritis als problemorientierte und interdisziplinäre Patientenbetreuung. Therapiewoche 30:7592–7601
Zeidler H, Török M, Krüskemper HL (1978) Somatische Daten und erhöhte Depressionsskalen im MMPI bei Patienten mit chronischer Polyarthritis und Spondylitis ancylopoetica. Aktuel Rheumatol 3:149–153
Zepf S (1976) Die Sozialisten des psychosomatisch Kranken. Campus, Frankfurt am Main
Zepf S (1981) Psychosomatische Medizin auf dem Weg zur Wissenschaft. Campus, Frankfurt am Main
Zepf S, Künsebeck HW, Sittaro N (1981) Patienten mit Colitis ulcerosa. Psyche (Stuttg) 2:142–156
Ziegeler G (1982) Individuelle und familiale Bewältigungsstrategien am Beispiel von Herzinfarkt und Diabetes. In: Angermeyer MC, Freyberger H (Hrsg) Der chronisch kranke Erwachsene in der Familie. Enke, Stuttgart, S 44–53
Ziegeler G (1983) Chronische Krankheit als soziale Lebensform. – Dimensionen psychosozialer Bewältigung. (Unveröffentl. Manuskript, Göttingen)
Ziolka HU (1966) Hyperphagie und Anorexie. Nervenarzt 37:400–406
Ziolka HU, Schrader HC (1985) Bulimie. Fortschr Neurol Psychiatr 53:231–258

Sachverzeichnis